Mit freundlicher Empfehlung überreicht durch

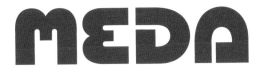

Reinhard Bandemer

Prof. Dr. Dietrich Strödter
I. Medizinische Klinik
Justus-Liebig-Universität Gießen
Klinikstr. 36
35385 Gießen

Strödter, Dietrich:
Diabetes mellitus - eine kardiovaskuläre Erkrankung/Dietrich Strödter.-
3. Auflage - Bremen: UNI-MED, 2008

© 2002, 2008   by UNI-MED Verlag AG, D-28323 Bremen,
                International Medical Publishers (London, Boston)
                Internet: www.uni-med.de, e-mail: info@uni-med.de

Printed in Europe

UNI-MED. Die beste Medizin.

In der Reihe UNI-MED SCIENCE werden aktuelle Forschungsergebnisse zur Diagnostik und Therapie wichtiger Erkrankungen "state of the art" dargestellt. Die Publikationen zeichnen sich durch höchste wissenschaftliche Kompetenz und anspruchsvolle Präsentation aus. Die Autoren sind Meinungsbildner auf ihren Fachgebieten.

Vorwort und Danksagung zur 1. Auflage

Die wesentlichen Spätkomplikationen des Diabetes mellitus sind die kardiovaskulären Folgeerkrankungen. Hierbei steht die Erkrankung des Herzens bezüglich Morbidität und Mortalität an erster Stelle. Die Bedeutung dieser Sekundärkomplikation ist für das Schicksal des Diabetikers in den Vordergrund getreten, nachdem das Risiko des Todes im diabetischen Koma abgenommen hat. Die diabetische Stoffwechsellage stellt nicht nur eine dringliche Indikation zur Sekundärprävention, sondern auch zur Primärprävention der KHK dar.

Diabetiker haben in 7 Jahren genauso viele Myokardinfarkte wie nicht-diabetische Postinfarktpatienten, sie haben somit die Prognose von Postinfarktpatienten. Eine intensivierte Hochdruck-Therapie reduziert beim Diabetiker zudem kardiovaskuläre Folgekomplikationen um den Faktor 2-3 stärker als eine intensivierte Diabetes-Therapie. Letztere resultiert wohl bei 10jähriger Beobachtung (UKPDS) in einer signifikanten Reduktion mikrovaskulärer Komplikationen, nicht jedoch in einer signifikanten Senkung der makrovaskulären Komplikationen wie der Myokardinfarkte! Das bisherige Konzept der optimierten Stoffwechseleinstellung reicht somit nicht aus.

Der jetzt aufgrund der Studienlage vollzogene Paradigmenwechsel beim Diabetes **von der Stoffwechselerkrankung zur kardiovaskulären Erkrankung** beseitigt radikal die bisherige einseitige Schwerpunktlegung und umreißt damit die zur Erzielung besserer Therapieergebnisse notwendige Strategie eindeutiger: Neben optimierter antidiabetischer Therapie ist eine konsequente und stringentere Therapie von kardiovaskulären Folge-/Begleiterkrankungen, Fettstoffwechelstörung, Hypertonie etc. mit Evidenz-basierten Therapiezielen erforderlich. Dieses Konzept ist nicht nur vom Ansatz her eine erfolgversprechendere kardiovaskuläre Präventionsstrategie, sondern schließt auch die fachgerechte Therapie bereits eingetretener kardiovaskulärer Folgeerkrankungen mit ein, fordert somit interdisziplinäre Zusammenarbeit.

Da der Diabetes mellitus prognostisch ein KHK-Risiko-Äquivalent ist, habe ich als Kardiologe in der vorliegenden Monographie die kardialen Besonderheiten beim Diabetes und die kardiologischen Therapieresultate in den Vordergrund gestellt. Bei fast allen kardiologischen Therapie-Interventionen wird der Diabetiker nur auf die prognostische Stufe gebracht, die der Nicht-Diabetiker ohne die Intervention bereits hatte, d.h. der Diabetiker behält die schlechtere Prognose. Eine solche Bestandsaufnahme ist meines Erachtens erste Voraussetzung einer Verbesserung der Therapieresultate beim Diabetiker. Herz und Diabetes, Diabetes und Herz, ein ehemaliges Randgebiet zweier internistischer Subdisziplinen, wird hierdurch die notwendige Aufmerksamkeit finden.

Ich hoffe, mit dieser Monographie dem immer wieder an mich herangetragenen Wunsch nach einer solchen Übersicht gerecht geworden zu sein.

Mein Dank für die Unterstützung hierbei gilt dem UNI-MED Verlag.

Gießen, im Januar 2002   *Dietrich Strödter*

Vorwort und Danksagung zur 3. Auflage

Nach den beiden ersten Auflagen 2002 und 2004 erscheint bereits die 3. Auflage. Dies spiegelt 2 Fakten wider: Zum einen den raschen wissenschaftlichen Fortschritt, zum anderen die begeisterte Aufnahme dieses in seiner illustrierten Art völlig neuen Konzeptes der wissenschaftlichen Information, das die Lücke zwischen Diabetologie und Kardiologie schließt. Gerade die neuesten Studien (ACCORD, ADVANCE, VADT) zeigen, das mit alleiniger intensiver HbA_{1c}-Einstellung das Problem des Diabetikers nicht gelöst wird. Diabetes ist und bleibt eine kardiovaskuläre Erkrankung. Diese Sichtweise fordert zum Erfolg ein breiteres Behandlungskonzept, das neben Hyperglykämie weitere Faktoren wie Blutdruck, Lipide, bestehende Organkomplikationen etc. mit einschließt.

Gießen, im Oktober 2008   *Dietrich Strödter*

Inhaltsverzeichnis

1.   **Definition, Diagnose und Häufigkeit des Diabetes mellitus**   **19**

1.1.   Definition des Diabetes 19
1.1.1.   Diagnosekriterien für IFG, IGT und Diabetes 19
1.1.2.   Gründe der Neudefinierung 19
1.2.   Der orale Glukosetoleranztest 20
1.2.1.   Die DECODE-Studie 20
1.2.2.   Die RIAD-Studie 20
1.3.   Der postprandiale Blutzuckerwert 21
1.4.   IFG vs. IGT 22
1.4.1.   Die Funagata Diabetes-Studie 22
1.4.2.   Whitehall-, Paris Prospective- und Helsinki-Policemen-Studie 23
1.4.3.   Die AusDiab-Studie 23
1.5. HbA_{1c}-Wert und Blutzuckerwert 23
1.6.   Inzidenz und Prävalenz des Diabetes 24
1.6.1.   Die Prävalenz des Diabetes 24
1.6.2.   Die Inzidenz des Diabetes 24
1.7.   Diabetes-bezogene Todesfälle 25
1.8.   Aktuelle Therapieempfehlungen (AHA/ADA, DDG, IDF, ESC/EASD). 25
1.9.   Intensive vs. moderate Diabetes-Einstellung 25
1.9.1.   Die ACCORD-Studie 25
1.9.2.   Die ADVANCE-Studie 26
1.9.3.   Der Veterans Affairs Diabetes Trial (VADT) 27
1.9.4.   Fazit der Studien 27
1.10.   Zusammenfassung. 27
1.11.   Literatur 28

2.   **Diabetes mellitus - eine kardiovaskuläre Erkrankung**   **30**

2.1.   Ergebnisse bei intensivierter Diabetes-Therapie - DCCT, UKPDS, MeRIA 30
2.1.1.   Die UKPDS-Studie 30
2.1.2.   Die DCCT-Studie 30
2.1.3.   Die MeRIA-Analyse (Acarbose bei Typ II-Diabetikern) 32
2.2.   Von der endokrinen zur kardiovaskulären Erkrankung. 32
2.3.   Ursachen der Zunahme der Diabetes-Häufigkeit 34
2.4.   Woran stirbt der Diabetiker? 34
2.5.   Diabetes mellitus - ein KHK-Risiko-Äquivalent. 34
2.6.   Kein Rückgang der KHK-Mortalität bei Diabetikern 36
2.7.   Der Diabetes mellitus, eine interdisziplinäre Herausforderung 38
2.8.   CRP - ein unabhängiger Prädiktor für Diabetes und Atherosklerose/-thrombose .. 38
2.9.   Neue Strategien in der Prävention 39
2.9.1.   Acarbose in der STOP-NIDDM-Studie. 39
2.9.2.   Die Diabetes-Präventionsstudie (Diabetes Prevention Program) 39
2.9.3.   Rimonabant. 40
2.9.4.   Rosiglitazon bei IFG und IGT 40
2.10.   Differentialstrategien bei Diabetes 40
2.10.1.   Die PROactive-Studie. 40
2.10.2.   Die PERISCOPE-Studie 41

2.10.2.1.   Die ADOPT-Studie...41
2.11.   Ist die Diabetiker-Beratung bezüglich Lebensstilveränderung optimal?.................41
2.12.   Übersicht über Antidiabetika...42
2.12.1.   ESC/EASD-Leitlinien 2007..42
2.13.   Zusammenfassung..43
2.14.   Literatur...44

3.   **Die diabetische Kardiopathie**   **47**
3.1.   Definition und Bedeutung 47
3.2.   Kardiale Veränderungen bei diabetischer Kardiopathie.............................47
3.3.   Zusammenfassung..49
3.4.   Literatur...49

4.   **Die koronare Mikroangiopathie**   **50**
4.1.   Morphologische Veränderungen 50
4.2.   Funktionelle Veränderungen des Koronarsystems bei Diabetes......................50
4.2.1.   Eingeschränkte Koronarreserve bei Typ II-Diabetes 50
4.2.2.   Eingeschränkte Koronarreserve bei Typ I-Diabetes.................................51
4.2.3.   Die Bedeutung der eingeschränkten Koronarreserve 51
4.3.   Die Endotheldysfunktion im diabetischen Herzen..................................52
4.3.1.   Die Endotheldysfunktion bei Typ I- und Typ II-Diabetes............................52
4.3.2.   Erhöhte Endothelin-Produktion bei Diabetes.....................................53
4.3.3.   Die Endotheldysfunktion - eine komplexe Störung 54
4.3.4.   Endotheldysfunktion bei IFG und Hyperglykämie..................................54
4.3.5.   Die Endothelfunktion bei Diabetes und Hochdruck................................54
4.3.6.   Die klinische Bedeutung einer Endotheldysfunktion...............................54
4.3.7.   Die therapeutische Beeinflussung der Endotheldysfunktion 55
4.3.8.   Die Gefäßfunktion bei Belastung..55
4.3.9.   Die Endotheldysfunktion als Prognoseprädiktor..................................56
4.4.   Die Kollateralen im diabetischen Herzen...56
4.5.   Die Dysfunktion der endothelialen Progenitorzellen bei Typ II-Diabetes 57
4.6.   Zusammenfassung..58
4.7.   Literatur...58

5.   **Myokardveränderungen und diastolische LV-Funktion bei Diabetes**   **61**
5.1.   Interstitielle Myokardveränderungen bei Diabetes.................................61
5.2.   Die stärkere Muskelmasse des linken Ventrikels bei Diabetes.......................61
5.2.1.   Stärkere Muskelmasse bei Typ II-Diabetes.......................................61
5.2.2.   LV-Masse und Wanddicken bei Typ I-Diabetikern.................................61
5.2.3.   Klinische Bedeutung einer erhöhten LV-Masse 62
5.2.4.   Geringere LVH-Regression bei Diabetes in LIFE 63
5.3.   Die diastolische LV-Dysfunktion bei Diabetes 63
5.4.   Klinische Bedeutung der LVH-Regression 65
5.5.   Zusammenfassung..65
5.6.   Literatur...65

6.   **Die Koagulopathie bei Diabetes**   **67**
6.1.   Hyperkoagulabilität und reduzierte Fibrinolyse-Aktivität 67
6.2.   Plasmatische Hyperkoagulabilität 67

6.3.   Erhöhte Thrombozytenaggregation bei Diabetes - diabetische Thrombopathie............68
6.4.   Die reduzierte Fibrinolyse-Aktivität bei Diabetes...68
6.4.1.   PAI-I und kardiovaskuläres Risiko..69
6.5.   Erhöhte Tissue Factor-Spiegel bei Diabetes im Serum...................................69
6.6.   Zusammenfassung..70
6.7.   Literatur..70

7.   Der kardiale Metabolismus bei Diabetes   72
7.1.   Charakteristika des myokardialen Stoffwechsels...72
7.2.   Myokardstoffwechsel bei Ischämie...72
7.3.   Erhöhte Laktatproduktion des diabetischen Herzens....................................72
7.4.   Zusammenfassung..73
7.5.   Literatur..74

8.   Die diabetische Kardiomyopathie   75
8.1.   Definition...75
8.2.   Experimentelle und klinische Daten..75
8.3.   Literatur..76

9.   Die autonome kardiale Neuropathie   77
9.1.   Die Ruheherzfrequenz und ihre klinische Bedeutung....................................77
9.2.   QT-Zeit-Veränderungen und Spätpotentiale...78
9.3.   Ergebnisse therapeutischer Interventionen...78
9.4.   Autonome Neuropathie und Prognose..78
9.5.   Die Postbelastungsherzfrequenz...79
9.6.   Zusammenfassung..79
9.7.   Literatur..79

10.   Diabetes und Hypertonie - eine unheilvolle Allianz   81
10.1.   Häufigkeit der Kombination von Diabetes und Hypertonie...............................81
10.1.1.   Typ I-Diabetes und Hypertonie - Häufigkeit und Pathogenese...........................81
10.1.2.   Typ II-Diabetes und Hypertonie - Häufigkeit und Pathogenese..........................81
10.2.   Behandlungsstand bei Diabetes und Hypertonie..82
10.3.   Kardiovaskuläres Risiko bei Diabetes und Hypertonie..................................82
10.3.1.   Das Risiko dieser Koinzidenz allgemein..82
10.3.2.   Apoplexe und kognitive Folgen..83
10.3.3.   Kardiovaskuläre Mortalität und KHK-Mortalität..84
10.3.4.   Retinopathie, Nephropathie, Linksherzhypertrophie....................................84
10.3.5.   Systolischer Blutdruck und Organkomplikationen in UKPDS.............................85
10.4.   Welcher Risikofaktor ist gefährlicher - Hypertonie oder Diabetes?......................86
10.5.   Hypertonie- und Normotonie-Definition heute...86
10.6.   Hypertonie und Risikostratifizierung...87
10.7.   Antihypertensiva-Übersicht...88
10.8.   Ist ein Antihypertensivum beim Diabetiker 1. Wahl?...................................88
10.8.1.   Die ABCD-Studie..88
10.8.2.   Die FACET-Studie..89
10.8.3.   Die UKPDS-Studie...89

10.8.4. Die INSIGHT-Studie..90
10.8.4.1. Die Diabetiker in der INSIGHT-Studie...90
10.8.5. Die ALLHAT-Studie..91
10.8.5.1. Der Alphablocker-Arm...91
10.8.5.2. Die Diabetiker im Alphablocker-Arm der ALLHAT-Studie.............................91
10.8.5.3. Der Chlorthalidon-, Amlodipin- und Lisinopril-Arm...............................92
10.8.5.4. Die Diabetiker im Chlorthalidon-, Amlodipin- und Lisinopril-Arm.................93
10.8.6. Die ASCOT-BPLA-Studie..93
10.8.7. Die STOP II-Studie..94
10.8.8. Die CAPPP-Studie..94
10.8.9. Die LIFE-Studie...95
10.8.9.1. Das Gesamtkollektiv...95
10.8.9.2. Die Diabetiker in der LIFE-Studie...96
10.9. Schnelle Blutdrucksenkung bei Hochrisiko-Patienten 97
10.10. Straffe oder moderate Blutdrucksenkung beim hypertensiven Diabetiker?............97
10.10.1. Die hypertensiven Diabetiker der HOT-Studie...................................97
10.10.2. Die UKPDS-Ergebnisse: Straffe vs. moderate RR-Senkung.........................98
10.10.3. Intensivierte Diabetes-Therapie vs. intensivierte Hochdruck-Therapie..........99
10.10.4. Die ADVANCE-Studie 99
10.11. Die isolierte systolische Hypertonie (ISH) 100
10.11.1. Pathogenese der ISH..101
10.11.2. ISH bei Diabetikern häufiger...101
10.11.3. Ergebnisse der SHEP-Studie 102
10.11.3.1. Ergebnisse im Gesamtkollektiv 102
10.11.3.2. Ergebnisse der SHEP-Studie bei nicht-insulinabhängigen Diabetikern 102
10.11.4. Die Ergebnisse der SYST-EUR-Studie 103
10.11.4.1. Ergebnisse im Gesamtkollektiv 103
10.11.4.2. Ergebnisse der SYST-EUR-Studie bei Diabetikern 104
10.11.5. Vergleich von SHEP und SYST-EUR..104
10.11.6. Die LIFE-Substudie bei ISH...104
10.11.7. Die 3 Studien bei ISH im Vergleich (NNT).....................................105
10.12. Sind alle Antihypertensiva beim Diabetiker gleich gut? 105
10.13. Antihypertensiva und Diabetes-Entwicklung 106
10.13.1. Seltenere Diabetes-Entwicklung unter ACE-Hemmern.............................106
10.13.2. Seltenere Diabetes-Entwicklung unter AT_1-Antagonisten 107
10.13.3. Seltenere Diabetes-Entwicklung unter Ca-Antagonisten und Carvedilol...........107
10.13.4. Ergebnis einer Metaanalyse 107
10.13.5. Häufigere Diabetes-Entwicklung...107
10.14. Diagnostik beim hypertensiven Diabetiker 107
10.15. Antihypertensiva bei Diabetes - gibt es Präferenzen? 108
10.15.1. Die Stoffwechseleffekte der Antihypertensiva.................................108
10.15.2. Die Regression der LVH...108
10.15.3. Die Antihypertensiva...109
10.15.3.1. Diuretika...109
10.15.3.2. Betablocker...110
10.15.3.3. Ca-Antagonisten...111
10.15.3.4. ACE-Hemmer 112
10.15.3.5. AT_1-Rezeptorantagonisten...113
10.15.3.6. Alpha-1-Blocker...113
10.15.3.7. Zentralwirksame Antihypertensiva..114
10.15.3.8. Renin-Inhibitoren 114

10.15.4.   Antihypertensiva bei Typ I- und Typ II-Diabetes - Präferenzen. 114
10.15.4.1. Präferenzen bei Typ I-Diabetes 114
10.15.4.2. Präferenzen bei Typ II-Diabetes. 115
10.15.5.   Die Antihypertensiva und weitere Begleiterkrankungen/-Umstände 115
10.16.   Hochdruck-Therapie beim Diabetiker 115
10.16.1.   Worauf kommt es hier an?. 115
10.16.2.   Der zentrale aortale Blutdruck. 116
10.16.3.   Die ESH/ESC-Leitlinien 117
10.16.4.   Zweier-Kombinationsmöglichkeiten. 117
10.16.5.   Zweierkombinationen und Responderrate 118
10.16.6.   Sind Fixkombinationen sinnvoll? 118
10.16.7.   ACE-Hemmer/Thiazid vs. ACE-Hemmer/Ca-Antagonist der 3. Generation 119
10.16.8.   Vorteile von Fixkombinationen 120
10.16.9.   Wann Beginn mit einer Fixkombination?. 120
10.17.   Acetylsalicylsäure beim hypertensiven Diabetiker?. 120
10.18.   CSE-Hemmer bei hypertensiven Diabetikern? - ASCOT-LLA. 121
10.19.   Antihypertensiva bei normotensiven Diabetikern?. 121
10.19.1.   Blutdrucksenkung bei normotensiven Diabetikern? 121
10.19.2.   Blutdruckkontrolle bei normotensiven Diabetikern mit pAVK. 121
10.20.   Zusammenfassung 122
10.21.   Literatur. 124

11.   Antihypertensiva und Nephropathie (Retinopathie, Neuropathie)   128

11.1.   Epidemiologie der diabetischen Nephropathie 128
11.2.   Stadien der diabetischen Nephropathie 128
11.3.   Selektive und nicht-selektive Proteinurie 129
11.4.   Der Kreatinin-blinde Bereich 130
11.5.   Diabetische Nephropathie und Hochdruck 130
11.6.   Proteinurie und erhöhte Kreatininwerte als Prognoseprädiktoren 131
11.6.1.   Mikroalbuminurie/Proteinurie als Risikoprädiktoren. 131
11.6.2.   Erhöhte Kreatininwerte und kardiovaskuläres Risiko. 132
11.6.3.   Prognose bei Dialyse. 133
11.7.   Nephroprotektion – ein ganz wichtiges Therapieziel bei Diabetes 133
11.7.1.   Welche Aspekte sind zu beachten? 133
11.7.2.   Der Mechanismus der Nephroprotektion 133
11.8.   Welches ist das nephroprotektivste Antihypertensivum?. 134
11.8.1.   ACE-Hemmer 135
11.8.1.1.   Die Lewis-Studie bei Typ I-Diabetikern 135
11.8.1.2.   Die EUCLID-Studie bei Typ I-Diabetikern 136
11.8.1.3.   Die MICRO-HOPE-Studie bei Typ II-Diabetikern. 136
11.8.1.4.   STENO Typ II-Studie bei Typ II-Diabetikern 137
11.8.2.   Ca-Antagonisten. 137
11.8.3.   Die AT_1-Rezeptorantagonisten. 138
11.8.3.1.   Das PRIME-Programm in der Übersicht. 138
11.8.3.2.   Die IRMA II-Studie 138
11.8.3.3.   Die IDNT-Studie 139
11.8.3.4.   Die RENAAL-Studie. 140
11.8.3.5.   Die MARVAL-Studie 141
11.8.4.   Die Kombination ACE-Hemmer plus AT_1-Antagonist. 141
11.8.5.   Die Kombination ACE-Hemmer plus Ca-Antagonist 142
11.8.6.   ACE-Hemmer versus AT_1-Antagonist. 143

11.8.7.	Indapamid	143
11.8.8.	Nephroprotektion bei Normotonie	143
11.8.9.	Weitere nephroprotektive Maßnahmen	144
11.8.9.1.	Lipidtherapie	144
11.8.9.2.	Eiweißrestriktion	144
11.8.9.3.	Aufgabe des Rauchens	144
11.8.9.4.	Blutzuckereinstellung	144
11.8.9.5.	Vitamin E - die SPACE-Studie	145
11.8.9.6.	ASS bei Mikro- und Makroalbuminurie	145
11.9.	Dosierung der Antihypertensiva bei Niereninsuffizienz	145
11.10.	Blutdrucksenkung und Nierenfunktion	146
11.11.	Ziel-Blutdruckwerte bei Nephropathie	146
11.12.	Bei Niereninsuffizienz zu vermeidende Substanzen	146
11.13.	CSE-Hemmer bei Dialysepflichtigen Diabetikern	146
11.14.	Die Retinopathie	147
11.14.1.	ACE-Hemmer (EUCLID)	147
11.14.2.	AT_1-Antagonisten	147
11.15.	Die Neuropathie und ACE-Hemmer	147
11.16.	Erektile Dysfunktion	148
11.17.	Ausblick	148
11.18.	Zusammenfassung	148
11.19.	Literatur	149

12. Das metabolische Syndrom 152

12.1.	Definition des metabolischen Syndroms	152
12.1.1.	Erste WHO-Definition	152
12.1.2.	NCEP (ATP III)- und AHA-Definition	152
12.2.	Die Bedeutung dieser neuen Krankheitsentität	153
12.3.	Pathophysiologische Zusammenhänge	153
12.4.	Die Prognose bei metabolischem Syndrom	155
12.5.	Die Insulinresistenz	155
12.5.1.	Von der Insulinresistenz zum Hyperinsulinismus	155
12.5.2.	Proinsulin und Betazelldysfunktion	155
12.5.3.	Die Helsinki Policemen Study	156
12.5.4.	Die San Antonio Heart Studie	156
12.6.	Die Fettstoffwechselstörung bei Diabetes/metabolischem Syndrom	157
12.7.	CSE-Hemmer bei metabolischem Syndrom/Diabetes	158
12.7.1.	LDL bei metabolischem Syndrom/Diabetes mellitus	158
12.7.2.	Ergebnisse der Statin-Therapie in den Interventionsstudien	158
12.7.3.	Drastische LDL-Senkung	159
12.7.4.	Verhindern CSE-Hemmer die Diabetes-Entwicklung?	160
12.7.5.	CSE-Hemmer in der Primärprävention	160
12.7.5.1.	Die Heart Protection Studie	160
12.7.5.2.	Die CARDS-Studie	161
12.8.	Die Bedeutung der Hypertriglyzeridämie	162
12.8.1.	Triglyzeride und Prognose	162
12.8.2.	Das Non-HDL-Cholesterin	162
12.8.3.	Triglyzeridsenkende Medikamente	163
12.8.4.	Die Diabetes Atherosclerosis Intervention Studie (DAIS)	163
12.8.5.	Die Field-Studie	163

12.8.6. Triglyzeride und HDL 164

12.9. Die Bedeutung des niedrigen HDL 164

12.9.1. Ergebnisse der VA-HIT-Studie 164

12.9.2. Fibrate bei diabetischen KHK-Patienten 165

12.9.3. Fibrate bei metabolischem Syndrom 165

12.9.4. Niacin und HDL 165

12.10. LDL- und Triglyzeridsenkung bei Diabetes durch Statine 165

12.10.1. Statine und Triglyzeride 165

12.10.2. Statin plus Fibrat bei Diabetes 166

12.11. Die Adipositas 166

12.11.1. Die Definition der Adipositas 166

12.11.2. Die Formen der Adipositas 166

12.11.3. Die viszerale Adipositas 167

12.11.4. Die Gewichtsreduktion bei Adipositas und das Diabetes-Risiko 167

12.11.4.1. Gewichtsreduktion führt zu geringerem Diabetes-Risiko 168

12.11.4.2. Die Diabetes-Präventionsstudie (Diabetes Prevention Program 168

12.11.4.3. Gewichtsabnahme und Modifikation von Gerinnung/Fibrinolyse 169

12.11.4.4. Der Einfluss der Gewichtsreduktion auf den Blutdruck 170

12.11.4.5. Gewichtsreduktion und kardiovaskuläres Risiko 170

12.11.5. Diabetes-Therapie und Gewichtsveränderung 170

12.11.6. Gewichtsreduktion durch Medikamente 170

12.11.7. Die bariatrische Chirurgie 172

12.11.8. Adipositas und Herz 172

12.11.9. Adipositas und ANP/BNP 173

12.12. Der Hochdruck beim metabolischen Syndrom 173

12.13. Therapie-Strategien beim metabolischen Syndrom 174

12.14. Empfehlungen des 7. JNC und ESC/EASD 175

12.15. Zusammenfassung 175

12.16. Literatur 176

13. Die koronare Makroangiopathie bei Diabetes 180

13.1. Die koronare Makroangiopathie bei Diabetes mellitus 180

13.2. Pathologisch-anatomische Untersuchungen 180

13.3. Angiografische Untersuchungen 181

13.3.1. Das Corpus Christi Heart Project 181

13.3.2. Die Studie von Natali et al. 181

13.3.3. Die Diabetes Interventional Study 182

13.3.4. KHK bei Typ I-Diabetikern - Ergebnisse des Joslin Centers 182

13.3.5. Die Myokardinfarkt-Häufigkeit bei Typ II-Diabetes 182

13.3.6. Diabetes vs. KHK als Prognoseprädiktor 183

13.4. Reduzierte arterielle Compliance bei Diabetes 183

13.4.1. Reduzierte Compliance der großen Gefäße 183

13.4.2. Reduzierte Compliance der Koronarien 184

13.4.3. Verbesserung der Compliance der Gefäße 184

13.5. Diabetiker mit pAVK 184

13.5.1. pAVK und Prognose 184

13.5.1.1. pAVK und Therapie 185

13.6. Progenitorzellen und Makroangiopathie 185

13.7. Zusammenfassung 186

13.8. Literatur 187

14.	**Das akute Koronarsyndrom bei Diabetes**	**189**
14.1.	Ungünstigerer Verlauf des Herzinfarktes beim Diabetiker	189
14.1.1.	Prognose in der Vor-Lyse-Ära vs. Lyse-Ära	189
14.1.2.	Prognose in Abhängigkeit vom Diabetes-Typ	190
14.1.3.	Der Blutzucker als Prognose-Prädiktor bei akutem Myokardinfarkt	190
14.2.	Diabetes - ein unabhängiger Prognoseprädiktor beim Myokardinfarkt	191
14.3.	Die Corpus Christi Heart-Studie	192
14.4.	Die WHO-MONICA-Daten	192
14.5.	Die GUSTO-Angiografie-Studie	193
14.6.	Die Spätmortalität nach Infarkt	193
14.7.	Die Diabetes-Dauer und der KHK-Status als Prognoseprädiktoren	194
14.8.	Akut-Therapie des Herzinfarktes beim Diabetiker	194
14.8.1.	Intensivierte Insulintherapie beim akuten Myokardinfarkt	195
14.8.1.1.	Die DIGAMI-1-Studie	195
14.8.1.2.	Die DIGAMI-2-Studie	196
14.8.1.3.	Die CREATE-ECLA-Studie	196
14.8.1.4.	Die GIPS-II-Studie	197
14.8.1.5.	AHA-Statement zur Hyperglykämie bei ACS	197
14.8.1.6.	Der akute Myokardinfarkt als metabolisches Problem	197
14.8.1.7.	Antiinflammatorische und profibrinolytische Effekte von Insulin	197
14.8.2.	Der Effekt der Thrombolyse	198
14.8.2.1.	Ergebnisse der Thrombolyse beim Diabetiker	198
14.8.2.2.	Hat der Diabetiker bei Lyse häufiger Nebenwirkungen?	199
14.8.3.	ASS beim akuten Infarkt des Diabetikers	199
14.8.4.	Betablocker beim akuten Infarkt des Diabetikers	200
14.8.5.	ACE-Hemmer bei akutem Infarkt	201
14.8.6.	Die PTCA beim akuten Infarkt des Diabetikers	202
14.8.6.1.	PTCA nach Lyse beim Diabetiker - TIMI II	202
14.8.6.2.	PTCA vs. Thrombolyse	202
14.8.6.3.	PTCA plus Stent beim akuten Infarkt plus Abciximab vs. Placebo	202
14.8.6.4.	Langzeitergebnisse bei Akut-PTCA: Diabetiker vs. Nicht-Diabetiker	203
14.9.	Die Prognose des Diabetikers bei instabiler Angina pectoris/Non-Q-wave-Infarkt	203
14.10.	Therapieergebnisse bei instabiler Angina pectoris/Non-Q-wave-Infarkt	204
14.10.1.	Effekt der Glykoprotein IIb/IIIa-Rezeptorblockade bei instabiler Angina pectoris	204
14.10.2.	Clopidogrel plus ASS bei instabiler A.p./Non-Q-wave-Infarkt - die CURE-Studie	205
14.10.2.1.	Die Subgruppe der Diabetiker in der CURE-Studie	206
14.10.2.2.	Die PCI-CURE-Ergebnisse	206
14.10.2.3.	Ergebnisse der PCI-CURE im gesamten Studienzeitraum	207
14.10.2.4.	Prasugrel vs. Clopidogrel	207
14.10.3.	CSE-Hemmer bei akutem Koronarsyndrom	208
14.10.3.1.	Die MIRACL-Studie	208
14.10.3.2.	Die PROVE-IT-Studie	209
14.10.3.3.	Weitere Studien bei ACS	209
14.10.3.4.	Die pleiotropen Effekte der CSE-Hemmer	210
14.10.4.	Heparin bei instabiler Angina pectoris	210
14.10.4.1.	Unfraktioniertes Heparin	210
14.10.4.2.	Niedermolekulares Heparin	210
14.10.5.	Invasives vs. nicht-invasives Vorgehen bei instabiler Angina/Non-Q-wave-Infarkt	211
14.10.5.1.	Die FRISC II-Studie	211
14.10.5.2.	Die TACTICS-Studie	211
14.10.5.3.	Die RITA 3-Studie	212

14.10.6.   Vorgehen beim ACS (IAP, NSTEMI, STEMI) des Diabetikers (ACC/AHA- und ESC-Leitlinien) 212
14.11.   Zusammenfassung 214
14.12.   Literatur 214

15.   Sekundärprävention der KHK bei Diabetes   219

15.1.   Prognose des Diabetikers nach Herzinfarkt 219
15.1.1.   Prognose bei Diabetikerinnen 219
15.1.2.   Prognose bei männlichen Diabetikern 219
15.1.3.   Weitere Studien zur Prognose 220
15.2.   Sekundärprävention beim Diabetiker - die Studienlage 221
15.3.   Betablocker bei diabetischen Postinfarktpatienten................................... 221
15.3.1.   Die Metaanalyse von Kendall 221
15.3.2.   Betablocker bei chronischer KHK 222
15.3.3.   Betablocker-Auswahlkriterien 222
15.4.   ACE-Hemmer bei diabetischen Postinfarktpatienten................................... 222
15.4.1.   Ergebnisse der Subgruppenanalyse der SAVE-Studie 222
15.4.2.   Ergebnisse der Subgruppenanalyse der TRACE-Studie................................ 223
15.4.3.   ACE-Hemmer bei Diabetikern 223
15.4.3.1.   Die HOPE-Studie 223
15.4.3.2.   Die EUROPA-Studie 224
15.5. AT_1-Antagonisten 225
15.5.1.   Die OPTIMAAL-Studie 225
15.5.2.   Die VALIANT-Studie 225
15.5.3.   Die ONTARGET-Studie.. 225
15.6.   Ca-Antagonisten bei diabetischen KHK-Patienten.................................... 226
15.7.   Nitrate bei diabetischen KHK-Patienten 226
15.8.   CSE-Hemmer bei diabetischen KHK- und Postinfarktpatienten 226
15.8.1.   Die 4S-Studie 226
15.8.2.   Die CARE-Studie 227
15.8.3.   Die LIPID-Studie.. 227
15.8.4.   CSE-Hemmer bei Diabetikern nach ACB-OP 227
15.8.5.   Die HPS-Studie (Heart Protection Study) 228
15.8.6.   Diabetiker mit LDL < 125 mg/dl 229
15.8.7.   Drastische LDL-Senkung 230
15.9.   Fibrate bei diabetischen KHK-Patienten 230
15.10.   ASS in der Sekundärprävention 231
15.11.   Clopidogrel in der CAPRIE-Studie.. 231
15.12.   Clopidogrel plus ASS.. 232
15.12.1.   Clopidogrel nach Stent 232
15.13.   Sekundärprävention nach Apoplex - die PROGRESS-Studie........................... 232
15.14.   Omega-3-Fettsäuren... 233
15.15.   Zusammenfassung 233
15.16.   Literatur... 234

16.   Koronarinterventionelle Maßnahmen bei stabiler KHK   237

16.1.   Schlechtere Resultate nach PTCA beim Diabetiker 237
16.1.1.   Akuterfolge der PTCA 237
16.1.2.   Langzeiterfolge nach PTCA... 237
16.1.3.   Angiografische Ergebnisse nach PTCA bei Diabetes 238

16.2.   Stentimplantation beim Diabetiker. 238
16.2.1.   Stent im nativen Gefäß 238
16.2.2.   Stent im Venenbypass. 238
16.2.3.   Drug-eluting Stents 239
16.2.3.1.   SES vs. BMS 239
16.2.3.2.   PES vs. BMS 239
16.2.3.3.   SES vs. PES 240
16.2.4.   Typ I- vs. Typ II-Diabetiker nach PTCA und Stent. 240
16.3.   PTCA plus Stent plus Glykoprotein IIb/IIIa-Rezeptorantagonist 241
16.3.1.   Die EPISTENT-Studie 241
16.3.2.   Die ESPRIT-Studie 241
16.3.3.   Die TARGET-Studie 242
16.3.4.   Clopidogrel plus Abciximab 242
16.4.   Die Atherektomie bei Diabetikern 242
16.5.   Diabetiker und Bypass-OP 243
16.6.   PTCA vs. Bypass. 243
16.6.1.   Die Ergebnisse der BARI-Studie 243
16.6.2.   Der IMA-Bypass in der BARI-Studie. 244
16.6.3.   Prognostischer Effekt einer ACB-OP bei Diabetikern mit Myokardinfarkt . . . 244
16.6.4.   Angiografische Langzeit-Bypass-Ergebnisse in der BARI-Studie 245
16.6.5.   Werden die BARI-Erkenntnisse umgesetzt?. 245
16.6.6.   Die Northern New England Cardiovascular Disease-Studie. 245
16.6.7.   PTCA vs. operative Koronarrevaskularisation bei Diabetes (ARTS) 246
16.7.   Weitere Studien bei Diabetikern mit Bypass 246
16.8.   Re-OP oder PCI bei diabetischen ACB-Patienten 247
16.9.   PCI bei Venengraftstenose und GP IIb/IIIa-Antagonisten 247
16.10.   Re-Stenose nach PCI und HbA$_{1c}$-Wert 247
16.11.   Ausblick zur Revaskularisation beim Diabetiker 248
16.12.   Zusammenfassung 248
16.13.   Literatur. 249

17. Diabetes und Herzinsuffizienz — 252

17.1.   Inzidenz der Herzinsuffizienz bei Diabetikern 252
17.2.   Zur Ursache der höheren Inzidenz der Herzinsuffizienz bei Diabetes. 253
17.2.1.   Ursache der Herzinsuffizienz. 253
17.2.2.   Antidiabetika und Herzinsuffizienz. 254
17.2.3.   Glitazone und Herzinsuffizienz 254
17.2.4.   Pioglitazon vs. Rosiglitazon. 254
17.3.   Prognose bei Diabetes und Herzinsuffizienz 255
17.3.1.   Schlechtere Prognose bei Diabetikern mit Herzinsuffizienz 255
17.3.2.   Diabetes und Prognose bei ischämischer vs. nicht-ischämischer Kardiomyopathie 255
17.3.3.   Das OPTIMIZE-HF-Register. 256
17.3.4.   Diastolische Herzinsuffizienz und Diabetes. 256
17.4.   Günstiger Einfluss einer ACB-OP bei Diabetikern mit ischämischer Kardiomyopathie 256
17.5.   Therapie der Herzinsuffizienz bei Diabetikern. 257
17.5.1.   ACE-Hemmer 258
17.5.2.   Betablocker. 258
17.5.3.   Herzglykoside. 260

17.5.4. AT₁-Rezeptorantagonisten. 260

17.5.4.1. Die Val-HeFT-Studie 260

17.5.4.2. Die CHARM-Studie 261

17.5.5. Die Aldosteron-Antagonisten. 262

17.5.5.1. Die RALES-Studie. 262

17.5.5.2. Die EPHESUS-Studie. 262

17.6. Prävention der Herzinsuffizienz durch Glukose-Kontrolle. 262

17.7. Der prophylaktische ICD beim Diabetiker 263

17.8. Therapiestrategien bei Herzinsuffizienz in Kürze 263

17.9. Zusammenfassung 264

17.10. Literatur. 264

18. Therapieziele beim Diabetiker aus kardiologischer Sicht 268

18.1. Das Risiko bei Diabetes 268

18.2. Primärpräventive Maßnahmen. 268

18.2.1. Die intensive Blutzuckereinstellung. 268

18.2.2. Die Blutdruckeinstellung 268

18.2.3. ASS in der Primärprävention. 268

18.2.4. ESC/EASD-Leitlinien. 269

18.3. Welche Therapieziele bei Diabetes - einer kardiovaskulären Erkrankung? 269

18.4. Was soll bestimmt werden?. 270

18.5. Literatur. 271

19. Kasuistiken 273

19.1. Typ I-Diabetes und Mikroalbuminurie 273

19.2. Typ II-Diabetiker mit Hypertonie und Nephropathie 273

19.3. 56jähriger Typ II-Diabetiker (insulin-pflichtig) mit KHK 273

19.4. 62jähriger Typ II-Diabetiker mit metabolischem Syndrom, KHK, Nephropathie und pAVK . 274

19.5. 59jährige Typ II-Diabetikerin mit KHK und Herzinsuffizienz. 274

19.6. 48jähriger Typ II-Diabetiker mit KHK und Z.n. Bypass-OP 274

19.7. 25jähriger Typ I-Diabetiker mit Nephropathie. 275

19.8. Der Typ I-Diabetiker mit KHK und EF = 28 % 275

19.9. 66jähriger Typ II-Diabetiker mit Apoplex. 275

19.10. Der Diabetiker mit KHK und stabiler Angina 275

19.11. 75jähriger Typ II-Diabetiker nach ACB-OP. 276

19.12. Typ I-Diabetiker nach PTCA 276

19.13. Der Postinfarktpatient mit Herzinsuffizienz NYHA III-IV 277

19.14. Der KHK-Patient mit LDL = 92 mg/dl und HDL = 21 mg/dl, Typ II-Diabetes 277

19.15. Der Postinfarktpatient mit schwerem Hochdruck und Diabetes mellitus Typ II 277

19.16. Der diabetische Postinfarktpatient mit Niereninsuffizienz II und COPD. 278

20. Abkürzungen 279

Index 281

1. Definition, Diagnose und Häufigkeit des Diabetes mellitus

1.1. Definition des Diabetes

Ätiologische Haupttypen des Diabetes sind der Typ I- und Typ II-Diabetes. Letzterer liegt bei > 90 % der erwachsenen Diabetiker vor. Daneben werden 2 Diabetesvorstufen unterschieden (IFG = impaired fasting glucose, IGT = impaired glucose tolerance). Beide Formen werden heute als Prädiabetes zusammengefasst. Die Definition des Diabetes mellitus durch die WHO und die American Diabetes Association (ADA) ist nicht ganz identisch. Hatte die WHO 1994 als diabetischen Wert noch einen NPG ≥ 140 mg/dl festgelegt, so hat sie sich jetzt der ADA-Definition des NPG ≥ 126 mg/dl angeschlossen. Bezüglich des NPG bestehen weiter Unterschiede, nachdem die ADA diesen Wert von 110 auf 100 mg/dl abgesenkt hat, was auf Kritik der WHO stieß. Damit ist auch der IFG-Bereich unterschiedlich definiert (1-4).

1.1.1. Diagnosekriterien für IFG, IGT und Diabetes

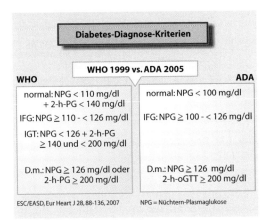

Abb. 1.1: Definition von Normoglykämie, IFG, IGT und Diabetes nach WHO 1999 (1) und ADA 2003 (2-4). NPG = Nüchtern-Plasmaglukose, oGTT = oraler Glukosetoleranz-Test, IGT = impaired glucose tolerance.

Grenzwerte in mmol/l:		
< 100 mg/dl	=	< 5,6 mmol/l
≥ 110 mg/dl	=	≥ 6,1 mmol/l
≥ 126 mg/dl	=	≥ 7,0 mmol/l
≥ 140 mg/dl	=	≥ 7,8 mmol/l
≥ 200 mg/dl	=	≥ 11,1 mmol/l

Umrechnungsfaktor der Glukosespiegel von mg/dl zu mmol/l
Glukose von mg/dl zu mmol/l: → mit 0,056 multiplizieren
Glukose von mmol/l zu mg/dl: → mit 18 multiplizieren

1.1.2. Gründe der Neudefinierung

Dieser niedrigere Cut-Off-Punkt des Nüchtern-Plasmaglukosewertes von ≥ 126 mg/dl (≥ 7,0 mmol/l NPG) wurde gewählt, da die mikrovaskulären Augen- und Nierenveränderungen bereits bei diesen Glukosekonzentrationen beginnen (5). Daneben haben fast alle Patienten mit NPG ≥ 140 mg/dl einen Plasmaglukose-2-h-Wert im oGTT von ≥ 200 mg/dl, aber nur ca. 25 % mit 2-h-oGTT-Werten von ≥ 200 mg/dl haben NPG-Werte ≥ 140 mg/dl, d.h. beide Messergebnisse geben einen unterschiedlichen Hyperglykämiestatus wieder (6).

Die neue Klasse der Glukosestoffwechselstörung IFG ist inzwischen von allen Fachgesellschaften anerkannt., wenngleich ihre Definition noch leicht unterschiedlich ist. Die ADA-Definition der IFG mit dem unteren Wert von 100 mg/dl (= 5,6 mmol/l) findet Unterstützung (7).

Die IFG unterscheidet sich von der IGT. Nüchtern-Plasmaglukosewerte < 100 mg/dl (ADA) bzw. < 110 mg/dl (< 6,1 mmol/l) schließen einen Diabetes aus. Auch Gelegenheits-Plasmaglukosewerte ≥ 200 mg/dl mit Vorliegen von Symptomen (= Polyurie und Polydipsie, verbunden mit Gewichts- und Leistungsabnahme) sind pathologisch.

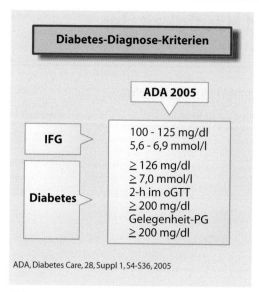

Abb. 1.2: Die ADA-Diagnosekriterien 2005.

Die Baltimore Longitudinal Study (n = 1.236 Männer über 13,4 Jahre) bestätigt u.a. die Richtigkeit der strengeren Cut-Off-Punktes von ≥ 126 mg/dl. Das Mortalitätsrisiko steigt in dieser Studie bis NPG = 110 mg/dl zunächst nicht an, erhöht sich aber um 40 % bei NPG von 110 bis 125 mg/dl (6,1-6,9 mmol/l) und verdoppelt sich bei NPG von 126-140 mg/dl (7,0-7,7 mmol/l) (8).

1.2. Der orale Glukosetoleranztest

ADA, ESC/EASD und WHO (1-4) empfehlen bei Bedarf den oralen Glukosetoleranztest mit 75 g Glukose nach 8-14 h Nahrungskarenz mit Messung des Blutzuckers nach 2 h. Neben Messung von NPG ist der oGTT der Test der Wahl zur Feststellung einer prädiabetischen oder manifesten diabetischen Stoffwechsellage.

▶ Was bedeutet dieser Test für die Identifizierung von Personen mit einem erhöhten kardiovaskulären Mortalitätsrisiko?

1.2.1. Die DECODE-Studie

☞ (9)

Dies zeigt unter anderem das Untersuchungsergebnis der DECODE-Studie. Hier werden die Nüchtern- und 2-h-Plasmaglukosewerte von 13 prospektiven europäischen Studien an 18.048

Männern und 7.316 Frauen über eine mittlere Nachbeobachtungszeit von 7,3 Jahren erfasst.

Unabhängig von den Nüchternblut-Glukosewerten, d.h. auch bei hier normalen Werten ist bei Personen mit 2-h-Plasma-Glukosewerten ≥ 200 mg/dl (> 11,1 mmol/l) das kardiovaskuläre Mortalitätsrisiko 2- bis 2,5fach höher als bei Nicht-Diabetikern.

Die alleinige Bestimmung der Nüchternplasma-Glukosewerte ist somit nicht ausreichend, um alle Personen mit einem erhöhten kardiovaskulären Mortalitäts-Risiko zu erfassen.

Der 2-h-Blutglukosewert liefert zusätzliche prognostische Informationen und ermöglicht darüber hinaus auch die Identifizierung von Personen mit gestörter Glukosetoleranz (= IGT), die bereits ein besonders hohes kardiovaskuläres Risiko besitzen, d.h. ab IGT steigt das Risiko für Sekundärkomplikationen deutlich an.

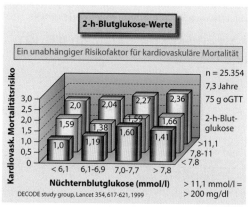

Abb. 1.3: Der orale Glukosetoleranztest als Risikoprädiktor (DECODE-Study).

Fazit: Das Risiko ist somit bereits bei normalem Nüchternblutzucker, aber erhöhten 2-h-Werten im oGTT erhöht, also in einer Situation, in der noch kein manifester Diabetes vorliegt.

1.2.2. Die RIAD-Studie

☞ (10)

In dieser Untersuchung geht es um das Atherosklerose-Risiko bei den verschiedenen Hyperglykämie-Typen bei Diabetes-Entdeckung. Hierzu erfolgt bei 785 Diabetes-gefährdeten Personen (im Mittel 55 Jahre, positive Familienanamnese, Adipositas oder Hyper-/Dyslipoproteinämie) ein oGTT mit 75 g Glucose. Die Klassifikation des Diabetes erfolgt nach ADA vs. alter WHO 1994. Die Intima-Media-Dicke im Bereich der A. carotis communis wird als Parameter gewählt.

Die Postbelastungshyperglykämie korreliert enger mit der Intima-Media-Dicke (r = 0,23; p < 0,001) als die Nüchternplasmaglukose (r = 0,14; p = 0,004), zeigt also das Atherosklerose-Risiko stärker an. Postbelastungshyperglykämie allein oder in Kombination mit Nüchternhyperglykämie erhöht das Atherosklerose-Risiko bei neu diagnostiziertem Typ II-Diabetes. Deswegen sollte bei Hochrisikopatienten für Typ II-Diabetes ein oGTT zur frühen Entdeckung eines Diabetes durchgeführt werden. Besonders bei der leichten Art der Störung der Glukose-Homöostase nach ADA-Definition, der IFG, aber selbst bei normaler Nüchternplasmaglukose verbessert der erhöhte oGTT-Wert (WHO-Definition: IGT oder Diabetes) die Identifizierung von Atherosklerose-Risikopatienten.

Damit bleibt der oGTT weiterhin der Goldstandard bei der Risikoerfassung. Diese Daten weisen damit auch auf die Bedeutung erhöhter postprandialer Blutzuckerspiegel hin.

tikern kein Risikofaktor für die Sterberate. Dagegen geben die eine Stunde nach dem Frühstück gemessenen Blutzuckerwerte, also die postprandialen Blutzuckerwerte, das Risiko signifikant an. Ein weiterer prognostischer Prädiktor sind die postprandialen Triglyzeridwerte.

Der Nüchternblutzucker hat damit die geringste Aussagekraft. Der postprandiale Blutzucker korreliert zudem viel besser mit dem HbA$_{1c}$-Wert (Hanefeld). Der Nüchternblutzucker ist allerdings präziser definiert und reproduzierbar. Aber nur bei 40 % der Diabetiker wird die Erkrankung allein durch die Bestimmung des Nüchtern-Glukosewertes erkannt. Durch die zusätzliche Messung des postprandialen 2-h-Wertes können jedoch alle Diabetiker schon im frühen Stadium identifiziert werden (Hanefeld).

Somit hat der postprandiale Blutzuckerwert einen höheren prädiktiven Wert hinsichtlich der Wahrscheinlichkeit für Herz-Kreislaufprobleme als der Nüchternblutzucker.

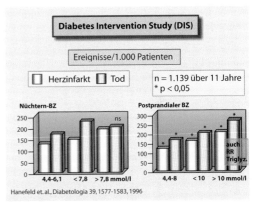

Abb. 1.5: Ergebnisse der DIS-Studie.

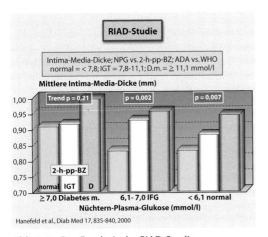

Abb. 1.4: Das Ergebnis der RIAD-Studie.

1.3. Der postprandiale Blutzuckerwert

Nicht nur der 2-h-Wert im oGTT, sondern auch die postprandialen Blutzuckerwerte korrelieren mit der Prognose. Dies wurde durch die Diabetes-Interventionsstudie (DIS) belegt (11). In dieser Studie ist der Nüchternblutzuckerwert bei Diabe-

Auf die Bedeutung postprandialer Blutzuckerwerte weist auch eine prospektive Studie an 181 konsekutiven Myokardinfarktpatienten ohne bekannten Diabetes hin. Eine orale Glukosebelastung u.a. bei Entlassung ergibt, dass diese bei 35 % der Infarktpatienten im Sinne einer IGT (WHO-Definition) pathologisch ist und 31 % einen vorher nicht bekannten Diabetes (ADA-Definition) hatten (12). Mit Hilfe des Nüchternblutzuckers wären bei Entlassung nur 10 % als Diabetiker identifiziert, also nur einer von dreien richtig als Diabetiker erkannt worden!

Die Hyperglykämie, ob vorübergehend oder anhaltend, führt zu verschiedenen Abnormitäten wie:

- Verstärktem Sorbitol-Weg (Neuropathie, Retinopathie)
- Veränderungen der Aktivität der Proteinkinase C
- Erhöhter Produktion von AGE (advanced glycosylated endproducts)
- Erhöhtem oxidativem Stress

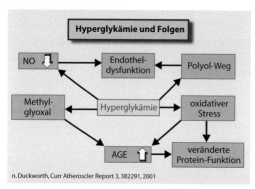

Abb. 1.6: Hyperglykämie und Folgen.

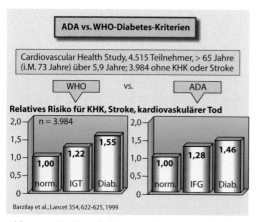

Abb. 1.7: Kardiovaskuläres Risiko bei unterschiedlichen Glukosestoffwechsellagen (ADA- und WHO-Kriterien) in der Cardiovascular Health Studie.

Die postprandiale Hyperglykämie legt die myokardiale Perfusion bei Typ II-Diabetikern fest. Während nüchtern die myokardiale Perfusion bei Nicht-Diabetikern und Diabetikern (ohne mikro- oder makrovaskuläre Erkrankung) nicht unterschiedlich ist, nimmt diese bei Gesunden post-

prandial signifikant zu, bei Diabetikern signifikant ab (p < 0,01) (13).

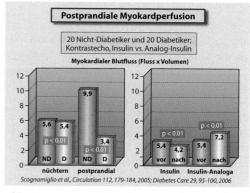

Abb. 1.8: Postprandiale Myokardperfusion bei Gesunden und Typ II-Diabetikern.

1.4. IFG vs. IGT

Es gibt Hinweise, dass IFG als Prädiktor des Typ II-Diabetes nicht so sensitiv ist wie IGT. Die Sensitivität wird bei IFG mit 26 % angegeben, bei IGT mit 50 % (14, 15). Somit sind diese zwei Klassifizierungen weder von den Blutzuckerwerten noch vom prädiktiven Wert her ganz analog. Mit dem IGT bestehen darüber hinaus auch mehr Erfahrungen. Das Risiko für Diabetes und Tod ist für IGT gut dokumentiert (16, 17). In der Whitehall-Studie ist die kardiovaskuläre Mortalität bei Personen mit IGT bei Beobachtung über 18-20 Jahre zweimal höher als bei normalen Kontrollen (16).

IGT hat sowohl einen Voraussagewert für mikro- als auch für makrovaskuläre Komplikationen.

Der prädiktive Wert des IGT hinsichtlich kardiovaskulärer Morbidität ist stärker als von IFG, wahrscheinlich weil ersterer ein besserer Surrogatparameter für die Insulinresistenz ist (18).

1.4.1. Die Funagata Diabetes-Studie

In dieser Studie werden über 7 Jahre 2.016 Personen mit normaler Glukosetoleranz, 382 Personen mit IGT und 253 Diabetiker beobachtet. Die gleiche Population wird dann noch einmal reklassifiziert, in Personen mit normaler Nüchternglukose, Personen mit IFG und Diabetes. Die kumulative Überlebensrate bezüglich kardiovaskulärer Erkrankungen ist bei IGT und Diabetes im Vergleich zu normaler Glukosetoleranz signifikant niedriger, während zwischen der Gruppe mit IFG und normalem Nüchternblutzucker kein signifikanter Unterschied gesehen wird (19).

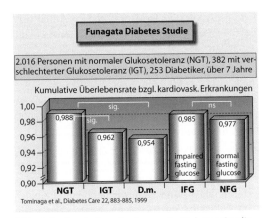

Abb. 1.9: Ergebnisse der Funagata Diabetes Studie.

1.4.2. Whitehall-, Paris Prospective- und Helsinki-Policemen-Studie

Andererseits zeigt die gemeinsame Analyse der Whitehall-, der Paris Prospective- und der Helsinki Policemen Studie bei Männern (zu Beginn der Studie Nicht-Diabetiker im Alter von 44-55 Jahren, Beobachtung über 20 Jahre), dass bei der Quintile mit den höchsten 2-h-Glukosewerten im oGTT bereits eine signifikant höhere Gesamtmortalität vorliegt als bei den übrigen Personen. Das gleiche wird bezüglich der 2,5 % der Personen des Kollektivs mit den höchsten Nüchtern-Glukosewerten gegenüber den verbleibenden Personen beobachtet (20).

Da somit viele Studien gezeigt haben, dass das kardiovaskuläre Risiko schon im Stadium der gestörten Glukosetoleranz (IGT) bei normalen HbA$_{1c}$-Werten deutlich erhöht ist, steht der Krankheitswert der früher als latenter oder subklinischer Diabetes bezeichneten IGT außer Frage.

Die Bedeutung von IGT und IFG als Risikofaktoren und Risikomarker für Diabetes bzw. kardiovaskuläre Erkrankungen sind anerkannt. IGT wie IFG sind in ähnlicher Weise mit einem erhöhten Diabetes-Risiko verbunden, IGT aber stärker mit dem kardiovaskulären Risiko. Bei der Ko-Existenz beider sind diese Risiken noch höher (21).

1.4.3. Die AusDiab-Studie

Alle Störungen des Glukosestoffwechsels erhöhen das kardiovaskuläre Risiko, nicht nur der manifeste Diabetes mellitus. So ist das Mortalitätsrisiko bei 10.428 Australiern (BMI 26-30 kg/m^2), deren Glukosetoleranzstatus ermittelt wurde, nach einer mittleren Beobachtungszeit von 5,2 Jahren signifikant erhöht: Bei bekanntem Diabetes 2,5fach, bei neu-entdecktem Diabetes 1,4fach (CI 0,9-2,0), bei IFG 1,6fach, bei IGT 1,4fach (22).

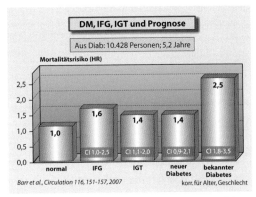

Abb. 1.10: Die AusDiab-Studie: Mortalität in Abhängigkeit vom Glykämiestatus.

1.5. HbA$_{1c}$-Wert und Blutzuckerwert

Der HbA$_{1c}$-Wert gibt über die Langzeitblutzucker-Einstellung in den vorangegangenen Wochen Auskunft.

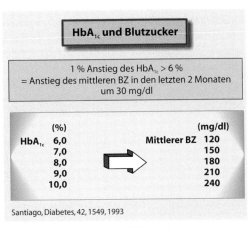

Abb. 1.11: HbA$_{1c}$-Wert und Blutzuckerwert.

Der HbA$_{1c}$-Wert gibt keine Auskunft über die postprandialen Blutzucker-Schwankungen. Eine aktuelle Untersuchung (23) bei nicht-insulinpflichtigen Typ II-Diabetikern (n = 455) zeigt, dass der HbA$_{1c}$-Wert am stärksten mit dem mittleren Tagesblutzucker korreliert bzw. einen stärkeren Bezug zum präprandialen als zum postprandialen Blutzuckerwert hat. Nach den Mahlzeiten haben viele dieser Patienten Blutglukose-Spiegel über 8,9 mmol/l (> 160 mg/dl) und/oder Blutglukose-anstiege > 2,2 mmol/l (> 40 mg/dl). Dies wird auch oft bei Patienten mit HbA$_{1c}$ < 7 %, also mit zufriedenstellender Diabetes-Einstellung gefunden. Die postprandialen Blutzuckerwerte müssen daher sowohl diagnostische (neben NBZ und HbA$_{1c}$ auch postprandiale BZ-Werte kontrollieren) als auch therapeutische Konsequenzen haben.

1.6. Inzidenz und Prävalenz des Diabetes

1.6.1. Die Prävalenz des Diabetes

Die Gesamtprävalenz des Diabetes mellitus betrug 1990 in Deutschland 3,5-4 Millionen Personen, d.h. ca. 4,5 % der Gesamtbevölkerung.

Eine Altersabhängigkeit der Diabetes-Prävalenz liegt vor. Erst im Alter über 40 Jahren kommt es zu einem raschen Anstieg der Diabetes-Prävalenz auf bis zu knapp 20 % im Alter über 60 Jahre. Die Diabeteshäufigkeit ist bei den Männern unter 60 Jahren niedriger als bei Frauen, dagegen bei den über 60-jährigen Männern höher als bei Frauen über 60 Jahre.

Eine weitere Zunahme der Diabetiker ist zu erwarten; von einer Zunahme von mindestens 2,5 % pro Jahr wird ausgegangen. Die Zahl der Diabetiker soll bis zum Jahr 2002 in Deutschland auf 4,5 Millionen steigen, d.h auf 5,6 % der Gesamtbevölkerung (24). Hierbei sind 93-95 % der Fälle dem Typ II-Diabetes zuzurechnen. Bei Berücksichtigung der neuen ADA-Diabetes-Diagnosekriterien (NPG ≥ 126 mg/dl) dürfte sich die Prävalenzrate der Diabetiker um wenigstens 10-20 %, d.h. auf 6,7 % erhöhen, d.h. jeder 15. Einwohner wäre in Deutschland betroffen.

In einer repräsentativen Bevölkerungsstichprobe wird aufgrund von HbA$_{1c}$-Messungen eine Gesamthäufigkeit des Diabetes in Deutschland von 8,2 % angenommen (25), d.h. 6,7 Millionen betroffene Menschen. Dazu kommen die ca. 10 Millionen Menschen mit einem metabolischen Syndrom, einer Vorstufe des Typ II-Diabetes. Für das Jahr 2010 ergibt eine Hochrechnung, dass jeder 10. Deutsche Diabetiker ist.

Die Prävalenz des Typ I-Diabetes liegt in Deutschland zwischen 0,07 % bis 0,1 %. Sein Anteil wird auf 5-7 % aller Diabetes-Patienten in Deutschland geschätzt.

Gründe für die Zunahme der Diabetes-Prävalenz sind:

- Dank des Fortschritts der Medizin werden die Menschen heute älter und erleben damit häufiger die Manifestation eines Typ II-Diabetes
- Nach den neuen Diabetes-Kriterien ist ein manifester Diabetes heute bereits mit niedrigeren Blutzuckerwerten definiert
- Durch die veränderte Lebensweise der heutigen Gesellschaft, insbesondere durch Überernährung und fehlende körperliche Aktivität, wird die Diabeteserkrankung gefördert
- Auch eine genetische Ursache ist gegeben: Verbessert hat sich auch die Chance für diabetische Frauen, Kinder zu bekommen

1.6.2. Die Inzidenz des Diabetes

Die Inzidenz des Diabetes mellitus über alle Altersgruppen liegt bei 358 pro 100.000 Personenjahre. Besonders hoch ist die Diabetes-Inzidenz bei den über 60-jährigen mit etwa 1.200/100.000 Personenjahre, ist hier also um den Faktor 3-4 höher (26).

Die Inzidenz des Typ I-Diabetes lag in Baden-Württemberg in den Jahren 1987-1993 in der Altersgruppe der 0-14jährigen bei 11,6/100.000 Personenjahre, in Nordrhein-Westfalen 1993/94 bei 13,4/100.000 Personenjahre.

Somit ist der Diabetes eine der bedeutenden Volkskrankheiten.

Entsprechend hoch ist die jährliche Zahl der Neuerkrankungsfälle an Folgeerkrankungen des Diabetes. Hierbei sind

- die kardiovaskulären Erkrankungen, insbesondere die KHK, die häufigste Sekundärkomplikation. Sie führt allein zu 35.000 tödlichen Myokardinfarkten/Jahr

Daneben ebenfalls häufig:

- die Retinopathie mit 56.000 Neuerkrankungsfällen pro Jahr
- die pAVK mit 28.000 Diabetes-bedingten Amputationen pro Jahr

• sowie die ca. 4.000 neuen Dialysefälle pro Jahr

Eine aktuelle Schätzung in den USA geht davon aus, dass für im Jahr 2000 Geborene das Lebenszeitrisiko für Diabetes 32,8 % (männliche Einwohner) bzw. 38,5 % (weibliche Einwohner) beträgt. Bei Diagnosestellung des Diabetes im Alter von 40 Jahren ist nach dieser Hochrechnung die Lebenserwartung für Männer um 11,6 Lebensjahre kürzer, für Frauen um 14,3 Jahre kürzer (27).

1.7. Diabetes-bezogene Todesfälle

Bei steigender Häufigkeit des Diabetes überrascht es nicht, dass die alterskorrigierte Todesrate wegen Diabetes in den letzten Jahren (in den USA) um 30 % zugenommen hat. Die Lebenserwartung ist nach dieser Analyse beim Diabetiker um bis zu 15 Jahre verkürzt. Dagegen ist die Häufigkeit des Todes durch andere Erkrankungen abgefallen oder stabil geblieben (28, 29).

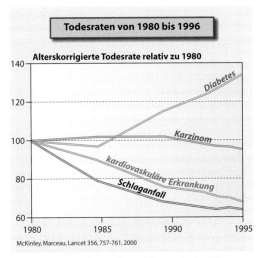

Abb. 1.12: Zunehmende Zahl von Todesfällen wegen Diabetes in den Jahren 1980 bis 1996. National Centre for Health Statistics.

Die Lebenserwartung durch Diabetes ist in Kanada bei Männern um 12,8 Jahre (64,7 Jahre statt 77,5 Jahre), bei Frauen um 12,2 Jahre (70,7 Jahre statt 82,9 Jahre) verkürzt (30).

1.8. Aktuelle Therapieempfehlungen (AHA/ADA, DDG, IDF, ESC/EASD)

Therapieempfehlungen (4, 31) in der Primärprävention zielen auf:

• einen HbA$_{1c}$ von < 6,5-7,5 % (IDF und DDG < 6,5 %)
• ein LDL < 100 mg/dl
• Triglyzeride < 150 mg/dl
• einen Blutdruck < 130/80 mmHg

Sekundärpräventiv ist bei KHK-Patienten bei Beibehaltung der gleichen Ziele aber ein LDL < 70 mg/dl anzustreben.

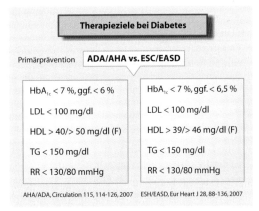

Abb. 1.13: Aktuelle Therapieziele bei Diabetes mellitus zur Einstellung der Stoffwechselparameter und des Blutdrucks.

1.9. Intensive vs. moderate Diabetes-Einstellung

Eine gute Einstellung der diabetischen Stoffwechsellage ist das primäre Ziel. Ein HbA$_{1c}$-Wert < 6,5 % (ADA < 7 %) wird angestrebt. Eine HbA$_{1c}$-Reduktion um 1 % führt jedoch häufig zu einer Gewichtszunahme von ca. 3 kg, bedingt durch die Abnahme der Glucosurie, da hohe Glukosespitzen seltener auftreten. Diese nicht ausgeschiedene Glukose wird in Fettmasse umgewandelt.

1.9.1. Die ACCORD-Studie

☞ (32)

Neue Studiendaten stellen die intensive Diabetestherapie mit dem Ziel HbA$_{1c}$ < 6 in Frage. In die ACCORD-Studie waren 10.251 Typ II-Diabetiker (im Mittel 62 Jahre, Diabetesdauer 10 Jahre, im Mittel 34 % mit Insulintherapie, RR im Mittel 136/75 mmHg, 85 % unter Antihypertensiva; 52 % unter Statinen) mit einem medianen HbA_{1c} von 8,1 % (im Mittel HbA_{1c} 8,3 %) eingeschlossen! In der intensiv behandelten Gruppe ist das HbA_{1c}-Ziel < 6 %, in der Standardgruppe 7-7,9 %. Primärer kombinierter Endpunkt ist der nicht-tödliche Myokardinfarkt, Schlaganfall sowie die kardiovaskuläre Mortalität. Erreichte mediane HbA_{1c}-Werte sind 6,4 % in der Intensivgruppe vs. 7,5 % in der Standardgruppe. In der Intensivgruppe steigt die Häufigkeit der Insulintherapie auf 77 %, in der Standardgruppe auf 55 %, Glitazone 92 % vs. 58 % (fast zu 100 % Rosiglitazon).

- Die Studie wird nach 3,5 Jahren vorzeitig wegen um 22 % höherer Mortalität in der Intensivgruppe beendet (5 % vs. 4 %; p = 0,04)
- Der primäre Endpunkt ist in der Intensivgruppe um 10 % häufiger (7,2 % vs. 6,9 %; p = 0,16)
- Die kardiovaskuläre Mortalität ist um 35 % (2,6 % vs. 1,8 %; p = 0,02) höher
- Der nicht-tödliche Myokardinfarkt ist aber um 24 % (3,6 % vs. 4,6 %; p = 0,004) seltener
- Eine Gewichtszunahme von > 10 kg findet sich in der Intensivgruppe doppelt so häufig (27,8 % vs. 14,1 %; p < 0,001). Im Durchschnitt beträgt die Gwichtszunahme 3,5 kg (in ADVANCE 0,7 kg!)
- Hypoglykämien, die medizinischen Einsatz erfordern, sind in der Intensivgruppe dreimal häufiger (10,5 % vs. 3,5 %; p < 0,001), ohne Einsatz ebenso (16,2 % vs. 5,1 %; p < 0,001)

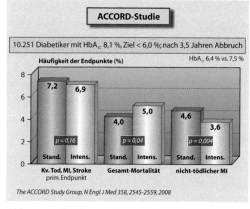

The ACCORD Study Group, N Engl J Med 358, 2545-2559, 2008

Abb. 1.14: Ergebnisse der ACCORD-Studie.

Die Ursache, weswegen überraschenderweise die so intensiv eingestellten (IDF- und DDG-Empfehlung) Langzeit-Diabetiker eine höhere Gesamtmortalität als unter Standardtherapie haben, ist unklar. Neben der polypragmatischen antidiabetischen Therapie (bis 6 Antidiabetica) mit möglichen Interaktionen bieten sich als weitere Möglichkeiten u.a. die Gewichtszunahme (z.T. sicher Insulinfolge) und die häufigen Hypoglykämien an.

1.9.2. Die ADVANCE-Studie

☞ (33)

In der ADVANCE-Studie werden 11.140 hypertensive Typ II-Diabetiker (im Mittel 66 Jahre, HbA_{1c} im Mittel 7,5 %, im Median 7,2 %, Diabetesdauer 8 Jahre; 1,5 % mit Insulin, RR 145/81 mmHg, 75 % haben Antihypertensiva) in 2 Gruppen über im Mittel 5 Jahre untersucht. Ziel der Intensivgruppe ist mit Einsatz von Gliclazid ein $HbA_{1c} \leq 6,5$ %. Im Mittel werden HbA_{1c}-Werte von 6,5 % vs. 7,3 % in der Standardgruppe erreicht bzw. im Median 6,4 % (gleicher Wert wie in ACCORD) vs. 7,0 %. Die Häufigkeit der Insulintherapie steigt auf 40 % vs. 24 % in der Standardgruppe. Glicazid ist in der Intensivgruppe bei 91 %, in der Standardgruppe bei 1,6 % im Einsatz, Glitazone bei 17 % vs. 11 %.

Der primäre Endpunkt ist die kombinierte Rate aus makro- und mikrovaskulären Endpunkten (kardiovaskulärer Tod, nicht tödlicher Myokardinfarkt, Schlaganfall sowie Verschlechterung einer Nephropatie und Retinopathie).

- In der Intensivgruppe ist der primäre Endpunkt um 10 % seltener (18,1 % vs. 20,0 %; p = 0,01)
- Die mikrovaskulären Endpunkte sind um 14 % seltener (9,4 % vs. 10,9 %; p = 0,01), bedingt durch eine seltenere Nephropathie (4,1 % vs. 5,2 %; p = 0,006) ohne signifikanten Effekt auf die Retinopathie
- Makrovaskuläre Ereignisse sind nicht seltener (10 % vs. 10,6 %; p = 0,32)
- Die Gesamtmortalität (8,9 % vs. 9,8 %) ist ebenso wie die kardiovaskuläre Mortalität, der nichttödliche Myokardinfarkt oder der nicht-tödliche Schlaganfall nicht signifikant unterschiedlich.
- Die Gewichtszunahme ist in der Intensivgruppe nur um 0,7 kg (p < 0,001) stärker

Damit werden die negativen Ergebnisse der ACCORD-Studie bei einem moderateren HbA$_{1c}$-Ziel, aber gleichem erreichtem medianen HbA$_{1c}$-Wert von 6,4 % nicht bestätigt. Der positive Effekt einer Intensivtherapie schlägt sich vor allem in einer verstärkten Nephroprotektion nieder, nicht in einem protektiven makrovaskulären Effekt.

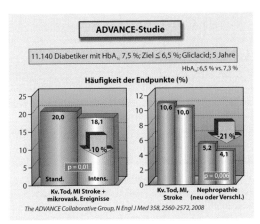

Abb. 1.15: Ergebnisse der ADVANCE-Studie - intensive Blutzuckereinstellung vs. Standardtherapie

1.9.3. Der Veterans Affairs Diabetes Trial (VADT)

In dieser Studie (n = 1.791 Typ II-Diabetiker über im Median 6,25 Jahre, Ausgangs-HbA$_{1c}$ 9,5 %, HbA$_{1c}$-Ziel in der Intensivgruppe < 6,0 %, in der Standardgruppe 8-9 %) ist ebenfalls im intensiven Arm bei einem erreichten HbA$_{1c}$ von 6,9 % vs. 8,4 % im Standardarm die Häufigkeit kardiovaskulärer Komplikationen nicht gesenkt worden.

1.9.4. Fazit der Studien

Damit ist festzuhalten, daß der anzustrebende HbA$_{1c}$-Zielwert nicht evidenzbasiert geklärt ist. Er dürfte zwischen 6,5 % bis 7 % liegen. Auch ist unklar, wie schnell eine Normalisierung des HbA$_{1c}$ bei unterschiedlich vorbestehender Dauer des Diabetes anzustreben ist. Unklar ist auch, womit dies primär und in welcher Kombination dies erfolgen sollte. Eine erhebliche Gewichtszunahme wie in ACCORD dürfte sich ungünstig auswirken. Die in ACCORD verwendeten umfangreichen Kombinationen mit häufigem Einsatz von Rosiglitazon und Insulin sind dringlich zu überdenken. Eine Therapie des Typ II-Diabetes sollte nicht zu iatrogener Zunahme des Gewichts führen, erst recht nicht um 10 kg in 3,5 Jahren!

Vergleicht man die Datenlage in der Kardiologie mit der in der Diabetologie, so ist die Evidenzlage in der Diabetologie äußerst bescheiden, dies trotz der vielen Patienten und der vielen neuen oralen Antidiabetica.

1.10. Zusammenfassung

- Ab einem Nüchtern-Plasmaglukosewert ≥ 126 mg/dl (≥ 7 mmol/l), zweimal an unterschiedlichen Tagen bestimmt, liegt eine diabetische Stoffwechsellage vor

- Bei Zweifelsfällen wird der NPG-Wert durch einen oGTT unterstützt. Dieser gilt als pathologisch bzw. als diabetisch ab einem 2-h-Wert ≥ 200 mg/dl

- Prädiabetische Phasen sind als IFG und IGT definiert

- Eine IFG liegt bei BZ-Werten von ≥ 100 mg/dl (ADA) (WHO: ≥110 mg/dl) bis < 126 mg/dl (< 7,0 mmol/l) vor

- Eine IGT besteht bei NPG < 126 mg/dl und einem 2-h-PG-Wert im oGTT ≥ 140 bis < 200 mg/dl

- Eine Normoglykämie ist bei einem NPG < 100 mg/dl (ADA) bzw. bei einem NPG < 110 mg/dl + 2 g PG < 140 mg/dl anzunehmen

- Nicht erst bei manifestem Diabetes mellitus ist das kardiovaskuläre Risiko erhöht, sondern bereits bei seinen Vorstufen wie IGT und IFG

- Eine klare Diagnostik mit NPG, ggf. oGTT, aber auch postprandialen BZ-Werten ist daher sinnvoll

- Das kardiovaskuläre Risiko ist nicht nur bei Diabetes, sondern auch den Vorstufen wie IFG und IGT erhöht

- Jede Hyperglykämie
  - ist endotheltoxisch
  - führt zu gesteigerter Koagulation
  - führt zu vermehrtem oxidativen Stress
  - führt zu einer Zunahme der Intima-Media-Dicke (☞ RIAD-Studie), d.h. fördert die Atherosklerose

- Hypoglykämien sind unbedingt zu vermeiden
- Eine zu strenge HbA_{1c}-Einstellung mit dem Ziel < 6 % wie in ACCORD führt zu erhöhter Mortalität
- Bei Berücksichtigung der Daten von ACCORD und ADVANCE dürfte ein HbA_{1c} zwischen 6,5 % bis 7 % ein sicherer Bereich sein
- ACCORD hat die Diskussion um die intensivierte Therapie neu entfacht.
  Ob tatsächlich beim Myokardinfarkt eine aggressive Diabetestherapie mit Insulin-Infusionen zur Prognoseverbesserung führt, wie DIGAMI-1 gezeigt hat, ist durch weitere Untersuchungen nicht bestätigt (Nesto, 6/2008, ADA). Nach US-Empfehlungen ist eine Insulin-Infusion bei nicht-chirurgischen Patienten bei Blutzuckerwerten von 140-180 mg/dl angezeigt.
  Unstrittig ist dagegen, dass eine Hyperglykämie beim Myokardinfarkt ein ungünstiger Prognoseprädiktor ist.
- Eine Gewichtszunahme unter der Therapie ist zu vermeiden (☞ ACCORD)
- Unklar ist bis heute die optimale anti-diabetische Kombinationstherapie
- Keine Beschränkung bei der Therapie des Diabetikers auf die Hyperglykämie bzw. den HbA_{1c}-Wert, sondern eine konzertierte Aktion gegen alle Risikofaktoren ist angesagt, dies vom Hochdruck bis zur Hyperlipidämie, von der Gewichtskontrolle und Diät bis zur körperlichen Aktivität
- Nach den aktuellen Empfehlungen des American College of Endocrinology 2008 (34) ist dem Prädiabetes mehr Beachtung zu widmen
- Jährlich ist hier ein oGTT und ein Test auf Mikroalbumuminurie sinnvoll
- Alle 6 Monate eine Bestimmung von NBZ, HbA_{1c} und Lipiden
- Die primäre Therapie besteht in einer Gewichtsreduktion von 5-10 %, körperlicher Aktivität über 30-60 Minuten an 5 Tagen der Woche inklusive fettarmer, ballastreicher Kost

- Bei Hochrisikopatienten mit Verschlechterung der Glukosesituation oder kardiovaskulärer Erkrankung Metformin oder Acarbose in Betracht ziehen
- Die Lipidziele sind die gleichen wie beim Diabetiker
- Der Blutdruck sollte < 130/80 mmHg betragen. ACE-Hemmer oder AT_1-Antagonisten sind hier Mittel der 1. Wahl

1.11. Literatur

1. WHO Consultation. Definition, diagnosis and classification of diabetes mellitus and its complications. Part 1: diagnosis and classification of diabetes mellitus. Report no. 99.2, Geneva: World Health Organisation; 1999

2. The Expert Committee on the Diagnosis and Classification of Diabetes: Follow-up report on the diagnosis of diabetes mellitus. Diabetes Care 26, 3160-3167, 2003

3. American Diabetes Association: Standards of medical care in diabetes - 2008. Diabetes Care 31, Suppl 1, S12-S54, 2008

4. Ryden L, Standl E, Bartnik et al.: Guidelines on diabetes, pre-diabetes, and cardiovascular disease: executive summary. The Task Force on Diabetes and Cardiovascular Diseases of the European Society of Cardiology (ESC) and of the European Society of Cardiology (ESC) and the European Association for the study of Diabetes (EASD). Eur Heart J 28, 88-136, 2007

5. Barzilay JI, Spiekerman CF, Wahl PW, Kuller LH, Cushman M, Furberg CD, Dobs A, Polak JF, Savage PJ: Cardiovascular disease in older adults with glucose disorders: comparison of American Diabetes Association criteria for diabetes mellitus with WHO criteria. Lancet 354, 622-625, 1999

6. The Expert Committee on the Diagnosis and Classification of Diabetes mellitus: Report of the expert committee on the diagnosis and classification of diabetes mellitus. Diabetes Care 20, 1183-1197, 1997

7. Shaw JE, Zimmet PZ, George K, Alberti MM: Point: Impaired fasting glucose: The case for the new American Diabetes association criterion. Diabetes Care 29, 1170-1172, 2006

8. Sorkin JD, Muller DC, Fleg JL, Andres R: The relation of fasting and 2-h postchallenge plasma glucose concentrations to mortality. Data from the Baltimore longitudinal study of aging with a critical review of the literature. Diabetes Care 28, 2626-2632, 2005

9. The Decode study group: Glucose tolerance and mortality: comparison of WHO and American Diabetic Association diagnostic criteria. The DECODE study group on behalf of the European Diabetes Epidemiology Group. Lancet 354, 617-621, 1999

10. Hanefeld M, Koehler C, Henkel E, Fuecker K, Schaper F, Temelkova-Kurktschiev T: Post-challenge hyperglycaemia relates more strongly than fasting hyperglycaemia with carotid intima-media thickness: the RIAD Study. Diabet Med 17, 835-840, 2000

11. Hanefeld M, Fischer S, Julius U, Schulze J, Schwanebeck U, Schmechel H, Ziegelasch HJ, Lindner J, the DIS Group: Risk factors for myocardial infarction and death in newly detected NIDDM: the Diabetes Intervention Study, 11-year follow-up. Diabetologia 39, 1577-1583, 1996

12. Norhammar A, Tenerz A, Nilsson G, Hamsten A, Efendic S, Ryden L, Malmberg K: Glucose metabolism in patients with acute myocardial infarction and no previous diagnosis of diabetes mellitus: a prospective study. Lancet 359, 2140-2144, 2002

13. Scognamiglio R, Negut C, De Kreutzenberg SV, Tiengo A, Avogaro A: Postprandial myocardial perfusion in healthy subjects and in type 2 diabetic patients. Circulation 112, 179- 184, 2005

14. Davies M: New diagnostic criteria for diabetes – are they doing what they should? Lancet 354, 610-611, 1999

15. Shaw JE, de Courten MP, Hodge AM, McCarthy D, Greeboo H, Chitson P, Alberti KGMM, Zimmet PZ: IGT or IFG for predicting NIDDM: who is right, WHO or ADA. Diabetes 47, suppl 1, A150, 1998

16. Fuller JH, Shipley MJ, Rose G, Jarrett RJ, Keen K: Mortality from coronary heart disease and stroke in relation to degree of glycaemia: the Whitehall Study. Brit Med J 287, 867-870, 1983

17. Jarrett RJ, Keen H, Fuller JH, McCartney M: Worsening to diabetes in men with impaired glucose tolerance. Diabetologia 16, 25-30, 1979

18. Singleton JR, Smith AG, Russell JW, Feldman EL: Microvascular complications of impaired glucose tolerance. Diabetes 52, 2867-2873, 2003

19. Tominaga M, Eguchi H, Manaka H, Igarashi K, Kato T, Sekikawa A: Impaired glucose tolerance is a risk factor for cardiovascular disease, but not impaired fasting glucose. Diabetes Care 22, 883-885, 1999

20. Balkau B, Shipley M, Jarrett RJ, Pyörälä K, Pyörälä M, Forhan A, Eschwege E: High blood glucose concentration is a risk factor for mortality in middle-aged nondiabetic men. Diabetes Care 21, 360-367, 1998

21. Unwin N, Shaw J, Zimmet P, Alberti KGMM: International DiabetescFederation IGT/IFG Consensus Statement. report of an expert consensus workshop 1-4 august 2001, Stoke Poges, UK. Impaired glucose tolerance and impaired fasting glycaemia: the current status on definition and intervention. Diab Med 19, 708-723, 2002

22. Barr ELM, Zimmet PZ, Welborn TA, Jolley D, Magliano DJ, Dunstan DW, Cameron AJ, Dwyer T, Taylor HR, Tonkin AM, Wong TY, McNeill J, Shaw JE: Risk of cardiovascular and all-cause mortality in individuals with diabetes, impaired fasting glucose, and impaired glucose tolerance. The Australian Diabetes, Obesity, and Lifestyle Study (AusDiab). Circulation 116, 151-157, 2007

23. Bonora E, Calcaterra F, Lombardi S, Bonfante N, Formentini G, Bonadonna RC, Muggeo M: Plasma glucose levels throughout the day and HbA$_{1c}$, interrelationships in type 2 diabetes. Diabetes Care 24, 2023-2029, 2001

24. Hauner H: Verbreitung des Diabetes mellitus in Deutschland. Dtsch Med Wschr 123, 777-782, 1998

25. Palitzsch KD, Nusser J, Arndt H, Enger I, Zietz B, Cuk A, Schäffler A, Büttner R, Frick E, Rath H, Schölmerich J und die Diabetomobil-Studiengruppe: Die Prävalenz des Diabetes mellitus wird in Deutschland deutlich unterschätzt - eine bundesweite epidemiologische Studie auf der Basis einer HbA$_{1c}$-Analyse. Diabetes und Stoffwechsel 8, 189-200, 1999

26. Michaelis D, Jutzi E, Albrecht G: Prevalence and incidence trends of non-insulin-dependent diabetes mellitus (NIDDM) in the population of the GDR. Dtsch Z Verdau Stoffwechselkr 47, 301-310, 1987

27. Narayan KMV, Boyle JP, Thompson TJ, Sorensen SW, Williamson DF: Lifetime risk for diabetes mellitus in the United States. JAMA 290, 1884-1890, 2003

28. McKinley J, Marceau L: US public health and the 21th century: diabetes mellitus. Lancet 356, 757-761, 2000

29. Marso SP: Optimizing the diabetic formulary: beyond aspirin and insulin. J Am Coll Cardiol 40, 52-61, 2002

30. Manuel DG, Schultz SE: Health-related quality of life and health-adjusted life expectancy of people with diabetes in Ontario, Canada, 1996-1997. Diabetes Care 27, 407-414, 2004

31. Buse JB, Ginsberg HN, Bakris GL et al.: Primary prevention of cardiovascular diseases in people with diabetes mellitus: A scientific statement from the American Heart Association and the American Diabetes Association. Circulation 115, 114-126, 2007

32. The Action to Control Cardiovascular Risk in Diabetes Study Group: Effects of intensive glucose lowering in type 2 diabetes. N Engl J Med 358, 2545-2559, 2008

33. The ADVANCE Collaborative Group: Intensive glucose controll and vascular outcomes in patients with type 2 diabetes. N Engl J Med 358, 2560-2572, 2008

34. Prediabetes consensus statement <http://click.jwatch.org/cts/click?q=227 %3B66996564 %3BBc2Lei36EWQBSy5CexsxajC5mNOnVVAxfy8

2. Diabetes mellitus - eine kardiovaskuläre Erkrankung

2.1. Ergebnisse bei intensivierter Diabetes-Therapie - DCCT, UKPDS, MeRIA

Diabetes mellitus ist nach einer Stellungnahme der American Heart Association (AHA) eine kardiovaskuläre Erkrankung (1). Diese zunächst überraschende, jedoch durchaus zutreffende Charakterisierung entspricht einem Paradigmenwechsel von der Stoffwechselerkrankung Diabetes zur kardiovaskulären Erkrankung Diabetes. Mit diesem Paradigmenwechsel wird von der AHA die eigentliche präventive und therapeutische Zielvorgabe bei Diabetes auf den entscheidenden Punkt gebracht. Die Optimierung der Blutzucker-Einstellung ist zum Erreichen der kardiovaskulären Therapieziele nur eine Basisforderung an den Diabetologen. Weitere Forderungen an den Kardiologen kommen hinzu. D.h. positivere Perspektiven sind beim Problem Diabetes nur durch interdisziplinäre Zusammenarbeit erreichbar.

2.1.1. Die UKPDS-Studie

Die UKPDS-Studie (2) bei Typ II-Diabetes hat gezeigt, dass eine intensivierte Diabetes-Therapie gegenüber einer konventionellen Diabetes-Therapie über 10 Jahre (HbA$_{1c}$ 7,0 % vs. 7,9 %, p < 0,0001) wohl mit einer signifikanten Reduktion mikrovaskulärer Ereignisse um 25 % (p < 0,0099), vor allem weniger Retina-Photokoagulationen einhergeht, die makrovaskulären Komplikationen wie Herzinfarkt (nicht-tödlich, tödlich, plötzlicher Herztod) jedoch nur nicht-signifikant um 16 % (p = 0,052) seltener sind, die Gesamtmortalität sogar nur um 6 % niedriger ist (p = 0,44). Diese Ergebnisse werden aktuell durch die ADVANCE-Studie bestätigt (☞ Kap. 1.9.2.).

Die UKPDS-Studie zeigt darüber hinaus aber auch, dass eine intensivierte Hochdrucktherapie bei diesen Diabetikern zu besseren Therapieresultaten führt als eine optimierte Diabetes-Therapie.

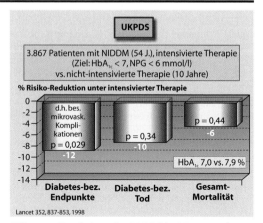

Abb. 2.1: Ergebnisse der UKPDS bei Typ II-Diabetes. Intensivierte Therapie vs. konventionelle Therapie.

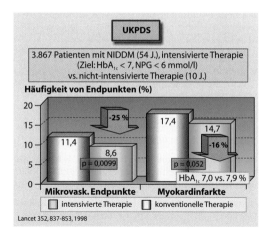

Abb. 2.2: Ergebnisse der UKPDS bei Typ II-Diabetes. Intensivierte Therapie vs. konventionelle Therapie bezüglich mikro- und makrovaskulärer Komplikationen.

Eine HbA$_{1c}$-Senkung von 1 % führt in UKPDS wohl zu einer Abnahme von mikrovaskulären Endpunkten um 37 % führt (p < 0,0001), der tödliche und nicht-tödliche Myokardinfarkt dagegen aber nur um 14 % (p < 0,0001) pro 1 % HbA$_{1c}$-Abfall zurückgeht (3).

2.1.2. Die DCCT-Studie

Ganz ähnlich ist die Datenlage der DCCT-Studie (4) bei Typ I-Diabetikern. D.h. trotz optimaler Stoffwechseleinstellung sind die erreichten Therapieergebnisse sowohl bei Typ I- als auch Typ II-Diabetes durchaus noch verbesserungswürdig.

Dies unterstreicht noch einmal eindrucksvoll die Forderung nach einer erfolgreicheren komplexen multidisziplinären Therapiestrategie.

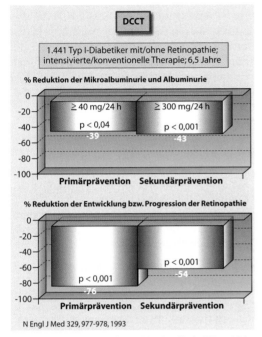

Abb. 2.3: Ergebnisse der DCCT-Studie bei Typ I-Diabetes. Intensivierte vs. konventionelle Therapie bei Patienten ohne und mit Mikroalbuminurie sowie ohne und mit Retinopathie.

Die intensivierte Therapie führt hier auch zu einer Reduktion größerer makrovaskulärer Ereignisse. Wengleich die Ergebnisse nicht signifikant sind, ist zu beachten, dass der KHK-Gipfel beim Typ I-Diabetiker bei 55 Jahren liegt, die untersuchten Patienten jedoch am Studienende im Mittel erst 34 Jahre alt waren.

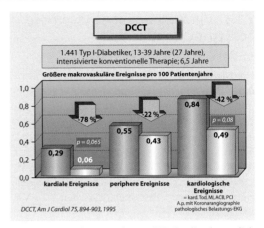

Abb. 2.4: Ergebnisse der DCCT-Studie bezüglich makrovaskulärer Ereignisse.

Nach 8-jähriger Nachbeobachtung der DCCT-Patienten (EDIC-Studie), während der sich die Diabeteskontrolle der beiden Originalgruppen nicht mehr unterscheidet, finden sich günstige Resultate für die ehemals intensiviert behandelte Typ I-Diabetikergruppe (5).

Neue Fälle von Mikroalbuminurie sind in dieser ehemaligen Gruppe um 59 % seltener (6,8 % vs. 15,8 %; p < 0,001), neue Fälle einer klinischen Albuminurie um 84 % seltener (1,4 % vs. 9,4 %; CI 67-92).

Auch sind in dieser Gruppe seltener Fälle von Hypertonie-Entwicklungen (29,9 % vs. 40,3 %; p < 0,001). Zudem erreichen weniger Patienten ein Kreatinin > 2 mg/dl (5 vs. 19; p = 0,004).

Damit besteht ein persistierender Nutzen einer intensivierten Diabetes-Therapie mit deutlicher Verzögerung einer Nephropathie-Entwicklung.

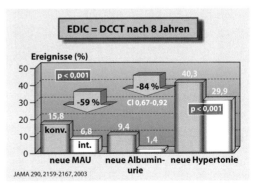

Abb. 2.5: Die Ergebnisse der DCCT-Kohorte nach 8 Jahren EDIC-Nachbeobachtung.

2.1.3. Die MeRIA-Analyse (Acarbose bei Typ II-Diabetikern)

☞ (6)

Die MeRIA-Analyse ist eine Metaanalyse von 7 randomisierten, doppelblinden und Placebo-kontrollierten Acarbose-Langzeitstudien (n = 1.248 Typ II-Diabetiker mit Acarbose-Therapie, n = 932 mit Placebo, Studiendauer im Mittel 403 Tage Acarbose-Therapie, mittleres Alter 61,2 Jahre). Registriert wurden kardiovaskuläre Ereignisse wie kardiovaskulärer Tod, Myokardinfarkt, Angina, Herzinsuffizienz, Revaskularisationen, pAVK, Schlaganfall.

- In der Acarbosegruppe haben die Diabetiker 35 % seltener ein kardiovaskuläres Ereignis (6,1 % vs. 9,4 %; p = 0,0061)
- Hierbei ist unter Acarbose jedes einzelne kardiovaskuläre Ereignis seltener
- So haben in der Acarbosegruppe 9 Patienten einen Myokardinfarkt, in der kleineren Placebogruppe mehr als doppelt so viele, nämlich 19 Patienten. Dies entspricht einer Reduktion durch Acarbose um 64 % (p = 0,0120)

Die Studie zeigt, dass Acarbose gegenüber Placebo auf viele verschiedene Stoffwechselparameter signifikante günstige Effekte hat: HbA1c-Wert, NBZ, 1-h-pp- und 2-h-pp-BZ-Wert, Triglyzeride, Körpergewicht, BMI, systolischen Blutdruck.

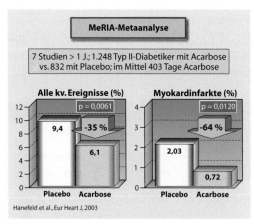

Abb. 2.6: Ergebnisse der MeRIA-Metaanalyse.

Auch ein Cochrane Review, der 29 Studien einschließt, bestätigt den im Vergleich zu Placebo günstigen Effekt von Acarbose auf die Glukosekontrolle von Typ II-Diabetikern (7).

2.2. Von der endokrinen zur kardiovaskulären Erkrankung

Die wesentlichen Spätkomplikationen des Diabetes mellitus sind die degenerativen Gefäßveränderungen. Hierbei steht die Erkrankung des Herzens bezüglich Mortalität und Morbidität an erster Stelle (8). Die Bedeutung dieser Sekundärkomplikationen ist für das Schicksal des Diabetikers in den Vordergrund getreten, nachdem das Risiko des Todes im diabetischen Koma abgenommen hat. Wie Joslin und Mitarbeiter (9) in einer großen Übersicht feststellten, fiel die Todesrate bei Diabetikern durch Koma in den Jahren 1895-1957 von 63,8 % auf 1,1 %, während sich die primär kardiale Todesrate im gleichen Zeitraum von 6,1 % auf 50,2 % erhöhte.

> Vor diesem Hintergrund der kardiovaskulären Komplikationen wird die Aussage verständlich, dass Diabetes mellitus, natürlich primär eine endokrine Erkrankung, letztlich eine kardiovaskuläre Erkrankung wird bzw. ist (1).

Diese kardiovaskulären Komplikationen umfassen neben der KHK:

- die Mikroangiopathie des Herzens
- die cerebrovaskuläre Erkrankung mit Apoplex
- die periphere arterielle Verschlusskrankheit (pAVK)
- die Mikroangiopathie mit
  - Nephropathie
  - Retinopathie
  - Neuropathie
- die Kardiomyopathie
- die Herzinsuffizienz

Hierbei stehen bezüglich Mortalität die makrovaskulären Erkrankungen ganz im Vordergrund. In der UKPDS-Studie haben 9 Jahre nach Diabetes-Diagnose-Stellung 29 % der Patienten einen Diabetes-bezogenen Endpunkt, 20 % eine makrovaskuläre, 9 % eine mikrovaskuläre Komplikation (10).

Setzt man in der MRFIT-Studie die kardiovaskulären Todesursachen in der Gesamtheit gleich 100 %, so beträgt die KHK-Mortalität allein 74,4 % (11)!

Der neu diagnostizierte Diabetiker hat nach Yudkin nur noch zwei Drittel der Lebenserwartung des Nichtdiabetikers gleichen Alters (12). Oder ab Diagnosestellung des Diabetes haben Männer bei Vergleich eines Todesregisters mit einem Diabetesregister (in Wales) im Mittel eine um 7 Jahre, Frauen eine im Mittel um 7,5 Jahre kürzere Lebenserwartung (13). Die verlorenen Lebensjahre reichen bei Berücksichtigung des Lebensalters bei Diagnosestellung von 25,9 Jahren bei den ≥ 35-jährigen und 0,9 (Männer) bis 1,6 Jahren (Frauen) bei den ≥ 85-jährigen (13).

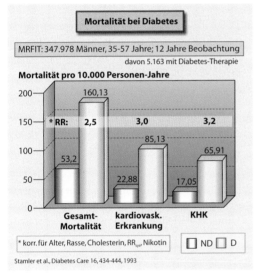

Abb. 2.7: Mortalität bei männlichen Diabetikern vs. Nicht-Diabetikern.

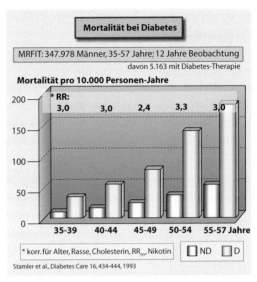

Abb. 2.8: Abhängigkeit der Mortalität vom Lebensalter, Diabetiker vs. Nicht-Diabetiker.

In einer Untersuchung an 134 Typ II-Diabetikern (35-70 Jahre) in Skandinavien versterben 29 % während der Beobachtungszeit von 9 Jahren, 68 % davon an kardiovaskulären Erkrankungen (14). Bei den kardiovaskulären Ursachen steht wiederum der Herzinfarkt mit 73 % ganz im Vordergrund, gefolgt vom Apoplex mit 19 %.

Zu Beginn dieser Studie haben die später Verstorbenen:

- höhere HbA$_{1c}$-Werte (p < 0,002)
- höhere LDL- und Triglyzerid-Werte (p = 0,007)
- ein niedrigeres HDL (p = 0,007)
- eine erhöhte Albumin-Ausscheidung (p = 0,0001)

Klinisch sind die verstorbenen Diabetiker charakterisiert durch häufigere:

- Retinopathie (42 % vs. 16 %, p = 0,002)
- Neuropathie (57 % vs. 23 %, p < 0,001)
- Mikroalbuminurie (45 % vs. 6 %, p < 0,0001)
- KHK (50 % vs. 13 %, p < 0,0001)
- pAVK (27 % vs. 9 %, p = 0,005)

Somit wird die Prognose neben der bereits bestehenden Makroangiopathie durch weitere Faktoren mitbestimmt.

2.3. Ursachen der Zunahme der Diabetes-Häufigkeit

Die Auswirkungen des Diabetes auf das öffentliche Gesundheitssystem sind bereits beträchtlich und werden noch weiter zunehmen. Dies hat mehrere Gründe:

- Zum einen steigt die Inzidenz des Diabetes mit zunehmendem Alter. Auch in Deutschland nimmt die Zahl Älterer deutlich zu
- Zum anderen beginnt der Typ II-Diabetes bei Personen mit Übergewichtigkeit (Adipositas) und körperlicher Inaktivität schon in früherem Alter, und diese Umstände nehmen ebenfalls zu
- Darüber hinaus hat die Insulin-Therapie die Prognose der Typ I-Diabetiker deutlich verbessert, aber auch hier steigt mit jedem gewonnenen Lebensjahr die Zahl der kardiovaskulären Komplikationen

2.4. Woran stirbt der Diabetiker?

Die kardiovaskuläre Erkrankung ist die häufigste Komplikation beim Typ II-Diabetes und ist in Europa bei 66 % die Haupt-Todesursache bei diesen Patienten (15). Ein gleicher Prozentsatz von 65 % wird für die USA angegeben (16). Die Todesursachen differieren in Abhängigkeit vom Alter des Diabetikers, vom Typ des Diabetes (in früheren Übersichten fehlt meist die präzise Differenzierung), von der Dauer des Diabetes, aber auch durchaus vom Wohnland des Diabetikers. So haben Typ I-Diabetiker in Finnland nicht nur eine bessere Lebenserwartung als im Baltikum, sie sterben in Finnland auch seltener in der diabetischen Ketoazidose (17).

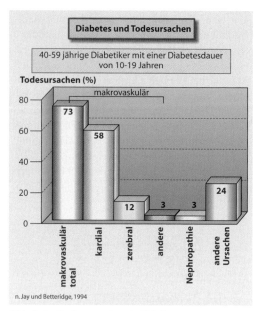

Abb. 2.9: Todesursachen bei Diabetes.

Auch in den USA wird in einem Consensus-Statement der ADA die kardiovaskuläre Erkrankung mit 80 % zur häufigsten Todesursache beim Diabetiker erklärt (18). Drei Viertel dieser Todesfälle werden wiederum auf die KHK zurückgeführt. Der akute Myokardinfarkt steht hierbei als Todesursache ganz im Vordergrund (19). Diabetische Myokardinfarkt-Patienten haben nicht nur in der akuten Phase eine höhere Mortalität (20, 21) als Nicht-Diabetiker, sondern auch in der Langzeit-Beobachtung (22, 23).

2.5. Diabetes mellitus - ein KHK-Risiko-Äquivalent

Die Prävalenz der KHK, diagnostiziert über verschiedene Methoden, wird bei erwachsenen Diabetikern mit 55 % angegeben, während die KHK-Prävalenz in der allgemeinen Bevölkerung mit 2-4 % angenommen wird (24).

In der MONICA-Augsburg-Studie (Übersicht 1985-1994) wurden bei der 25- bis 74-jährigen Augsburger Bevölkerung 9.662 Myokardinfarkte inklusive plötzlichem Herztod registriert. 2.775 dieser Betroffenen (Männer 24,8 %, Frauen 38,2 %) waren Diabetiker, d.h. 28,7 % der Infarktpatienten, somit jeder 3. bis 4. Infarkt-Patient.

Der Diabetes mellitus ist bei Männern mit einem 3,7fach, bei Frauen mit einem 5,9fach erhöhtem Myokardinfarktrisiko verbunden (25).

Diabetiker (mittleres Alter 58 Jahre, in Finnland) haben in 7 Jahren genauso häufig Myokardinfarkte wie nicht-diabetische Postinfarktpatienten Re-Infarkte bekommen. Ein prognostischer Unterschied zwischen beiden Gruppen besteht nicht. Diabetiker haben somit die Prognose von nicht-diabetischen Postinfarktpatienten. Haben Diabetiker schon einmal einen Infarkt gehabt, dann haben sie doppelt so häufig Re-Infarkte wie nicht-diabetische Postinfarktpatienten (26).

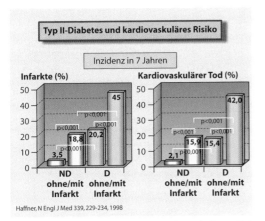

Abb. 2.10: Typ II-Diabetes und kardiovaskuläres Risiko.

- Diabetiker haben in der gleichen Untersuchung ohne vorausgegangenen Myokardinfarkt 5 mal häufiger einen Apoplex
- Diabetische Postinfarktpatienten haben in 7 Jahren 2,5 mal häufiger einen Apoplex als nicht-diabetische Postinfarktpatienten

Die NCEP-Leitlinien (27) aus dem Jahr 2001 charakterisieren daher **Diabetes als KHK-Risiko-Äquivalent** (= mehr als 20 % Risiko in den nächsten 10 Jahren ein ernsteres KHK-Ereignis zu bekommen). Diese Leitlinien nehmen den Diabetes neben die KHK in die höchste Risikogruppe auf. D.h. die diabetische Stoffwechsellage stellt nicht nur eine dringliche Indikation zur Sekundärprävention, sondern auch zur Primärprävention der KHK dar.

Tendenziell ähnliche Daten wie die Untersuchung von Haffner und Mitarbeiter liefert die prospekti-

ve DUBBO-Studie in Australien bei Älteren (im Mittel 70 Jahre) bei Beobachtung über 5 Jahre. Die Gesamtmortalität ist bei Diabetikern doppelt so hoch wie bei Nicht-Diabetikern. Die Inzidenz der KHK ist hier bei Männern mit Diabetes zweimal höher, bei Frauen dreimal höher als bei nicht-diabetischen Personen (28).

Auch die ebenfalls bei Älteren (im Mittel 73 Jahre) über 6,4 Jahre durchgeführte Cardiovascular Health Study ergibt ähnliche Resultate (29). Verglichen mit Diabetes ohne subklinische Erkrankung ist der Diabetes bei Bestehen einer subklinischen Erkrankung mit einem 1,5fach höheren Mortalitätsrisiko, einem 1,99fach höheren Risiko für KHK und einem 1,93fach höheren Risiko für Myokardinfarkt verbunden.

Gleiche Ergebnisse ergibt aktuell eine dänische Populationsstudie mit 3,3 Millionen Personen ≥ 30 Jahre alt, davon 71.801 (2,4 %) Diabetiker mit antidiabetischer Medikation, 79.575 mit früherem Myokardinfarkt. Diabetiker haben in 5 Jahren die gleiche kardiovaskuläre Mortalität wie nicht-diabetische Postinfarktpatienten. Diabetische Postinfarktpatienten haben eine doppelt so hohe Mortalität (30).

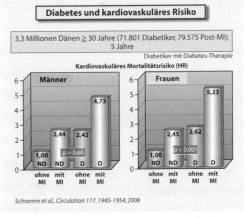

Abb. 2.11: Ergebnis der dänischen Populationsstudie bei Gesunden, Diabetikern und Postinfarktpatienten in 5 Jahren.

Der Diabetes ist ein unabhängiger kardiovaskulärer Risikofaktor. Entwickeln Diabetiker eine sich klinisch manifestierende kardiovaskuläre Erkrankung, dann haben sie zudem eine schlechtere Prognose als Patienten mit gleicher kardiovaskulärer

Erkrankung ohne Diabetes. Dies wird in den einzelnen Kapiteln näher dargelegt.

Die Prognose des Diabetikers wird darüber hinaus durch weitere Risikofaktoren mitbestimmt, die häufig mit Diabetes assoziiert sind wie:

• Hochdruck
• Fettstoffwechselstörung
• viszeraler Adipositas

was letztlich im metabolischen Syndrom, einer Risikokonstellation höchster Brisanz gipfeln kann.

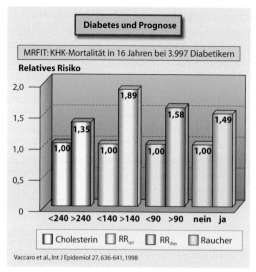

Abb. 2.12: Diabetes und KHK-Mortalität bei Begleiterkrankungen.

Bei Typ I-Diabetikern mit intensivierter Insulintherapie wurden bei 3.674 Patienten folgende Mortalitätsprädiktoren gefunden:

• Nephropathie (Makroproteinurie)
• Rauchen
• Diabetesdauer
• Serumcholesterin
• niedriger sozialer Status
• Alter
• männliches Geschlecht
• systolischer Blutdruck (31)

Bei Typ I-Diabetikern steigt die kumulative KHK-Mortalität ab dem 35. bis 40. Lebensjahr an und führt dann im Vergleich zu Nicht-Diabetikern zu einer Exzess-Mortalität. Die kumulative KHK-Mortalität beträgt im Alter von 55 Jahren 35 %! Die Exzess-Mortalität steht hierbei nicht mit dem Alter

bei Auftreten des Diabetes in Zusammenhang, sondern mit der Existenz einer Nephropathie. Bei Fehlen einer Nephropathie ist die KHK-Mortalität nur halb so groß, aber im Vergleich zu Nicht-Diabetikern noch deutlich erhöht (32).

Ein wesentlicher prognostischer Faktor bei Diabetes ist die Erkrankungsdauer.

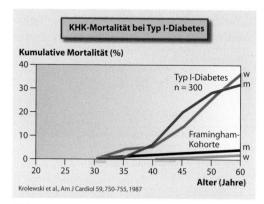

Abb. 2.13: KHK-Mortalität bei Typ I-Diabetes.

Schon lange vor Manifestation des Diabetes ist das Risiko für atherosklerotische Erkrankungen wie Myokardinfarkt und Apoplex erhöht wie eine Analyse der Nurses Health Study zeigt (33).

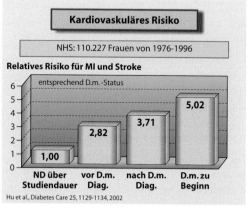

Abb. 2.14: Das kardiovaskuläre Risiko bei Frauen in Abhängigkeit vom Diabetes-Status zu Beginn.

2.6. Kein Rückgang der KHK-Mortalität bei Diabetikern

Der Tod durch Herzinfarkt ist in Deutschland in den letzten Jahren bei der Gesamtbevölkerung rückläufig.

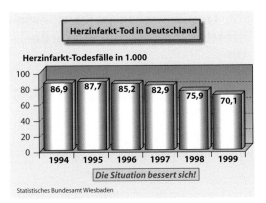

Abb. 2.15: Häufigkeit der Herzinfarkt-Todesfälle in Deutschland.

Auch in den USA ist die kardiale Mortalität in den letzten 30 Jahren rückläufig:

- sie ging bei nicht-diabetischen Männern um 36,4 % (jeweils alterskorrigiert) zurück
- bei diabetischen Männer dagegen nur um 13,1 %
- die kardiale Mortalität fiel bei nicht-diabetischen Frauen um 27 %
- stieg dagegen bei diabetischen Frauen um 23 % an (34)!
- Gleiche Relationen werden auch für die Gesamtmortalität und die KHK-Mortalität beobachtet

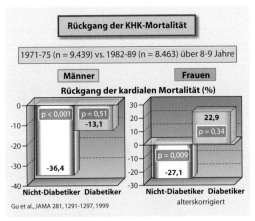

Abb. 2.16: Rückgang der KHK-Mortalität bei Nicht-Diabetikern vs. Verhalten bei Diabetikern.

Der Rückgang der kardialen Mortalität in der US-Bevölkerung wird auf eine Reduktion kardiovaskulärer Risikofaktoren wie auch auf eine Verbesserung in der Behandlung kardialer Erkrankungen zurückgeführt. Der geringere Rückgang der kar-

dialen Mortalität bei diabetischen Männern und der Anstieg der kardialen Mortalität bei diabetischen Frauen weist darauf hin, dass diese Therapiestrategien bei Diabetikern offensichtlich weniger wirksam bzw. nicht zum Tragen gekommen sind.

Zu gleichen Ergebnissen kommt auch die aktuelle NHANES-Analyse 1971-2000 (35).

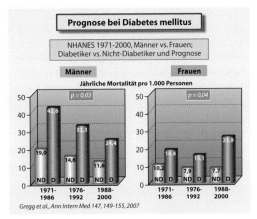

Abb. 2.17: Prognose von Diabetikern und Nicht-Diabetikern in den Jahren 1971-2000 in Abhängigkeit des Geschlechts.

Somit ist die Therapie der kardialen Erkrankungen beim Diabetiker weniger effektiv als beim Nicht-Diabetiker. Hiervon scheinen Frauen besonders betroffen zu sein.

Der Einfluss des Diabetes auf die kardiovaskuläre Mortalität nimmt zu. Dies hat mehrere Gründe:

- Kardiologen schätzen den Diabetes als besonderes Problem falsch ein
- Kardiologen stellen beim Diabetiker mehr die kardiale Manifestation in den Vordergrund, weniger das zugrundeliegende metabolische Problem, ohne dessen besondere Beachtung das wünschenswerte Ziel nicht erreicht werden kann
- Diabetologen dagegen haben nur das metabolische Problem vor Augen, setzen Antidiabetika ein und versuchen, den Stoffwechsel optimal zu kontrollieren, setzen ergänzend selten EKG, noch viel seltener Ergometrie und Echo ein

Dieses Problem kann nur durch entsprechende Zusammenarbeit zwischen Diabetologen und Kardiologen gelöst werden.

Es ist somit offensichtlich, dass der Diabetes durch seine Endorganschäden keine reine endokrine Erkrankung bleibt, sondern sich zu einer vorrangig kardiovaskulären Erkrankung entwickelt. Daher ist bei Diabetes mellitus neben Laien- bzw. Betroffenenaufklärung, intensivierter Diabetes-Therapie auch gerade wegen der Therapie der Begleit- bzw. Folgeerkrankungen die Zusammenarbeit vieler medizinischer Subdisziplinen notwendig, von denen die Kardiologie wiederum ganz oben anstehen muss.

Dies wird durch die 2 großen Studien mit intensivierter Diabetes-Therapie bei Typ I-Diabetes (DCCT) und Typ II-Diabetes (UKPDS, ADVANCE) noch einmal eindrucksvoll unterstrichen (2, 4). Während die intensivierte Diabetes-Therapie hier bei der Verhinderung mikrovaskulärer Schäden erfolgreich ist, resultiert diese Therapie aber nicht in einer signifikanten Reduktion makrovaskulärer Komplikationen, insbesondere nicht in einer Senkung der KHK-Todesrate.

Der Diabetes mellitus verursacht in Deutschland pro Jahr:

- 30.000 Schlaganfälle
- 3.000 Erblindungen
- 35.000 Herzinfarkte
- 8.000 Fälle mit Dialysebedürftigkeiten wegen terminaler Niereninsuffizienz
- 70 % aller Fuß- und Beinamputationen sind Diabetes-bedingt

2.7. Der Diabetes mellitus, eine interdisziplinäre Herausforderung

Die 5-Jahres-Therapieziele der St. Vincent-Deklaration von 1989 sind selbst heute noch nicht annähernd erreicht.

Diese Ziele sind:

- ein Drittel weniger Neuerblindungen
- ein Drittel weniger Dialysepflicht
- ein Drittel weniger Amputationen
- Verminderung der Folgekrankheiten
- Verminderung der Frühsterblichkeit
- Qualitätssicherungsmaßnahmen
- Erzielung einer fortschrittsgerechten Diagnostik, Therapie und Selbstbetreuung

2.8. CRP - ein unabhängiger Prädiktor für Diabetes und Atherosklerose/-thrombose

In der WOSCOP-Studie erweist sich CRP als unabhängiger Prädiktor für eine Typ II-Diabetes-Entwicklung, unabhängig von BMI, Triglyzeriden, Blutzuckerspiegel oder Statingebrauch (36). Damit ist Diabetes nicht nur ein Auslöser für eine vaskuläre Inflammation, auch umgekehrt ist ein leichter Entzündungsgrad eine pathogenetischer Faktor für eine Typ II-Diabetes-Entwicklung (37).

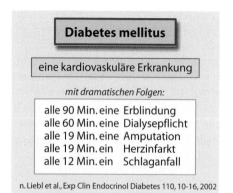

Abb. 2.18: Kardiovaskuläre Folgen des Diabetes mellitus.

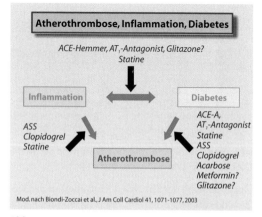

Abb. 2.19: Zusammenhänge zwischen Inflammation, Diabetes und Atherothrombose sowie dem Hemmeffekt durch therapeutische Interventionen.

2.9. Neue Strategien in der Prävention

Angesichts der schlechten Prognose des Diabetikers sind bei potentiellen Diabetikern Präventionsstrategien zur Verhinderung des Diabetes mellitus notwendig. Dies sind Übergewichtige und Adipöse, Personen mit leicht erhöhten NBZ und erhöhten postprandialen Werten (Prädiabetiker) sowie Personen ohne körperliche Aktivität.

2.9.1. Acarbose in der STOP-NIDDM-Studie

☞ (38)

Acarbose ist ein Alpha-Glucosidaseinhibitor, der kompetitiv die Kohlenhydrat-spaltenden Enzyme in der Dünndarmmukosa hemmt und dadurch den postprandialen Blutzuckeranstieg verringert.

Ziel einer präventiven Therapie muss u.a. die Verhinderung erhöhter postprandialer Blutzuckerwerte sein. Acarbose senkt postprandiale Blutzuckerwerte um im Mittel 45 mg/d (30-70 mg/dl) (Lebowitz, Diab Rev 6, 132-145, 1998).

▶ Ist Acarbose in der Lage, bei IGT-Patienten die Entwicklung eines manifesten Diabetes zu verhindern?

Hierzu bekommen 1.429 Patienten (64 Jahre alt im Mittel, BMI 31 kg/m², Taillenumfang 102 cm, NBZ im Mittel 6,23 mmol/l) mit IGT über im Mittel 3,3 Jahre entweder randomisiert 3 x 100 mg/d Acarbose (im Mittel 194 mg/d) oder Placebo. Der NBZ dieser Patienten musste außerdem zwischen 5,6-7,7 mmol/l betragen, ein Wert, der mit dem 3,4fach erhöhten Risiko für das Fortschreiten zum manifesten Diabetes in Verbindung gebracht wird (39). Primärer Endpunkt ist die Diagnose eines Diabetes auf der Basis eines oralen Glucosetoleranztestes.

Eine Diabetes-Entwicklung (1 oGTT) findet sich unter Acarbose um 25 % signifikant seltener als unter Placebo (32,4 % vs. 41,5 %; p = 0,0015). Dies entspricht einer ARR von 9,1 % bzw. einer NNT von 11 Patienten! Bei Zugrundelegung von 2 pathologischen oGTTs analog den Kriterien der DPP-Studie beträgt die Risikominderung 36,4 % (15 % vs. 24 %; p = 0,0003).

Diese günstigen Resultate sind auch bei Berücksichtigung der unterschiedlichen Gewichtsreduktion (unter Acarbose Abnahme um 0,6 kg, unter Placebo Gewichtszunahme um 0,3 kg; Unterschied p = 0,0184) gegeben.

Darüber hinaus erhöht Acarbose signifikant die Reversion einer IGT zu normaler Glukosetoleranz (35 % vs. 31 %; p > 0,0001).

30 % der Acarbose- und 18 % der Placebo-Patienten haben die Studie vorzeitig beendet.

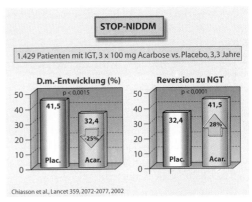

Abb. 2.20: Ergebnisse der STOP-NIDDM-Studie.

Somit ist Acarbose in der Lage, bei IGT-Patienten die Entwicklung eines Diabetes mellitus, d.h. eines KHK-Risiko-Äquivalentes, zu verhindern. Dass dies klinisch relevant ist, zeigt die weitere Datenanalyse bei 1.368 Patienten (40):

- die Hypertonie-Entwicklung ist um 34 % seltener (11 % vs. 17 %; p = 0,006)
- kardiovaskuläre Erkrankungen (KHK, Herzinsuffizienz, Strokes/TIAs, pAVK) sind 49 % seltener (2,2 % vs. 4,7 %; p = 0,03)
- Myokardinfarkte sind um 91 % seltener (1 vs. 12 Infarkte; p = 0,02)

Mit der STOP-NIDDM-Studie wird erstmals bei IGT-Patienten eine signifikante Reduktion der kardiovaskulären Endpunkte durch eine antidiabetische Therapie gezeigt. Damit konnte die These erhärtet werden, dass ein pathologisch erhöhter postprandialer Blutzucker eine treibende Kraft bei der Entstehung des Typ II-Diabetes sowie des hohen kardiovaskulären Risikos darstellt.

2.9.2. Die Diabetes-Präventionsstudie (Diabetes Prevention Program)

☞ (41)

3.234 potentielle Diabetes-Kandidaten (Übergewichtige, Adipöse, Personen mit erhöhten NBZ

(95 mg/dl -125 mg/dl) und erhöhten Werten nach oGTT (140-199 mg/dl), Personen mit ruhigem Lebensstil) werden 3 Gruppen zugeordnet: 2 x 850 mg/d Metformin vs. Lebensstiländerung (mit dem Ziel der 7 %igen Gewichtsabnahme und 150 min körperlicher Aktivität pro Woche) vs. Placebo. Das mittlere Alter der Personen beträgt 51 Jahre, der mittlere BMI 34 kg/m^2, die mittlere Beobachtungszeit 2,8 Jahre. Der durchschnittliche Gewichtsverlust in der Placebo-, Metformin-, Lebensstiländerungs-Gruppe beträgt 0,1, 2,1 und 5,6 kg.

- Die Diabetes-Inzidenz wird im Vergleich zu Placebo
  - durch die Lebensstiländerung um 58 % reduziert
  - durch Metformin um 31 % reduziert (die Diabetes-Inzidenz in den 3 Gruppen: 11,0 - 7,8 - 4,8 Fälle pro 100 Personenjahre, jeweils p < 0,001 für jeden Vergleich)
- Die geschätzte kumulative Inzidenz des Diabetes nach 3 Jahren beträgt 28,9 %, 21,7 % bzw. 14,4 %, die entsprechende NNT für Lifestyle-Intervention beträgt 6,9, für Metformin 13,9

Interventionen zur Diabetesrisiko-Reduktion sollten primär auf die Gewichtsreduktion abzielen (42).

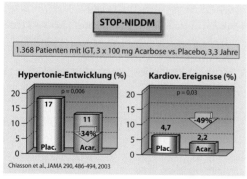

Abb. 2.21: Ergebnis des Diabetes Prevention Programs. Gewichtsverlust bei Lebensstiländerung 5,5 kg, unter Metformin 2,1 kg, unter Placebo 0,1 kg.

Die STOP-NIDDM- und die Diabetes Präventions-Studie zeigen, dass IGT gefährlich ist und behandelt werden muss. In beiden Studien kann durch unterschiedliche Interventionen gegenüber Placebo die Entwicklung des Typ II-Diabetes signifikant reduziert werden. Die STOP-NIDDM-Studie zeigt zudem, dass die Korrektur der postprandialen Hyperglykämie eine wirksame Prävention kardiovaskulärer Komplikationen bewirkt.

2.9.3. Rimonabant

Rimonabant, der erste CB$_1$-Blocker führt in der RIO-Lipids-Studie bei übergewichtigen und adipösen Personen mit Fettstoffwechselstörung, somit bei Prädiabetikern, neben einer Gewichtsreduktion und Taillenabnahme, d.h. Verbesserung der viszeralen Adipositas, zu günstigen Effekten hinsichtlich Abnahme der Nüchtern-Insulinspiegel, der CRP-Konzentration, der Leptinspiegel, des LDL-Anteils an small dense Partikeln und zur Zunahme der Adiponektinspiegel. 50 % dieser Zusatzeffekte sind nicht über die Gewichtsabnahme erklärbar, somit über pleiotrope Rimonabant-Effekte (43) (weitere Studien ☞ Kap. 12.).

2.9.4. Rosiglitazon bei IFG und IGT

Bei 5.269 Patienten mit IFG oder IGT der DREAM-Studie (Rosiglitazon-Arm) ist durch die Gabe von Rosiglitazon über im Median 3 Jahre der primäre Endpunkt, die Kombination aus Diabetes-Entwicklung und Tod, seltener als unter Placebo (11,6 % vs. 26 %; p < 0,0001). Dies ist Folge der selteneren Diabetes-Entwicklung unter Rosiglitazon (10,6 % vs. 25 %; p < 0,0001). Der Tod ist gleich häufig (1,1 % vs. 1,3 %; p = 0,7). Rosiglitazon erhöht auch die Wahrscheinlichkeit zur Rückkehr zur Normoglykämie (50,5 % vs. 30,3 %; p < 0,0001). Kardiovaskuläre Ereignisse traten fast gleich häufig auf (2,8 % vs. 2,1 %; p = 0,08), eine Herzinsuffizienz aber, wenngleich selten, ist doppelt so häufig (0,5 % vs. 1 %; p = 0,01) (44).

2.10. Differentialstrategien bei Diabetes

2.10.1. Die PROactive-Studie

Pioglitazon (45 mg/d) führt in dieser Studie (45) bei Typ II-Diabetikern (n = 5.238) mit bekannter bekannter makrovaskulärer Erkrankung (früherer Schlaganfall, Myokardinfarkt, Revaskularisation, bekannte objektivierte KHK und pAVK), also bei Hochrisiko-Patienten, in im Mittel 2,8 Jahren:

- zu einer tendenziellen Senkung des primären Endpunktes (Gesamtmortalität nicht-tödlicher Myokardinfarkt inkl. stummer Myokardinfarkt, Extremitäten-Amputation, ACS, kardiale Intervention wie ACB oder PCI oder Revaskularisation) vs. Placebo um 10 % (21,0 % vs. 23,5 %; p = 0,095)
- zu einer Reduktion des prädefinierten sekundären Endpunktes (Tod, Myokardinfarkt ohne stummen Infarkt und Schlaganfall) von 16 % (12,3 % vs. 14,4 %; p = 0,027)
- Eine zur Hospitalisation führende Herzinsuffizienz ist allerdings unter Pioglitazon um 38 % häufiger (n = 149 vs. 108; p = 0,007), ebenso die Zahl berichteter Herzinsuffizienzfälle (n = 281 vs. 198; p < 0,0001)

2.10.2. Die PERISCOPE-Studie

In dieser 543 Typ II-Diabetiker umfassenden Studie (46) erfolgt der Vergleich Sulfonylharnstoff Glimepirid vs. Pioglitazon hinsichtlich Veränderung des koronaren Atheromvolumens bei Therapie über 18 Monate. Dies wird mit Hilfe des IVUS gemessen. 360 Patienten sind letztlich auswertbar.

Unter Glimepirid nimmt das Atheromvolumen zu, unter dem Glitazon sogar ab (0,73 % vs. –0,16 %; p < 0,002). D.h. das Glitazon ist Glimepirid überlegen. Die Ergebnisse gehen konform mit den Ergebnissen der PROactive-Studie, wenngleich hier der primäre Endpunkt nicht günstiger ausfällt. Glitazone haben jedoch auch Nebenwirkungen (Frakturen, Herzinsuffizienz). Als Ursache sind günstigere Effekte des Glitazons vs. Glimeprid auf Biomarker möglich: 16 % HDL-Anstieg, 15 % Triglyzeridsenkung, 45 % Senkung des hsCRP, geringere RR-Anstiege und niedrigere Nüchtern-Insulinspiegel.

Die geringere Zunahme der Intima-Media-Dicke unter Pioglitazon vs. Glimepirid bei Typ II-Diabetikern der CHICAGO-Studie wird auf die HDL-Zunahme unter dem Glitazon zurückgeführt (47).

Die Effekte der Inkretin-Inhibitoren und anderer Antidiabetika müssen abgewartet werden.

2.10.2.1. Die ADOPT-Studie

Bei 4.360 Patienten mit frisch entdecktem Diabetes werden Rosiglitazon, Metformin und Glyburid über im Median 4 Jahre als Monotherapeutika verglichen. Es geht um die Frage der Zeit bis zum Versagen der Monotherapie, definiert als NBZ > 180 mg/dl. Nach der Kaplan-Meier-Analyse beträgt die kumulative Inzidenz des Monotherapieversagens unter Rosiglitazon 15 %, unter Metformin 21 %, unter Glyburid 34 %. Damit ist das Versagen unter Rosiglitazon gegenüber Metformin um 32 % (p < 0,001), gegenüber Glyburid um 63 % (p < 0,001) seltener. Unter Glyburid ist jedoch das Risiko für kardiovaskuläre Ereignisse inklusive Herzinsuffizienz (sekundärer Endpunkt) am geringsten (1,8 %), unter Rosiglitazon (3,4 %; p < 0,05), unter Metformin (3,2 %) ähnlich wie unter Rosiglitazon (48).

2.11. Ist die Diabetiker-Beratung bezüglich Lebensstilveränderung optimal?

Dieser Frage geht eine Analyse mit Daten über 9.496 Diabetiker und 150.493 Nicht-Diabetiker nach (South Carolina). Die Zahl der modifizierbaren Begleit-Risikofaktoren wie Hypertonie, Hypercholesterinämie, Adipositas und verminderte physikalische Aktivität unterscheidet sich gegenüber dem Nicht-Diabetiker signifikant (jeweils p < 0,001). Die diesbezügliche primärärztliche Beratung ist aber in beiden Gruppen weniger als ideal. Die ärztliche Beratung über Lebensstilveränderung wird nicht ausreichend durchgeführt und ist nach dieser Untersuchung dringlich zu verbessern (49).

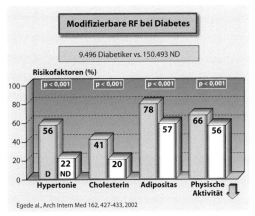

Abb. 2.22: Modifizierbare Risikofaktoren bei Erwachsenen mit und ohne Diabetes.

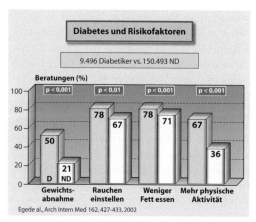

Abb. 2.23: Häufigkeit der Beratung über modifizierbare Lebensstilveränderungen bei Diabetikern und Nicht-Diabetikern.

2.12. Übersicht über Antidiabetika

Neben Insulin und Insulinanaloga gibt es eine Vielzahl von oralen Antidiabetika.

Antidiabetika bei Typ II-Diabetes

Alpha-Glucosidase-Hemmer (Acarbose, Miglitol)
Biguanide (Metformin)
Sulfonylharnstoffe (Glibenclamid, Glimepirid etc.)
Glitazone (Pioglitazon, Rosiglitazon)
Glinide (Repaglinid, Nateglinid)
Insuline
Insulinanaloga (Insulin aspart, Insulin glargin, Insulin lispro)
DPP-4-Inhibitoren

Abb. 2.24: Antidiabetika-Optionen bei Typ II-Diabetes.

Orale Antidiabetica

Wirkstoff	Wirkung
Metformin	Gluconeogenese-Hemmung
Sulfonylharnstoff	Insulinfreisetzung aus B-Zelle
Acarbose	Glucose-Resorptionsverzögerung
Glinide	Insulinfreisetzung aus B-Zelle
Glitazone	PPARγ-Stimulation
DPP-4-Inhibitor	Abbau-Hemmung von GLP-1 und GIP

GLP = Glucagon-like Peptid; GIP = Glucose-dependent insulinotropic Peptid

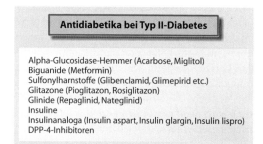

Abb. 2.25: Orale Antidiabetika und Wirkmechanismus.

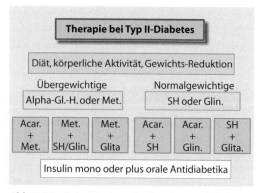

Abb. 2.26: Beispiel eines Stufenschemas bei Typ II-Diabetes.

2.12.1. ESC/EASD-Leitlinien 2007

☞ (50)

Die Erkenntnis, dass Diabetes eine kardiovaskuläre Erkrankung ist, hat sich endlich etabliert. Dies hat inzwischen zu gemeinsamen Leitlinien der europäischen Fachgesellschaften ESC und EASD 2007 geführt.

Nichtsdestotrotz erfolgt beim nicht-diabetischen KHK-Patienten seitens des einen betroffenen Fachgebietes (ESC) selten eine oGTT, seitens des anderen Fachgebietes (EASD) beim Diabetiker selten ein EKG, noch seltener eine Ergometrie oder ein Echo. Die Testung der Lipidparameter ist dagegen heute zumindest in der Kardiologie Standard. Eine enge Zusammenarbeit beider Disziplinen muss daher Voraussetzung des zu fordernden Präventiverfolges sein. Für den Kardiologen ist hierbei die Situation eindeutig einfacher als für den Diabetologen. Die Diabetologie als zukünftiges Teilgebiet der Kardiologie?

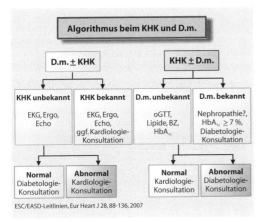

Abb. 2.27: ESC/EASD-Leitlinien zum Vorgehen bei Diabetes mellitus mit oder ohne KHK oder bei KHK mit oder ohne Diabetes mellitus.

2.13. Zusammenfassung

- Diabetiker haben eine 2-4fach höhere jährliche Mortalität als Nicht-Diabetiker

- Beim Typ II-Diabetiker ist die Haupttodesursache kardiovaskulär (66 %), vor allem kardial (Myokardinfarkt) bedingt

- Die Lebenserwartung ist bei Typ II-Diabetikern um im Mittel 5-10 Jahre verkürzt

- Typ II-Diabetiker haben in 7 Jahren genauso viele Myokardinfarkte wie nicht-diabetische Postinfarktpatienten Re-Infarkte bekommen, haben somit die Prognose von Postinfarktpatienten
Oder aktuell: Diabetiker > 30 Jahre ohne abgelaufenen Myokardinfarkt haben in 5 Jahren die gleiche kardiovaskuläre Mortalität wie nicht-diabetische Postinfarktpatienten

- Bei Typ I-Diabetikern ist die kardiovaskuläre Mortalität um das 3-6fache erhöht

- Auch bei Typ I-Diabetes ist die kardiale Mortalität (66 %) führend

- Die intensivierte Diabetes-Therapie hat bislang weder beim Typ I- noch beim Typ II-Diabetes zu einer signifikanten Abnahme der KHK-Mortalität geführt. Eine regelmäßige alleinige Blutzuckerkontrolle löst somit das Problem nicht

- Diabetes ist eine kardiovaskuläre Erkrankung, ja ein KHK-Risiko-Äquivalent mit KHK-gleicher Prognose

- Neben intensivierter Diabetes-Therapie müssen daher kardiovaskuläre protektive Gesichtspunkte eine weitere bedeutende Rolle bei der Therapie des Diabetikers spielen

- Oder noch weiter gefasst: Eine interdisziplinäre konzertierte Aktion aller bei der Therapie des Diabetikers, seiner Begleit- und Folgeerkrankungen, beteiligten Ärzte ist zur Verbesserung seiner Prognose der richtige Ansatzpunkt. Bei diesem Aktions-Konzept muss der Kardiologe ganz oben anstehen

- Die Therapie potentieller Typ II-Diabetiker (Patienten mit IGT, STOP-NIDDM) mit Acarbose führt zu einer um 25 % signifikant selteneren Diabetes-Entwicklung und zu einer signifikant häufigeren Reversion zu normaler Glukosetoleranz. Dies schlägt sich in einer signifikant niedrigeren kardiovaskulären Ereignisrate nieder. Eine solche Strategie bietet sich damit bei IGT-Patienten allein oder additiv zu Lebensstiländerungen zur Verhinderung oder Verzögerung einer Diabetes-Entwicklung an

- Im Diabetes Prevention Program führt bei potentiellen Diabetes-Kandidaten allein die Lebensstiländerung mit Gewichtsreduktion und körperlicher Aktivität zu einer signifikanten Abnahme der Diabetes-Entwicklung. Die Gewichtsreduktion ist hierbei die erfolgreichste Strategie.

- Der Wert einer solchen Lebensstiländerung wird potentiellen Diabetikern aber offensichtlich zu selten vermittelt oder stößt bei diesen auf wenig Interesse. Der Hinweis auf eine um ein Jahrzehnt längere Lebenserwartung bei besserer Lebensqualität könnte hier ein Interesse-förderndes Argument sein

- Neue Leitlinien der ESC/EASD 2007 bieten Vorschläge zum weiteren diagnostischen Vorgehen beim Diabetiker mit und ohne KHK sowie beim KHK-Patienten mit und ohne Diabetes mellitus. Hiermit wird auch durch die europäischen Fachgesellschaften der Diabetes mellitus als kardiovaskuläre Erkrankung gesehen

- Die Forderung an den Diabetologen: Durchführung von EKG, Ergometrie und Echokardiografie (bzw. Veranlassung)
- Die Forderung an den Kardiologen: Durchführung eines oGTT zur rechtzeitigen Erkennung von IGT oder Diabetes mellitus

2.14. Literatur

1. Grundy SM, Benjamin IJ, Burke GL, Chait A, Eckel RH, Howard BV, Mitch W, Smith SC, Sowers JR: Diabetes and cardiovascular disease. A statement for healthcare professionals from the American Heart Association. Circulation 100, 1134-1146, 1999

2. UK Prospective Diabetes Study (UKPDS) Group: Intensive blood-glucose control with sulphonylureas or insulin compared with conventional treatment and risk of complications in patients with type 2 diabetes (UKPDS 33). Lancet 352, 837-853, 1998

3. Stratton IM, Adler AJ, Neil AW, Matthews DR, Manley SE, Cull CA, Hadden D, Turner RC, Holman RR, on behalf of the UK Prospective Diabetes Study Group: Association of glycaemia with macrovascular and microvascular complications of type 2 diabetes (UKPDS 35): prospective observational study. Brit Med J 321, 405-412, 2000

4. The Diabetes Control and Complications Trial (DCCT) Research Group: The effect of intensive treatment of diabetes on the development and progression of long-term complications in insulin-dependent diabetes mellitus. N Engl J Med 329, 978-986, 1993

5. The writing Team for the Diabetes Control and Complications Trial/Epidemiology of Diabetes Interventions and Complications Research Group: Sustained effect of intensive treatment of type 1 diabetes mellitus on development and progression of diabetic neuropathy. The Epidemiology of Diabetes Interventions and Complications (EDIC) Study JAMA 290, 2159-2167, 2003

6. Hanefeld M, Cagatay M, Petrowitsch T, Neuser D, Petzinna D, Rupp M: Acarbose reduces the risk for myocardial infarction in type 2 diabetic patients: meta-analysis of seven long-term studies. Eur Heart J 25, 10-16, 2004

7. Van de Laar, Lucassen PLBJ, van de Lisdonk EH, Akkermans RP, van den Hoogen HJM, Rutten GEHM, van Weel C: How effective is acarbose in the treatnment of type 2 diabetes mellitus? a Cochrane review. IDF Paris 24.-29. 8. 2003

8. Kessler II: Mortality experience of diabetic patients: a twenty-six year follow-up study. Am Med J 51, 715-724, 1971

9. Joslin EP, Root HF, White p, Marble H: The treatment of diabetes mellitus. 10th ed. Sea & Febiger, Philadelphia, p. 188, 1959

10. Turner R, Cull C, Holman R: United Kingdom Prospective Diabetes Study 17: a 9-year update of a randomized, controlled trial on the effect of improved metabolic control on complications in non-insulin-dependent diabetes mellitus. Ann Intern Med 124, 136-145, 1996

11. Stamler J, Vaccaro O, Neaton JD, Wentworth D, for the Multiple Risk Factor Intervention Trial Research Group: Diabetes, other risk factors, and 12-yr cardiovascular mortality for men screened in the Multiple Risk Factor Intervention Trial. Diabetes Care 16, 434-444, 1993

12. Yudkin JS: How can we best prolong life? The benefits of coronary risk factor reduction in non-diabetic and diabetic subjects. Brit Med J 306, 1313-1318, 1993

13. Morgan CL, Currie CJ, Peters JR: Relationship between diabetes and mortality: a population study using record linkage. Diabetes Care 23, 1103-1107, 2000

14. Forsblom CM, Sane T, Groop PH, Töttermann HJ, Kallio M, Saloranta C, Laasonen L, Summanen L, Lepäntalo M, Lasatikainen L, Matikainen E, Teppo AM, Koskimies S, Groop L: Risk factors for mortality in type II (non-insulin-dependent) diabetes: evidence of a role for neuropathy and a protective effect of HLA-DR4. Diabetologia 41, 1253-1262, 1998

15. Panzram G: Mortality and survival in type 2 (non-insulin-dependent) diabetes mellitus. Diabetologia 30, 123-131, 1987

16. Geiss LS, Herman WH, Smith PJ, National Diabetes Data Group. Diabetes in America. Bethesda, Md: National Institutes of Health, National Institute of Diabetes and Digestive and Kidney Diseases, 233-257, 1995

17. Podar T, Solntsev A, Reunanen A, Urbonaite B, Zalinkececius R, Karvonen M, La Porte RE, Tuomilehto J: Mortality in patients with childhood-onset type 1 diabetes in Finland, Estonia, and Lithuania: follow-up of nationwide cohorts. Diabetes Care 23, 290-294, 2000

18. American Diabetes Association: Consensus statement: role of cardiovascular risk factors in prevention and treatment of macrovascular disease in diabetes. Diabetes Care 16, suppl 2, 72-78, 1993

19. Morrish NJ, Stevens LK, Head J, Fuller JH, Jarrett RJ, Keen H: A prospective study of mortality among middle-aged diabetic patients (the London cohort of the WHO Multinational Study of Vascular Disease in Diabetics). I. causes and death rates. Diabetologia 33, 538-541, 1990

20. Jaffe AS, Spadaro JJ, Schechtman U,K, Roberts R, Geltman EM, Sobel BE: Increased congestive heart failure after myocardial infarction of modest extent in diabetic patients. Am Heart J 108, 31-37, 1984

21. Stone PH, Muller JE, Hartwell T, York BJ, Rutherford JD, Parker CB, Turi ZG, Strauss HW, Willerson JT, Robertson T, Braunwald E, Jaffe AS, and the MILIS Study Group: The effect of diabetes mellitus on prognosis and serial left ventricular function after acute myocardial infarction: Contribution of both coronary disease and dia-

stolic left ventricular dysfunction to the adverse prognosis. J Am Coll Cardiol 14, 49-57, 1989

22. Smith JW, Marcus FI, Serokman A: Prognosis of Patients with diabetes mellitus after acute myocardial infarction. Am J Cardiol 54, 718-721, 1984

23. Herlitz J, Malmberg K, Karlson BW, Ryden L, Hjalmarson A: Mortality and morbidity during a five-year
follow-up of diabetics with myocardial infarction. Acta
Med Scand 244, 31-38, 1988

24. Fein F, Scheuer J: Heart disease in diabetes mellitus:
theory and practice. In: Rifkin H, Porre D Jr, editors.
New York: Elsevier, 812-823, 1990

25. Löwel H, Stieber J, Koenig W, Thorand B, Hörmann
A, Gostomzyk J, Keil U: Das Diabetes-bedingte Herzinfarktrisiko in einer süddeutschen Bevölkerung: Ergebnisse der MONICA-Augsburg-Studien 1985-1994. Diab
Stoffw 8, 11-21, 1999

26. Haffner SM, Lehto S, Rönnemaa T, Pyörälä K, Laakso
M: Mortality from coronary heart disease in subjects
with type 2 diabetes and in nondiabetic subjects with and
without prior myocardial infarction. N Engl J Med 339,
229-234, 1998

27. Expert Panel on Detection, Evaluation, and Treatment of High Blood Cholesterol in Adults: Executive
summary of the third report of the National Cholesterol
Education Program (NCEP) expert panel on detection,
evaluation, and treatment of high blood cholesterol in
adults (Adult Treatment Panel III). JAMA 285, 2486-
2497, 2001

28. Simons LA, McCallum J, Friedlaender Y, Simons J:
Diabetes, mortality and coronary heart disease in the
prospective Dubbo Study of Australian elderly. Aust N Z
J Med 26, 66-74, 1996

29. Kuller LH, Velentgas P, Barzilay J, Beauchamp NJ,
O'Leary DH, Savage PJ: Diabetes mellitus. Subclinical
cardiovascular disease and risk of incident cardiovascular disease and all-cause mortality. Arterioscl Thromb
Vasc Biol 20, 823-829, 2000

30. Schramm TK, Gislason GH, Kober L, Rasmussen S,
Rasmussen JN, Abildstrom SZ, Hansen ML, Folke F,
Buch P, Madsen M, Vaag A, Torp-Pedersen C: Diabetes
patients requiring glucose-lowering therapy and nondiabetics with a prior myocardial infarction carry the
same cardiovascular risk. A population study of 3,3 million people. Circulation 117, 1945-1954, 2008

31. Muhlhauser I, Overmann H, Bender R, Jorgens V,
Berger M: Predictors of mortality and end-stage diabetic
complication in patients with type 1 diabetes mellitus on
intensified insulin therapy. Diabet Med 17, 727-734,
2000

32. Krolewski AS, Kosinski EJ, Warram JH, Leland OS,
Busick EJ, Asmal AC, Rand LJ, Christlieb AR, Bradley RF,
Kahn CR: Magnitude and determinants of coronary artery disease in juvenile-onset insulin-dependent diabetes
mellitus. Am J Cardiol 59, 750-755, 1987

33. Hu FB, Stampfer MJ, Haffner SM, Solomon CG, Willett WC, Manson JAE: Elevated risk of cardiovascular
disease prior to clinical diagnosis of type 2 diabetes. Diabetes Care 25, 1129-1134, 2002

34. Gu K, Cowie CC, Harris MI: Diabetes and decline in
heart disease mortality in US adults. JAMA 281, 1291-
1297, 1999

35. Gregg EW, GU Q, Cheng YC, Narayan V, Cowie CC:
Mortality trends in men and women with diabetes, 1971-
2000. Ann Intern Med 147, 149-155, 2007

36. Freeman DJ, Norrie J, Caslake MJ, Gaw A, Ford I,
Lowe GDO, O'Reilly DSJ, Packard CJ, Sattar N, for the
West of Scotland Coronary Prevention Study Group: C-
reactive protein is an independent predictor of risk for
the development of diabetes in the West of Scotland Coronary Prevention Study. Diabetes 51, 1596-1600, 2002

37. Biondi-Zoccai GGL, Abbate A, Liuzzo G, Biasucci
LM: Atherothrombosis, inflammation, and diabetes.
J Am Coll Cardiol 41, 1071-1077, 2003

38. Chiasson J-L, Josse RG, Gomis R, Hanefeld M, Karasik A, Laakso M, for The STOP-NIDDM Trial Research
Group: Acarbose for prevention of type 2 diabetes mellitus: the STOP-NIDDM randomised trial. Lancet 359,
2072-2077, 2002

39. Saad MF, Knowler WC, Pettitt DJ, Nelson RG, Mott
DM, Benett PH: The natural history of impaired glucose
tolerance in the Pima Indians. N Engl J Med 319, 1500-
1516, 1988

40. Chiasson JL, Josse RG, Hanefeld M, Karasik A, Laakso M, for the STOP-NIDDM Trial Research Group:
Acarbose treatment and the risk of cardiovascular disease and hypertension in patients with impaired glucose
tolerance. The STOP-NIDDM Trial. JAMA 290, 486-
494, 2003

41. Diabetes Prevention Program Research Group: Reduction in the incidence of type 2 diabetes with lifestyle
intervention or metformin. N Engl J Med 346, 393-403,
2002

42. Hamman RF, Wing RR, Edelstein SL et al.: Effect of
weight loss with lifestyle intervention on risk of diabetes.
Diabetes Care 29, 2102-2107, 2006

43. Despres JP, Golay A, Sjöström L, for the Rimonabant
in Obesity-Lipids Study Group: Effects of rimonabant on
metabolic risk factors in overweight patients with dyslipidemia. N Engl J Med 353, 2121-2134, 2005

44. The DREAM (Diabetes Reduction Assessment with
ramipril and rosiglitazone Medication) Trial Investigators: Effect of rosiglitazone on the frequency of diabetes
in patients with impaired glucose tolerance or impaired
fasting glucose: a randomised controlled trial. Lancet
368, 1096-1105, 2006 (Erratum: Lancet 368, 1770, 2006)

45. Dormandy JA, Charbonnel B, Eckland DJA, Erd-
mann E, Massi—Benedetti M, Moules IK, Skene AM,
Tan MH, Lefebre PJ, Murray GD, Standl E, Wilcox RG,
Wilhelmsen L, Betteridge J, Birkeland K, Golay A, Heine

R, Koranyi L, Laakso M, Mokan M, Norkus A, Pirags V, Podar T, Scheen A, Scherbaum W, Schernthaner G, Schmitz O, Skrha J, Smith U, Taton J, on behalf of the PROactive investigators: Secondary prevention of macrovascular events in patients with type 2 diabetes in the PROactive study (Prospective pioglitAzone Clinical Trial In macroVascular Events: a randomised controlled trial. Lancet 366, 1279-1289, 2005

46. Nissen SE, Nicholls SJ, Wolski et al., for the PERISCOPE Investigators: Comparison of pioglitazone vs glimepiride on progression of coronary atherosclerosis in patients with type 2 diabetes. JAMA 299, 1561-1573, 2008

47. Davidson M, Meyer PM, Haffner S, Feinstein S, D'Agostino R, Kondos GT, Perez A, Chen Z, Mazzone T: Increased high-density lipoprotein cholesterol predicts the pioglitazone-mediated reduction of carotid intima-media thickness progression in patients with type 2 diabetes mellitus. Circulation 117, 2123-2130, 2008

48. Kahn SE, Haffner SM, Heise MA, Herman WH, Holman RR, Jones NP, Kravitz BG, Lachin JM, O'Neill MC, Zinman B, Viberti G, fort he ADOPT study Group. Glycemic durability of rosiglitazone, metformin, or glyburid monotherapy. N Engl J Med 355, 2427-2443, 2006 (Erratum: NEJM 356, 1387-1388, 2007)

49. Egede LE, Zheng D: Modifiable cardiovascular risk factors in adults with diabetes. Arch Intern Med 162, 427-433, 2002

50. Ryden L, Standl E, Bartnik et al.: Guidelines on diabetes, pre-diabetes, and cardiovascular disease: executive summary. The Task Force on Diabetes and Cardiovascular Diseases of the European Society of Cardiology (ESC) and of the European Society of Cardiology (ESC) and the European Association for the study of Diabetes (EASD). Eur Heart J 28, 88-136, 2007

3. Die diabetische Kardiopathie

3.1. Definition und Bedeutung

Diabetische Nephropathie, diabetische Neuro-pathie oder diabetische Retinopathie sind klar definierte Diabetes-induzierte Organkomplikationen. Diabetische Kardiopathie - was ist jedoch das? Die kardiale Beteiligung beim Diabetes mellitus in Form myokardialer, interstitieller, vaskulärer, neuraler und metabolischer Alterationen des Herzens wird als ätiologische Einheit unter dem Begriff der diabetischen Kardiopathie zusammengefasst.

Mit diesem Begriff wird darüber hinaus auch erst der hohe kardiale Gefährdungsgrad des Diabetikers ins rechte Licht gerückt, letztlich damit seine kardial deutlich ungünstigere Prognose unmissverständlich klargestellt. Diese Botschaft wird auch ganz aktuell mit dem Begriff "Diabetes mellitus - ein KHK-Risiko-Äquivalent" vermittelt (1). Die schlechtere Prognose bezieht sich bei dem Begriff "Diabetische Kardiopathie" nicht nur

- auf die KHK
  - d.h. den akuten Infarkt
  - auf den häufigeren akuten Herztod
  - auf die chronische KHK bzw. den diabetischen Postinfarktpatienten

sondern auch

- auf die Prognose bei Herzinsuffizienz

Die schlechtere Prognose bezieht sich aber auch auf die therapeutischen Interventionen beim Diabetiker wie PTCA, Stent, Atherektomie, ACB-OP etc. wie auch auf die medikamentösen Therapiestrategien.

Die Diabetiker sterben nicht nur häufiger, sondern auch früher am Herzen. Die KHK ist hierbei die häufigste makrovaskuläre Todesursache. Werden nur die Diabetes-induzierten Todesursachen berücksichtigt, so sterben 75-80 % der Diabetiker am Herzen (2-7). Die gleiche Häufigkeit des kardialen Todes weisen auch Hypertoniker auf.

Bei beiden Krankheiten, Diabetes wie Hochdruck, ist somit das Herz das entscheidende Prognose-bestimmende Zielorgan.

Diabetische Kardiopathie heißt jedoch nicht nur koronare Herzkrankheit. Eine Vielzahl weiterer Diabetes-bedingter Veränderungen, alle Strukturelemente des Herzens betreffend - myokardiale, interstitielle, vaskuläre, neurale, aber auch der myokardiale Metabolismus und Energiehaushalt beeinflussen darüber hinaus mittelbar oder unmittelbar den Verlauf der kardialen Erkrankung. Diese vielen Einflüsse addieren sich und tragen somit zur schlechten kardialen Prognose des Diabetikers bei.

3.2. Kardiale Veränderungen bei diabetischer Kardiopathie

Solche Veränderungen sind:

- die diabetische Mikroangiopathie inklusive Endotheldysfunktion mit Einschränkung der Koronarreserve
- die Hyperkoagulabilität und Thrombopathie bei gestörter Fibrinolyse, somit ein Ungleichgewicht der Hämostase
- eine vermehrte Fibrosierung des Myokards bei stärkerer Herzmuskelmassenzunahme trotz gleicher Blutdruckwerte
- die diabetische autonome Neuropathie und ihre kardiale Beeinflussung
- nicht zuletzt auch die diabetische Kardiomyopathie, wenngleich deren Existenz noch kontrovers diskutiert wird

Ein Hinweis hierauf könnte eine bei Typ I-Diabetes früh nachweisbare diastolische Dysfunktion sein. Dass eine Kardiomyopathie bei Diabetes nicht ins Auge sticht, schließt ihre Existenz jedoch in keiner Weise aus, weil sie durchaus diskret ausgeprägt sein kann. Da jedoch die rechtzeitige Erkennung einer Erkrankung in ihrer frühesten Entwicklungsstufe die oberste Maxime der präventiven Kardiologie ist, sind entsprechende Untersuchungen zu fordern.

Neben Veränderungen des Myokardstoffwechsels finden sich beim Diabetes mellitus eine Vielzahl subzellulärer Alterationen, die vor allem bei tierexperimentellen Untersuchungen aufgedeckt wurden.

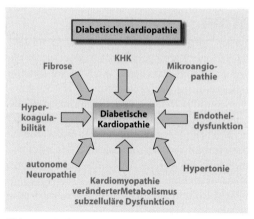

Abb. 3.1: Definition der diabetischen Kardiopathie.

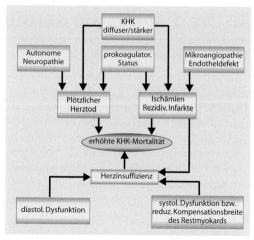

Abb. 3.2: Diabetische Kardiopathie - Zusammenhänge, die die schlechtere kardiale Prognose des Diabetikers erklären.

Der Terminus **diabetische Kardiopathie** ist daher in der synoptischen und prognostischen Aussage dem Begriff der **hypertensiven Herzerkrankung** vergleichbar. Auch in diesem Begriff ist die Primärerkrankung Hochdruck bereits näher durch eine begleitende Linksventrikelhypertrophie, eine vermehrte linksventrikuläre Fibrose, eine reduzierte Koronarreserve, eine diastolische Dysfunktion etc. beschrieben, also auch hier ist diese nosologische Einheit durch eine Vielzahl von prognostisch ungünstigen Veränderungen charakterisiert. Allerdings ist die Zahl der vorhandenen Alterationen bei diabetischer Kardiopathie noch umfangreicher. Dennoch ist der Begriff der hypertensiven Herzerkrankung bislang noch geläufiger als der Begriff der diabetischen Kardiopathie.

Häufig wird der Begriff der diabetischen Kardiopathie auch mit dem Begriff der diabetischen Kardiomyopathie gleichgesetzt. Diese Begriffe sind in keiner Weise synonym zu verwenden, da mit dem Begriff der diabetischen Kardiomyopathie nur ein kleiner, von der Existenz her durchaus noch strittiger Teil (die Existenz wird aber zunehmend anerkannt) der diabetischen Kardiopathie zu bezeichnen ist. In der experimentellen Kardiologie ist diese Entität gut belegt (☞ Kap. 8).

Diese multiplen Einflussmöglichkeiten auf das Herz können noch durch einen beim Diabetiker überproportional häufig (2-4 mal häufiger) vorhandenen Hypertonus verstärkt werden. Diabetes und Hypertonus, aus kardialer Sicht eine besonders gefährliche Allianz, kommen zudem sehr häufig zusammen vor und stellen eine besondere Herausforderung an die Therapie dar.

Daneben sollte in Anbetracht der unterschiedlichen Pathogenese zwischen kardialen Veränderungen beim Typ I- und Typ II-Diabetes mellitus differenziert werden, eine Differenzierung, die gerade häufig in der älteren Literatur fehlt. Die Forderung nach differenzierter Darstellung gilt darüber hinaus auch für die Dauer des Diabetes, seine Therapie, das Alter des untersuchten Diabetikers, seine Krankheitsdauer bzw. das Alter bei Manifestation, die bereits vorhandenen Organkomplikationen wie auch die Begleiterkrankungen. Auch spielt die Einstellung der diabetischen Stoffwechsellage bei den kardiologischen Befunden eine nicht unbedeutende Rolle.

Aufgrund der Komplexität müssen die verschiedenen Veränderungen in einzelnen Kapiteln gesondert dargestellt werden.

3.3. Zusammenfassung

- Mit dem Begriff "diabetische Kardiopathie" wird die Beteiligung des Herzens in Form myokardialer, interstitieller, vaskulärer, neuraler und metabolischer Alterationen zusammengefasst und als ätiologische bzw. nosologische Einheit dargestellt

- Der Begriff unterstreicht darüber hinaus den hohen kardialen Gefährdungsgrad des Diabetikers und sollte frühzeitig Veranlassung sein, nach entsprechenden kardialen Erkrankungszeichen zu suchen

- Wenngleich "diabetische Kardiopathie" nicht mit "KHK-Risiko-Äquivalent" gleichzusetzen ist, so beinhalten doch beide Begriffe die gleiche negative prognostische Aussage

- Auf eine weitere Übersicht zur diabetischen Kardiomyopathie sei zudem verwiesen (8)

3.4. Literatur

1. Expert Panel on Detection, Evaluation, and Treatment of High Blood Cholesterol in Adults: Executive summary of the third report of the National Cholesterol Education Program (NCEP) expert panel on detection, evaluation, and treatment of high blood cholesterol in adults (Adult Treatment Panel III). JAMA 285, 2486-2497, 2001

2. Stamler J, Vaccaro O, Neaton JD, Wentworth D, for the Multiple Risk Factor Intervention Trial Research Group: Diabetes, other risk factors, and 12-yr cardiovascular mortality for men screened in the Multiple Risk Factor Intervention Trial. Diabetes Care 16, 434-444, 1993

3. Panzram G: Mortality and survival in type 2 (non-insulin-dependent) diabetes mellitus. Diabetologia 30, 123-131, 1987

4. Geiss LS, Herman WH, Smith PJ, National Diabetes Data Group. Diabetes in America. Bethesda, Md: National Institutes of Health, National Institute of Diabetes and Digestive and Kidney Diseases, 233-257, 1995

5. American Diabetes Association: Consensus statement: role of cardiovascular risk factors in prevention and treatment of macrovascular disease in diabetes. Diabetes Care 16, suppl 2, 72-78, 1993

6. Morrish NJ, Stevens LK, Head J, Fuller JH, Jarrett RJ, Keen H: A prospective study of mortality among middle-aged diabetic patients (the London cohort of the WHO Multinational Study of Vascular Disease in Diabetics). I. causes and death rates. Diabetologia 33, 538-541, 1990

7. Forsblom CM, Sane T, Groop PH, Töttermann HJ, Kallio M, Saloranta C, Laasonen L, Summanen L, Lepäntalo M, Lasatikainen L, Matikainen E, Teppo AM, Koskimies S, Groop L: Risk factors for mortality in type II (non-insulin-dependent) diabetes: evidence of a role for neuropathy and a protective effect of HLA-DR4. Diabetologia 41, 1253-1262, 1998

8. Boudina S, Abel ED: Diabetic cardiomyopathy revisited. Circulation 115, 3213-3223, 2007

4. Die koronare Mikroangiopathie

4.1. Morphologische Veränderungen

In der Praxis steht beim Diabetiker die koronare Herzerkrankung (KHK) nicht nur therapeutisch ganz eindeutig im Vordergrund, sondern sie ist für diesen auch die prognostisch entscheidende Organkomplikation. Mikrovaskuläre Abnormitäten und Dysfunktionen kommen beim Diabetes wohl systemisch vor, dominieren aber in einigen Gefäßprovinzen das Krankheitsbild (Retinopathie, glomeruläre Dysfunktion).

Mikroangiopathische Veränderungen kommen aber auch im Herzen des Diabetikers vermehrt vor und können zu pathologischem Belastungs-EKG oder Angina pectoris führen. Wenngleich die Mikroangiopathie hier das klinische Krankheitsbild nicht vorrangig bestimmt, so trägt sie jedoch durchaus zur ungünstigen kardialen Prognose bei. Strukturelle Veränderungen sind in den Widerstandsgefäßen des Herzens und im Kapillarbereich nachweisbar, können aber auch funktionell in Form einer Einschränkung der Koronarreserve nachgewiesen werden. Das Anfangsstadium einer solchen Schädigung ist der Endothelfunktionsdefekt, der in den großen wie auch kleinen Koronargefäßen vorhanden ist.

Bei pathologisch-anatomischer bzw. histologischer Untersuchung ist eine Mikroangiopathie (20-500 µm) bei 72 % der normotensiven Diabetiker (n = 50) vorhanden. 36 % davon, d.h. die Hälfte, hat zusätzlich eine Makroangiopathie im Bereich der Koronarien, während vergleichbare Nicht-Diabetiker (n = 32) solche Veränderungen nur in 28 % aufweisen (1, 2). Neben einer Verdickung der Basalmembran, Intimaproliferationen, perivaskulärer Fibrose, Verringerung der Kapillardichte wurden auch Mikroaneurysmen im menschlichen Herzen beschrieben (3).

4.2. Funktionelle Veränderungen des Koronarsystems bei Diabetes

4.2.1. Eingeschränkte Koronarreserve bei Typ II-Diabetes

Bei angiografisch normalem Koronarangiogramm haben Typ II-Diabetiker eine eingeschränkte Koronarreserve (4). Sie zeigen im Vergleich zu gesunden Kontrollen, in Ruhe und während Adenosininduzierter Hyperämie, mit intrakoronarem Doppler an der LAD untersucht, eine signifikant geringere Koronarreserve (= Fluss bei Hyperämie/Basis). Hierbei haben Diabetiker mit Retinopathie eine noch stärkere Einschränkung der Koronarreserve als Diabetiker ohne Retinopathie. Eine präproliferative Retinopathie geht mit einer noch stärker eingeschränkten Koronarreserve einher als eine leichtere Retinopathie. Somit kann diese Untersuchung zeigen, dass es eine Verbindung zwischen koronarer Mikrozirkulation und diabetischer Retinopathie gibt. Sie weist damit auf eine systemische Mikroangiopathie hin.

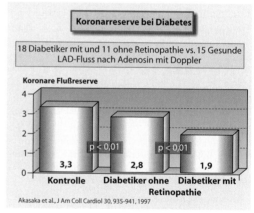

Abb. 4.1: Koronarreserve bei Typ II-Diabetikern in Abhängigkeit von einer Retinopathie.

Bei Typ II-Diabetikern (5) mit normalem Koronarangiogramm ist die Koronarreserve (Quotient von Koronarwiderstand in Ruhe zu minimalem Koronarwiderstand nach Dipyridamol i.v.; Koronarflussmessung: Argonmethode) im Vergleich zu Gesunden bei vergleichbaren Blutdruckwerten um 57 % niedriger (1,8 bei Diabetikern; 4,2 bei den

Kontrollpersonen; p < 0,001; Normalwert 4-5). Parallel hierzu ist die diastolische Funktion bei dopplerechokardiografischer Untersuchung bei den NIDDM-Patienten schlechter, die systolische Funktion dagegen nicht unterschiedlich.

Gleiche Ergebnisse finden sich bei Typ II-Diabetikern mit ebenfalls angiografisch unauffälligen Koronarien (6) . Hier ist bei den Diabetikern nicht nur ebenfalls die Koronarreserve eingeschränkt, sondern das Ausmaß der Einschränkung ist zudem abhängig von der Diabeteseinstellung, d.h. bei einem $HbA_{1c} \geq 8\,\%$ ist die Koronarreserve (Messung nach Dipyridamolgabe) stärker eingeschränkt als bei einem $HbA_{1c} < 8\,\%$.

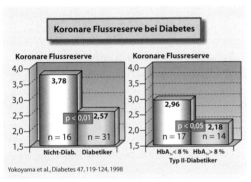

Abb. 4.2: Die Koronarreserve bei Typ II-Diabetikern in Abhängigkeit vom HbA_{1c}-Wert.

4.2.2. Eingeschränkte Koronarreserve bei Typ I-Diabetes

Eine Einschränkung der Koronarreserve bei jungen Männern mit Typ I-Diabetes, Mikroalbuminurie, diabetischer Neuropathie und ohne obstruktive KHK ist auch bei einem Vergleich mit nichtdiabetischen Männern nachgewiesen (7). Beide Gruppen sind bezüglich Blutdruck und Serumlipiden vergleichbar. Der myokardiale Blutfluss (Positronenemissionstomografie) ist während euglykämischer Hyperinsulinämie in Ruhe gleich, nach Dipyridamolgabe bei den Diabetikern jedoch signifikant geringer, d.h. die Koronarreserve (Ratio aus Fluss während Hyperämie und Ruhe) ist bei Typ I-Diabetikern um 28 % geringer. Eine in dieser Größenordnung reduzierte Koronarreserve ist auch von der hypertensiven Herzerkrankung des Nicht-Diabetikers her bekannt. Eine Assoziation zwischen Koronarreserve und Serumlipiden oder HbA_{1c} wird nicht gefunden. Die reduzierte Koro-

narreserve könnte nach Ansicht dieser Autoren zur Pathogenese der diabetischen Kardiomyopathie beitragen.

4.2.3. Die Bedeutung der eingeschränkten Koronarreserve

Somit finden sich Hinweise, dass sowohl bei Typ I- als auch bei Typ II-Diabetikern mit angiografisch normalen Koronararterien, d.h. ohne koronare Makroangiopathie, eine deutlich reduzierte Koronarreserve als Ausdruck einer funktionell wirksamen Mikroangiopathie vorhanden ist.

- Für die Sauerstoffversorgung des Herzens spielt die Koronarreserve eine entscheidende Rolle
- Da die Sauerstoffausschöpfung des Koronarblutes in Ruhe bereits submaximal ist, kann ein erhöhter Sauerstoffbedarf des Herzens nur über eine Durchblutungszunahme gedeckt werden, d.h. durch eine Weitstellung der Koronargefäße
- Dies ist bei eingeschränkter Koronarreserve nicht möglich und muss letztlich zur Ischämie führen
- Eine Ischämie ist nicht nur bei Stenosierung der großen epikardialen Gefäße, d.h. bei KHK, sondern auch im Rahmen einer Mikroangiopathie möglich

Diese Mikroangiopathie muss nicht zwangsläufig strukturell fassbar sein, sondern kann auch nur funktionell bedingt sein. Neben strukturellen Veränderungen wie Mediahypertrophie, Basalmembranverdickungen, perivaskulärer Fibrose sind auch funktionelle Störungen der Endothelfunktion als Ursache einer eingeschränkten Koronarreserve nachgewiesen.

Entsprechende morphologische Veränderungen in den kleinen Koronarien und in der koronaren Endstrombahn sind vielfältig beschrieben. Diese latenten, zunächst in Ruhe sich eventuell nicht manifestierenden Veränderungen können in Situationen erhöhter kardialer Belastung wie körperlicher Aktivität, erhöhtem Blutdruck oder erhöhter Herzfrequenz zum Tragen kommen, und so einen Circulus vitiosus initiieren, der letztlich in einer klinisch manifesten diastolischen/systolischen LV-Dysfunktion enden kann und die Auswirkungen einer makrovaskulären Störung aggraviert.

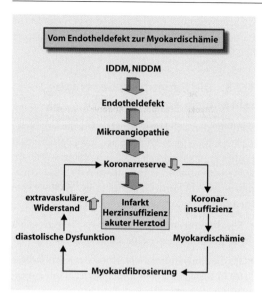

Abb. 4.3: Vom Endotheldefekt zur Myokardischämie.

4.3. Die Endotheldysfunktion im diabetischen Herzen

Das Endothel trennt das Blut von den anderen Gefäßschichten. Auf Grund seiner Lage ist das Endothel damit permanent nicht nur dem hämodynamischen Stress, dem erhöhten Blutdruck, sondern auch permanent dem metabolischen Stress, dem LDL und erhöhten Blutzucker ausgesetzt.

Somit ist das Endothel die Gefäßschicht, die an gefährdetster Stelle steht. Dadurch überrascht es nicht, dass schon sehr früh bei Risikofaktoren wie Diabetes ein Endothelschaden nachweisbar ist:

- zunächst als funktioneller Defekt, die Endotheldysfunktion
- dann als morphologisch fassbarer Schaden, die atherosklerotische Plaque

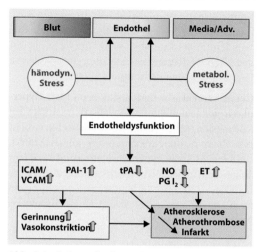

Abb. 4.4: Folgen des hämodynamischen und metabolischen Stresses auf das Endothel.

4.3.1. Die Endotheldysfunktion bei Typ I- und Typ II-Diabetes

Bei Typ I- und Typ II-Diabetikern ist eine eingeschränkte Koronarreserve über intrakoronaren Doppler und Vasodilatation durch intrakoronar appliziertes Papaverin nachgewiesen (8). Als Ursache hierfür kommt neben einer Mediahypertrophie, dem wohl relevantesten Faktor bei Hypertonie, auch eine Endothelfunktionsstörung in Betracht. Eine solche Endotheldysfunktion wurde bei diesen Typ I- und Typ II-Diabetikern mit Hilfe des Acetylcholin-Testes in den epikardialen Koronararterien nachgewiesen.

Acetylcholin führt in normalen Gefäßen über eine EDRF = NO-Freisetzung zu einer Vasodilatation, bei Diabetes mellitus, aber auch bei anderen Erkrankungen wie KHK, Hypertonie etc. jedoch zu keiner Reaktion oder sogar zu einer Vasokonstriktion. In der o.g. Studie (8) haben alle Patienten eine normale LV-Funktion, einen normalen LVMI und auch angiografisch normale Koronarien. Zur Beurteilung der Endothelfunktion wird Acetylcholin intrakoronar in steigender Dosierung bei quantitativer Angiografie appliziert. Während sich bei niedriger Acetylcholin-Konzentration bei Diabetikern keine Veränderung der Koronardiameter, bei höherer Konzentration sich sogar eine Vasokonstriktion findet, kommt es bei nicht-diabetischen Kontrollen dagegen unter allen Konzentrationen zu einer eindeutigen Vasodilatation. Zwischen Typ I- und Typ II-Diabetikern findet sich kein Unterschied in Bezug auf die Diameterveränderung in den einzelnen Segmenten. Dies weist auf einen NO-Produktionsmangel des Endothels bei Typ I- und Typ II-Diabetes hin.

Andererseits ist auch ein verstärkter NO-Abbau durch Radikale, beim Diabetiker und bei Hyperglykämie vermehrt auftretend, denkbar. In der Tat finden sich auch hierfür Hinweise. In einer weiteren Untersuchung (9) an 22 Typ II-Diabetikern mit angiografisch normalen Koronararterien tritt beim Cold Pressor-Test eine Vasokonstriktion der LAD (quantitative Angiografie) auf, auf Papaverin intrakoronar keine Änderung, d.h. keine Dilatation der LAD. Auf L-Arginin-Applikation, dem Vorläufer von NO, findet sich in beiden physiologischen Tests keine Verbesserung der Gefäßreaktion. Jedoch ist nach i.v.-Gabe von Deferoxamin, das die eisen-katalysierte Bildung von Hydroxylradikalen verhindert, eine Verbesserung der Gefäßreaktion, d.h. eine Vasodilatation nachweisbar. Dies könnte Hinweis darauf sein, dass bei Typ II-Diabetes weniger ein Mangel an Substrat für NO vorliegt, sondern hier vielmehr eine verstärkte NO-Inaktivierung als Ursache der endothelialen Dysfunktion in Betracht kommt. So weist z.B. Plasma von Diabetikern erhöhte Spiegel von Thiobarbitursäure-reaktiven Substanzen und Lipid-Hydroperoxiden auf (10, 11).

Dass Diabetiker ohne KHK mit beiden Diabetes-Typen (Typ I: NBZ im Mittel der letzten 4 Jahre 191 mg/dl; Typ II: NBZ im Mittel 195 mg/dl; bei beiden HbA$_{1c}$ 10,7 %) eine gegenüber gesunden Kontrollen gleichartige und im Ausmaß identische Endotheldysfunktion aufweisen, ergibt auch eine neue Untersuchung mit Hilfe der Positronen-Emissions-Tomografie (12).

Hierbei kann weiter gezeigt werden, dass nicht nur die Endothel-abhängige vasodilatatorische Funktion (Cold Pressor-Test) bei beiden Diabetes-Typen gemindert ist, sondern auch die Endothel-unabhängige Funktion (Adenosin-induzierte Hyperämie). Diese Resultate weisen auf eine Schlüsselrolle der chronischen Hyperglykämie in der Pathogenese der vaskulären Dysfunktion bei Diabetes hin.

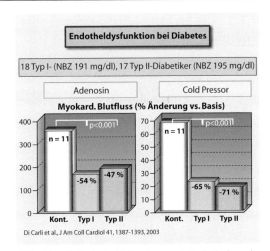

Abb. 4.5: Endothel-abhängige und Endothel-unabhängige vasodilatatorische Funktion bei Typ I- und Typ II-Diabetes.

4.3.2. Erhöhte Endothelin-Produktion bei Diabetes

Daneben wird Endothelin, ein proliferativ und vasokonstriktorisch wirkendes Peptid aus 21 Aminosäuren, bei Typ I- und Typ II-Diabetikern im Endothel vermehrt produziert (13, 14). Erhöhte Endothelinspiegel finden sich auch bei Typ II-Diabetikern, wobei diese bei vorhandener Retinopathie signifikant höher sind als bei Patienten ohne diese Spätkomplikation (13). Ähnliche Resultate bei Typ II-Diabetikern werden in weiteren Untersuchungen bestätigt, u.a. nach Bypass-Operation im Sinus coronarius (15).

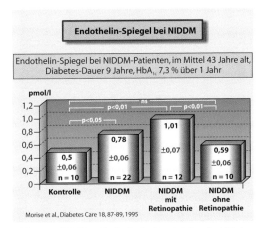

Abb. 4.6: Erhöhte Endothelin-Produktion bei Diabetes.

4.3.3. Die Endotheldysfunktion - eine komplexe Störung

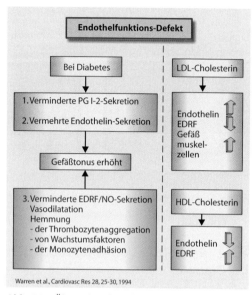

Warren et al., Cardiovasc Res 28, 25-30, 1994

Abb. 4.7: Übersicht über die endotheliale Dysfunktion bei Diabetes.

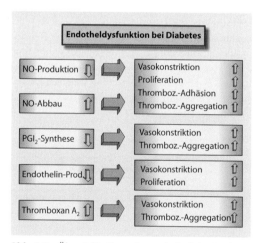

Abb. 4.8: Übersicht über die endotheliale Dysfunktion bei Diabetes.

Die Endotheldysfunktion beinhaltet somit:

• eine reduzierte Vasodilatation oder paradoxe Vasokonstriktion
• eine erhöhte lokale Bildung von Adhäsionsmolekülen (16)
• eine erhöhte Radikalbildung
• eine erhöhte lokale Gerinnung

• eine verminderte lokale Fibrinolyse

4.3.4. Endotheldysfunktion bei IFG und Hyperglykämie

Auch ist bei Personen mit IFG (mittlerer NPG 117 ± 1 mg/dl) im Acetylcholintest im Vergleich zu Probanden mit normalen NPG-Werten eine Endotheldysfunktion nachweisbar (17). Da die Endotheldysfunktion ein Prognoseprädiktor ist, dürfte somit bereits hier das Risiko erhöht sein.

Bei lokaler Hyperglykämie über 6 Stunden (300 mg/dl) ist bei Gesunden im Bereich der A. brachialis ebenfalls eine Verschlechterung der endothel-abhängigen Vasodilatation nachweisbar, was auf die Bedeutung der Hyperglykämie für die bei Diabetikern nachweisbare Endotheldysfunktion hinweist (18).

4.3.5. Die Endothelfunktion bei Diabetes und Hochdruck

Bei Untersuchung der Widerstandsgefäße des Unterarms im Acetylcholintest findet sich bei Typ II-Diabetikern eine Störung der Endothelfunktion im Vergleich zu gesunden Kontrollen, die, bei Hypertonikern noch stärker, am stärksten aber bei diabetischen Hypertonikern ausgeprägt ist (9).

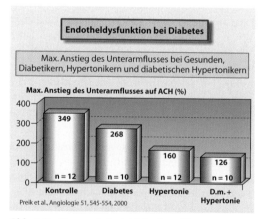

Preik et al., Angiologie 51, 545-554, 2000

Abb. 4.9: Die endothelabhängige Flussreserve in Prozent des maximalen Vorderarmflusses im Acetylcholintest.

4.3.6. Die klinische Bedeutung einer Endotheldysfunktion

Diese Endothelfunktionsstörung ist insofern von klinischer Bedeutung, als sie die Koronarperfusion auf mikrovaskulärer Ebene bis hin zur Ischämie verschlechtern kann (20). Eine Normalisierung bzw. Verbesserung der Endothelfunktion durch ACE-Hemmer wurde im Rahmen der TREND-Studie (21) bei KHK-Patienten (20 % davon Diabetiker) nachgewiesen. Bei diesen Patienten, die zur PTCA anstanden, wurde, wenn in einem weiteren Gefäß eine höchstens 40 %ige Stenose (im Mittel 22 %ig) vorhanden war, in diesem ein ACH-Test mit quantitativer Angiografie durchgeführt inklusive einer Kontrolle nach 6-monatiger Therapie mit 40 mg Quinapril versus Placebo. Unter dem ACE-Hemmer nimmt der Koronardiameter gegenüber der Voruntersuchung im Mittel um 12,1 % zu, unter Placebo um 0,8 % ab (p = 0,002). Der Unterschied im Effekt ist bei Patienten mit LDL > 130 mg/dl größer als bei Patienten mit LDL < 130 mg/dl. Als Ursache des ACE-Hemmer-Effektes wird eine verringerte Vasokonstriktion und Superoxidbildung durch vermindert anfallendes Angiotensin II sowie eine Verstärkung der endothelialen NO-Produktion durch Bradykinin diskutiert.

Eine abnorme Endothel-abhängige Vasodilatation wird auch bei normo- und hypertensiven Diabetikern beschrieben (Biopsien aus dem subcutanen glutealen Fettgewebe). Hierbei besteht zwischen Dilatationsverschlechterung und dem Grad der Fettstoffwechselstörung eine signifikante Korrelation. Daneben ist die Gefäßwand hypertrophiert (22).

4.3.7. Die therapeutische Beeinflussung der Endotheldysfunktion

Dass die Gabe von L-Arginin, aus dem NO entsteht, die Endotheldysfunktion bei Diabetes nicht korrigiert, zeigt nicht nur die Untersuchung von Nitenberg (9), sondern auch eine weitere Studie bei Typ I-Diabetes und Untersuchung im Bereich der A. brachialis (6 Wochen 2 x 7 g/d) (23). Dagegen führt die Gabe des CSE-Hemmers Atorvastatin (40 mg/d) in der gleichen Untersuchung nicht nur zu einer Abnahme des LDL um 48 %, sondern auch zu einer signifikanten Verbesserung der Fluss-vermittelten Dilatation des Gefäßes (p = 0,018). Dass Antioxidantien wie Deferoxamin die Endothelfunktion im Bereich der LAD bei Typ II-Diabetikern verbessert, zeigt die Untersuchung von Nitenberg et al. (9), s.o. Bei Typ II-Diabetikern mit milder Hypertonie verbessert, ja normalisiert Allopurinol die Endothelfunktion (Untersuchung

der Unterarmdurchblutung). Als Mechanismus wird eine verminderte Radikalbildung durch Blockade der Xanthin-Oxidase angenommen (24). Vitamin C führt sowohl bei Patienten mit insulinpflichtigem wie auch mit nicht-insulinpflichtigem Diabetes zu einer Verbesserung der zuvor reduzierten endothelabhängigen Vasodilatation (25, 26). Somit ist bei Diabetes ein günstiger Effekt belegt für:

- Deferoxamin
- Allopurinol
- Atorvastatin
- Vitamin C

Eine Verbesserung der Endotheldysfunktion ist auch durch körperliches Training möglich. Als indirekter Hinweis auf einen Endothelschaden gilt ein Anstieg von Endothel-abhängigen Parametern wie z.B. Thrombomodulin (= ein Endothelzellfaktor mit antithrombotischer Wirkung).

Typ I- (n = 14) als auch Typ II-Diabetiker (n = 13) haben im Vergleich zu nicht-diabetischen Kontrollpersonen erhöhte Thrombomodulin-Spiegel im Plasma (bei Typ I-Diabetikern um 38 % höher, bei Typ II-Diabetikern um 44 % höher als bei Kontrollpersonen, beides p < 0,05) (27). Dies bestätigen auch andere Autoren (28, 29). Körperliches Training über 3 Monate führt sowohl bei Typ I- als auch bei Typ II-Diabetikern zu einer Normalisierung der Thrombomodulin-Spiegel als indirekten Hinweis auf eine Verbesserung der Endotheldysfunktion (27).

Diese Senkung der Thrombomodulinspiegel ist insofern von Bedeutung, als diese Serumspiegel Prognoseprädiktoren darstellen (erhöhte Serumspiegel u.a. auch bei Myokardinfarkt, Atherosklerose etc.). Sie sind sowohl mit der Progression der zugrundeliegenden Krankheit als auch mit einem Anstieg der Mortalitätsrate assoziiert (29).

4.3.8. Die Gefäßfunktion bei Belastung

Scherstress ist ein entscheidender Reiz für die vaskuläre NO-Produktion. Somit werden unter Belastung nicht nur in der Peripherie die Gefäße weiter, sondern auch im Koronarsystem, hier der Koronarreserve entsprechend. Bei Endotheldysfunktion werden die Gefäße weniger erweitert, reagieren eventuell gar nicht oder werden sogar paradoxerweise enger (30-33). Hierdurch erklärt sich u.a., weswegen der Diabetiker so hochgradig kardial gefährdet ist.

Eine Vielzahl von Pharmaka kann hier eingreifen und die Endothelfunktion verbessern, dies aber durchaus in unterschiedlichem Ausmaß. Nicht alle diese Substanzen sind allerdings beim Diabetiker bislang diesbezüglich untersucht.

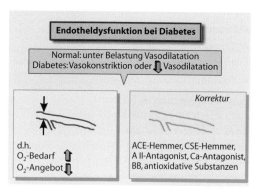

Abb. 4.10: Das Koronarsystem bei Belastung.

Bei Typ II-Diabetikern (n = 22) mit angiografisch unauffälligen Koronarien, aber mit Hinweisen auf myokardiale Perfusionsdefekte im Stress-Thallium-Szintigramm, findet sich bei Belastung mit einem Cold Pressor-Test eine signifikant geringere Zunahme des Blutflusses in der LAD (intrakoronarer Doppler und quantitative Angiografie) als bei gesunden, ebenfalls koronarangiografisch unauffälligen Kontrollpersonen (14,7 % v.s 75,5 % bei Gesunden, p = 0,0001), dies bei vergleichbarem Anstieg des Druck-Frequenz-Produktes (34). Diese durch sympathische Stimulation auslösbare mikrovaskuläre Dysfunktion kann die Belastungsinduzierten Perfusionsanomalien bei diesen Diabetikern erklären, nicht nur bei Kälteexposition, sondern auch bei physischem und mentalem Stress (34).

4.3.9. Die Endotheldysfunktion als Prognoseprädiktor

Die Endotheldysfunktion ist ein Prognoseprädiktor.

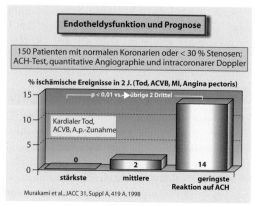

Abb. 4.11: Die Prognose der Endotheldysfunktion, japanische Studie.

4.4. Die Kollateralen im diabetischen Herzen

Kollateralen entwickeln sich bei fortgeschrittener KHK. Ihr Entstehungsreiz ist u.a. die Hypoxie bzw. Ischämie. Das Ausmaß ihrer Ausbildung verhält sich proportional zum Koronarstenosegrad.

Kollateralen stellen einen Kompensationsversuch dar. Hierdurch kann eine Ischämie in Ruhe kompensiert werden, reicht jedoch zur Deckung des O_2-Bedarfs unter Belastungsbedingungen nicht aus. Bei gleicher KHK-Ausprägung gibt es aber nicht unwesentliche Unterschiede in der Ausbildung der Kollateralen.

So haben Diabetiker mit KHK (n = 205, im Mittel 59 Jahre, > 75 %ige Stenosen bei Ein- oder Mehrgefäßerkrankung) weniger angiografisch sichtbare Kollateralen (Rentrop-Klassifikation) als vergleichbare Nicht-Diabetiker (n = 205), p = 0,034 (35), obgleich die Zahl der betroffenen Gefäße in der Diabetikergruppe höher ist; 1,58 vs. 1,42; p = 0,005. Es besteht kein Unterschied bei 1- und 3-GFE (2-GFE 36 % vs. 25 %).

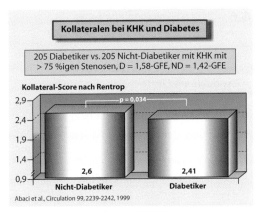

Kollateralen bei KHK und Diabetes

205 Diabetiker vs. 205 Nicht-Diabetiker mit KHK mit > 75 %igen Stenosen, D = 1,58-GFE, ND = 1,42-GFE

Kollateral-Score nach Rentrop

p = 0,034

Nicht-Diabetiker 2,6   Diabetiker 2,41

Abaci et al., Circulation 99, 2239-2242, 1999

Abb. 4.12: Kollateralen bei KHK-Patienten mit und ohne Diabetes.

Da die angiografisch sichtbaren Kollateralen (Durchmesser ≥ 100 μm) nur einen Teil der Kollateralen darstellen, gibt dieser Parameter nicht die Quantität des Kollateralkreislaufs wieder, ein Problem, das allerdings beiden Vergleichsgruppen zu eigen ist.

Dass der Diabetes mellitus ein inhibierender Faktor für eine Kollateralenbildung ist, wird auch von anderen Autoren beschrieben (36).

> Wenngleich die Infarkthäufigkeit durch Kollateralisierung nicht signifikant verringert wird, scheint jedoch hierdurch nicht nur die Infarktgröße begrenzt, sondern auch der klinische Verlauf und die Prognose des akuten Myokardinfarktes günstig beeinflusst zu werden.

Mancher Patient mit totaler Okklusion eines Gefäßes hat dank entsprechender Kollateralbildung weder Infarktzeichen noch eine LV-Dysfunktion in Ruhe. In diesem Kollektiv mit komplettem Verschluss eines Koronargefäßes ohne Infarkt sind Diabetiker mit 20 % seltener vertreten als in einem Kollektiv mit komplettem Verschluss eines Koronargefäßes und einem Infarkt, hier mit 35 % (36).

Diese verminderte Kollateralenbildung überrascht zunächst, ist doch der Diabetes als Stimulator der Angiogenese, zumindest im Bereich der Retina bekannt.

Schaper und Buschmann (37) weisen im Editorial zu obiger Arbeit (35) darauf hin, dass Angiogenese und Arteriogenese 2 verschiedene Arten von Gefäßwachstum darstellen

- die funktionell wichtigeren Kollateralgefäße des Herzens sind nicht das Ergebnis einer Angiogenese (Aussprossen von Kapillaren), sondern
- einer Arteriogenese (Vergrößerung vorbestehender arteriolärer Verbindungen) (37)
- Letztere wird nicht über eine Hypoxie reguliert, sondern über eine vermehrte simultane Expression von Wachstumsfaktoren und ihrer Rezeptoren (37)
- Somit findet sich bei Diabetes neben einer verstärkten Angiogenese (Retinopathie, Hyperglykämie als Reiz) eine verminderte Arteriogenese (37)

4.5. Die Dysfunktion der endothelialen Progenitorzellen bei Typ II-Diabetes

☞ (38)

Die Neovaskularisation ist nicht nur das Ergebnis der Angiogenese, sondern in den Prozess der Vaskulogenese sind auch aus dem Knochenmark stammende Progenitorzellen involviert (Asahara et al., Science 175, 964-967, 1997). Im Vergleich zur Angiogenese ist aber wenig über den Einfluss des Diabetes auf die Vaskulogenese bekannt. KHK-Risiko-Patienten haben eine reduzierte Zahl an zirkulierenden endothelialen Progenitorzellen, denen man unter anderem Gefäßläsions-reparativen Charakter zuschreibt. Eine reduzierte Zahl wird auch beim Typ I- als auch beim Typ II-Diabetes beschrieben (38, 39). Die Zahl dieser zirkulierenden Zellen zeigt zudem eine inverse Relation zum HbA_{1c}-Wert (38-40).

Endotheliale Progenitorzellen von Typ II-Diabetikern haben im Vergleich zu denjenigen von Nicht-Diabetikern eine um 48 % (p > 0,01) verschlechterte Proliferationsfähigkeit. Diese korreliert zudem invers zum HbA_{1c} (p > 0,05).

D.h. die vaskuläre Adhäsion dieser Zellen und deren Inkorporation in vaskuläre Strukturen (Tubulisation) ist gegenüber Kontrollen ebenfalls signifikant reduziert (38-41). Dies führt zu der beim Diabetiker verschlechterten ischämieinduzierten Neovaskularisation bzw. zur schlechteren Kollateralisierung (38, 39, 41). Eine Hyperglykämie führt zu einem verkürzten Überleben dieser Zellen und zu ihrer Dysfunktion (42). Als zellvermehrende und funktionskorrigierende Substanzen sind Statine und Glitazone bekannt (40, 43).

Der Diabetes verschlechtert alle Stufen der Mobilisation und Funktion der endothelialen Progenitorzellen (41).

Somit finden sich auch auf dieser Ebene Hinweise auf eine veränderte Funktion der endothelialen Progenitorzellen.

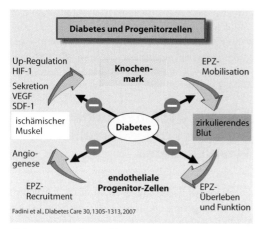

Abb. 4.13: Diabetes führt zur Verschlechterung aller Stufen der Mobilisation und Funktion endothelialer Progenitorzellen.

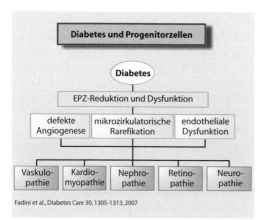

Abb. 4.14: Diabetes mellitus ist mit Reduktion und Dysfunktion endothelialer Progenitorzellen verbunden, was über verschiedene Mechanismen zur Entwicklung diabetischer Komplikationen führt.

4.6. Zusammenfassung

• Bei Typ I- und Typ II-Diabetikern findet sich ein Endothelfunktionsdefekt, der Folge eines Produktions-Ungleichgewichts von endothelialen Vasodilatatoren und Vasokonstriktoren ist

• Zum einen steht einer verminderten NO-Produktion offensichtlich ein vermehrter Abbau von NO durch Radikale gegenüber, zum anderen findet sich eine erhöhte Produktion des Vasokonstriktors und Wachstumsfaktors Endothelin

• Dieser endotheliale Defekt, Anfangsstadium der Arteriosklerose, jedoch noch reversibel, mündet in eine Störung der Koronarperfusion, die als verminderte Koronarreserve vielfach nachgewiesen ist

• Die klinische Bedeutung liegt in einer hierdurch begünstigten Ischämie, die sich zunächst in einer diastolischen Dysfunktion bemerkbar macht, strukturell zu vermehrter Fibrosierung führt und letztlich ein ischämisches Ereignis bei koronarer Makroangiopathie aggraviert, eine weitere Erklärung der ungünstigeren Prognose des Diabetikers

• Dieser Endothelfunktionsdefekt ist jedoch durch Pharmaka wie ACE-Hemmer, AT_1-Rezeptorantagonisten, Calcium-Antagonisten, dilatative Betablocker, CSE-Hemmer und antioxidative Substanzen korrigierbar

• Diabetiker haben angiografisch eine geringere kardiale Kollateralenbildung bei KHK. Dies dürfte Ausdruck einer bei Diabetes reduzierten Arteriogenese sein

• Die endothelialen Progenitorzellen bei Typ I- wie auch Typ II-Diabetikern in der Zahl reduziert und weisen eine Dysfunktion auf. Diese Dysfunktion entsteht über die Hyperglykämie

4.7. Literatur

1. Zoneraich S, Silverman G: Myocardial small vessel disease in diabetic patients. In: Zoneraich S, ed. Diabetes and the Heart, Springfield, Charles C. Thomas, p 3-18, 1978

2. Zoneraich S: Unravelling the conundrums of the diabetic heart diagnosed in 1876: Prelude to genetics. Can J Cardiol 10, 945-949, 1994

3. Factor SM, Okun EM, Minase T: Capillary microaneurysms in the human diabetic heart. N Engl J Med 302, 384-388, 1980

4. Akasaka T, Yosida K, Hozum Z, Takagi T, Kaji S, Kawamoto T, Morioka S, Yoskikawa J: Retinopathy identifies marked restriction of coronary flow reserve in patients with diabetes mellitus. J Am Coll Cardiol 30, 935-941, 1997

5. Strauer BE, Motz W, Vogt M, Schwartzkopff B: Impaired coronary flow reserve in NIDDM: a possible role for diabetic cardiopathy in humans. Diabetes 46, Suppl 2, S 119-124, 1997

6. Yokoyama I, Ohtake T, Momomura S, Yonekura K, Woo-Soo S, Nishokawa J, Sasaki Y, Omata M: Hyperglycemia rather than insulin resistance is related to reduce coronary flow reserve in NIDDM. Diabetes 47, 119-124, 1998

7. Pitkanen OP, Nuutila P, Raitakari OT, Ronnemaa T, Koskinen PJ, Iida H, Lehtimaki TJ, Laine HK, Takala T, Viikari JS, Knuuti J: Coronary flow reserve is reduced in young men with IDDM. Diabetes 47, 248-254, 1998

8. Nitenberg A, Valensi P, Dachs R, Dali M, Aptecar E, Attali J-R: Impairment of coronary vascular reserve and ACH-induced coronary vasodilatation in diabetic patients with angiographically normal coronary arteries and normal left ventricular function. Diabetes 42, 1017-1025, 1993

9. Nitenberg A, Paycha F, Ledoux S, Sachs R, Attali J-R, Valensi P: Coronary artery responses to physiological stimuli are improved by deferoxamine but not by L-arginine in non-insulin-dependent diabetic patients with angiographically normal coronary arteries and no other risk factors. Circulation 97, 736-743, 1998

10. Nourooz-Zadeh J, Tajaddini-Sarmadi J, McCarthy S, Betteridge DJ, Wolff SP: Elevated levels of authenic plasma hydroperoxides in NIDDM. Diabetes 44, 1054-1058, 1995

11. Keaney JF, Loscalzo J: Diabetes, oxidative stress, and platelet activation. Circulation 99, 189-191, 1999

12. Di Carli MF, Janisse J, Grunberger G, Ager J: Role of chronic hyperglycemia in the pathogenesis of coronary microvascular dysfunction in diabetes. J Am Coll Cardiol 41, 1387-1393, 2003

13. Morise T, Takeuchi Y, Kawano M, Koni I, Takeda R: Increased plasma levels of immunoreactive endothelin and von Willebrand factor in NIDDM patients. Diabetes Care 18, 87-89, 1995

14. Peppa-Patrikiou M, Scordili M, Antoniou A, Giannaki M, Dracopoulou M, Dacou-Voutetakis C: Carotid atherosclerosis in adolescents and young adults with IDDM. Relation to urinary endothelin, albumin, free cortisol, and other factors. Diabetes Care 21, 1004-1007, 1998

15. Fogelson BG, Nawas SI, Vigneswaran WT, Ferguson JL, Law WR, Sharma AC: Diabetic patients produce an increase in coronary sinus endothelin-1 after coronary artery bypass grafting. Diabetes 47, 1161-1163, 1998

16. Zoppini G, Targher G, Cacciatori V, Guerriero A, Muggeo M: Chronic cigarette smoking is associated with increased plasma circulating intercellular adhesion molecule 1 levels in young type 1 diabetic patients. Diabetes Care 22, 1871-1874, 1999

17. Vehkavaara S, Seppala L, Westerbacka J, Groop PH, Jarvinen H: In vivo endothelial dysfunction characterizes patients with impaired fasting glucose. Diabetes Care 22, 2055-2060, 1999

18. Williams SB, Goldfine AB, Timimi FK, Ting HH, Roddy A, Simonson DC, Creager MA: Acute hyperglycemia attenuates endothelium-dependent vasodilation in humans in vivo. Circulation 97, 1695-1701, 1998

19. Preik M, Kelm M, Rösen P, Tschöpe D, Strauer BE: Additive effect of co-existent type 2 diabetes and arterial hypertension on endothelial dysfunction in resistance arteries of human vasculature. Angiology 51, 545-554, 2000

20. Nahser P, Brown R, Oskarrson H, Winiford M, Rossen J: Maximal coronary flow reserve and metabolic coronary vasodilation in patients with diabetes mellitus. Circulation 91, 635-640, 1995

21. Mancini GB, Henry GC, Macaya C, O'Neil BJ, Pucillo AL, Carer AG, Wargovich TJ, Mudra H, Luscher TF, Klibaner MI, Haber HE, Uprichard AC, Pepine CJ, Pitt B: Angiotensin-converting enzyme inhibition with quinapril improves endothelial vasomotor dysfunction in patients with coronary artery disease. The TREND (Trial on Reversing Endothelial Dysfunction). Circulation 94, 258-265, 1996

22. Schofield I, Malik R, Izzard a, Austin C, Heagerty A: Vascular structural and functional changes in type 2 diabetes mellitus. Evidence für the role of abnormal myogenic responsiveness and dyslipidemia. Circulation 106, 3037-3043, 2002

23. Mullen MJ, Wright D, Donald AE, Thome S, Thomson H, Deanfield JE: Atorvastatin but not L-arginine improves endothelial function in type I diabetes mellitus: a double-blind study. J Am Coll Cardiol 36, 410-416, 2000

24. Butler R, Morris AD, Belch JJ, Hill A, Struthers AD: Allopurinol normalizes endothelial dysfunction in type 2 diabetes with mild hypertension. Hypertension 35, 746-751, 2000

25. Ting HH, Timimi FK, Boles KS, Creager SJ, Ganz P, Creager MA: Vitamin C improves endothelium-dependent vasodilation in patients with non-insulin-dependent diabetes mellitus. J Clin invest 97, 22-28, 1996

26. Timimi FK, Ting HH, Haley EA, Roddy MA, Ganz P, Creager MA: Vitamin C improves endothelium-dependent vasodilation in patients with insulin-dependent diabetes mellitus. J Am Coll Cardiol 31, 552-557, 1998

27. Rigla M, Fontcuberta J, Caixas A, Pou JM, de Leiva A, Perez A: Physical training decreases plasma thrombo-

modulin in type I and type II diabetic patients. Diabetologia 44, 93-99, 2001

28. Ciarla MV, Bocciarelli A, Di Gregorio S, Tordi A, Cotroneo P, Mar G, Ghirlanda G, Strom R: Autoantibodies and endothelial dysfunction in well-controlled, uncomplicated insulin-dependent diabetes mellitus patients. Atherosclerosis, 158, 241-246, 2001

29. Califano F, Giovanniello T, Pantone P, Campana E, Parlapiano C, Alegiani F, Vincentelli GM, Turchetti P: Clinical importance of thrombomodulin serum levels. Eur Rev Med Pharmacol Sci 4, 59-66, 2000

30. Kaufmann PA, Frielingsdorf J, Mandinov L, Seiler C, Hug R, Hess OM: Reversal of abnormal coronary vasomotion by calcium antagonists in patients with hypercholesterolemia. Circulation 97, 1348-1354, 1998

31. Yeung AC, Vekshtein VI, Krantz DS, Vita JA, Ryan TJ, Ganz P, Selwyn AP: The effect of atherosclerosis on the vasomotor response of coronary arteries to mental stress. N Engl J Med 325, 1551-1556, 1991

32. Gage JE, Hess DM, Murakami T, Ritter M, Grimm J, Krayenbuehl HP: Vasoconstriction of stenotic coronary arteries during exercise in patients with classical angina pectoris: Reversibility by nitroglycerin. Circulation 73, 865-876, 1986

33. Tdadani U: Oral nitrates: More than symptomatic therapy in coronary artery disease? Cardiovasc Drugs Ther 11, 213-218, 1997

34. Nitenberg A, Ledoux S, Valensi P, Attali R-R, Antony I: Impairment of coronary microvascular dilation in response to cold pressor-induced sympathetic stimulation in type 2 diabetic patients with abnormal stress thallium imaging. Diabetes 50, 1180-1185, 2001

35. Abaci A, Oguzhan A, Kahraman S, Eryol NK, Ünal S, Arinc H, Ergin A: Effect of diabetes mellitus on formation of coronary collateral vessels. Circulation 99, 2239-2242, 1999

36. Morimoto S, Hiasa Y, Hamai K, Wada T, Aihara T, Kataoka Y, Mori H: Influence factors on coronary collateral development. Kokyu-To-Junkan 37, 1103-1137, 1989

37. Schaper W, Buschmann I: Collateral circulation and diabetes. Circulation 99, 2224-2226, 1999

38. Tepper OM, Galiano RD, Capla JM, Kalka C, Gagne PJ, Jacobowitz GR, Levine JP, Gurtner GC: Human endothelial progenitor cells from type II diabetics exhibit impaired proliferation, adhesion, and incorporation into vascular structures. Circulation 106, 2781-2786, 2002

39. Loomanns CJM, de Koning EJP, Staal FJT, Rookmaaker MB, Verseyden C, de Boer HC, Verhaar MC, Braam B, Rabelink TJ, van Zonneveld AJ: Endothelial progenitor cell dysfunction. A novel concept in the pathogenisis of vascular complications in type 1 diabetes. Diabetes 53, 195-199, 2004

40. Shantsila E, Watson T, Lip GYH: Endothelial progenitor cells in cardiovasculature disorders. J Am Coll Cardiol 49, 741-752, 2007

41. Fadini GP, Sartore S, Agostini C, Avogaro A: Significance of endothelial progenitor cells in subjects with diabetes. Diabetes Care30, 1305-1313, 2007

42. Kränkel N, Völker A, Linke A, Gielen S, Erbs S, Lenk K, Schuler G, Hambrecht R: Hyperglycemia reduces survival and impairs function of circulating blood-derived progenitor cells. Arterioscler Thromb Vasc Biol 25, 698-703, 2005

43. Bahlmann FH, de Groot K, Mueller O, Hertel B, Haller H, Filser D: Stimulation of endothelial progenitor cells. A new putative therapeutic effect of angiotensin II receptor antagonists. Hypertension 45, 526-529, 2005

5. Myokardveränderungen und diastolische LV-Funktion bei Diabetes

5.1. Interstitielle Myokardveränderungen bei Diabetes

Wie bei Hypertonie oder im Alter verändert sich auch die kardiale Gewebszusammensetzung bei Diabetes mellitus, hier jedoch bereits in jüngerem Alter. Eine im Vergleich zu nicht-diabetischen Altersgenossen (im Mittel 32 Jahre, gleicher Blutdruck, gleicher BMI, HbA_{1c} im Mittel 8,3 %) bei Typ I-Diabetikern nachweisbare signifikant höhere Echodichte des Septums (Ultraschallgewebscharakterisierung) um 45 % wird auf eine vermehrte Fibrose zurückgeführt (1). Die Echodichte des Myokards ist bei diesen Diabetikern erhöht, unabhängig von einer vorhandenen oder fehlenden Spätkomplikation wie Nephropathie oder Retinopathie. Ähnliche Resultate werden auch von Perez und Mitarbeitern (2) bei 54 IDDM-Patienten beschrieben. Allerdings sind in diesem Kollektiv 30 % Hypertoniker eingeschlossen. Eine vermehrte Fibrose des Myokards ist darüber hinaus nicht nur beim experimentellen Diabetes bekannt, sondern auch bei Diabetikern ohne KHK und Hypertonie histologisch nachgewiesen (3, 4) und bei Typ I-Diabetikern mit normalem Koronarangiogramm bioptisch gesichert (5).

Die höhere Prävalenz diastolischer Abnormitäten bei Diabetikern mit Mikroangiopathie/Mikroalbuminurie könnte auf eine mögliche pathogenetische Rolle der Mikrozirkulation hinweisen, die zu einer interstitiellen und perivaskulären Fibrose führt und sekundär zu einer abnormen Relaxation, d.h. zu einer diastolischen Dysfunktion, eventuell auch zu einer Massenzunahme des Myokards (6, 7).

5.2. Die stärkere Muskelmasse des linken Ventrikels bei Diabetes

5.2.1. Stärkere Muskelmasse bei Typ II-Diabetes

Typ II-Diabetiker mit Hypertonie (Blutdruck vergleichbar über 10 Jahre, gleicher peripherer Widerstand, gleiche Ejektionsfraktion) haben bei gleichen Diametern des linken Ventrikels stärkere Septum- und Hinterwanddicken als nicht-diabetische Hypertoniker mit vergleichbaren Blutdruckwerten (8). Dies gilt in der gleichen Studie auch für den linksventrikulären Massenindex (LVMI/m^2 Körperoberfläche). Eine positive Korrelation des LVMI/m^2 zu den Nüchtern-Blutglukosespiegeln kann mit $p < 0,05$ nachgewiesen werden. Nach den Devereux-Kriterien für LVH haben in dieser Untersuchung 72 % der Diabetiker, jedoch nur 32 % der Nicht-Diabetiker eine LVH. Diese Daten lassen vermuten, dass der Diabetes, hier Typ II (kein Patient mit Insulin behandelt, 10 Patienten mit Diät, 15 Patienten mit oralen Antidiabetika) die Entwicklung der LVH bei Patienten mit essentieller Hypertonie unabhängig vom arteriellen Blutdruck verstärkt und so zur erhöhten kardiovaskulären Morbidität und Mortalität des Diabetikers mit Hypertonie beitragen kann.

5.2.2. LV-Masse und Wanddicken bei Typ I-Diabetikern

Typ I-Diabetiker mit Spätschäden haben signifikant stärkere linksventrikuläre Wanddicken als Nicht-Diabetiker, aber auch als Typ I-Diabetiker ohne Spätschäden, ohne dass allerdings bereits eine Linksherzhypertrophie per definitionem vorliegt (7). Als Ursache der in diesem Diabetikerkollektiv (Diabetiker mit Spätschäden) nachweisbaren stärkeren Wanddicke von Septum und Hinterwand ist neben dem gering höheren (nicht-signifikant bei Normotonie) Ruheblutdruck besonders die unter Belastung signifikant höhere Blutdruckentwicklung zu diskutieren, zumal der Belastungsblutdruck grundsätzlich eine bessere Korrelation zur Linksherzhypertrophie zeigt als der Gelegenheitsblutdruck (9, 10). Die höhere Blutdruckentwicklung unter Belastung dürfte wiederum Ausdruck der generalisierten Endotheldysfunktion sein.

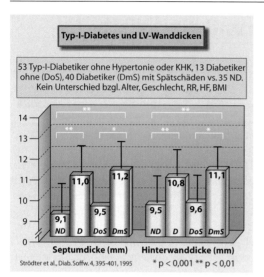

Abb. 5.1: LV-Wanddicken bei Typ I-Diabetikern.

Gleiche Resultate zur LV-Masse ergibt auch die Strong Heart Studie (11) bei 1.124 normotensiven diabetischen und nicht-diabetischen Probanden. Auch hier findet sich eine erhöhte LV-Masse bei Diabetikern. Diese ist neben häufigerer diastolischer Dysfunktion (43 % vs. 32 %; $p < 0,001$) aber auch mit Unterschieden im systolischen Blutdruck (126 mmHg vs. 122 mmHg; $p < 0,04$) verbunden. Eine weitere Analyse der STRONG HEART-Studie gibt die Abb. 5.2 wieder.

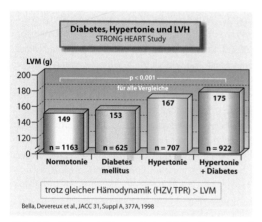

Abb. 5.2: LV-Wanddicken bei Diabetikern und Hypertonikern in der STRONG HEART-Studie.

Neben dem hämodynamischen Faktor (Blutdruck) dürften auch trophogene Faktoren für die größere LV-Masse beim Diabetiker eine Rolle spielen.

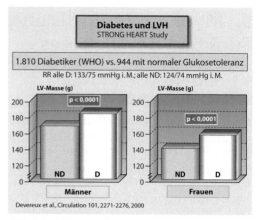

Abb. 5.3: LV-Masse bei normotensiven nicht-insulinpflichtigen Diabetikern. Der Unterschied bleibt auch nach Korrektur bezüglich Differenzen wie z.B. Blutdruck- und BMI-Unterschieden signifikant.

Eine stärkere Wanddicke finden auch Airaksinen et al. (12) bei normotensiven jungen Frauen mit Typ I-Diabetes und Mikroangiopathie. Auch Kimball et al. (6) beschreiben bei jungen Diabetikern (mittleres Alter 17 ± 3 Jahre, Diabetesdauer 9 ± 5 Jahre) eine signifikant größere linksventrikuläre Muskelmasse (aber ebenfalls noch im Normbereich) als bei einem vergleichbaren Alterskollektiv. Trotz normotensiver Blutdruckwerte finden auch Sampson et al. (13) bei vergleichbarer Diabetesdauer und fehlendem signifikanten Unterschied im Ruheblutdruck bei Diabetikern mit Mikroalbuminurie signifikant stärkere Septumdicken (11,7 mm vs. 9,8 mm) als bei diabetischen Kontrollen ohne Mikroalbuminurie oder bei Nicht-Diabetikern.

5.2.3. Klinische Bedeutung einer erhöhten LV-Masse

Diabetiker (zwischen Typ I und Typ II wird nicht unterschieden) mit LVH-Zeichen im EKG haben in einer Analyse der Framingham-Studie ein deutlich höheres Risiko bezüglich kardiovaskulärer Ereignisse als Nicht-Diabetiker mit LVH im EKG (14). Auch hier ist die Glukoseintoleranz nach Korrektur bezüglich Alter, BMI und Blutdruck mit einer erhöhten LVH-Inzidenz im EKG verbunden.

Eine Analyse anhand von 7.924 Personen über 16,8 Jahre (NHANES II) ergibt (unabhängig von Diabetes), dass die Prävalenz einer LVH bei Hypertonikern natürlich höher ist als bei Normotonikern (29,9 vs. 6,4 pro 1.000, $p < 0,001$), dass aber

Normotoniker mit LVH eine ähnliche Überlebensrate haben wie Hypertoniker mit LVH, aber eine niedrigere als Normotoniker und Hypertoniker ohne LVH (15). D.h. eine LVH ist grundsätzlich ein negativer Prognoseprädiktor.

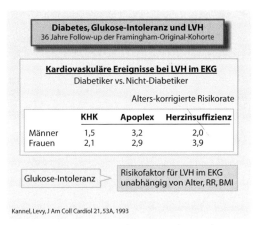

Diabetes, Glukose-Intoleranz und LVH
36 Jahre Follow-up der Framingham-Original-Kohorte

Kardiovaskuläre Ereignisse bei LVH im EKG
Diabetiker vs. Nicht-Diabetiker

Alters-korrigierte Risikorate

	KHK	Apoplex	Herzinsuffizienz
Männer	1,5	3,2	2,0
Frauen	2,1	2,9	3,9

Glukose-Intoleranz ▷ Risikofaktor für LVH im EKG unabhängig von Alter, RR, BMI

Kannel, Levy, J Am Coll Cardiol 21, 53A, 1993

Abb. 5.4: LVH im EKG und Prognose bei Diabetes.

5.2.4. Geringere LVH-Regression bei Diabetes in LIFE

Eine Nachanalyse der LIFE-Studie (9.193 Hypertoniker, davon 1195 mit Diabetes) zeigt, dass Diabetiker eine deutlich geringere Regression der EKG-LVH-Zeichen haben als Nicht-Diabetiker (16). Die Diabetiker profitieren jedoch hinsichtlich Reduktion des primären Endpunkts (Kombination aus Tod, Myokardinfarkt und Apoplex) stärker als das Gesamtkollektiv: Häufigkeit des primären Endpunkts beim Diabetiker 23 % unter Atenolol vs. 18 % unter Losartan, NNT = 20, im Gesamtkollektiv Häufigkeit 13 % vs. 11 % unter Losartan, NNT = 50. D.h. die Regression der LVH dürfte nur für einen Teil des deutlich größeren Nutzens durch Losartan beim Diabetiker verantwortlich sein.

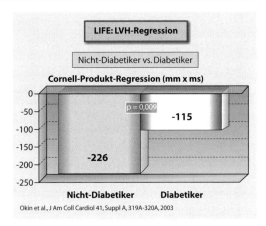

LIFE: LVH-Regression

Nicht-Diabetiker vs. Diabetiker

Cornell-Produkt-Regression (mm x ms)

p = 0,009   -115

-226

Nicht-Diabetiker   Diabetiker

Okin et al., J Am Coll Cardiol 41, Suppl A, 319A-320A, 2003

Abb. 5.5: Die LVH-Regression in der LIFE-Studie: Diabetiker vs. Nicht-Diabetiker.

5.3. Die diastolische LV-Dysfunktion bei Diabetes

Eine diastolische Dysfunktion, in der Regel der systolischen Funktionsstörung vorausgehend, ist bei Typ I-Diabetikern, aber auch bei Typ II-Diabetikern (17) bei Auswertung verschiedener dopplerechokardiografischer Parameter durch viele Untersucher nachgewiesen worden. Da bei der Frage Diabetes-bedingter Veränderungen andere Einflussmöglichkeiten wie Hochdruck und KHK auszuschließen sind, sind junge Typ I-Diabetiker ein diesbezüglich besonders gut untersuchtes Kollektiv. In diesen Untersuchungen findet sich meist eine eindeutige Zunahme der Häufigkeit der gestörten diastolischen Funktionsparameter mit Auftreten diabetischer Spätkomplikationen, insbesondere der diabetischen Nephropathie. Mögliche gemeinsame pathogenetische Mechanismen sind wahrscheinlich (6, 7). Inwieweit bereits diese subklinische Funktionsstörung Diabetiker mit erhöhtem Risiko bezüglich der Entwicklung einer manifesten Herzerkrankung identifizieren kann, bleibt jedoch unklar. Diese diastolische Dysfunktion wird aber als inzipiente diabetische Kardiomyopathie interpretiert (7, 18). Hierbei finden sich Hinweise für Störungen beider Formen der diastolischen Dysfunktion, d.h. Hinweise auf

• eine Relaxationsstörung (aktiver Prozess) und auf

• eine Compliancestörung (passiver Prozess)

wobei die Relaxationsstörung als erster Marker einer diabetischen Kardiomyopathie interpretiert wird (7, 18).

Auch bei Hypertonie findet sich in der Regel noch vor Nachweis einer LVH eine Relaxationsstörung, der erst später im Rahmen der LVH-Entwicklung die Compliancestörung folgt (19). Nicht immer ist in Anbetracht der geringen diastolischen Funktionsstörungen eine Differenzierung zwischen beiden Formen dopplerechokardiografisch möglich. Auch werden beide Begriffe der diastolischen Funktionsstörung in der Literatur häufig nicht ganz korrekt synonym verwendet.

Kardial völlig asymptomatische, normotone Patienten mit lang bestehendem Typ I-Diabetes zeigen dopplerechokardiografisch signifikante Störungen der diastolischen Funktion (2, 7, 18, 20-25). Je nach Diabetesdauer oder begleitenden Organkomplikationen sind hiervon in diesen Untersuchungen 25-90 % der Diabetiker betroffen. Die Inzidenz der diastolischen Funktionsstörung dürfte jedoch von verschiedenen Faktoren abhängig sein, nicht nur von Umfang und Sensitivität der untersuchten Parameter bzw. der Definition des positiven Nachweises - einige Autoren fordern 2 pathologische Parameter - (18, 22), sondern auch von der Zusammensetzung der untersuchten Kollektive bzw. deren Differenzierung. Patienten mit Spätschäden wie Nephropathie, Neuropathie und Retinopathie haben diese linksventrikuläre diastolische Funktionsstörung nicht nur häufiger, sie ist bei ihnen auch stärker ausgeprägt (2, 7, 12, 22, 26, 27).

Aber selbst bei Typ I-Diabetikern ohne Spätschäden sind diese Veränderungen nachweisbar (7). Andererseits wird selbst bei Diabetikern ohne Spätschäden und fehlender diastolischer Dysfunktion bei herkömmlicher Untersuchungstechnik diese Dysfunktion durch Provokationstests nachgewiesen (28, 29), d.h. sie ist hier bereits latent vorhanden.

Dass die diastolische Dysfunktion weder Folge einer gestörten systolischen Funktion ist noch auf andere Faktoren wie Hypertonie, KHK, Alter und eine höhere, wenngleich noch im Normbereich liegende LV-Masse, zurückgeführt werden kann, zeigt eine Untersuchung, die zum ersten Mal bei Diabetikern nicht nur Parameter des mitralen Einflusstraktes untersucht, sondern auch Parameter

des aortalen Ausflusstraktes, die selbst von LVH unabhängig sind (7). Darüber hinaus sind diese Parameter des aortalen Ausflusstraktes die diesbezüglich sensitivsten Parameter.

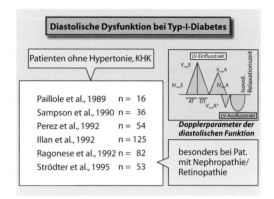

Abb. 5.6: Diastolische Dysfunktion bei IDDM und Dopplerparameter.

Auch die neuen STRONG HEART-Studienergebnisse (n = 2.411; Untersuchung von 4 Gruppen: Normotoniker, Hypertoniker und jeweils beide mit Diabetes) zeigen, dass der Diabetes (keine Typ-Angabe, wahrscheinlich Typ II) bei Normotonie mit einem abnormem LV-Relaxationsmuster im mitralen Einflusstrakt assoziiert ist, ähnlich im Ausmaß wie bei Hypertonie. Die abnorme LV-Relaxation ist am stärksten bei hypertensiven Diabetikern ausgeprägt (30). Die LV-Relaxationsstörung ist zudem bei schlechter Blutzuckereinstellung stärker ausgeprägt.

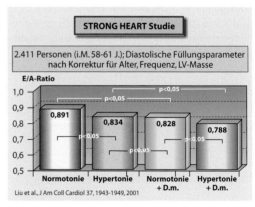

Abb. 5.7: Diastolische Dysfunktion bei Diabetes in der STRONG HEART Study.

Neue Bildgebungsverfahren zur Wandanalyse ergeben bei Diabetikern ohne KHK und regelrechter EF neben Hinweisen auf eine vermehrte Fibrosierung auch Hinweise auf eine diastolische Dysfunktion, d.h. ähnliche Veränderungen wie bei Patienten mit LVH (Vergleich mit Kontrollpersonen). Bei Diabetikern mit LVH sind diese Veränderungen noch stärker ausgeprägt (31).

5.4. Klinische Bedeutung der LVH-Regression

☞ (32)

Die Analyse des Diabetiker-Kollektivs der LIFE-Studie (n = 1.195 Hypertoniker mit LVH im EKG, Ausgangs-RR 177/96 mmHg mit Drucksenkung auf 146/79 mmHg, Beobachtung über 4,7 Jahre (Losartan vs. Atenolol) ergibt, dass beim hypertensiven Diabetiker mit LVH im EKG die stärkere Regression der LVH unter Losartan mit einer stärkeren Risikoreduktion hinsichtlich Morbidität und Mortalität verbunden ist (☞ Kap. 10.).

- Der primäre Endpunkt (kardiovaskuläre Mortalität, Apoplex und Myokardinfarkt) ist unter Losartan um 24 % seltener (18 % vs. 23 %; p = 0,031) als unter Atenolol
- die kardiovaskuläre Mortalität um 37 % geringer (6 % vs. 10 %; p = 0,028)
- der Apoplex um 21 % seltener (9 % vs. 11 %; p = 0,204)
- die Gesamtmortalität um 39 % geringer (11 % vs. 17 %; p = 0,002)
- die Herzinsuffizienz um 41 % seltener (5 % vs. 9 %; p = 0,019)

5.5. Zusammenfassung

- Normotensive Diabetiker haben eine höhere, wenngleich noch im Normbereich liegende linksventrikuläre Masse sowie stärkere Wanddicken des linken Ventrikels als Nicht-Diabetiker
- Auch haben hypertensive Diabetiker bei gleichen Blutdruckwerten stärkere Wanddicken als nicht-diabetische Hypertoniker

- Normotensive Typ I-Diabetiker ohne klinische Hinweise auf eine kardiale Erkrankung weisen eine diastolische Dysfunktion auf, die bei Nachweis von diabetischen Spätschäden (Mikroalbuminurie) ausgeprägter ist
- Parallel zur inzipienten Nephropathie entwickelt sich bei diesen Patienten somit offensichtlich eine inzipiente Kardiopathie
- Deren prognostische Relevanz wird jedoch erst durch Langzeit-Nachuntersuchungen geklärt werden können
- Auch bei Typ II-Diabetikern findet sich eine diastolische LV-Dysfunktion
- Diese diastolische LV-Dysfunktion, klinisch inapparent, dürfte bei eingetretener myokardialer Schädigung Mitursache der hier häufigeren Herzinsuffizienz sein
- Der Diabetiker ist aber auch überproportional bei diastolischer Herzinsuffizienz vertreten

5.6. Literatur

1. Di Bello V, Talarico L, Picano E, Di Muro C, Landini L, Paterni M, Matteucci E, Giusti C, Giampietro O: Increased echodensity of myocardial wall in the diabetic heart: An ultrasound tissue characterization study. J Am Coll Cardiol 25, 1408-1415, 1995

2. Perez JE, McGill JB, Santiago JV, Schechtman KB, Waggoner AD, Miller JD, Sobel BE: Abnormal myocardial acoustic properties in diabetic patients and their correlation with the severity of disease. J Am. Coll Cardiol 19, 1154-1162, 1992

3. Hoeven Van KH, Factor SM: A comparison of the pathological spectrum of hypertensive, diabetic, and hypertensive-diabetic heart disease. Circulation 82, 848-855, 1990

4. Regan TJ, Lyons MM, Ahmed SS, Levinson G, Oldewurtel HA, Ahmad MR, Haider B: Evidence for cardiomyopathy in familial diabetes mellitus. J Clin Invest 60, 885-899, 1977

5. Fisher BM, Gillen G, Lindop GBM, Dargie HJ, Frier BM: Cardiac function and coronary arteriography in asymptomatic type I (insulin-dependent) diabetic patients: evidence for a specific diabetic heart disease. Diabetologia 29, 706-712, 1986

6. Kimball TR, Daniels SR, Khoury PR, Magnotti RA, Turner AM, Dolan LM: Cardiovascular status in young patients with insulin-dependent diabetes mellitus. Circulation 90, 357-361, 1994

7. Strödter D, Wegenaer M, Federlin K: Reduzierte diastolische Funktion bei Typ-I-Diabetikern. Diab Stoffw 4, 395-401, 1995

8. Grossman. E, Shemesh J, Shamiss A, Thaler M, Caroll J, Rosenthal T: Left ventricular mass in diabetes-hypertension. Arch Int Med 152, 1001-1004, 1992

9. Gottdiener JS, Brown J, Zoltick J, Fletcher RD: Left ventricular hypertrophy in men with normal blood pressure relation to exaggerated blood pressure response to exercise. Ann Intern Med 112, 161-166, 1990

10. Nathwani D, Reeves RA, Marquez-Julio A, Leenen FHH: Left ventricular hypertrophy in mild hypertension. Correlation with exercise blood pressure. Am Heart J 109, 386-387, 1985

11. Liu JE, Roman MJ, Fabsitz RR, Welty TK, Lee ET: Cardiac and biochemical correlates of diabetic dysfunction in diabetes: The Strong Heart Study. Circulation 98, Suppl 1, I-574, 1998

12. Airaksinen JKE, Ikäheimo MJ, Kaila J, Linnaluoto M, Takkunen J: Impaired left ventricular filling in young female diabetics. An echocardiographic study Acta Med Scand 216, 509-516, 1984

13. Sampson MJ, Chambers JB, Sprigings DC, Drury PL: Abnormal diastolic function in patients with type I diabetes and early nephropathy. Brit Heart J 64, 266-271, 1990

14. Kannel WB, Levy D: Diabetes, glucose intolerance and left ventricular hypertrophy in the Framingham study. J Am Coll Cardiol 21, 53A, 1993

15. Brown DW, Giles WH, Croft JB: Left ventricular hypertrophy as a predictor of coronary heart disease mortality and the effect of hypertension. Am Heart J 140, 848-856, 2000

16. Okin PM, Devereux RB, Jern S, Kjeldsen S, Julius S, Dahlöf B: Hypertensive patients with diabetes have less regression of electrocardiographic left ventricular hypertrophy in response to antihypertensive therapy: the LIFE study. J Am Coll Cardiol 41, Suppl A, 319A-320A, 2003

17. Uusitupa M, Mustonen J, Laakso M. Vainio P, Länsimies E, Talwar S, Pyörälä K: Impairment of diastolic function in middle aged type1 (insulin-dependent) and non type 2 (non-insulin-dependent) diabetic patients free from cardiovascular disease. Diabetologia 31, 783-791, 1988

18. Paillole C, Dahan M, Paycha F, Solal AC, Passa P, Gourgon R: Prevalence and significance of left ventricular filling abnormalities determined by Doppler echocardiography in young type I (insulin-dependent) diabetic patients. Am J Cardiol 64, 1010-1016, 1989

19. Messerli FH: Antihypertensive therapy - going to the heart of the matter. Circulation 81, 1128-1135, 1990

20. Airaksinen JKE, Koistinen MJ, Ikäkeimo MJ, Huikuri HV, Korhonen U, Pirrttiaho,H, Linnaluoto MK, Takkunen JT: Augmentation of atrial contribution to left ventricular filling in IDDM subjects as assessed by echocardiography. Diabetes Care 12, 159-161, 1989

21. Danielsen R, Nordrehaug JE, Lien E, Vik-Mo H: Subclinical left ventricular abnormalities in young subjects with long-term type I diabetes mellitus detected by digitized M-mode echocardiography. Am J Cardiol 60, 143-146,1987

22. Illan F, Valdes-Chavarri M, Tebar J, Garcia A, Pascual H, Soria F, Hernandez A, Vicente T: Anatomical and functional cardiac abnormalities in type I diabetes. Clin Invest 70, 403-410, 1992

23. Riggs TW, Transue D: Doppler echocardiographic evaluation of left ventricular diastolic function in adolescents with diabetes mellitus. Am J Cardiol 65, 899-902, 1990

24. Takenaka K, Sakamoto T, Amano K, Oku J, Fujinami K, Murakami T, Toda I, Kawakubo K, Sugimoto T: Left venticular filling determined by Doppler echocardiography in diabetes mellitus. Am J Cardiol 61, 1140-1143, 1988

25. Zarich SW, Arbuckle BE, Cohen LR, Roberts M, Nesto RW: Diastolic abnormalities in young asymptomatic diabetic patients assessed by pulsed Doppler echocardiography. J Am Coll Cardiol 12, 114-120, 1988

26. Kahn JK, Zola B, Juni JE, Vini AL: Radionuclide assessment of left ventricular diastolic filling in diabetes mellitus with and without cardiac autonomic neuropathy. J Am Coll Cardiol 7, 1303-1309, 1986

27. Shapiro LM: Echocardiographic features of impaired ventricular function in diabetes mellitus. Brit Heart J 47, 439-444, 1982

28. Gotzsche O, Sihm I, Lund S, Schmitz O: Abnormal changes in transmitral flow after acute exposure to nitroglycerin and nifedipine in uncomplicated insulin-dependent diabetes mellitus: A doppler-echocardiographic study. Am Heart J 126, 1417-1426, 1993

29. Ragonese P, Ferrazza A, Paolini A, Reale F: Left ventricular diastolic filling in type I diabetes mellitus: A pulsed Doppler echocardiographic study. Eur J Med 1, 69-74, 1992

30. Liu JE, Palmieri V, Romann MJ, Bella JN, Fabsitz R, Howard BV, Welty TK, Lee ET, Devereux RB: The impact of diabetes on left ventricular filling pattern in normotensive and hypertensive adults: The STRONG HEART Study. J Am Coll Cardiol 37, 1943-1949, 2001

31. Fang ZY, Yuda S, Anderson V, Short L, Case C, Marwick TH: Echocardiographic detection of early diabetic myocardial disease. J Am Coll Cardiol 41, 611-617, 2003

32. Lindholm LH, Ibsen H, Dahlöf B, Devereux RB, Beevers G, de Faire U, Fyhrquist F, Julius S, Kjeldsen S, Kristiansson K, Lederballe-Pedersen O, Nieminen MS, Omvik P, Oparil S, Wedel H, Aurup P, Snapinn S, for the LIFE study group: Cardiovascular morbidity and mortality in patients with diabetes in the Losartan Intervention For Endpoint reduction in hypertension study (LIFE): a randomised trial against atenolol. Lancet 359, 1004-1010, 2002

6. Die Koagulopathie bei Diabetes

6.1. Hyperkoagulabilität und reduzierte Fibrinolyse-Aktivität

Die erhöhte Mortalität des Diabetikers beim akuten Infarkt und in der Postinfarktphase wird häufig mit stärker ausgeprägter Arteriosklerose der Koronarien gleichgesetzt, sozusagen synonym verwendet. Natürlich ist die atherosklerotische Plaque Voraussetzung eines Koronarereignisses, auf die sich bei Ruptur der Plaque die Atherothrombose setzt. Somit tragen neben der Zahl der Plaques vor allem deren Ruptur-Bereitschaft, daneben aber auch die Atherothromboseneigung zur Häufigkeit und zur Schwere des akuten Koronarsyndroms bei.

Da die Atherothrombose somit letztlich das entscheidende Ereignis ist, das zum klinisch fassbaren Syndrom führt, nämlich zum akuten Koronarsyndrom, zum Apoplex oder zur akuten Extremitätenischämie, liegt es nahe, dass Thrombogenese und Fibrinolyse bei Typ I- wie Typ II-Diabetikern im Sinne einer erhöhten Koagulationsbereitschaft alteriert sind, d.h. ein Ungleichgewicht vorliegen könnte. Dies ist in der Tat der Fall. Nicht zuletzt deswegen ist zur Minderung der Thromboseneigung heute nach Erkenntnissen der HOT-Studie ein großzügiger Umgang mit ASS unter primärpräventiven Gesichtspunkten gerade beim hypertensiven Typ II-Diabetiker (nach Blutdrucknormalisierung) sinnvoll, was jetzt auch in den neuen Hypertonie-Leitlinien formuliert wird. Bei Diabetes mellitus liegt ein prokoagulatorischer Status vor.

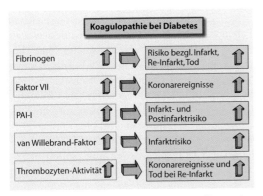

Abb. 6.1: Koagulopathie bei Diabetes mellitus - eine Übersicht.

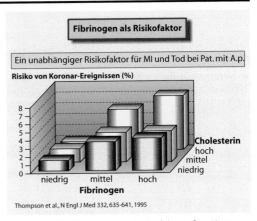

Abb. 6.2: Fibrinogen als Risikofaktor für Koronarereignisse (Infarkt, akuter Herztod) bei Patienten mit Angina pectoris.

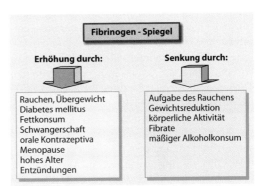

Abb. 6.3: Erhöhte Fibrinogenspiegel und Möglichkeiten ihrer Beeinflussung.

6.2. Plasmatische Hyperkoagulabilität

Eine Hyperkoagulabilität ist sowohl bei Typ I- als auch bei Typ II-Diabetikern beschrieben (1). Die Plättchen-abhängige Thrombin-Bildung ist bei Typ I- und Typ II-Diabetes erhöht, dies in Abhängigkeit vom HbA_{1c}-Wert. Diese Hyperkoagulabilität findet sich sowohl bei Diabetikern mit als auch ohne Organkomplikationen. Bei schlechterer Typ II-Diabetes-Kontrolle (= $HbA_{1c} > 9$ %) ist diese Störung stärker ausgeprägt als bei Patienten mit besserer Diabetes-Einstellung (= $HbA_{1c} < 9$ %) (1). Das gleiche findet sich bei Typ I-Diabetes bei einem mittleren HbA_{1c} von 8,1 %.

Auch die Plasmaspiegel von

- Fibrinogen
- Faktor VII und
- Faktor VIII

sind bei Diabetes erhöht und stellen weitere Risikofaktoren dar (1, 2). Durch gute Blutzuckerkontrolle können beim Diabetiker erhöhte Fibrinogenspiegel gesenkt werden. Eine Erhöhung der Fibrinogenspiegel wird auch bei postprandialer Hyperglykämie des Diabetikers beobachtet (3). Die Antithrombin III-Aktivität ist bei Diabetes herabgesetzt, wodurch die Koagulabilität ebenfalls erhöht ist. Diese Hyperkoagulabilität spielt gerade beim metabolischen Syndrom eine wichtige Rolle.

6.3. Erhöhte Thrombozyten-aggregation bei Diabetes - diabetische Thrombopathie

Auch die Thrombozyten zeigen bei Typ II-Diabetes eine erhöhte Aggregationsbereitschaft, messbar an der hier verstärkten Sekretion der proaggregatorischen Substanz Thromboxan. Eine Hyperkoagulabilität im Rahmen einer erhöhten Thromboxan A$_2$-Bildung, gemessen an einer erhöhten Thromboxan B$_2$-Ausscheidung, ist bei 50 Typ II-Diabetikern vs. 32 Nicht-Diabetikern nachgewiesen worden (4). Bei Fortsetzung der oralen Therapie mit Glipizid führt eine Insulintherapie, aber auch strikte Diät und körperliche Aktivität nach 2-6 Wochen zu einer signifikanten Abnahme der Thromboxansynthese und auch der PAI-1-Spiegel (5), d.h. die erhöhte Thrombozytenaggregationsbereitschaft bei Diabetes ist somit durch Stoffwechseleinstellung korrigierbar. Dies wird durch eine weitere Untersuchung bei Typ I- und Typ II-Diabetes bestätigt (6). Auch in dieser Untersuchung führt eine gute Stoffwechseleinstellung zu einer Verminderung der Thromboxanproduktion bzw. zu einer Verminderung der renalen Ausscheidung der Hauptmetaboliten des Thromboxans, des TXB$_2$. Somit ist eine Verbindung zwischen der Güte der Glukoseeinstellung und der Thrombozytenaktivierung anzunehmen (6).

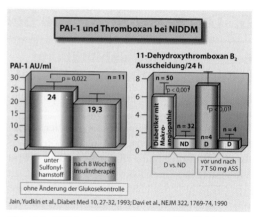

Abb. 6.4: PAI-1 und Thromboxan bei Typ II-Diabetes.

Bei Diabetikern zirkuliert eine erhöhte Fraktion aktivierter Thrombozyten, auch bei nicht erkennbarer Gefäßschädigung. Darüber hinaus zeigen diese Thrombozyten neben der erhöhten Aggregations- auch eine erhöhte Adhäsionsbereitschaft (7) auf die verschiedensten Agonisten wie Adrenalin, Kollagen, Thrombin etc. Thrombozyten von Diabetikern setzen neben vasokonstriktorischen (Thromboxan, Serotonin) und proaggregatorischen Substanzen (Thromboxan) vermehrt Wachstumsfaktoren wie PDGF und TGF-β frei, die die Neointima-Proliferation, ja letztlich die Atherosklerose fördern. Durch intensivierte Insulintherapie kann die Wachstumsfaktoren-Aktivität der Thrombozyten jedoch normalisiert werden (7).

6.4. Die reduzierte Fibrinolyse-Aktivität bei Diabetes

Neben der Hyperkoagulabilität ist der Diabetes auch durch eine gestörte Fibrinolyse gekennzeichnet (8). Eine Insulintherapie führt bei den gleichen Patienten ohne Änderung in den Glukosewerten zu niedrigeren PAI-1-Werten als unter einer Therapie mit Sulfonylharnstoff. Unter Insulin nehmen parallel dazu die C-Peptid- und Proinsulin-Spiegel ab. Erhöhte Plasminogen-Aktivator-Inhibitor (PAI-1)-Spiegel im Plasma weisen auf eine verschlechterte Fibrinolyse hin. Erhöhte Plasma-PAI-1-Spiegel sind bei Typ II-Diabetes (8, 9) beschrieben. Die PAI-1-Spiegel sind unter Sulfonylharnstoff-Therapie signifikant höher als 8 Wochen nach Umstellung der Therapie auf Insulin, dies trotz gleich guter Glukosekontrolle (8). Eine verminderte Fibrinolyse-Aktivität steht wiederum in

Zusammenhang mit rezidivierenden Infarkten (10) und ist ein Prädiktor koronarer Ereignisse (11).

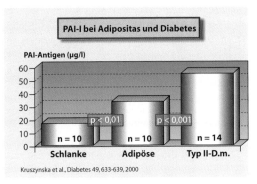

Abb. 6.5: PAI-I bei Adipositas und Diabetes.

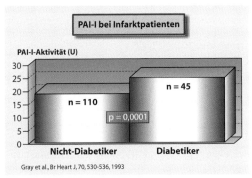

Abb. 6.6: PAI-I bei diabetischen und nicht-diabetischen Infarktpatienten.

Nicht nur im Plasma, sondern auch im Atherektomiematerial von Koronarstenosen, d.h. in den Plaques, sind bei Typ II-Diabetes höhere PAI-1-Spiegel als bei vergleichbaren Nicht-Diabetikern gemessen worden (12). Dies könnte die erhöhte Thrombose- und Restenosierungsrate bei Diabetikern erklären. Typ I-Diabetiker mit Mikroalbuminurie haben eine signifikant höhere PAI-1-Aktivität als Patienten ohne Mikroalbuminurie (13). Das gleiche gilt für die Fibrinogen-Spiegel. Das erhöhte kardiovaskuläre Risiko des Diabetikers mit Mikroalbuminurie könnte hiermit in Zusammenhang stehen.

6.4.1. PAI-I und kardiovaskuläres Risiko

Da PAI-I als ein unabhängiger Risikofaktor für kardiovaskuläre Erkrankungen betrachtet wird, könnte die erhöhte PAI-I-Aktivität bei Diabetes die hier erhöhte Bereitschaft zu Atherosklerose und Restenose nach Angioplastie zumindest teilweise erklären (14). Die erhöhte PAI-I-Aktivität bei Diabetes ist mit einer geringeren Wahrscheinlichkeit einer Reperfusion bei Lyse assoziiert (15). Glitazone (Troglitazon) verbessern nicht nur die Insulinsensitivität, sondern mindern auch die bei Typ II-Diabetikern erhöhten PAI-I-Spiegel (16). Beim akuten Myokardinfarkt (unabhängig von Diabetes) führt in der HEART-Studie der ACE-Hemmer, hier Ramipril, zu einer Senkung der PAI-I-Spiegel.

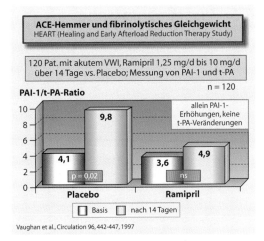

Abb. 6.7: Ergebnisse der HEART-Studie.

6.5. Erhöhte Tissue Factor-Spiegel bei Diabetes im Serum

Schlecht eingestellte Typ II-Diabetiker haben erhöhte Spiegel an zirkulierendem Tissue Factor, die bei besserer Blutzuckereinstellung abfallen. Gleiches findet sich bei Rauchern und Hyperlipidämikern. Dies könnte u.a. eine Ursache für die bei diesen Risikofaktoren erhöhte Thromboserate sein (17).

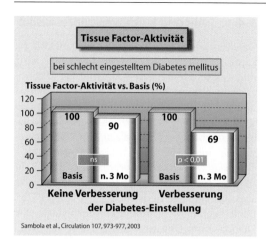

Abb. 6.8: Tissue Factor-Spiegel bei gut (rechts) und schlecht (links) eingestelltem Diabetes.

6.6. Zusammenfassung

Bei Typ I- und Typ II-Diabetes ist das Gerinnungssystem in einen prokoagulatorischen Zustand versetzt, der die Atherothromboseneigung bei Diabetikern begünstigt und als Folge davon häufiger zu Infarkt, Restenosierung nach PTCA, Atherektomie oder Stenteinlage führt.

Der prokoagulatorische Zustand ist sowohl Folge einer erhöhten Aggregationsbereitschaft der Thrombozyten, einer plasmatischen Hyperkoagulabilität als auch einer reduzierten Fibrinolysefähigkeit (erhöhte PAI-1-Spiegel).

Der prokoagulatorische Zustand steht zudem offensichtlich mit der Güte der Stoffwechseleinstellung in Zusammenhang, d.h. er ist bei schlecht eingestellter Stoffwechsellage erhöht.

6.7. Literatur

1. Aoki I, Shimoyama K, Aoki N, Homori M, Yanagisawa A, Nakahara K, Kawai Y, Kitamura SI, Ishikawa K: Platelet-dependent thrombin generation in patients with diabetes mellitus: effects of glycemic control of coagulability in diabetes. J Am Coll Cardiol 27, 560-566, 1996

2. Ceriello A: Coagulation activation in diabetes mellitus: the role of hyperglycaemia and therapeutic prospects. Diabetologia 36, 1119-1125, 1993

3. Ceriello A, Taboga C, Tonutti L, Giacomello R, Stel L, Motz E, Pirisi M: Post-meal coagulation activation in diabetes mellitus. Diabetologia 39, 469-473, 1996

4. Davi G, Catalano I, Averna M, Notarbartolo A, Srano A. Ciabattoni G, Patrono C: Thromboxane biosynthesis and platelet function in type II diabetes mellitus. N Engl J Med 322, 1769-1774, 1990

5. Davi G, Belvedere M, Vigneri S, Catalano I, Giammaresi C, Roccaforte S, Consoli A, Mezzetti A: Influence of metabolic control on thromboxane biosynthesis and plasminogen activator inhibitor type-1 in non-insulin-dependent diabetes mellitus. Thromb Haemost 76, 34-37, 1996

6. Davi G, Ciabattoni G, Consoli A, Mezzetti A, Falco A, Santarone S, Pennese E, Vitacolonna E, Bucciarelli T, Constantini F, Capani F, Patrono C: In vivo formation of 8-iso-prostaglandin F2 alpha and platelet activation and vitamin E supplementation. Circulation 99, 224-229, 1999

7. Aronson D, Bloomgarden Z, Rayfield EJ: Potential mechanisms promoting restenosis in diabetic patients. J Am Coll Cardiol 27, 528-535, 1996

8. Jain SK, Nagi DK, Slavin BM, Lumb PJ, Yudkin JS: Insulin therapy in type 2 diabetic subjects suppresses plasminogen activator inhibitor (PAI-1) activity and proinsulin-like molecules independently of glycaemic control. Diabet Med 10, 27-32, 1993

9. Lynch M, Gammage MD, Lamb P: Acute myocardial infarction in diabetic patients in the thrombolytic era. Diab Med 11, 162-165, 1993

10. Hamsten A, Walldius G, Szamosi A, Blomback M: Plasminogen activator inhibitor in plasma: risk factor for recurrent myocardial infarction. Lancet 3, 3-9, 1987

11. Juhan-Vague I, Pyke SD, Alessi MC, Jespersen J, Haverkate F, Thompson, SG: Fibrinolytic factors and the risk of myocardial infarction or sudden death in patients with angina. Circulation 94, 2057-2063, 1996

12. Sobel BE, Woodcock-Mitchell J, Schneider DJ, Holt RE, Marutsuka K, Gold H: Increased plasminogen activator inhibitor type 1 in coronary artery atherectomy specimens from type 2 diabetic compared with non-diabetic patients. Circulation 97, 2213-2221, 1998

13. Gruden G, Cavallho-Perin P, Bazzan M, Stella S, Vuolo A, Pagano G: PAI-1 and factor VII activity are higher in IDDM patients with microalbuminuria. Diabetes 43, 426-429, 1994

14. Nordt TK, Bode C: Impaired endogenous fibrinolysis in diabetes mellitus: mechanisms and therapeutic approaches. Semin Thromb Hemost 26, 495-501, 2000

15. Gray RP, Yudkin JS, Patterson DL: Enzymatic evidence of impaired reperfusion in diabetic patients after thrombolytic therapy for acute myocardial infarction: a role for plasminogen activator inhibitor? Brit Heart J 70, 530-536, 1993

16. Kruszynska YT, Yu JG, Olefsky JM, Sobel BE: Effects of troglitazone on blood concentrations of plasminogen activator inhibitor 1 in patients with type 2 diabetes and in lean and obese normal subjects. Diabetes 49, 633-639, 2000

17. Sambola A, Osende J, Hathcock J, Degen M, Nemerson Y, Fuster V, Crandall J, Badimon JJ: Role of risk factors in the modulation of tissue factor activity and blood thrombogenicity. Circulation 107, 973-977, 2003

7. Der kardiale Metabolismus bei Diabetes

7.1. Charakteristika des myokardialen Stoffwechsels

Obwohl freie Fettsäuren die wesentliche Substratquelle für den Energiestoffwechsel des gesunden und diabetischen Herzens darstellen, ist das Herz grundsätzlich ein Allesfresser, d.h. es kann verschiedenste Substrate zur Energiegewinnung heranziehen. Dennoch macht sich der Insulinmangel bei Diabetes im Myokardstoffwechsel durchaus bemerkbar.

Während einer Ischämie greift das Herz vermehrt auf Glukose als Energielieferant zurück, zumal die Oxidation von Glukose mit einer besseren P/O-Ratio verbunden ist als die Oxidation von Fettsäuren, d.h. bei Glukoseoxidation wird pro Molekül O_2 mehr ATP geliefert als bei der Oxidation von Fettsäuren.

Bei anaeroben Zuständen bleibt als Energielieferant allein die Glykolyse. Die glykolytische Energiegewinnung hat jedoch nur eine geringe Kompensationsbreite. Als Folge der Ischämie wird das Glukose-Transportprotein GLUT 4 vermehrt exprimiert bei verstärkter Translokation von GLUT 4 (auch GLUT 1, aber von geringerer Bedeutung) zur Plasmamembran (1, 2), wodurch die Glukoseaufnahme bzw. der Transport von Glukose zum Ort seiner Oxidation verstärkt wird. Reize für eine verstärkte GLUT 4-Translokation sind auch Insulin und Hypoxie. Bei Diabetes sind die GLUT 4-Spiegel allerdings reduziert (3). Darüberhinaus ist bei Diabetes die ATP-Produktion aus Glukose weniger effektiv (4-9), da die bei relativem Insulinmangel erhöhte Lipolyse mit konsekutiv erhöhten Fettsäuren die Glykolyse und Glukoseoxidation hemmt. Dies ist als Randle-Zyklus bekannt.

Somit wird der myokardiale Stoffwechsel bei Diabetes folgendermaßen charakterisiert:

- Die Aufnahme und Utilisation von Glukose ist reduziert
- Hauptenergielieferanten sind hier Triglyzeride bzw. Fettsäuren, ggf. Ketonkörper

7.2. Myokardstoffwechsel bei Ischämie

Bei Ischämie ist das Herz auf den anaeroben Glukosestoffwechsel angewiesen. Eine erhöhte Glukoseaufnahme und eine konsekutiv verstärkte Glykolyse gehen bei myokardialer Ischämie mit erhaltener Myokardfunktion einher (10-12). Der verminderte GLUT 4-Besatz und die verminderte GLUT 4-Translokation bei Diabetes sind ein Grund für eine verminderte Verfügbarkeit von Glukose, was sich in größerer myokardialer Schädigung bzw. in reduzierter mechanischer Kompensationsbreite des nicht-infarzierten Myokards bemerkbar macht (13, 14). Dies könnte durch eine kompensatorisch stärkere Beta-Oxidation korrigiert werden, was allerdings nicht nur ein noch bestehendes O_2-Angebot voraussetzt, sondern auch nur über eine Zunahme des myokardialen Sauerstoffverbrauchs möglich wäre. Sauerstoff ist bei Ischämie jedoch bereits defizitär, folglich kein gangbarer Weg.

Somit bleibt bei Ischämie der entscheidende, ja limitierende Mechanismus der verstärkte glykolytische Fluss, durch den das Herz die ATP-Konzentrationen angesichts verschlechterter oxidativer Phosphorylierung aufrechtzuerhalten versucht (15, 16). Dass ein verminderter GLUT 4-Besatz des Myokards bei Ischämie ungünstige kardiale Effekte zur Folge hat, ist beschrieben (14).

7.3. Erhöhte Laktatproduktion des diabetischen Herzens

Aber auch unabhängig vom reduzierten GLUT 4-Transport ist der intrazelluläre Glukosestoffwechsels bei Diabetes gestört, insbesondere erkennbar an einer verminderten Aktivität der Pyruvatdehydrogenase (PDH). Als Folge der verminderten PDH-Aktivität erscheint vermehrt Laktat im Sinus coronarius. Dies ist nicht nur vielfältig experimentell belegt (4-9), sondern auch bei Typ I-Diabetes durch Messung der Laktatspiegel in der Aorta und im Sinus coronarius nachgewiesen (17). Nach abendlichem Weglassen des Insulins und hierdurch bedingtem Nüchternblutzucker von 10,0 ± 2,0 mmol/l finden sich bei diesen Patienten erhöhte Laktatspiegel im Sinus coronarius als Hinweis auf eine vermehrte Produktion eines sonst myokardial verstoffwechselten Substrates. Eine Insulingabe mit Erreichen einer Euglykämie normalisiert den Stoffwechsel inklusive der Laktat-Werte (17).

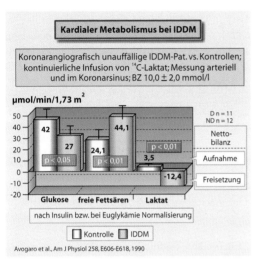

Abb. 7.1: Kardialer Metabolismus in vivo bei Typ I-Diabetes.

Eine Laktatproduktion ist sonst nur von der Ischämie her bekannt. Auf Grund dieser Ähnlichkeiten hat Williamson (18) die Hyperglykämie mit einer Pseudohypoxie verglichen, wenngleich zwischen beiden Stoffwechselsituationen natürlich massive quantitative, aber auch biologische Unterschiede gegeben sind. In beiden Zuständen verschiebt sich das zelluläre Redoxpotential, gemessen am NADH/NAD-Quotienten. Dies kann zu mechanischen und elektrischen Störungen führen. Auch im Herzen diabetischer Ratten ist eine solche Verschiebung des Redoxpotentials bereits 1979 von Kobayashi und Neely (19) nachgewiesen worden und kann über eine bei Diabetes verminderte Aktivität des Malat-Aspartat-Shuttles erklärt werden. Vor dem Hintergrund des gestörten Myokardstoffwechsels bei Diabetes mit reduzierter ATP-Produktion überrascht es daher nicht, dass diese Patienten im Rahmen eines Myokardinfarktes trotz gleicher Infarktgröße häufiger in die manifeste Herzinsuffizienz rutschen.

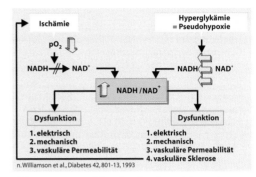

Abb. 7.2: Hyperglykämie, eine Pseudohypoxie.

Dass eine Verbesserung der kardialen Pumpfunktion über eine Verbesserung des myokardialen Stoffwechsels erreicht werden kann, ist nicht nur experimentell am diabetischen Herzen belegt, u.a. mit Dichloracetat, Thioctsäure, Insulin, Inseltransplantation etc. (3, 5, 7-9), sondern auch klinisch bei Patienten mit Herzinsuffizienz mit Dichloracetat, einem PDH-Aktivator beschrieben (20). Auch die günstigen Resultate der DIGAMI-Studie (21, 22) mit Insulininfusionen beim Infarkt und hierdurch bedingtem Überlebensvorteil müssen unter diesem Aspekt gesehen werden (☞ Kap. 14.). In die gleiche Richtung gehen auch vielfältige klinische Beobachtungen, aus denen angenommen wird, dass eine verstärkte Glukosezufuhr während Ischämie den Schaden begrenzt und das Überleben verbessert (12, 15, 23).

Aus Platzgründen sei nur auf 2 weitere Übersichten zu Myokardstoffwechsel und Diabetes verwiesen (24, 25).

7.4. Zusammenfassung

- Der Myokardstoffwechsel bei Diabetes ist durch eine reduzierte Aufnahme und Utilisation von Glukose zur Energiebereitstellung charakterisiert. Triglyzeride bzw. Fettsäuren sind der entscheidende Energielieferant

- Der myokardiale Stoffwechsel des Diabetikers hat bei Ischämie eine reduzierte Kompensationsbreite, was zum ungünstigeren Verlauf nach Infarkt beitragen könnte

- Vorteile durch Korrekturen des alterierten myokardialen Stoffwechsels sind experimentell belegt und auch beim Diabetiker möglich

- Für den klinischen Nutzen ist die optimale Stoffwechseleinstellung des Diabetikers das entscheidende Prinzip

7.5. Literatur

1. Sun D, Nguyen N, DeGrado T, Schwaiger M, Brosius F: Ischemia induces translocation of the insulin-responsive glucose-transporter GLUT 4 to the plasma membrane of cardiac myocytes. Circulation 89, 793-788, 1994

2. Young LH, Renfu Y, Russell R, Hu X, Caplan M, Ren J, Schulman GI, Sinusas AJ: Low-flow ischemia leads to translocation of canine heart GLUT-4 and GLUT-1 glucose transporters to the sarcolemma in vivo. Circulation 95, 415-422, 1997

3. Stanley W, Hall J, Hacker T, Hernandez L, Whitesell L: Decreased myocardial glucose uptake during ischemia in diabetic swine. Metabolism 46, 168-172, 1997

4. Oliver M, Opie H : Effects of glucose and fatty acids on myocardial ischaemia and arrhythmias. Lancet 343, 155-158, 1994

5. Strödter D: Diabetische Kardiomyopathie - Tatsache oder Fiktion? Habilitationsschrift, Gießen 1987

6. Strödter D, Willmann P, Willmann J, Federlin K, Schaper W: Results of a balance of energy in the diabetic heart, pp 383-393. In: The Diabetic Heart, edited by Nagano M and Dhalla NS, Raven Press, LTD, New York, 1991

7. Strödter D, Lehmann E, Lehmann U, Tritschler HJ, Bretzel RG, Federlin K: The influence of thioctic acid on metabolism and function of the diabetic heart. Diabet Res Clin Pract 29, 19-26, 1995

8. Strödter D, Overbeck A, Syed Ali S, Seitz S, Bretzel RG, Federlin K: Improvement of cardiac performance and metabolism in long-term diabetes mellitus after treatment with insulin. Exp Clin Endocrinol Diab 103, 354-360, 1995

9. Stroedter D, Schmidt T, Bretzel RG, Federlin K: Glucose metabolism and left ventricular dysfunction are normalized by insulin and islet transplantation in mild diabetes in the rat. Acta Diabetologica 32, 235-243, 1995

10. Eberli FR, Weinberg EO, Grice WN, Horowitz GL, Apstein CS: Protective effect of increased glycolytic substrate against systolic and diastolic dysfunction and increased coronary resistance from prolonged global underperfusion and reperfusion in isolated rabbit hearts perfused with erythrocyte suspensions. Circ Res 68, 466-481, 1991

11. Runnman EM, Lamp ST, Weiss JN: Enhanced utilization of exogenous glucose improves cardiac function in hypoxic rabbit ventricle without increasing total glycolytic flux. J Clin Invest 86, 1222-1233, 1990

12. Apstein CS: Glucose-insulin-potassium for acute myocardial infarction: remarkable results from a new prospective, randomized trial. Circulation 98, 2223-2226, 1998

13. Aronson D, Rayfield EJ, Chesebro JH: Mechanisms determining course and outcome of diabetic patients who have had acute myocardial infarction. Ann Intern Med 126, 296-306, 1997

14. Tian R, Abel D: Responses of GLUT 4-deficient hearts to ischemia underscore the importance of glycolysis. Circulation 103, 2961-2966, 2001

15. Depre C, Vanoverschelde JL, Taegtmeyer H: Glucose for the heart. Circulation 99, 578-588, 1999

16. Opie LH: Aerobic and anaerobic metabolism. In: The Heart: Physiology, From Cell to Circulation, Philadelphia, Pa: Lippincott-Raven; pp 295-342, 1999

17. Avogaro A, Nosaldini R, Doria P, Fioretto P, Velussi M, Vigorito C, Sacca L, Toffolo G, Cobelli C, Trevisan R, Duner E, Razzolini R, Rengo F, Crepaldi G: Myocardial metabolism in insulin-deficient diabetic humans without coronary artery disease. Am J Physiol 258 (Endocrin. Metab 21) E606-E618, 1990

18. Williamson JR, Chang K, Frangos M, Hasan KS, Ido Y, Kawamura T, Nyengaard JR, Van den Enden M, Kilo C, Tilton RG: Hyperglycemic pseudohypoxia and diabetic complications. Diabetes 42, 801-813. 1993

19. Kobayashi K, Neely JR: Control of maximum rates of gycolysis in rat cardiac muscle. Circ Res 44, 166-175, 1979

20. Bersin RM, Wolfe C, Kwasman M, Lau D, Klinski C, Tanaka K, Khorrami P, Henderson GN, De Marco T, Chatterje K: Improved hemodynamic function and mechanical efficiency in congestive heart failure with sodium dichloracetate. J Am Coll Cardiol 23, 1617-1624, 1994

21. Malmberg K, Ryden L, Efendic S, Herlitz J, Nicol J, Waldenström A, Wedel H, Welin L, on behalf of the DIGAMI-Studie Group: Randomized trial of insulin-glucose infusion followed by subcutaneous insulin treatment in diabetic patients with acute myocardial infarction (DIGAMI Study); effects on mortality at 1 year. J Am Coll Cardiol 26, 57-65, 1995

22. Malmberg K: Prospective randomised study of intensive insulin treatment on long term survival after acute myocardial infarction in patients with diabetes mellitus. DIGAMI (Diabetes mellitus, Insulin Glucose Infusion in Acute Myocardial Infarction) study group. Brit Med J 314, 1512-1515, 1997

23. Diaz R, Paolasso EA, Piegas LS, Tajer CD, Moreno MG, Corvalan R, Isea JE, Romero G, on behalf of the ECLA (Estudios Cardiologicos Latinoamerica) Collaborative Group: Metabolic modulation of acute myocardial infarction. The ECLA Glucose-insulin-potassium pilot trial. Circulation 98, 2227-2234, 1998

24. Taegtmeyer, H, McNultry P, Young ME: Adaptation and maladaptation of the heart in diabetes: Part I. General concepts. Circulation 105, 1727-1733, 2002

25. Young ME, McNulty P, Taegtmeyer H: Adaptation and maladaptation of the heart in diabetes: Part II. Potential Mechanisms. Circulation 105, 1861-1870, 2002

8. Die diabetische Kardiomyopathie

8.1. Definition

Mit dem Begriff diabetische Kardiomyopathie wird seit Jahrzehnten die Existenz einer diabetes-spezifischen Herzerkrankung diskutiert. Wenngleich vor allem epidemiologische, klinische, pathologisch-anatomische und experimentelle Untersuchungen dieses Konzept stützen (1-14), wird die Diskussion hierüber allerdings noch kontrovers geführt (15, 16). Dies ist nicht zuletzt darauf zurückzuführen, dass beim Diabetiker in der täglichen Praxis nicht zwangsläufig eine klinisch sich manifestierende progrediente Herzinsuffizienz im Sinne einer Kardiomyopathie gesehen wird.

Darüber hinaus führt der Diabetes natürlich auch über eine Koronarsklerose bzw. KHK oder Hypertonie zu einer Beeinflussung der Herzfunktion. Diese potentiellen Ätiologien einer gestörten Herzfunktion sind daher bei der Frage nach Diabetes-induzierter Dysfunktion des Herzens genauso auszuschließen wie eine valvuläre oder äthylische Herzerkrankung.

Wenngleich mit dem Begriff Kardiomyopathie ursprünglich nicht-vaskulär bedingte, unmittelbar das Myokard betreffende Erkrankungen bezeichnet werden, ist es durchaus gerechtfertigt, für die Mikroangiopathie eine entsprechende definitionsbedingte Beschränkung nicht gelten zu lassen, da Myokardzelle und Endstrombahn als funktionelle Einheit anzusehen sind. Die in den vorangegangenen Kapiteln dargestellten Besonderheiten bei Diabetes mellitus, von der Makroangiopathie abgesehen, können somit hier sämtlich pathogenetische Bedeutung haben.

8.2. Experimentelle und klinische Daten

Auf die umfangreichen experimentellen Ergebnisse zur Frage der diabetischen Kardiomyopathie, so interessant sie sind, sei nicht im einzelnen eingegangen, da der vorliegende Leitfaden klinisch orientiert sein soll. Die experimentellen Daten beziehen sich neben Veränderungen des Myokardstoffwechsels auf Veränderungen der kontraktilen Proteine und Membranphospholipide, aber auch auf Störungen der intrazellulären Signalkaskade

und auf mitochondriale Störungen. Die erste Stoffwechselbilanz des diabetischen Herzens wurde von Strödter und Mitarbeitern (10) am Modell des isoliert arbeitenden Rattenherzens dargestellt.

Experimentelle Untersuchungen am Modell des Streptozotocin-Diabetes der Ratte haben als Ursache einer Kardiomyopathie eine Glukoseverwertungsstörung mit entsprechend herabgesetztem Sauerstoffverbrauch und in gleicher Größe reduzierter Produktion von ATP und CP sowie reduzierter Glukoseoxidation ergeben. Die um 20 % reduzierte ATP-Produktion geht mit in gleichem Prozentsatz reduzierter Gewebsspiegel an den energiereichen Phosphaten ATP und CP einher (9-14). Damit können 3 unabhängig voneinander gemessene Parameter in kalkulierbare Relation zueinander gebracht werden.

Aktuell wird bei Typ II-Diabetikern mit noch offensichtlich klinisch normaler Herzfunktion ebenfalls ein verschlechterter myokardialer Energiestoffwechsel beschrieben mit um 35 % signifikant niedrigeren CP/ATP-Ratios (17).

Diabetes ist ein Risikofaktor für Herzinsuffizienz (18), meist als Folge einer KHK. Es gibt bei Diabetes aber auch eine unabhängige Assoziation mit der idiopathischen dilatativen Kardiomyopathie. Eine Untersuchung an 44.837 Patienten, die mit der Diagnose einer dilatativen Kardiomyopathie entlassen werden, zeigt, dass Diabetiker in dieser Gruppe signifikant häufiger vertreten sind (um den Faktor 1,75) als in einer Kontrollgruppe von 450.254 Personen (28,6 % vs. 17,2 %; CI 1,71-1,79) (19). Diese Frage der diabetischen Kardiomyopathie bleibt damit aber dennoch offen.

Bei der Frage der diabetischen Kardiomyopathie steht in der Regel die systolische Herzinsuffizienz ganz im Vordergrund. Die diastolische Herzinsuffizienz oder die LV-Dysfunktion geht jedoch häufig der systolischen Dysfunktion voraus, so dass zukünftig der diastolischen Dysfunktion als beginnender Kardiomyopathie mehr Beachtung geschenkt werden sollte.

8.3. Literatur

1. Fein FS, Sonnenblick EH: Diabetic cardiomyopathy. Prog Cardiovasc Dis 27, 255-270, 1985

2. Fein FS: Diabetic cardiomyopathy. Diabetes Care 13, Suppl 4, 1169-1179, 1990

3. Fein FS, Sonnenblick EH: Diabetic cardiomyopathy. Cardiovasc Drugs Ther 8, 65-73, 1994

4. Galderisi M, Anderson KM, Wilson PWF, Levy D: Echocardiographic evidence for the existence of a distinct diabetic cardiomyopathy (The Framingham Heart Study). Am J Cardiol 68, 85-89, 1991

5. Regan TJ: Congestive heart failure in the diabetic. Ann Rev Med 34, 161-168, 1983

6. Regan TJ, Weisse AB: Diabetic cardiomyopathy. J Am Coll Cardiol 19, 1165-1166, 1992

7. Uusitupa M, Mustonen J, Laakso M. Vainio P, Länsimies E, Talwar S, Pyörälä K: Impairment of diastolic function in middle aged Type1 (insulin-dependent) and non Type 2 (non-insulin-dependent) diabetic patients free from cardiovascular disease. Diabetologia 31, 783-791, 1988

8. Zoneraich S: Unravelling the conundrums of the diabetic heart diagnosed in 1876: Prelude to genetics. Can J Cardiol 10, 945-95, 1994

9. Strödter D: Diabetische Kardiomyopathie - Tatsache oder Fiktion? Habilitationsschrift, Gießen 1987

10. Strödter D, Willmann P, Willmann J, Federlin K, Schaper W: Results of a balance of energy in the diabetic heart, pp 383-393. In: The Diabetic Heart, edited by Nagano M and Dhalla NS, Raven Press, LTD, New York, 1991

11. Strödter D, Lehmann E, Lehmann U, Tritschler HJ, Bretzel RG, Federlin K: The influence of thioctic acid on metabolism and function of the diabetic heart. Diabet Res Clin Pract 29, 19-26, 1995

12. Strödter D, Overbeck A, Syed Ali S, Seitz S, Bretzel RG, Federlin K: Improvement of cardiac performance and metabolism in long-term diabetes mellitus after treatment with insulin. Exp Clin Endocrinol Diab 103, 354-360, 1995

13. Stroedter D, Schmidt T, Bretzel RG, Federlin K: Glucose metabolism and left ventricular dysfunction are normalized by insulin and islet transplantation in mild diabetes in the rat. Acta Diabetologica 32, 235-243, 1995

14. Stroedter D, Schmitt M, Broetz T, Federlin K, Schaper W: Reversibility of diabetic cardiomyopathy by therapeutic interventions in mild diabetes, pp 349-359. In: Cardiovascular disease in diabetes, edited by Nagano M, Mochizuki S, Dhalla NS, Kluwer Academic Publishers, Boston/Dordrecht/London, 1992

15. Borow KM, Jaspan JP, Williams KA, Neumann A, Wolinski-Walley P, Lang RM: Myocardial mechanics in young adult patients with diabetes mellitus: effects of altered load, inotropic state and dynamic exercise. J Am Coll Cardiol 15, 1508-1517, 1990

16. Starling MR: Does a clinically definable diabetic cardiomyopathy exist? J Am Coll Cardiol 15, 1518-1520, 1990

17. Scheuermann-Freestone M, Madsen PL, Manners D, Blamire AM, Buckingham RE, Styles P, Radda GK, Neubauer S, Clarke K: Abnormal cardiac and skeletal energy metabolism in patients with type 2 diabetes. Circulation 107, 3040-3046, 2003

18. Kannel WB: Vital epidemiologic clues in heart failure. J Clin Epidemiol 53, 229-235, 2000

19. Bertoni AG, Tsai A, Kasper EK, Brancati FL: Diabetes and idiopathic cardiomyopathy. A nationwide case-control study. Diabetes Care 26, 2791-2795, 2003

9. Die autonome kardiale Neuropathie

9.1. Die Ruheherzfrequenz und ihre klinische Bedeutung

Eine erhöhte sympathische Aktivität ist mit einem erhöhten Risiko bezüglich kardiovaskulärer Ereignisse, Infarkt und akutem Herztod, verbunden. Viele epidemiologische Untersuchungen haben die gesteigerte Herzfrequenz als eigenständigen Prognoseprädiktor identifiziert.

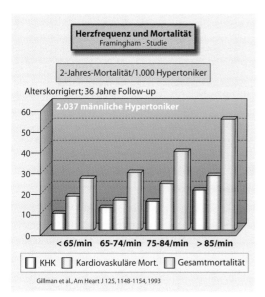

Abb. 9.1: Die Herzfrequenz als Risikoindikator.

Auch beim Diabetes besteht im Rahmen der autonomen kardialen Neuropathie zunächst durch Schädigung des Parasympathikus ein sympathikotones Übergewicht, das sich in einer Ruhetachykardie äußert. Diese Ruhetachykardie bildet sich später bei Befall des Sympathicus (Latenz ca. 5 Jahre) zurück.

Diese erhöhte sympathische Aktivität verstärkt hämodynamische wie hämostatische Risikofaktoren, begünstigt konsekutiv Plaqueruptur und Atherothrombose (1).

Frühestes Zeichen einer kardialen autonomem Neuropathie sind daher

- ein Herzfrequenzanstieg
- die Abnahme der Herzfrequenzvariabilität, also die Frequenzstarre am Tag wie in der Nacht

- die Neigung zu orthostatischen Reaktionen, dies bei Schädigung des Sympathikus

Parallel zur Schädigung der vegetativen Nervenfasern findet sich eine gestörte Wahrnehmung kardialer Schmerzen, was zum bekannten Bild der stummen Ischämie und des stummen Myokardinfarktes führt.

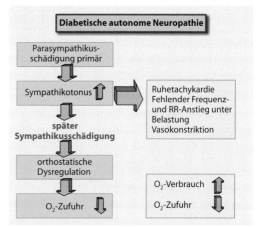

Abb. 9.2: Verlauf der diabetischen kardialen autonomen Neuropathie.

Die kardiale autonome Neuropathie kann leicht im Inspirations-/Exspirationstest (< 10 Herzaktionen/min Differenz) nachgewiesen werden, die orthostatische Dysregulation durch systolischen Blutdruckabfall von > 30 mmHg nach plötzlichem Aufstehen.

Dass bereits eine IFG (Glukose 100-125 mg/dl) mit einer signifikant reduzierten Herzfrequenzvariabilität einhergeht (bei Diabetes noch stärker reduziert), ergibt eine Analyse der Framingham-Daten (2). Die Herzfrequenzvariabilität ist somit invers assoziiert mit den Plasma-Glukosespiegeln.

Diabetiker mit autonomer Neuropathie haben häufiger kardiale Ereignisse und zeigen beim Vergleich mit Diabetikern ohne autonome Neuropathie ein verändertes zirkadianes Ischämiemuster (3). In mehreren prospektiven Studien wird eine etwa fünffach erhöhte Mortalität innerhalb von 5-10 Jahren bei Diabetikern mit autonomer Neuropathie gegenüber Diabetikern ohne diese nervale Funktionsstörung beobachtet (3). Die Daten des

Honolulu Heart Programms (4) zeigen, dass Diabetes ein Prädiktor des plötzlichen Herztodes ist bzw. dass Diabetes mit einem Risiko hinsichtlich Arrhythmie-Tod verbunden ist. Bereits bei der Diagnosestellung des Typ I-Diabetes liegt bei fast jedem fünften Patienten eine kardiale autonome Neuropathie vor. Diese kann somit nicht als Spätkomplikation aufgefasst werden (5).

9.2. QT-Zeit-Veränderungen und Spätpotentiale

Auch wird die bei Diabetikern häufige QT-Zeitverlängerung mit einer autonomen Neuropathie in Verbindung gebracht (6, 7). Eine verlängerte QT-Zeit prädisponiert wiederum zu malignen Tachyarrhythmien, Kammerflimmern bzw. akutem Herztod.

Patienten mit autonomer Neuropathie haben zudem eine verstärkte QT-Dispersion (8). Welche Bedeutung dieser bei Diabetikern nachweisbaren QT-Dispersion prognostisch zukommt (8), ist noch unklar. Erste Daten von Typ II-Diabetikern weisen daraufhin, dass die QT- und QTc-Dispersion in der Tat zuverlässige Prognoseprädiktoren darstellen (8).

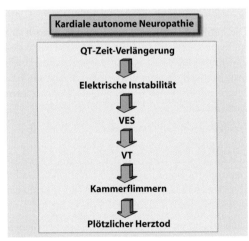

Abb. 9.3: QT-Zeit-Verlängerung und mögliche Folgen.

Das gleiche gilt auch für die in Ruhe wie unter Belastung nachweisbaren vermehrten Spätpotentiale bei Diabetes (9, 10), die bei Postinfarktpatienten ein anerkannter Prognoseprädiktor sind. Beide Parameter sind diesbezüglich beim Diabetiker durch Langzeituntersuchungen noch weiter zu validieren.

Daneben bestehen bei Diabetikern größere ^{123}Jod-MIGB-Aufnahmedefekte im Rahmen der Meta-iodo-benzylguanidin-Szintigrafie (MIBG) (5), einer Methode zur direkten Quantifizierung der kardialen sympathischen Innervation.

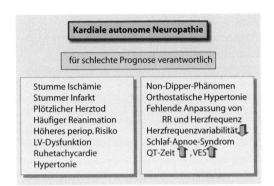

Abb. 9.4: Faktoren, die für schlechtere Prognose bei kardialer autonomer Neuropathie verantwortlich sind.

9.3. Ergebnisse therapeutischer Interventionen

Eine multifaktorielle Intervention (ACE-Hemmer, Statine, ASS, Antioxidanzien), d.h. intensive Therapie der Hyperglykämie, des Hochdrucks und der Hyperlipoproteinämie reduziert das Risiko einer autonomen Neuropathie in der STENO-Typ II-Studie (11) um 68 % (☞ Kap. 11.8.1.4.).

9.4. Autonome Neuropathie und Prognose

Inwieweit jedoch die autonome Neuropathie ein eigenständiger Risiko-Indikator ist oder nur Begleitfaktor einer fortgeschrittenen Diabetes-Erkrankung mit den verschiedensten Organkomplikationen, ist unklar. Eine spezifische Therapiestudie der autonomen Neuropathie mit entsprechenden Resultaten liegt nicht vor.

Dass eine autonome Neuropathie (2 Tests) die Prognose von Postinfarktpatienten (< 28 Tage nach Infarkt) verschlechtert, hat auch die ATRAMI-Studie (12) gezeigt (n = 1.284 Patienten, davon 17 % Diabetiker; EF im Mittel 49 %, mittlere Beobachtungszeit 21 Monate). Auch die HOORN-Studie (13) (n = 605, alle Teilnehmer bis auf bekannte Diabetiker mit oGTT untersucht): davon

282 mit NGT, 164 mit IGT, 85 mit neuer Diabetes-Diagnose, 74 mit bekanntem Diabetes, Beobachtung 9 Jahre) zeigt, dass eine gestörte autonome Funktion (7 Tests) mit einer Zunahme der Gesamtmortalität einhergeht, dies aber nur bei Patienten mit Diabetes, Hypertonie oder vorbestehender kardiovaskulärer Erkrankung!

Eine aktuelle Analyse der ARIC-Studie (n = 11.654) über 8 Jahre zeigt, dass eine erniedrigte Herzfrequenzvariabilität mit der Entwicklung einer KHK bei diesen Personen assoziiert ist, dagegen eine solche Assoziation bei den Nicht-Diabetikern nicht zu finden ist (14).

Eine umfangreiche Literaturübersicht ist von Vink und Mitarbeiter erschienen (15). In Metaanalysen einer Vielzahl publizierter Studien kann gezeigt werden, dass eine reduzierte autonome kardiovaskuläre Funktion (gemessen anhand mehrerer Parameter) nicht nur mit einem erhöhten Risiko hinsichtlich einer stummen Myokardischämie, sondern auch mit einer doppelt (relatives Risiko 2,14) so hohen Mortalität (Follow-up dieser 15 Studien 1-16 Jahre; Mortalität 30,4 % bzw. 400/1.316 Patienten vs. 13,4 % ohne autonome Neuropathie bzw. 212/1.584 Patienten; p < 0,0001) verbunden ist (15).

9.5. Die Postbelastungsherzfrequenz

Die Postbelastungsherzfrequenz wird durch den Parasympathikotonus festgelegt. Ein Frequenzrückgang ≤ 12/min nach 1 min ist ein negativer Prognoseprädiktor, vergleichbar einer interventionsbedürftigen Koronarstenose (16).

Dies gilt auch beim Typ II-Diabetiker, wie eine Untersuchung von 890 asymptomatischen Typ II-Diabetikern zeigt. Bei einem Frequenzrückgang ≤ 12 Schläge/min ist nicht nur die Mortalität, sondern auch die kardiovaskuläre Ereignisrate in 5 Jahren am höchsten (17).

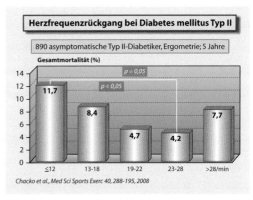

Chacko et al., Med Sci Sports Exerc 40, 288-195, 2008

Abb. 9.5: Prognose und Herzfrequenzrückgang bei asymptomatischen Typ II-Diabetikern.

9.6. Zusammenfassung

- Die kardiale autonome Neuropathie macht sich zunächst durch Frequenzanstieg, Frequenzstarre und Neigung zu orthostatischen Reaktionen bemerkbar
- Diabetiker mit autonomer Neuropathie haben häufiger kardiale Ereignisse
- Aufgrund der Neuropathie fehlt die kardiale Schmerzwahrnehmung, was die hier beobachtete stumme Ischämie und den stummen Myokardinfarkt erklärt
- Der nach Belastung zu geringe Herzfrequenzrückgang ≤ 12/min in der 1. Postbelastungsminute ist auch beim Diabetiker ein negativer Prognoseprädiktor und gilt als Störung des Parasympathikus, zeigt damit auch ein Überwiegen des Sympathikotonus an

9.7. Literatur

1. Muller JE, Tofler GH, Stone PH : Circadian variation and triggers of onset of acute cardiovascular disease. Circulation 79, 733-743, 1989

2. Singh JP, Larson MG, O'Donnell CJ, Wilson PF, Tsuji H, Lloyd-Jones DM, Levy D: Association of hyperglycemia with reduced heart rate variability (the Framingham Heart Study). Am J Cardiol 86, 309-312, 2000

3. Zarich S, Waxman S, Freeman RT, Mittleman M, Hegarty P, Nesto RW: Effect of autonomic nervous system dysfunction on the circadian pattern of myocardial ischemia in diabetes mellitus. J Am Coll Cardiol 24, 956-962, 1994

4. Curb JD, Rodriguez BL, Burchfiel BM, Abbott RD, Chiu D, Yano K: Sudden death, impaired glucose tole-

rance, and diabetes in Japanese American men. Circulation 91, 2591-2595, 1995

5. Ziegler D, Weise F, Langen KJ, Piolot R, Boy C, Hubinger A, Muller-Gartner HW, Gries FA: Effect of glycaemic control on myocardial sympathetic innervation assessed by (123I) metaiodobenzylguanidine scintigraphy: a 4-year prospective study in IDDM patients. Diabetologia 41, 443-451, 1998

6. Kahn JK, Sisson JC, Vinik AI: QT-interval prolongation and sudden cardiac death in diabetic autonomic neuropathy. J Clin Endocrinol Metab 64, 751-754, 1987

7. Wei K, Dorian P, Newman D, Lander A: Association between QT disperson and autonomic dysfunction in patients with diabetes mellitus. J Am Coll Cardiol 26, 859-863, 1995

8. Naas AAO, Davidson NC, Thompson C, Cummings F, Ogston SA, Jung RT, Newton RW, Struthers AD: QT and QTc disperson are accurate predictors of cardiac death in newly diagnosed non-insulin dependent diabetes: cohort study. Brit Med J 316, 745-746, 1998

9. Schöttler J, Federlin K, Strödter D: Erhöhte Inzidenz ventrikulärer Spätpotentiale nach Ergometriebelastung bei Diabetikern. Diabet Stoffw 6, Suppl. 3, 32, 1997

10. Wagner R, Federlin K, Strödter D: Hohe Prävalenz ventrikulärer Spätpotentiale bei Diabetikern. Diabet Stoffw 6, Suppl. 3, 36, 1997

11. Gaede P, Vedel P, Parving HH, Pedersen O: Intensified multifactorial intervention in patients with type 2 diabetes mellitus and microalbuminuria: the Steno type 2 randomised study. Lancet 353, 617-622, 1999

12. La Rovere MT, Bigger JT Jr, Marcus FI, Mortara A, Schwartz PJ, for the ATRAMI (Autonomic Tone and Reflexes After Myocardial Infarction) Investigators: Baroreflex sensitivity and heart rate variability in prediction of total cardiac mortality after myocardial infarction. Lancet 351, 478-484, 1998

13. Gerritsen J, Dekker JM, TenVoorde BJ, Kostense PJ, Heine RJ, Bouter LM, Heethaar RM, Stehouwer CDA: Impaired autonomic function is associated with increased mortality, especially in subjects with diabetes, hypertension, or a history of cardiovascular disease. Diabetes Care 24, 1793-1798, 2001

14. Liao D, Carnethon M, Evans GM, Cascio WE, Heiss G: Lower heart rate variability is associated with the development of coronary heart disease in individuals with diabetes. The atherosclerosis Risk In Communities (ARIC) study. Diabetes 51, 3524-3531, 2002

15. Vink AI, Maser RE, Mitchell BD, Freeman R: Diabetic autonomic neuropathy. Diabetes Care 26, 1553-1579, 2003

16. Vivekananthan DP, Blackstone EH, Pothier CE, Lauer MS: Heart rate recovery after exercise is a predictor of mortality, independent of the angiographic severity of coronary disease. J Am Coll Cardiol 42, 831-838, 2003

17. Chacko KM, Bauer TA, Dale RA, Dixon JA, Schrier RW, Estacio RO: Heart rate recovery predicts mortality and cardiovascular events in patients with type 2 diabetes. Med Sci Sports Exerc 40 288-295, 2008

10. Diabetes und Hypertonie - eine unheilvolle Allianz

10.1. Häufigkeit der Kombination von Diabetes und Hypertonie

Diabetes und Hypertonie sind häufige Erkrankungen. Die Koinzidenz beider Erkrankungen ist darüber hinaus groß und von der Pathogenese her erklärbar. Hochdruck kommt bei Diabetikern doppelt so häufig vor wie bei Nicht-Diabetikern (1). Diese Kombination ist auf Grund ihrer synergistischen Auslösung kardiovaskulärer Folgeerkrankungen besonders ungünstig, ja wird aus prognostischer Sicht als gefährliche Allianz beurteilt. Eine Differenzierung zwischen Typ I- und Typ II-Diabetes ist bei dieser Kombination notwendig.

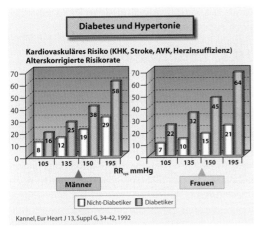

Abb. 10.1: Das kardiovaskuläre Risiko bei Hypertonus und Diabetes.

10.1.1. Typ I-Diabetes und Hypertonie - Häufigkeit und Pathogenese

Während Typ I-Diabetiker zum Zeitpunkt der Diagnose bezüglich Hypertonievorkommen zunächst unauffällig sind, steigt bei diesen Patienten die kumulative Prävalenz der Hypertonie im Laufe von 30 Jahren auf ca. 40 % an (2). Dieser Anstieg wird bei Auftreten einer Mikroalbuminurie beobachtet, also erst mit Entwicklung einer diabetischen Nephropathie. Typ I-Diabetiker, die keine Nephropathie entwickeln, haben dagegen nicht häufiger eine Hypertonie (2). Somit entspricht der Hochdruck bei Typ I-Diabetikern einer sekundä-

ren renalen Hypertonie (3), d.h. die Nierenschädigung führt hier zum Hochdruck. Die Mikroalbuminurie (30-300 mg/d) geht dabei der sekundären Hypertonie um Jahre voraus (4). Bei Auftreten bzw. Nachweis einer Makroalbuminurie liegt dann bereits meist eine behandlungsbedürftige Hypertonie vor.

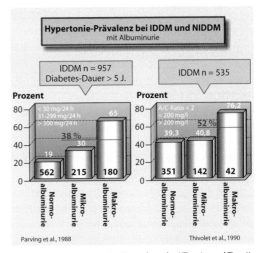

Abb. 10.2: Hypertonie-Prävalenz bei Typ I- und Typ II-Diabetes.

10.1.2. Typ II-Diabetes und Hypertonie - Häufigkeit und Pathogenese

Ganz anders ist die Situation dagegen beim Typ II-Diabetiker. Zum Zeitpunkt der Diagnosestellung haben hier bereits 50 % einen Hypertonus. Die Häufigkeit erhöhter Blutdruckwerte oder eines abnormalen Blutdrucktagesprofils wird mit 80 % angegeben (5). Dagegen beträgt die Prävalenz der essentiellen Hypertonie in der erwachsenen Bevölkerung "nur" 15-20 %. Im Verlauf von 30 Jahren steigt dieser Prozentsatz bei Typ II-Diabetikern auf 75-80 % an.

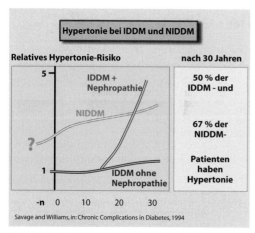

Abb. 10.3: Zusammenhang zwischen Diabetes und Auftreten einer Hypertonie.

Bei Diabetikern führt die essentielle Hypertonie zur Nierenschädigung. Die Nierenschädigung ist hier somit Folge des Hochdrucks. Die Renalisierung des Hochdrucks in Verbindung mit dem Diabetes fördert letztlich im Sinne eines Circulus vitiosus die Entwicklung der Niereninsuffizienz.

Auch in der HyperGen-Studie (20 % Diabetiker) fällt auf, dass die Diagnose eines Diabetes im Mittel im Alter von 48 ± 12 Jahren gestellt wird, die Diagnose eines Hypertonus jedoch bereits 9 Jahre zuvor, im Alter von 39 ± 12 Jahren, gestellt wurde (6). Auf diese Zusammenhänge wird im Kap. 12. (metabolisches Syndrom) näher eingegangen.

Typ II-Diabetiker sind meist adipös. Adipositas per se ist aber auch mit vermehrtem Hypertonie-Vorkommen assoziiert. Eine Hypertonie ist bei den adipösen Diabetikern wiederum häufiger als bei den adipösen Nicht-Diabetikern (7).

Neben Hochdruck und Adipositas findet sich vor Manifestation eines Typ II-Diabetes häufig eine Fettstoffwechselstörung und Glukoseintoleranz. Die Insulinresistenz und konsekutiv die Hyperinsulinämie sind somit bei diesen Patienten offensichtlich ein wesentlicher Faktor in der Genese der Hypertonie (8). Mindestens 50 % aller Typ II-Diabetiker haben einen Hypertonus (8). Bei dieser Mengenangabe ist allerdings von der alten Definition der Hypertonie auszugehen!

Bei Berücksichtigung heutiger Hypertonie-Kriterien (≥ 140/90 mmHg, früher ≥ 160/95 mmHg) haben in einer australischen Studie konsekutiv untersuchter Typ II-Diabetiker (n = 2.331) immerhin

69 % einen Hypertonus mit Blutdruck-Werten > 140/> 90 mmHg (9)!

10.2. Behandlungsstand bei Diabetes und Hypertonie

In dieser australischen Studie (9) nehmen nur 59 % der hypertensiven Diabetiker antihypertensive Medikamente, der Rest ist unbehandelt. Nur 31 % der behandelten Diabetiker sind seitens des Hochdrucks adäquat therapiert, der größte Teil aber, nämlich 69 %, ist suboptimal therapiert.

Diese unzufriedenstellende Situation ist auch allgemein von Hypertonikern, aber auch von der Sekundärprävention bei Postinfarktpatienten her bekannt. Da Diabetiker die gleiche Prognose wie nicht-diabetische Postinfarktpatienten haben (10), ist die inkonsequente Therapie trotz leicht zu stellender Diagnose aber gerade beim hypertensiven Diabetiker um so folgenreicher als der Hypertonus das kardiovaskuläre Risiko der Diabetiker noch einmal verdoppelt.

10.3. Kardiovaskuläres Risiko bei Diabetes und Hypertonie

10.3.1. Das Risiko dieser Koinzidenz allgemein

Das gemeinsame Auftreten von Diabetes und Hypertonie beim gleichen Patienten ist für das kardiovaskuläre System eine Risikokonstellation höchster Brisanz (11-16). Dies wird nur noch durch das metabolische Syndrom, bei dem weitere Risikofaktoren noch hinzukommen, überboten. Das Apoplex-Risiko, ja das Risiko für jedes kardiovaskuläre Ereignis, verdoppelt sich bei dieser Konstellation (16, 17).

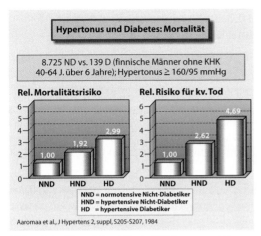

Abb. 10.4: Mortalitätsrisiko bei Diabetes und Hypertonie vs. Hypertonie und Normotonie.

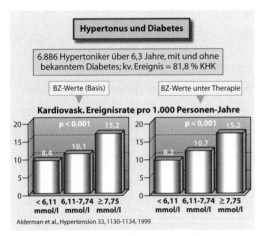

Abb. 10.5: Prognose bei Diabetes und Hypertonie in Abhängigkeit von der Glukoseeinstellung.

Auch das Ergebnis der Whitehall-Studie weist auf diese ungünstige Kombination hin (18). Hypertoniker mit gestörter Glukosetoleranz haben hier eine vierfach höhere KHK-Mortalität als Normotoniker mit unauffälligem Glukosestoffwechsel.

Aber auch in der WHO Multinational Study of Vascular Disease in Diabetes ist die kardiovaskuläre Mortalität bei Diabetes (Typ I- und Typ II-Diabetes) 2-3mal höher als bei normotensiven Diabetikern (19).

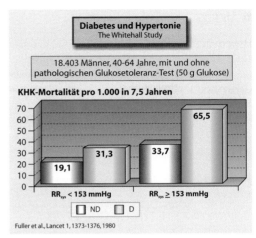

Abb. 10.6: Ergebnis der Whitehall-Studie bei gestörter Glukosetoleranz.

Die Hypertonie ist wie in der Allgemeinbevölkerung auch beim Diabetiker ein unabhängiger Risikofaktor für KHK und Apoplex. Bei Diabetes wird aber durch einen begleitenden Hypertonus die Atheroskleroseentwicklung wesentlich beschleunigt. Dies ist nicht nur mit einer Zunahme der Häufigkeit der KHK und der Apoplexe verbunden, sondern auch mit einem verstärkten Fortschreiten der Nephropathie bis hin zur Niereninsuffizienz und der Retinopathie bis hin zur Erblindung.

Hypertoniker, die von ihrem Diabetes wissen, haben in 6 Jahren ein doppelt so hohes kardiovaskuläres Ereignisrisiko wie Hypertoniker, die nicht bewusst an Diabetes erkrankt sind (20,8 vs. 8,6/1.000; n = 6.886) (13).

In Placebo-kontrollierten prospektiven Studien bei Älteren verdoppelt sich bei Diabetikern mit Hochdruck das Risiko für

- Apoplex
- kardiovaskuläre Mortalität und
- Gesamtmortalität

im Vergleich zu nicht-diabetischen Patienten mit Hypertonus (20-24). Diese Resultate seien näher dargestellt.

10.3.2. Apoplexe und kognitive Folgen

■ HOT-Studie

Die hypertensiven Diabetiker haben ein 2,5fach höheres Risiko für einen Apoplex als die nicht-diabetischen Hypertoniker (24).

■ UKPDS

Hypertensive Diabetiker haben 2,47 mal häufiger einen Apoplex als normotensive Typ II-Diabetiker (25). Beim Vergleich von systolischen Blutdruckwerten von 110-120 mmHg mit Werten von 130-140 mmHg, also Werten im oberen Normbereich, ist dieses Risiko bereits doppelt so hoch, bei Blutdruckwerten zwischen 150-160 mmHg dreimal so hoch.

■ Finnische Studie

(n = 8.077 Männer, 8.572 Frauen, Beobachtung über 16,4 Jahre). Das Mortalitätsrisiko durch Apoplex wird durch Diabetes bei Männern um das 6fache, bei Frauen um des 8fache erhöht (20).

■ Framingham-Studie

Die Kombination von Diabetes und Hypertonie erhöht das Risiko einer deutlichen Minderung der kognitiven Fähigkeiten (26).

■ ARIC-Studie

Patienten mit Diabetes und/oder Hypertonie (47-70 Jahre) haben in 6 Jahren einen signifikant größeren Rückgang der kognitiven Fähigkeiten als vergleichbare andere Personen dieser Altersgruppe (Gesamtkollektiv n = 10.963) ohne diese Erkrankungen. Während Diabetes mit dem größten Abfall an kognitiven Fähigkeiten verbunden ist, ist der Hypertonus ohne Diabetes diesbezüglich nur ein Risikofaktor bei über 58jährigen. Selbst bei der Subgruppe der 47-57jährigen Diabetiker ist bereits eine Minderung der kognitiven Eigenschaften erkennbar. Für Rauchen oder Hyperlipidämie wird dagegen diesbezüglich kein Zusammenhang gefunden (27).

■ Studie der Osteoporotic Fractures Research Group

Ähnliche Ergebnisse erbringt diese prospektive Kohortenstudie (28) an ≥ 65jährigen Frauen (n = 9.679), von denen 682 Diabetiker (7 % %) sind (3 Tests). Die Diabetikerinnen haben bereits zu Beginn der Studie geringere kognitive Fähigkeiten. Der Funktionsabfall dieser Fähigkeiten ist zudem über die Zeit von 3 und 6 Jahren bei diesen Diabetikerinnen deutlich stärker als bei den Nicht-Diabetikerinnen.

10.3.3. Kardiovaskuläre Mortalität und KHK-Mortalität

■ Finnische Studie

(n = 139 männliche Diabetiker vs. 8.725 Nicht-Diabetiker, über 6 Jahre, 40-64 Jahre alt, initial keine kardiovaskuläre Erkrankung). Im Vergleich zu normotensiven Nicht-Diabetikern beträgt die alters-korrigierte Mortalitätsrate bei hypertensiven Nicht-Diabetikern 1,93, dagegen 2,99 bei hypertensiven Diabetikern.

Ebenfalls im Vergleich zu normotensiven Nicht-Diabetikern beträgt das kardiovaskuläre Mortalitätsrisiko bei hypertensiven Nicht-Diabetikern 2,62, dagegen bei hypertensiven Diabetikern bereits 4,69 (17). Gleiche Resultate ergaben andere Untersuchungen (7, 18).

■ Whitehall-Studie

Hypertoniker mit gestörter Glukosetoleranz haben eine 4 mal höhere KHK-Mortalität als Normotoniker ohne gestörte Glukosetoleranz (18).

■ Hypertension in Diabetes Study Group

Im Vergleich mit nicht-diabetischen Kontrollpersonen haben hypertensive Typ II-Diabetiker ein etwa vierfach erhöhtes kardiovaskuläres Mortalitäts- und Morbiditätsrisiko (7).

10.3.4. Retinopathie, Nephropathie, Linksherzhypertrophie

Weitere Veränderungen betreffen die

- Nephropathie
- Retinopathie
- LVH

Auch hier verdoppelt sich bei Koinzidenz von Diabetes und Hochdruck das Risiko.

■ Nephropathie

Hochdruck ist auch ein ganz wesentlicher Risikofaktor für die Progredienz der diabetischen Nephropathie (29, 30).

■ Retinopathie

Das Gleiche gilt auch für die Retinopathie. Bei Pima-Indianern mit Typ II-Diabetes und systolischen Blutdruckwerten von mindestens 145 mmHg ist die Retinopathie mit Exsudaten doppelt so häufig wie bei Diabetikern mit Blutdruckwerten < 125 mmHg systolisch (31).

Bei Patienten mit Diabetes-Diagnosestellung nach dem 30. Lebensjahr erhöhen höhere systolische Blutdruckwerte die Prävalenz und den Schweregrad einer Retinopathie, p < 0,001. Kein Unterschied findet sich dagegen bezüglich des diastolischen Blutdruckes (32). Typ II-Diabetiker mit Blutdruckwerten über 140 mmHg entwickeln häufiger eine Retinopathie als solche mit Blutdruckwerten < 140 mmHg (33).

■ Linksventrikuläre Hypertrophie (LVH)

Hypertensive Diabetiker haben bei gleichen Blutdruckwerten häufiger eine LVH (Devereux-Kriterien > 134 g/m^2) als Nicht-Diabetiker, 72 % vs. 32 %! Auch sind die Wanddicken und der LVMI bei den hypertensiven Diabetikern signifikant größer als bei nicht-diabetischen Hypertonikern und normotensiven Diabetikern (34).

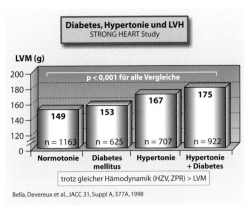

Abb. 10.7: Ergebnisse der STRONG HEART Study zur LVH bei Diabetes und Hypertonie.

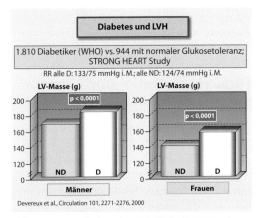

Abb. 10.8: Ergebnisse der STRONG HEART Study zur LVH bei nicht-insulinpflichtigen Diabetikern vs. Nicht-Diabetikern.

Parallel dazu entwickelt sich beim normotonen Diabetiker eine diastolische LV-Dysfunktion, die hier ausgeprägter ist als beim normotonen Nicht-Diabetiker, beim diabetischen Hypertoniker wiederum stärker nachweisbar ist als beim nicht-diabetischen Hypertoniker.

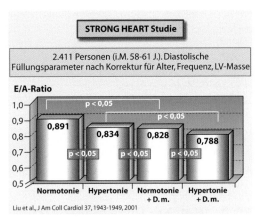

Abb. 10.9: Ergebnisse der STRONG HEART Study zur diastolischen Funktion bei Diabetes und Hypertonie.

10.3.5. Systolischer Blutdruck und Organkomplikationen in UKPDS

Die Inzidenz klinischer Komplikationen ist signifikant mit dem systolischen Blutdruck assoziiert. Zwischen systolischen Blutdruckwerten von 114 bis 168 mmHg (so der Median der Blutdruckwerte von 3.642 in diese Analyse einbezogenen Patienten der UKPDS) ist jeder Abfall im systolischen Druck um 10 mmHg mit einer Abnahme

- jedes Diabetes-bezogenen Endpunktes um 12 % (p < 0,0001)
- Diabetes-bezogener Todesfälle um 15 % (p < 0,0001)
- der Myokardinfarkte um 11 % (p < 0,0001) und
- mikrovaskulärer Komplikationen um 13 % (p < 0,0001) verbunden (35)

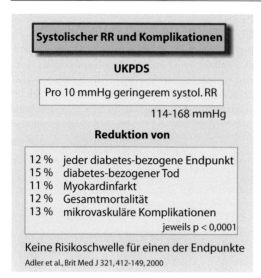

Abb. 10.10: Systolischer Blutdruck und Endpunkte in UKPDS.

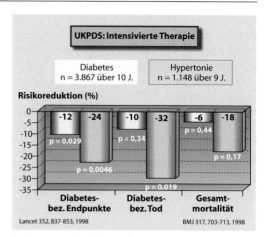

Abb. 10.11: Ergebnisse bei intensivierter Diabetes-Therapie vs. intensivierter Hochdruck-Therapie in UKPDS.

10.4. Welcher Risikofaktor ist gefährlicher - Hypertonie oder Diabetes?

Die UKPDS-Studie zeigt, dass der erhöhte Blutdruck ein strengerer Risikofaktor für makrovaskuläre Ereignisse ist als der erhöhte Blutzuckerspiegel. Pro 10 mmHg Blutdruckanstieg steigt das Risiko um 15 % verglichen mit einem Anstieg des Risikos von 11 % pro 1 % Anstieg des HbA_{1c} (36). Folglich ist die intensivierte Hochdrucktherapie in dieser Studie bei der Verhinderung der Endpunkte der intensivierten Diabetestherapie um den Faktor 2-3 überlegen.

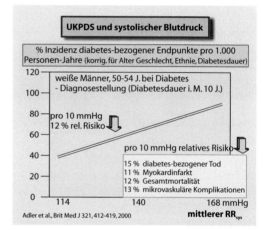

Abb. 10.12: Ergebnisse bei Senkung des systolischen Blutdrucks in UKPDS.

10.5. Hypertonie- und Normotonie-Definition heute

Die Hypertonie-Definition hat sich seit 1959 (WHO) ganz eindeutig zu niedrigeren Druckwerten verändert. Auf Grund der Daten der HOT- und UKPDS-Studie hat die WHO/ISH die Normotonie und die Therapieziele bei Hypertonie neu definiert, auch für Diabetiker mit und ohne Nephropathie (37). Die entsprechenden Fachgesellschaften haben sich angeschlossen (ESC/ESH, ESC/EASD, AHA/ADA) (38-40).

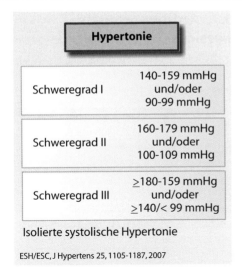

Abb. 10.13: Hypertonie-Stadien heute.

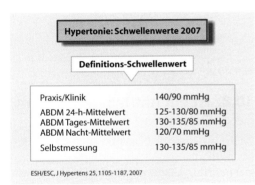

Abb. 10.14: Hypertonie-Schwellenwerte bei unterschiedlichen Blutdruck-Messarten.

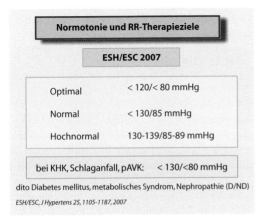

Abb. 10.15: Normotonie-Definition heute.

10.6. Hypertonie und Risikostratifizierung

Wenngleich bei Schweregrad I der Hypertonie ohne weitere Risikofaktoren das kardiovaskuläre Risiko gering ist, sind Diabetiker mit dem gleichen Hypertonie-Schweregrad bereits Hochrisikopatienten (definiert als 20-30 % kardiovaskuläre Ereignisse in 10 Jahren). Diabetiker mit z.B. diabetischer Nephropathie haben ein sehr hohes kardiovaskuläres Risiko, also ein noch höheres Risiko, definiert als absolutes Risiko hinsichtlich kardiovaskulärer Ereignisse von > 30 % in 10 Jahren (37).

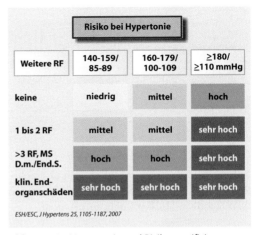

Abb. 10.16: Hypertonie und Risikostratifizierung.

Abb. 10.17: Parameter zur Risikostratifizierung.

Der Diabetes mellitus, aber auch das metabolische Syndrom, zählen somit wie 3 nicht-diabetische Risikofaktoren oder wie bereits eingetretene Endorganschäden.

Bei hohem und sehr hohem Risiko ist sofort eine antihypertensive Therapie einzuleiten. Die Richtigkeit dieser Beurteilung der WHO/ISH 1999 ist durch die VALUE-Studie Jahre danach eindrucksvoll bestätigt worden. Bei Hochrisiko-Patienten sollte der Blutdruck in 2-4 Wochen eingestellt sein und nicht erst in 3-6 Monaten.

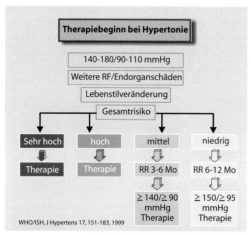

Abb. 10.18: Hypertonie und Therapie-Indikation.

Selbst bei Normotonie ist bei hohem und sehr hohem Risiko eine antihypertensive Therapie mit dem Ziel RR < 130/80 mmHg anzustreben.

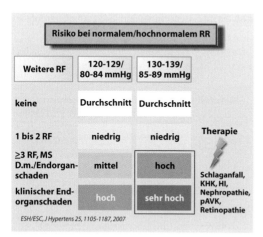

Abb. 10.19: Risiko bei normalem/hochnormalem Risiko und Therapieindikation.

10.7. Antihypertensiva-Übersicht

Zur Hochdruck-Therapie bietet sich eine Vielzahl von Antihypertensiva an.

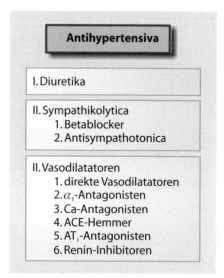

Abb. 10.20: Übersicht über die Antihypertensiva.

10.8. Ist ein Antihypertensivum beim Diabetiker 1. Wahl?

Da der hypertensive Diabetiker ein besonders hohes Morbiditäts- und Mortalitätsrisiko hat, sind hier bereits in kürzerer Therapiezeit Unterschiede im antihypertensiven Therapieerfolg als beim nicht-diabetischen Hypertoniker zu erwarten. Untersuchungsergebnisse zu dieser Frage bezüglich Mortalität, kardialer und cerebraler Morbidität wie auch mikroangiopathischer Veränderungen (Nephropathie, Retinopathie, Neuropathie) liegen vor.

10.8.1. Die ABCD-Studie

☞ (41)

470 Typ II-Diabetiker mit Hochdruck bekommen entweder den Ca-Antagonisten Nisoldipin (Ausgangs-RR 155/98 mmHg, mittleres Alter 57,2 Jahre) oder den ACE-Hemmer Enalapril (Ausgangs-RR 156/98 mmHg, mittleres Alter 57,7 Jahre) über 5 Jahre. Ziel der Studie, die auch über einen normotensiven Arm verfügt, ist der Vergleich einer moderaten RR-Senkung (80-89 mmHg diastolisch) versus intensiver RR-Kontrolle (75 mmHg).

- Unter Enalapril ist das Risiko für tödlichen und nicht-tödlichen Myokardinfarkt um den Faktor 5 niedriger als unter Nisoldipin (5 vs. 25 Fälle; p = 0,001), allerdings ein sekundärer Endpunkt

Nicht-tödliche Infarkte sind unter Nisoldipin um das 4,8fache häufiger (22 vs. 5; p = 0,001). Damit ist der ACE-Hemmer dem Ca-Antagonisten in der Reduktion dieser Endpunkte überlegen.

Ein signifikanter Unterschied bei kardiovaskulären Todesfälle (5 vs. 10), Gesamtmortalität oder Herzinsuffizienz findet sich dagegen nicht.

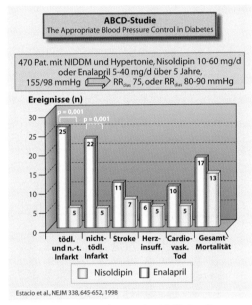

Abb. 10.21: Die Ergebnisse der ABCD-Studie.

10.8.2. Die FACET-Studie

☞ (42)

Eingeschlossen in diese Studie sind 380 Typ II-Diabetiker mit Hypertonie (> 140/> 90 mmHg, im Mittel 170/95 mmHg in der Fosinoprilgruppe vs. 171/94 mmHg). Sie werden randomisiert einer offenen Therapie mit 20 mg/d Fosinopril oder 10 mg/d Amlodipin zugeführt. Die Beobachtungsdauer beträgt 3,5 Jahre.

> Unter dem ACE-Hemmer ist das Risiko für den kombinierten Endpunkt (Myokardinfarkt, Apoplex oder Hospitalisation wegen Angina pectoris) um 49 % geringer (14/189 vs. 27/191), p = 0,03.

Somit ergeben diese beiden, allerdings nicht großen Studien (ABCD, FACET) bei Diabetikern, eine Überlegenheit des ACE-Hemmers gegenüber dem Ca-Antagonisten hinsichtlich Mortalitäts- und Morbiditätssenkung.

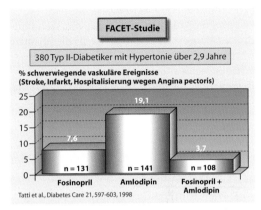

Abb. 10.22: Die Kombination ACE-Hemmer plus Ca-Antagonist vs. Monotherapeutika in der FACET-Studie.

10.8.3. Die UKPDS-Studie

☞ (43)

In dieser Untergruppe der UKPDS werden 1.148 hypertensive Typ II-Diabetiker (mittleres Alter 56 Jahre, RR im Mittel 160/94 mmHg) 2 Therapiestrategien mit dem Ziel RR < 150/85 mmHg zugeführt. Hiervon wiederum werden 758 Patienten streng eingestellt, 358 Patienten primär mit Atenolol bis 100 mg/d (erreichter RR 144/83 mmHg), 400 Patienten primär mit Captopril bis 2 x 50 mg/d (erreichter RR 143/81 mmHg). Der Unterschied ist systolisch nicht signifikant, allerdings diastolisch (p = 0,02). 27 % der Captopril-Patienten brauchen allerdings 3 oder mehr Antihypertensiva, in der Atenolol-Gruppe sind dies 31 %. Darüber hinaus nehmen 22 % bei der letzten Kontrolle nicht mehr Captopril, 35 % nicht mehr den Betablocker Atenolol (p < 0,0001).

- Die mittlere Gewichtszunahme ist in der Atenolol-Gruppe größer (3,4 kg vs. 1,6 kg; p = 0,02)
- Die klinischen Diabetes-bezogenen makrovaskulären tödlichen und nicht-tödlichen Endpunkte sind unter beiden Therapieregimen gleich
- Auch bezüglich Verschlechterung einer Retinopathie um 2 Schweregrade finden sich keine signifikanten Unterschiede (37 % vs. 37 %)

- Hinsichtlich des Auftretens einer Albuminurie ≥ 300 mg/d findet sich ebenfalls kein signifikanter Unterschied (5 % unter Captopril vs. 9 % unter Atenolol; p = 0,09)

- Die Kreatininwerte sind zwischen den Gruppen ebenfalls nicht unterschiedlich

Die Autoren kommen zu dem Schluss, dass Blutdrucksenkung wohl wichtiger ist als die benutzte Medikation. Einschränkend muss jedoch festgehalten werden, dass eine vergleichende Monotherapie, die eine solche Aussage erlauben könnte, hier nicht durchgeführt wurde!

- Der primäre Endpunkt (kardiovaskulärer Tod, Myokardinfarkt, Herzinsuffizienz, Apoplex) ist unter Nifedipin nicht seltener (6,5 % vs. 5,8 %; p = 0,35)

- Ernstere Nebenwirkungen betreffen häufiger das Diuretikum als den Ca-Antagonisten (880 vs. 796; p = 0,02)

- Nifedipin wird dagegen in 8 % wegen peripherer Ödeme abgesetzt, p < 0,0001

- Unter Nifedipin findet sich jedoch signifikant seltener eine Gicht, eine pAVK, ein Diabetes oder eine Verschlechterung der Nierenfunktion (GFR)

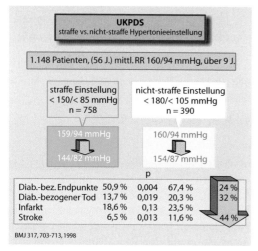

Abb. 10.23: Ergebnisse der UKPDS. Vergleich von Betablocker vs. ACE-Hemmer bei straffer Hypertonie-Einstellung.

10.8.4. Die INSIGHT-Studie

☞ (44)

Hier geht es primär um die Frage, ob Nifedipin GITS bei hypertensiven Hochrisikopatienten effektiver ist als eine diuretische Medikation mit Hydrochlorothiazid plus Amilorid. Eingeschlossen sind 6.321 Hypertoniker (50-80 Jahre, mit RR-Werten ≥ 150/95 mmHg oder RR ≥ 160 mmHg systolisch) mit wenigstens einem weiteren kardiovaskulären Risikofaktor. Der Blutdruck liegt im Mittel bei 173/99 mmHg und fällt unter der Therapie auf 138/82 mmHg, Beobachtungsdauer 51 Monate. 23,7 % der untersuchten Patienten haben eine isolierte systolische Hypertonie.

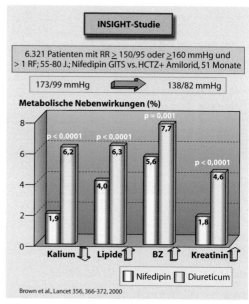

Abb. 10.24: Metabolische Nebenwirkungen von Nifedipin und Diuretika in der INSIGHT-Studie.

10.8.4.1. Die Diabetiker in der INSIGHT-Studie

20,6 % der Studienteilnehmer sind Diabetiker. Erwartungsgemäß ist auch in der Diabetes-Subgruppe das Risiko für den primären Endpunkte deutlich höher:

- unter Nifedipin 8,3 %

- unter dem Diuretikum 8,4 % % (n.s.)

- damit findet sich trotz günstiger metabolischer Effekte weder im Gesamt- noch im Diabetikerkollektiv in diesem Endpunkt kein Vorteil für Nifedipin

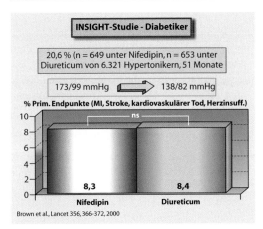

Abb. 10.25: Ergebnisse der INSIGHT-Studie bei den Diabetikern.

10.8.5. Die ALLHAT-Studie

☞ (45, 46)

Die ALLHAT-Studie umfasst 42.448 Hochrisiko-Hypertoniker (≥ 55 Jahre), davon 15.297 Diabetiker (36 %) mit einer geplanten Therapie über 6 Jahre mit Diuretikum (Chlorthalidon), Alpha-1-Blocker (Doxazosin), Ca-Antagonisten (Amlodipin), ACE-Hemmer (Lisinopril). Endpunkte sind: Tödliche und nicht-tödliche KHK, ACB-OP, Angina pectoris, Herzinsuffizienz. Somit war von dieser Studie eine wesentliche Information bezüglich der antihypertensiven Therapie auch beim älteren Diabetiker zu erwarten (46).

10.8.5.1. Der Alphablocker-Arm

In diesem vorab publizierten Teilergebnis der ALLHAT-Studie (Vergleich Chlorthalidon, n = 15.268, vs. Alphablocker Doxazosin, n = 9.067; Beobachtungszeit 3,3 Jahre) (45) profitieren die Hypertoniker (n = 24.335), die ebenfalls mindestens einen weiteren kardiovaskulären Risikofaktor haben müssen, von den günstigen Stoffwechseleffekten des Alphablockers im Vergleich zum Diuretikum nicht.

- Es finden sich bei gleicher Drucksenkung gleiche Resultate bezüglich des primären Endpunktes tödlicher und nicht-tödlicher Myokardinfarkt (Doxazosin: 6,26 % vs. 6,3 % unter Chlorthalidon; p = 0,71)

- Die Gesamtmortalität ist auch nicht unterschiedlich (9,62 % vs. 9,08 %)

- Der kombinierte sekundäre kardiovaskuläre Endpunkt (KHK-Tod, nicht-tödlicher Myokardinfarkt, Stroke, Angina, Koronar-Revaskularisation, Herzinsuffizienz) ist unter Doxazosin um 25 % häufiger (25,45 % vs. 21,76 %; p < 0,001)

- Dies ist vor allem durch eine doppelt so häufig nachweisbare Herzinsuffizienz bedingt (relatives Risiko 2,04; p < 0,001)

Somit findet sich unter dem Diuretikum das gleiche Risiko hinsichtlich KHK-Tod und nicht-tödlichem Myokardinfarkt wie unter dem Alphablocker. Das Diuretikum senkt jedoch das Risiko bezüglich kombinierter kardiovaskulärer Endpunkte signifikant, vor allem das Risiko der Herzinsuffizienz. Seitdem spielt der Alphablocker nur noch eine nachgeordnete Rolle in der Hochdrucktherapie.

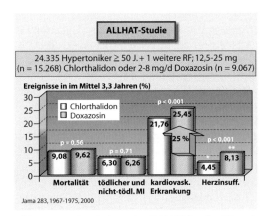

Abb. 10.26: Ergebnisse der ALLHAT-Studie (Diuretikum vs. Alphablocker).

10.8.5.2. Die Diabetiker im Alphablocker-Arm der ALLHAT-Studie

35,1 % (Doxazosin) bzw. 35,9 % (Diuretikum) der Patienten dieser Studie sind Typ II-Diabetiker.

- Bezüglich des kombinierten vaskulären Endpunktes profitieren die Diabetiker nicht von den günstigen Stoffwechseleffekten des Alphablockers. Das relative Risiko ist diesbezüglich bei Diabetikern wie Nicht-Diabetikern erhöht (1,24 vs. 1,26, jeweils p < 0,001)

- Das Gleiche gilt auch hinsichtlich der Herzinsuffizienz (relatives Risiko 2,14 beim Diabetiker vs. 1,99 beim Nicht-Diabetiker, jeweils p < 0,0017)

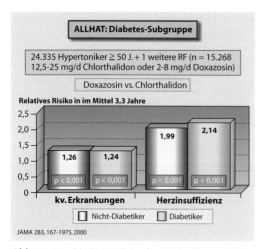

Abb. 10.27: Die ALLHAT-Studie - Diabetiker vs. Nicht-Diabetiker im Diuretikum- vs. Alphablocker-Arm.

10.8.5.3. Der Chlorthalidon-, Amlodipin- und Lisinopril-Arm

☞ (47)

In diesem Arm werden 33.357 ältere Hypertoniker (≥ 55 Jahre, im Mittel 66,9 Jahre, 35 % Afro-Amerikaner!) über im Mittel 4,9 Jahre untersucht. Der Ausgangs-Blutdruck beträgt im Mittel 146,2/84 mmHg und liegt nach 5 Jahren (Chlorthalidon-Gruppe) bei 133,9/75,4 mmHg. Medikation: Chlorthalidon 12,5-25 mg (n = 15.255), Amlodipin 2,5-10 mg/d (n = 9.048), Lisinopril 10-40 mg/d (n = 9.054). Bei Bedarf durfte die Therapie durch Betablocker, Reserpin, Clonidin, ggf. Hydralazin ergänzt werden. Der primäre Endpunkt ist die Kombination aus tödlicher KHK und nicht-tödlichem Myokardinfarkt. Dieser Endpunkt betrifft 2.956 Studienteilnehmer.

- Zwischen den 3 Therapiestrategien besteht hinsichtlich des primären Endpunktes in 6 Jahren kein signifikanter Unterschied: Unter Chlorthalidon beträgt die 6-Jahresrate 11,5 %, unter Amlodipin 11,3 %, unter Lisinopril 11,4 %
- Auch die Gesamtmortalität ist nicht unterschiedlich

- Der systolische Blutdruck ist nach 5 Jahren unter Amlodipin (0,8 mmHg, p = 0,03) und Lisinopril (2 mmHg, p < 0,001) höher als unter dem Diuretikum
- Unter Amlodipin ist die Häufigkeit einer Herzinsuffizienz in 6 Jahren (nachgeschobener sekundärer Endpunkt) um 38 % höher (10,2 % vs. 7,7 %; p < 0,001), unter Lisinopril um 20 % höher (8,7 % vs. 7,7 %; p < 0,001)
- Die Entwicklung eines Diabetes (Blutzucker ≥ 126 mg/dl) ist dagegen nach 2 und 4 Jahren unter dem Ca-Antagonisten und ACE-Hemmer signifikant seltener (nach 2 Jahren um 23 % unter Amlodipin bzw. um 40 % unter Lisinopril seltener)

Damit sind Diuretika bei diesem Patientengut anderen Antihypertensiva in der Risikoreduktion in der untersuchten Zeiteinheit hinsichtlich des primären Endpunkts gleichwertig.

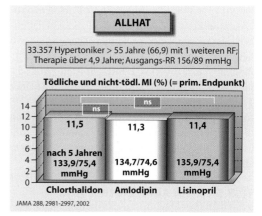

Abb. 10.28: Häufigkeit des primären Endpunktes in der ALLHAT-Studie unter Chlorthalidon, Amlodipin, Lisinopril.

Die seltenere Diabetes-Entwicklung unter dem Ca-Antagonisten und dem ACE-Hemmer dürfte sich aber bei längerer Therapie für diese beiden Substanzen auch in klinischen Endpunkten positiv auswirken.

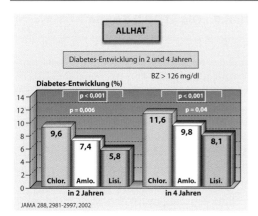

JAMA 288, 2981-2997, 2002

Abb. 10.29: Häufigkeit der Diabetes-Entwicklung in der ALLHAT-Studie.

10.8.5.4. Die Diabetiker im Chlorthalidon-, Amlodipin- und Lisinopril-Arm

In diesem Studienarm sind 36 % Typ II-Diabetiker vertreten. In der Subgruppenanalyse finden sich auch beim Diabetikerkollektiv keine klinischen Vorteile für die neueren Antihypertensiva vs. Diuretikum.

- Unter Amlodipin ist der primäre Endpunkt um 1 %, die Gesamtmortalität um 4 %, der Apoplex um 10 % seltener, dafür aber ist der kombinierte Endpunkt KHK um 4 %, die kardiovaskuläre Erkrankung um 6 %, die Herzinsuffizienz um 42 % häufiger
- Unter Lisinopril ist der primäre Endpunkt gleich häufig, die Gesamtmortalität um 4 %, der Apoplex um 7 % häufiger, der kombinierte Endpunkt KHK um 3 %, die kardiovaskuläre Erkrankung um 8 %, die Herzinsuffizienz um 22 % häufiger

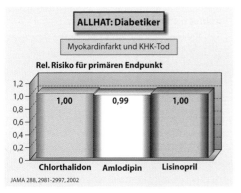

JAMA 288, 2981-2997, 2002

Abb. 10.30: Die Diabetiker in ALLHAT und das Risiko für den primären Endpunkt unter den verschiedenen Antihypertensiva.

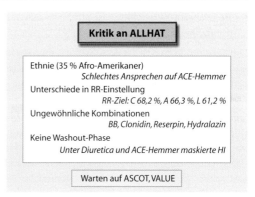

Abb. 10.31: Kritikpunkte an der ALLHAT-Studie.

10.8.6. Die ASCOT-BPLA-Studie

☞ (48)

In diesem europäischen Gegenstück zur ALLHAT-Studie (gleiche Ethnie) sind 19.257 Hypertoniker (RR im Mittel 164/95 mmHg) mit mindestens 3 weiteren Risikofaktoren im Alter von 40-79 Jahren (18 % Diabetiker) eingeschlossen. Die Patienten erhalten entweder Amlodipin (5-10 mg), ggf. plus Perindopril (4-8 mg) oder Atenolol (50-100 mg) plus ggf. ein Thiazid, bei Bedarf ergänzend Kalium. Ziel-Blutdruck ist bei Nicht-Diabetikern < 140/90 mmHg, bei Diabetikern < 130/80 mmHg. Der RR fällt unter Therapie auf 137/78 mmHg. 60 % der Nicht-Diabetiker, aber nur 32 % der Diabetiker erreichen den Zielwert. Zwischen beiden Therapiestrategien besteht über die Zeit eine mittlere Bludruckdifferenz von 2,7/1,9 mmHg (beides p < 0,0001) zugunsten von Amlodipin. Der primäre Endpunkt ist der nicht-tödliche Myokardinfarkt plus die tödliche KHK.

Die Studie wird nach 5,5 Jahren vorzeitig beendet.

- Wenngleich im primären Endpunkt nicht signifikant unterschiedlich, so ist doch dieser in der Amlodipingruppe um 10 % seltener (429 vs. 474 Patienten; p = 0,1052) als in der Betablocker-Gruppe
- Der tödliche und nicht-tödliche Schlaganfall ist um 34 % seltener (327 vs. 422 Patienten; p = 0,0003)
- Alle kardiovaskulären Ereignisse und Prozeduren sind um 22 % seltener (1.362 vs. 1.602; p < 0,0001)
- Die Gesamtmortalität ist um 30 % geringer (567 vs. 799 Patienten; p < 0,0001)

- Die Diabetes-Entwicklung ist um 30 % seltener (p < 0,0001)

Die Autoren kommen zu dem Schluss, dass diese günstige Effekte der Amlodipin- ggf. plus Perindopril-Medikation nicht allein durch die gering stärkere Blutdrucksenkung bedingt sein kann

Sowohl Diabetiker als auch Nicht-Diabetiker profitieren von der Amlodipin-basierten Medikation hinsichtlich des Endpunkts (alle kardiovaskulären Ereignisse und Prozeduren) stärker, beide Kollektive aber gleichermaßen (Heterogenität p = 0,5205). In der Amlodipin-Gruppe ist der kombinierte Endpunkt um 13 % (17 % vs. 19 %; p = 0,0283) seltener, in der Atenolol-Gruppe um 18 % (13 % vs. 16 %; p < 0,0001). Dies muss man zudem vor dem Hintergrund sehen, dass 60 % der Nicht-Diabetiker, nur 30 % der Diabetiker den Ziel-Blutdruck erreicht hatten.

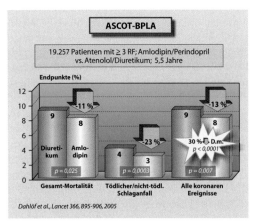

Abb. 10.32: Die Ergebnisse der ASCOT-BPLA-Studie.

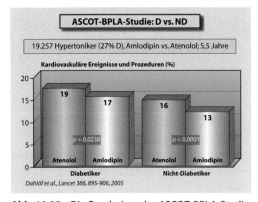

Abb. 10.33: Die Ergebnisse der ASCOT-BPLA-Studie. Die Diabetiker vs. Nicht-Diabetiker.

10.8.7. Die STOP II-Studie

☞ (49)

In dieser 6.614 ältere Hypertoniker (70-84 Jahre, 76 Jahre i.M.; RR ≥ 180/≥ 105 mmHg - beides davon oder eines, i. M. 194/98 mmHg im Liegen) umfassenden Studie über 4 Jahre werden konventionelle Antihypertensiva (Betablocker, Diuretika) mit ACE-Hemmern und Ca-Antagonisten verglichen. Primärer Endpunkt ist der Tod durch Apoplex, Myokardinfarkt oder durch andere kardiovaskuläre Ursachen.

- Unter konventionellen Antihypertensiva ist dieser Endpunkt mit 19,8 Ereignissen pro 1.000 Patientenjahre genauso häufig wie unter den beiden neueren Antihypertensiva
- Bei den Einzelendpunkten wie alle Myokardinfarkte (tödlich und nicht-tödlich) oder auch alle Apoplexe findet sich tendenziell ein Vorteil zugunsten der ACE-Hemmer vs. konventionellen Antihypertensiva
- Beim Vergleich Ca-Antagonisten vs. konventionellen Antihypertensiva besteht auch für Ca-Antagonisten ein tendenzieller Vorteil bezüglich Minderung der Apoplex-Häufigkeit. Die Myokardinfarktrate ist dagegen unter konventionellen Antihypertensiva geringer
- ACE-Hemmer sind dem Ca-Antagonisten nicht nur in der Verhinderung der Myokardinfarkte (23 % weniger Myokardinfarkte, p = 0,018), sondern auch in der Verhinderung der Herzinsuffizienz signifikant überlegen (22 % seltener, p = 0,025)
- 11 % der Patienten (n = 719) haben einen Diabetes. Bei diesen unterscheiden sich die 3 Therapiearme in der Häufigkeit des primären Endpunktes nicht signifikant
- Die Diabetes-Entwicklung ist unter den neuen Antihypertensiva nur tendenziell seltener

10.8.8. Die CAPPP-Studie

☞ (50)

In diese Studie sind 10.985 Hypertoniker (Captopril-Gruppe 167/104 mmHg, im Mittel 51 Jahre alt), davon 572 Diabetiker (55 Jahre im Mittel alt) eingeschlossen. Es erfolgt eine Therapie mit Captopril (bis 100 mg 1-2 mal/Tag!) oder eine konventionelle Therapie mit Diuretika, Betablockern (Atenolol, Metoprolol) oder beiden Pharmaca. Die Beobachtungsdauer beträgt 6,1 Jahre. Zielblutdruck ist ≤ 90 mmHg diastolisch. Der primäre Endpunkt ist die Kombination aus tödlichem und nicht-tödlichem Myokardinfarkt, Apoplex oder anderen kardiovaskulären Todesfällen.

- Unter Captopril tritt Diabetes um 14 % (p = 0,039) seltener auf
- Während bezüglich des primären Endpunktes im Gesamtkollektiv keine signifikanten Unterschiede zu finden sind (p = 0,52), ist dies bei der Subgruppe der Diabetiker anders

Für Patienten mit Diabetes (50, 51) bei Beginn der Studie gilt:

- Unter Captopril findet sich eine um 66 % geringere Rate an tödlichen und nicht-tödlichen Myokardinfarkten (p = 0,002) als unter Betablocker/Diuretikum
- Die Häufigkeit aller kardialen Ereignisse ist um 33 % seltener (p = 0,03), die Gesamtmortalität um 46 % (p = 0,034)
- Alle primären Endpunkte sind um 41 % seltener (p = 0,018)
- Kein Unterschied findet sich bei den tödlichen und nicht-tödlichen Apoplexen

200/95-115 mmHg, im Mittel 174/98 mmHg. Die Therapie erfolgt mit Losartan versus Atenolol, jeweils 50-100 mg/d, ggf. zusätzliche Antihypertensiva wie Diuretika und andere über im Mittel 4,8 Jahre. Der Blutdruck fällt in beiden Gruppen im Mittel um 30/16 mmHg. Trotz gleicher Blutdrucksenkung ist unter Losartan der Nutzen hinsichtlich Mortalität und Morbidität eindeutig größer.

- Der primäre Endpunkt (kardiovaskuläre Mortalität, Apoplex und Myokardinfarkt) ist um 13 % seltener (11 % vs. 13 %; p = 0,021), vor allem bedingt durch eine Abnahme der Apoplex-Häufigkeit
- Diese ist unter Losartan um 25 % seltener (5 % vs. 7 %; p = 0,001). Ein ähnlicher protektiver Blutdruck unabhängiger Effekt in der Verhinderung der Apoplexe findet sich in der HOPE-Studie (RRR 32 %)
- Die kardiovaskuläre Mortalität ist tendenziell um 11 % seltener (4 % vs. 5 %; p = 0,206)
- Das Neuauftreten eines Diabetes mellitus ist um 25 % seltener (6 % vs. 8 %; p = 0,001)

Somit hat der AT$_1$-Antagonist Effekte, die über die Blutdrucksenkung hinausgehen.

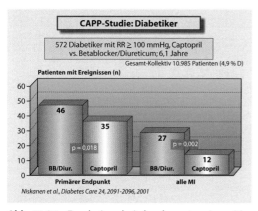

Abb. 10.34: Ergebnisse bei den hypertensiven Diabetikern der CAPPP-Studie: Konventionelle Therapie vs. ACE-Hemmer.

10.8.9. Die LIFE-Studie

☞ (52, 53)

10.8.9.1. Das Gesamtkollektiv

☞ (52)

Eingeschlossen in diese Studie sind 9.193 Hypertoniker (55-80 Jahre, im Mittel 66,9 Jahre) mit LVH im EKG und Blutdruckwerten von 160-

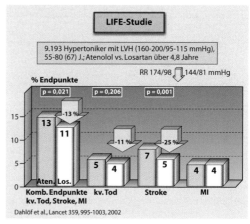

Abb. 10.35: Ergebnisse der LIFE-Studie.

Die LVH-Regression ist unter Losartan ca. doppelt so stark wie unter Atenolol.

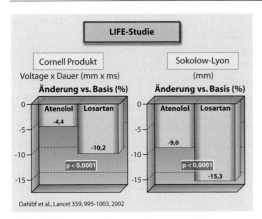

Abb. 10.36: Regression der LVH in der LIFE-Studie.

Die LIFE-Studie ist neben dem PRIME-Programm und RENAAL die erste Hochdruckstudie, in der bei gleicher Blutdrucksenkung eine unterschiedliche Reduktion klinischer Endpunkte resultiert, ein Hinweis, der auf bedeutende Zusatzeffekte hinweist, die man dem Betroffenen auch zukommen lassen sollte.

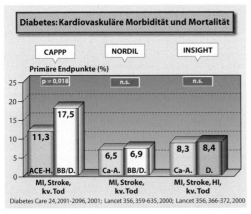

Abb. 10.37: Reduktion primärer Endpunkte in anderen Hochdruckstudien bei gleicher Blutdrucksenkung.

10.8.9.2. Die Diabetiker in der LIFE-Studie

☞ (53)

Die Analyse des Diabetiker-Kollektivs der LIFE-Studie (n = 1.195 Hypertoniker mit LVH im EKG, Ausgangs-RR 177/96 mmHg mit Drucksenkung auf 146/79 mmHg, Beobachtung 4,7 Jahre) ergibt, dass auch beim hypertensiven Diabetiker mit LVH im EKG Losartan hinsichtlich Morbidität und Mortalität dem Betablocker überlegen ist.

- Der primäre Endpunkt (kardiovaskuläre Mortalität, Apoplex und Myokardinfarkt) ist um 24 % seltener (18 % vs. 23 %; p = 0,031)
- die kardiovaskuläre Mortalität um 37 % geringer (6 % vs. 10 %; p = 0,028)
- der Apoplex um 21 % seltener (9 % vs. 11 %; p = 0,204)
- die Gesamtmortalität um 39 % geringer (11 % vs. 17 %; p = 0,002), NNT = 16!

Somit ist nicht nur im Gesamtkollektiv der LIFE-Studie, sondern auch im Subkollektiv der Diabetiker der AT$_1$-Antagonist Losartan dem Betablocker überlegen. Damit finden sich auch in diesem Kollektiv Effekte, die über Blutdrucksenkung hinausgehen.

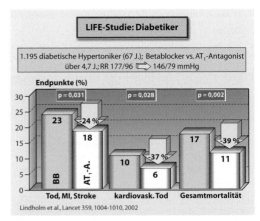

Abb. 10.38: Ergebnisse der Diabetiker in der LIFE-Studie.

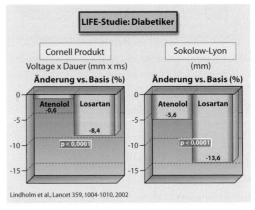

Abb. 10.39: Regression der LVH bei den Diabetikern in der LIFE-Studie.

Gerade beim Diabetiker wird das Risiko für Herzinsuffizienz durch der AT$_1$-Antagonisten ungleich stärker reduziert als im Gesamtkollektiv.

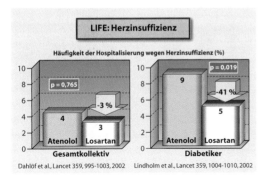

Abb. 10.40: Die Häufigkeit stationärer Aufnahmen wegen Herzinsuffizienz in LIFE. Diabetiker vs. Nicht-Diabetiker.

Eine Post-hoc-Analyse des Diabetikerarms der LIFE-Studie ergibt, dass unter Losartan 51 % weniger Patienten einen akuten Herztod erleiden als unter Atenolol (14 vs. 30 Personen; p = 0,027) (54).

10.9. Schnelle Blutdrucksenkung bei Hochrisiko-Patienten

In der VALUE-Studie (55), der größten AT$_1$-Antagonisten-Studie bei Hypertonikern, werden 15.245 Hypertoniker (≥ 50 Jahre, im Mittel 67 Jahre) mit erhöhtem kardiovaskulärem Risiko entweder mit Valsartan (Zieldosis 160 mg, mittlere Dosis 151,7 mg/d) oder Amlodipin (Zieldosis 10 mg, mittlere Dosis 8,5 mg/d,) über 4,2 Jahre behandelt (ggf. plus Thiazid 12,5 bzw. 25 mg). Im Gegensatz zur LIFE-Studie (LVH-Patienten, AT$_1$-Antagonist vs. Betablocker) ist die VALUE-Studie noch breiter angelegt. Neben LVH (6 % der Patienten) als einem von mehreren kardiovaskulären Risikokriterien sind hier 46 % KHK-Patienten und 33 % Diabetiker eingeschlossen. Der Ausgangs-Blutdruck liegt bei 154,5/87,4 mmHg (Valsartangruppe). Unter Amlodipin wird der Blutdruck aber schneller gesenkt, so dass nach einem Monat zwischen beiden Gruppen ein Blutdruck-Unterschied von 4,0/2,1 mmHg (p < 0,0001), während der ersten 3 Monate im Mittel ein Blutdruckunterschied von 3,8/2,3 mmHg vorliegt. Nach dem 3. Monat beträgt dieser Unterschied noch 3/2 mmHg, nach 6 Monaten noch 2,1/1,6 mmHg und bleibt in dieser

Größenordnung (2,0/1,6 mmHg) über die restliche Studienzeit bestehen.

- Der primäre Endpunkt (die Kombination aus kardialer Mortalität und Morbidität) ist in beiden Gruppen gleich häufig (10,6 % unter Valsartan vs. 10,4 %; p = 0,49) unter Amlodipin
- Die Herzinsuffizienz (tödlich und nicht tödlich) als sekundärer Endpunkt ist unter Valsartan nicht signifikant um 11 % seltener (p = 0,12)
- Der präspezifizierte Endpunkt Diabetes-Entwicklung ist unter Valsartan um 23 % seltener (13,1 % vs. 16,4 %; p < 0,0001)

Der Nutzen des Ca-Antagonisten gegenüber Valsartan ist vor allem in den ersten 3 (hier primärer Endpunkt unter Amlodipin signifikant seltener!) am größten. Daher ist die wichtigste Botschaft dieser Studie: Bei Hypertonikern mit hohem Risiko ist der Blutdruck möglichst schnell unter 140/90 mmHg zu senken. Eine Subgruppenanalyse für Diabetiker liegt z.Zt. nicht vor.

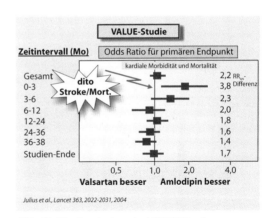

Abb. 10.41: Ergebnisse der VALUE-Studie.

10.10. Straffe oder moderate Blutdrucksenkung beim hypertensiven Diabetiker?

Hierzu geben Untergruppen der HOT- und der UKPDS-Studien Auskunft.

10.10.1. Die hypertensiven Diabetiker der HOT-Studie

☞ (24)

1.501 der 18.790 HOT-Studienpatienten (50-80 Jahre, RR-Werte diastolisch zwischen 105-115 mmHg, im Mittel 170/105 mmHg, Alter im

Mittel 61,5 Jahre, Beobachtungsdauer 3,8 Jahre) sind Diabetiker. Auch sie sind den 3 Therapiezielen zugeordnet, ≤ 90 mmHg (n = 501), ≤ 85 mmHg (n = 501), ≤ 80 mmHg (n = 499) diastolisch.

- Diabetiker mit dem Therapieziel ≤ 80 mmHg haben signifikant seltener größere kardiovaskuläre Ereignisse (tödlicher und nicht-tödlicher Infarkt, Apoplex und andere kardiovaskuläre Todesfälle (45 vs. 22, p = 0,005), d.h. nur halb soviel (51 %) wie in der Zielgruppe ≤ 90 mmHg
- Die kardiovaskuläre Mortalität ist beim Vergleich dieser beiden Gruppen ebenfalls deutlich niedriger, 21 vs. 7 Fälle, p = 0,016
- Tendenziell niedriger ist die Gesamtmortalität bei stärkerer Blutdrucksenkung (≤ 80 mmHg), 30 vs. 17 Todesfälle, p = 0,068
- Dies gilt auch für die Myokardinfarkte, 14 vs. 7 Myokardinfarkte, p = 0,11
- Diabetiker profitieren bezüglich kardiovaskulärer Ereignisse besonders von einer starken Drucksenkung

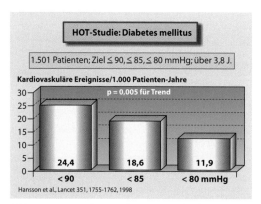

Abb. 10.42: Ergebnisse der HOT-Studie bei Diabetikern.

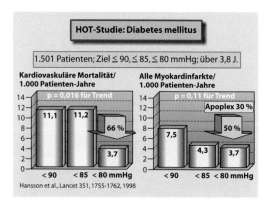

Abb. 10.43: Weitere Ergebnisse der HOT-Studie bei Diabetikern.

10.10.2. Die UKPDS-Ergebnisse: Straffe vs. moderate RR-Senkung

☞ (56)

Diese Untersuchung umfasst 1.148 Typ II-Diabetiker mit einem mittleren Alter von 56 Jahren und einem Blutdruck bei Eintritt in die Studie von 160/94 mmHg. 758 Patienten werden einer Gruppe mit straffer Einstellung zugeteilt (primär ACE-Hemmer oder Betablocker, erreichter RR: 144/82 mmHg), 390 Patienten einer Gruppe mit moderater Blutdrucksenkung (erreichter RR: 154/87 mmHg). Der Unterschied zwischen beiden RR-Einstellungen beträgt 10/5 mmHg (p < 0,0001). Beobachtung über 8,4 Jahre.

- Bei straffer Hypertonie-Einstellung sind Diabetes-bezogene Endpunkte (plötzlicher Herztod, Tod durch Hyper- oder Hyperglykämie, tödlicher und nicht-tödlicher Myokardinfarkt, Angina pectoris, Herzinsuffizienz, Apoplex, Niereninsuffizienz, Amputation, Glaskörperblutung, retinale Photokoagulation, Blindheit eines Auges oder Katarakt) im Vergleich zu moderater Einstellung um 24 % seltener (259 von 758 vs. 179 von 390 Patienten mit einem oder mehr Endpunkten, p = 0,0046)
- Diabetes-bezogene Todesfälle sind um 32 % seltener (82 von 758 vs. 62 von 390; p = 0,019)
- Apoplexe sind um 44 % seltener (38 von 758 vs. 34 von 390; p = 0,013)
- Mikrovaskuläre Endpunkte sind um 37 % seltener (68 vs. 54; p = 0,0092)

- Eine Verschlechterung der Retinopathie um 2 Stufen ist zudem bei straffer Einstellung um 34 % seltener (p = 0,0004). Parallel hierzu findet sich ein um 47 % geringeres Risiko für Visusverschlechterung, p = 0,004

- Die Gesamtmortalität ist bei intensiver Blutdrucksenkung tendenziell um 18 % niedriger, p = 0,17

- Nach 9 Jahren brauchen allerdings bei straffer Blutdruckeinstellung 29 % der Patienten 3 oder mehr Antihypertensiva

Somit reduziert die straffe Hypertonie-Einstellung beim Typ II-Diabetiker die Diabetes-Komplikationen wesentlich stärker als eine moderate Blutdruck-Einstellung.

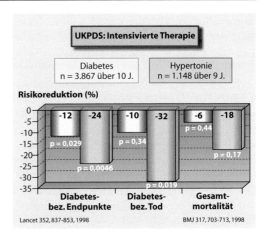

Abb. 10.45: Vergleich der Ergebnisse bei intensivierter Hochdruck-Therapie vs. intensivierter Diabetes-Therapie.

10.10.4. Die ADVANCE-Studie

☞ (57)

In dieser bisher größten Typ II-Diabetiker-Studie (n = 11.140) geht es um die Bedeutung einer stärkeren Blutdrucksenkung (ein zweiter Arm überprüft die intensive Blutzuckerkontrolle). Eingeschlossen sind hypertensive (68 %) und nicht-hypertensive Patienten mit der Diagnosestellung Diabetes im Alter von ≥ 30 Jahren und einem Alter bei Studieneintritt von ≥ 55 Jahren, sofern sie ein weiteres Kriterium erfüllen: Bekannte kardiovaskuläre Erkrankung wie Schlaganfall, Myokardinfarkt, Hospitalisation wegen TIA oder instabiler Angina pectoris, koronare oder periphere Revaskularisation, Amputation wegen Gefäßerkrankung oder wenigsten einen weiteren Risikofaktor für eine kardiovaskuläre Erkrankung haben. Der mittlere Ausgangsblutdruck liegt bei den randomisierten hypertensiven und nicht-hypertensiven Diabetikern bei 145/81 mmHg (für Diabetiker hoch). 41 % davon haben einen Blutdruck < 140/90 mmHg. 75 % sind antihypertensiv behandelt.

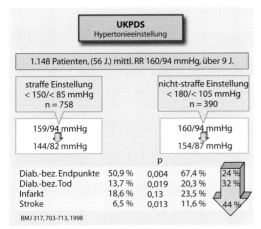

Abb. 10.44: Die Ergebnisse der UKPDS bei Typ II-Diabetikern- straffe vs. moderate Blutdruck-Einstellung.

10.10.3. Intensivierte Diabetes-Therapie vs. intensivierte Hochdruck-Therapie

▶ Welche dieser Therapiestrategien sind beim hypertensiven Diabetiker erfolgreicher?

Der entsprechende Vergleich der Daten von UKPDS zeigt, dass unabhängig vom berücksichtigten Endpunkt die intensivierte Hochdruck-Therapie günstigere Resultate bringt als die intensivierte Diabetes-Therapie. Beides sollte zur Risikominderung konsequent durchgeführt werden.

In einer 6-wöchigen Run-in-Periode erhalten alle potenziellen Kandidaten eine Fixkombination aus Perindopril und 0,625 mg Indapamid. Diejenigen die eine Basistherapie mit ACE-Hemmern haben, erhalten 2 oder 4 mg Perindopril. Nach 6 Wochen schließt sich die randomisierte Doppelblindphase mit denjenigen an, die die Medikation vertragen: Gabe von 2 mg Perindopril plus 0,625 mg als Fix-

kombination vs. Placebo, nach 3 Monaten Verdopplung der Dosis auf 4 mg Perindopril plus
1,25 mg Indapamid als Fixkombination. Eine
ergänzende antihypertensive Therapie ist erlaubt
(außer Diuretika). Die Beobachtungsdauer beträgt
4,3 Jahre. Der Blutdruck wird in der Perindopril-
Gruppe im Mittel um 5,6/2,2 mmHg stärker gesenkt.

- Der primäre Endpunkt (Kombination aus größeren makro- und mikrovaskulären Ereignissen
  wie Tod aus kardiovaskulärer Ursache, nicht-
  tödlicher Schlaganfall oder Myokardinfarkt und
  neue oder verschlechterte Nierenerkrankung
  und diabetische Augenerkrankung) ist unter der
  Fixkombination um 9 % seltener (15,5 % vs.
  16,8 %; p = 0,04) als unter Placebo
- der kardiovaskuläre Tod ist um 18 % seltener
  (3,8 % vs. 4,6 %; p = 0,03)
- die Gesamtmortalität um 14 % geringer (7,3 %
  vs. 8,5 %; p = 0,03)
- Die separaten Reduktionen bei makro- und
  mikrovaskulären Ereignissen sind ähnlich
- Während alle Koronarereignisse unter Verum
  um 14 % (8,4 % vs. 9,6 %; CI 2-24) signifikant
  seltener sind, ist dies mit einer Reduktion nur
  um 6 % (5,1 % vs. 5,4 %; CI −10-20) bei allen
  cerebrovaskulären Ereignissen nicht der Fall
- Die Subgruppenanalyse zeigt zudem, dass sowohl Hypertoniker als auch Nicht-Hypertoni-
  ker von der Perinodopril/Indapamid als Fixkombination profitieren

Damit führt der Einsatz der Fixkombination bzw.
die hierdurch zusätzlich erreichte stärkere Blutdrucksenkung um 5,6/2,2 mmHg im vorliegenden
Kollektiv zu einer Reduktion größerer kardiovaskulärer Ereignisse. Diese Studie unterstützt daher
die Erkenntnis, dass selbst beim normotensiven
und mäßiggradig hypertensiven (s.o.) Diabetiker
eine Blutdrucksenkung von 5,6/2,2 mmHg mit einem Nutzen für diese Patienten verbunden ist.
Angaben zum Ausgangsblutdruck und zur Blutdrucksenkung bei der Subgruppe der normotensiven Diabetikern stehen z.Zt. nicht zur Verfügung.

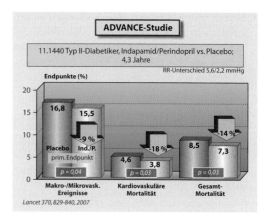

Abb. 10.46: Ergebnisse der ADVANCE-Studie.

10.11. Die isolierte systolische Hypertonie (ISH)

Die isolierte systolische Hypertonie ist eine typi-
sche Hypertonieform des Älteren, die früher als
Erfordernishochdruck völlig fehlinterpretiert
wurde. Auch der Diabetiker hat häufig diese
Hypertonieform. Dass der systolische Blutdruck
bezüglich KHK-Tod oder Apoplex bedeutsamer
ist als der diastolische Blutdruck, hat die MRFIT-
Studie deutlich gezeigt.

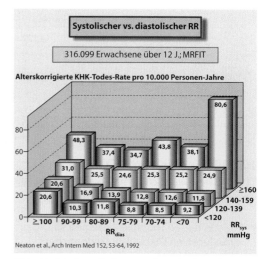

Abb. 10.47: Systolischer vs. diastolischer Blutdruck
und KHK-Mortalität.

Die isolierte systolische Hypertonie geht mit dem
größten Risiko für KHK-Tod einher. Ganz ähnlich
sieht das Risiko in dieser Studie auch für Apoplex-
Tod als Endpunkt aus. Die Definition dieser

speziellen Hypertonieform hat sich in den letzten Jahrzehnten ebenfalls gewandelt. Dies muss beim Vergleich der Studien berücksichtigt werden. Während die systolische Hypertonie früher analog der WHO-Definition ≥ 160/≤ 95, zum Teil auch ≥ 160/≤ 90 mmHg definiert wurde, ist die Definition des 5. Joint National Committee on Detection, Evaluation, and Treatment of High Blood Pressure mit ≥ 140/< 90 mmHg deutlich niedriger angesetzt. Diese Definition wurde 1997 auch vom 6. JNC und 1999 von der WHO/ISH angenommen.

10.11.1. Pathogenese der ISH

Der Blutdruck entspricht dem Produkt aus Herzzeitvolumen (HZV) × peripherem Widerstand (TPR). Durch den im Laufe des Lebens zunehmenden peripheren Gefäßwiderstand steigt der Blutdruck. Im Alter kommt eine weitere Störung der Hämodynamik hinzu, nämlich die Compliance-Störung der großen Gefäße, der Windkesseldefekt. Normalerweise verschwinden 50 % des Schlagvolumens während der Systole im Windkessel, um in der Diastole weiter zu fließen. Bei starren Gefäßen ist dies nicht mehr möglich ist, der Windkessel nimmt nur noch einen geringeren Anteil des Schlagvolumens auf.

Dadurch steigt der systolische Blutdruck an, der diastolische Blutdruck fällt dagegen ab, die Blutdruckamplitude, der Pulsdruck nimmt zu. Somit ist die isolierte systolische Hypertonie eine ausgebrannte systolische/diastolische Hypertonie. Sie weist auf eine diffuse Arteriosklerose hin, was ihre schlechtere Prognose erklärt.

Weitere Mechanismen spielen beim erhöhten systolischen Blutdruck zusätzlich eine Rolle wie schnellere arterielle Puls-Reflexionswellen etc., worauf allerdings hier nicht weiter eingegangen sei.

Der erhöhte Pulsdruck ist ein negativer Prognoseprädiktor:

- nicht nur bei Hochdruck
- sondern auch bei Herzinsuffizienz
- Postinfarktpatienten
- Niereninsuffizienz

Ein Pulsdruck ≥ 65 mmHg gilt heute als pathologisch.

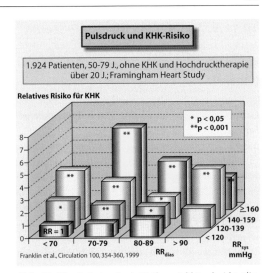

Abb. 10.48: Pulsdruck als Risikoprädiktor bei kardialen Erkrankungen.

10.11.2. ISH bei Diabetikern häufiger

Die isolierte systolische Hypertonie ist bei Diabetikern häufiger als bei Nicht-Diabetikern. Ja, die systolische Hypertonie nach alter Definition wird beim Diabetiker als häufigste Hypertonieform (58) angegeben. Im Krankengut eines Distriktkrankenhauses ist die isolierte systolische Hypertonie mit 48 % bei männlichen und 60 % bei weiblichen Diabetikern die mit Abstand häufigste Hypertonieform (59).

Bei Zugrundelegung der damals neuen Definition der isolierten systolischen Hypertonie (5. JNC) haben Diabetiker bei 3jähriger Überwachung und Mittelung der RR-Werte zu 66 % eine ISH (60).

Eine reduzierte arterielle Compliance findet sich nicht nur im Alter oder bei Typ II-Diabetes, sondern auch bei jungen (mittleres Alter 23 Jahre) normotensiven Typ I-Diabetikern (Diabetesdauer im Mittel 8 Jahre) (61). Dies wird im Kap. 13.4. näher ausgeführt.

10.11.3. Ergebnisse der SHEP-Studie

10.11.3.1. Ergebnisse im Gesamt-kollektiv

☞ (62)

Eingeschlossen in diese Studie sind 4.736 Hypertoniker (57 % Frauen) ≥ 60 Jahre (im Mittel 71,6 Jahre) mit systolischen Blutdruckwerten von 160-219 mmHg, diastolischen RR-Werten < 90 mmHg. Im Mittel sind die Patienten 72 Jahre alt und haben einen Blutdruck im Sitzen von im Mittel 170/77 mmHg. Patienten mit einer Vorgeschichte oder Zeichen einer kardiovaskulären Erkrankung wurden in dieser Placebo-kontrollierten Studie ebenso ausgeschlossen wie Patienten mit renaler Dysfunktion.

Basistherapie ist Chlorthalidon bis 25 mg/d, ggf. Atenolol 25 mg oder Reserpin. Beobachtung im Mittel 4,5 Jahre. Ziel der Studie: bei Hypertonikern mit RR systolisch ≥ 180 mmHg RR-Reduktion < 160 mmHg, bei Patienten mit RR systolisch zwischen 160-179 mmHg RR-Reduktion um 20 mmHg.

Der Blutdruck wird in der Verum-Gruppe auf 143/67 mmHg, in der Placebogruppe auf 155/72 mmHg gesenkt. Der Unterschied beträgt somit nur 12/5 mmHg, jedoch im klinischen Ergebnis besteht ein ganz großer Unterschied:

- 36 % weniger Apoplexe (= primärer Endpunkt); 5,2 % vs. 8,2 % (p = 0,0003) unter Verum

- 27 % weniger Myokardinfarkte plus Koronartod

- 33 % weniger Myokardinfarkte (2,1 % vs. 3,1 %)

- 54 % seltener Entwicklung einer Herzinsuffizienz; 2,0 % vs. 4,3 %

- 32 % weniger größere kardiovaskuläre Ereignisse (= tödlicher und nicht-tödlicher Myokardinfarkt, plötzlicher Herztod, ACB-OP, PTCA, tödlicher und nicht-tödlicher Schlaganfall, TIA, Aneurysma, Endarteriektomie), 12,2 % vs. 17,5 %

- 13 % geringere Gesamtmortalität (9,0 % vs. 10,2 %; ns)

- eine neue Diabetes-Entwicklung findet sich bei 8,6 % unter Verum vs. 7,5 % unter Placebo, n.s.

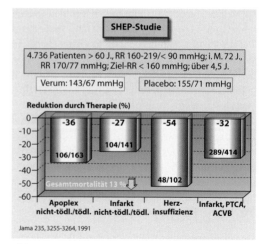

Abb. 10.49: Die Ergebnisse der SHEP-Studie.

10.11.3.2. Ergebnisse der SHEP-Studie bei nicht-insulinabhängigen Diabetikern

☞ (21)

Von den 4.736 Hypertonikern sind 583 (12,3 %) nicht-insulinabhängige Diabetiker (Kriterien: ärztliche Diagnose, orale Antidiabetika, NBZ ≥ 140 mg/dl), was der natürlichen Diabetes-Inzidenz in dieser Altersgruppe nicht entspricht. Dies ist dadurch bedingt, dass insulin-pflichtige Diabetiker von vornherein ausgeschlossen wurden, ebenso Patienten mit abgelaufenen größeren kardiovaskulären Ereignissen wie kürzlich abgelaufenem Myokardinfarkt, Apoplex oder Niereninsuffizienz.

- Die kumulative 5-Jahres-Rate für größere kardiovaskuläre Ereignisse (nicht-tödlicher und tödlicher Myokardinfarkt, plötzlicher Herztod, ACB-OP, PTCA, nicht-tödlicher und tödlicher Apoplex, TIA, Aneurysma, Endarteriektomie) ist bei Diabetikern wie Nicht-Diabetikern gegenüber Placebo jeweils um 34 % geringer, bei Diabetikern 21,4 % (Verum) vs. 31,5 % (Placebo), bei Nicht-Diabetikern 13,3 (Verum) vs. 18,4 (Placebo)

- Die NNT beträgt für Diabetiker somit 9, für Nicht-Diabetiker 20

- Die absolute Risiko-Reduktion ist für Diabetiker über 5 Jahre bezüglich dieses Endpunktes doppelt so groß (101/1.000 vs. 51/1.000 behandelten Fällen) wie für Nicht-Diabetiker. Dies reflektiert das größere kardiovaskuläre Risiko des Diabetikers

- Diese größere absolute Risikoreduktion (p < 0,05) findet sich auch für die kumulative 5-Jahresrate größerer KHK-Ereignisse (tödlicher und nicht-tödlicher Myokardinfarkt, plötzlicher Herztod, schneller Herztod, ACB-OP, PTCA), bei Diabetikern 9,2 % % (Verum) vs. 16,1 % unter Placebo, bei Nicht-Diabetikern 6,9 % (Verum) vs. 7,6 % unter Placebo

Somit ist ein niedrig dosiertes Diuretikum in der Prävention kardiovaskulärer Ereignisse bei Diabetikern wie bei Nicht-Diabetikern effektiv. Diabetiker profitieren jedoch auf Grund ihres höheren Risikos von der Blutdrucksenkung durch das Diuretikum stärker.

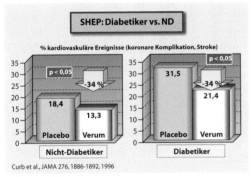

Abb. 10.50: Die Ergebnisse der SHEP-Studie bei Diabetikern.

10.11.4. Die Ergebnisse der SYST-EUR-Studie

☞ (63, 64)

10.11.4.1. Ergebnisse im Gesamtkollektiv

In dieser zweiten in Europa durchgeführten Placebo-kontrollierten Studie bei systolischer Hypertonie sind 4.695 Hypertoniker (67 % Frauen) ≥ 60 Jahre mit systolischen Blutdruckwerten von 160-219 mmHg, diastolischen RR-Werten < 95 mmHg eingeschlossen. Im Mittel sind die Patienten 70 Jahre alt und haben einen Blutdruck von 174/84 mmHg (Mittelwert). Basistherapie ist der Ca-Antagonist Nitrendipin 10-40 mg/d, ersetzt oder ergänzt durch Enalapril 5-20 mg/d oder Hydrochlorothiazid oder beides versus Placebo. Ziel ist die Senkung des systolischen RR < 150 mmHg oder wenigstens 20 mmHg Drucksenkung systolisch.

Bei einem mittleren Ausgangsblutdruck von 174/86 mmHg geht der Druck unter Verum auf im Mittel 151/79 mmHg, unter Placebo auf 161/84 mmHg zurück. Der Unterschied zwischen beiden Gruppen beträgt somit nur 10/5 (10,1/4,5) mmHg, hinsichtlich der Ergebnisse jedoch ein riesiger Unterschied

- Die kumulative Rate an Apoplexen ist nach 2 Jahren mittlerer Beobachtungszeit in der Verumgruppe um 42 % niedriger; 7,9 vs. 13,7 Apoplexe pro 1.000 Patientenjahre, p = 0,003. Deswegen wurde die Studie vorzeitig abgebrochen
- Die nicht-tödlichen Apoplexe sind um 44 % seltener; p = 0,007
- Nicht-tödliche und tödliche kardiale Ereignisse (Infarkt, Herzinsuffizienz, plötzlicher Herztod) sind um 26 % seltener, 15,1 vs. 20,5 pro 1.000 Patientenjahre; p = 0,03
- Der nicht-tödliche Herzinfarkt und die Herzinsuffizienz sind unter Verum um 33 % seltener; p = 0,03
- Die Gesamtmortalität pro 1.000 Patientenjahre ist um 14 % niedriger (20,5 vs. 24,0; p = 0,22)
- Der kardiovaskuläre Nutzen ist unter Monotherapie mit Nitrendipin genauso groß wie bei denjenigen Patienten, die zusätzlich Enalapril, Hydrochlorothiazid oder beides in Ergänzung zu Nitrendipin oder anstatt Nitrendipin bekommen haben (64)

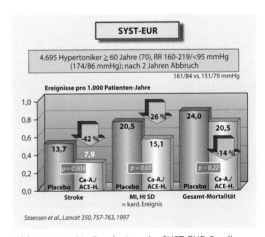

Abb. 10.51: Die Ergebnisse der SYST-EUR-Studie.

10.11.4.2. Ergebnisse der SYST-EUR-Studie bei Diabetikern

☞ (20)

In der SYST-EUR-Studie sind 492 Patienten (10,5 %) Diabetiker eingeschlossen, von denen 226 orale Antidiabetika, 12 Patienten Insulin und 51 Patienten beides nahmen.

- Die Subgruppenanalyse ergibt, dass Diabetiker wesentlich stärker von der Hochdruck-Therapie profitieren als Nicht-Diabetiker
- Die Gesamtmortalität (nach Korrektur für Geschlecht, Alter, Rauchen etc.) ist bei Diabetikern um 55 % niedriger, p = 0,04; vor Korrektur 26,4 % vs. 45,1 % = 41 % niedriger
- Die kardiovaskuläre Mortalität ist um 76 % geringer, p = 0,02
- Die kardiovaskulären Ereignisse sind um 69 % seltener, p = 0,01; vor Korrektur 22 % vs. 57,6 % = 62 % niedriger, p = 0,002
- Die Apoplexe sind um 73 % seltener als unter Placebo, p = 0,13

Somit ist die antihypertensive Therapie mit Ca-Antagonisten besonders effektiv bei älteren Diabetikern mit isolierter systolischer Hypertonie. Einen Hinweis, dass Ca-Antagonisten eventuell ungünstig seien (wie von Furberg et al., 2000 diskutiert), ergibt diese Studie in keiner Weise.

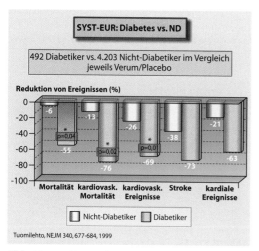

Abb. 10.52: Die Ergebnisse der SYST-EUR-Studie bei Diabetikern vs. Nicht-Diabetikern.

Vergleichbare Ergebnisse für Nitrendipin vs. Placebo ergibt die SYST-China-Studie (23, 24).

10.11.5. Vergleich von SHEP und SYST-EUR

Dieser Vergleich zeigt, dass in der SYST-EUR-Studie die gleichen Ergebnisse erzielt werden wie in der SHEP-Studie, in SYST-EUR unter dem Ca-Antagonisten jedoch bereits in 2 Jahren, unter dem Diuretikum in der SHEP-Studie in 4,5 Jahren!

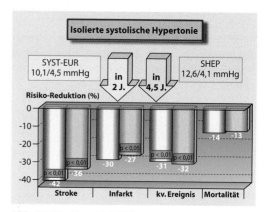

Abb. 10.53: Vergleich SHEP vs. SYST-EUR.

10.11.6. Die LIFE-Substudie bei ISH

☞ (65)

1.326 Hypertoniker der LIFE-Studie (mit LVH-Zeichen im EKG) haben eine ISH mit Blutdruckwerten von 160-200 mmHg, diastolisch < 90 mmHg, im Mittel 174/83 mmHg. Beobachtung unter Losartan vs. Atenolol über im Mittel 4,7 Jahre. Der Blutdruck wird unter beiden Therapien gleichermaßen um 28/9 mmHg gesenkt, die LVH-Regression ist jedoch auch hier unterschiedlich: Die Reduktion der Sokolow-Lyon-Voltage ist unter Losartan um 70 % % stärker (2,3 vs. 3,9 mm; p = 0,001).

- Der primäre Endpunkt (kardiovaskulärer Tod, Apoplex und Myokardinfarkt) ist unter Losartan um 25 % seltener (25,1 vs. 35,4 Ereignisse pro 1.000 Patientenjahre. Korrigiert für Risiko und Grad der LVH, p = 0,06; unkorrigiert p = 0,02)
- Die kardiovaskuläre Mortalität ist um 46 % geringer (8,7 vs. 16,9 Ereignisse pro 1.000 Patientenjahre, p = 0,01)
- Die tödlichen und nicht-tödlichen Apoplexe sind um 40 % seltener (10,6 vs. 18,9 Ereignisse pro 1.000 Patientenjahre; p = 0,02)

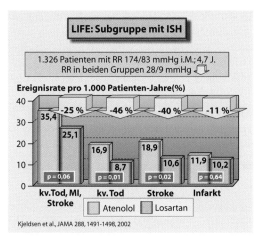

Abb. 10.54: Ergebnisse der Subgruppenanalyse der LIFE-Studie bei isolierter systolischer Hypertonie.

In dieser Subgruppenanalyse bei Patienten mit isolierter systolischer Hypertonie (n = 1.326) ist die Diabetes-Entwicklung unter Losartan in 4,7 Jahren um 38 % seltener als unter Atenolol (12,6 % vs. 20,1 %; p = 0,04).

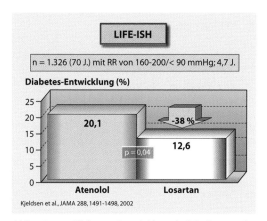

Abb. 10.55: Diabetes-Entwicklung bei Patienten der LIFE-Studie mit ISH.

10.11.7. Die 3 Studien bei ISH im Vergleich (NNT)

Bei Behandlung von 1.000 Patienten über 5 Jahre können in diesen 3 Studien bei Diabetikern mehr größere kardiovaskuläre Endpunkte verhindert werden als bei nicht-diabetischen Patienten (22). Bei Einsatz von moderneren Substanzen sind die Erfolge größer als bei Diuretika (Vergleich SHEP vs. SYST-EUR).

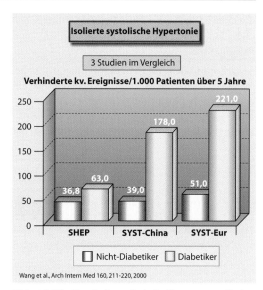

Abb. 10.56: Ergebnisse bei isolierter systolischer Hypertonie (ISH) im Vergleich (20-22).

10.12. Sind alle Antihypertensiva beim Diabetiker gleich gut?

Bei der Analyse von 8 Studien mit Hypertonie (ABCD, FACET, HOT, CAPPP, SHEP, SYST-EUR, SYST-China, UKPDS) kommen Grossman et al. (13) zu dem Resultat, dass jede intensive Drucksenkung, egal ob niedrig dosierte Diuretika, Betablocker, ACE-Hemmer oder Ca-Antagonisten als First-line-Behandlung eingesetzt waren, die kardiovaskuläre Morbidität und Mortalität gesenkt haben. Eine Kombination sei zudem häufig notwendig, bei Diabetikern in mehr als 60 % notwendig und könne zudem noch günstiger sein als eine Monotherapie. Diesen Autoren ist voll zuzustimmen. Einschränkend muss jedoch festgehalten werden, dass Ca-Antagonisten, aber auch AT_1-Antagonisten bei der isolierten systolischen Hypertonie des Diabetikers gegenüber anderen untersuchten Substanzen einen Vorteil zu bieten scheinen:

- die Rate kardialer Endpunkte wird hier um 63 %
- die Häufigkeit des Apoplexes um 73 %
- die Gesamtmortalität immerhin um 55 % gesenkt

Ähnliche Vorteile gelten für ACE-Hemmer bei hypertensiven Diabetikern (FACET, ABCD), erst recht bei solchen mit arteriosklerotischer Grunderkrankung - Patienten im Sinne der HOPE-Studic oder natürlich bei Patienten wie diabetischen Organkomplikationen wie Nephropathie und Retinopathie.

Auch kommt dem AT_1-Rezeptorantagonisten bei Hochdruck und diabetischer Nephropathie ein besonderer nephroprotektiver Effekt zu. Dies ist im PRIME-Programm wie auch in der RENAAL-Studie eindrucksvoll nachgewiesen worden (☞ Kap. 11.).

Hypertensive Diabetiker und RR-Senkung

RR-Senkung und Effekt auf das Risiko		
	Ziel-Blutdruck (mmHg)	
n Patienten	< 90	< 80
Diabetes	501	499
Nicht-Diabetiker	5763	5763
Risiko		
Infarkt	2,30	1,50
Größere kv. Ereign.	2,77	1,30
Stroke	2,54	1,80
Kv. Mortalität	3,66	0,91
Ges.-Mortalität	2,18	1,03

Grossman et al., Arch Intern Med 160, 2447-2452, 2000

Abb. 10.57: Risikominderung durch Blutdrucksenkung bei Diabetikern in Abhängigkeit vom Ausmaß der Blutdrucksenkung.

10.13. Antihypertensiva und Diabetes-Entwicklung

Unter einigen Antihypertensiva entwickeln Hypertoniker seltener einen Diabetes mellitus, unter anderen dagegen häufiger einen Diabetes.

10.13.1. Seltenere Diabetes-Entwicklung unter ACE-Hemmern

■ CAPPP-Studie

☞ (50)

In der CAPPP-Studie (n = 10.985 Hypertoniker) entwickeln von den Nicht-Diabetikern unter dem ACE-Hemmer Captopril 14 % seltener einen Diabetes als unter dem Betablocker Atenolol, p = 0,039.

■ HOPE-Studie

☞ (66)

In der HOPE-Studie bei Patienten mit atherosklerotischer Grunderkrankung entwickeln unter dem ACE-Hemmer Ramipril (10 mg/d) bei einer Drucksenkung von im Mittel 3/2 mmHg sogar 34 % seltener einen Diabetes (3,6 % vs. 5,4 % bzw. 102 vs. 155 Patienten; p < 0,001).

Angesichts der schlechten Prognose des Typ II-Diabetikers ist dies für den ACE-Hemmer ein ganz vielversprechendes Ergebnis.

■ STOP II-Studie

☞ (49)

In dieser 6.614 ältere Hypertoniker (70-84 Jahre, RR ≥ 180/≥ 105 mmHg) umfassenden Studie über 4 Jahre findet sich dagegen bezüglich des neuen Auftretens eines Diabetes kein signifikanter Unterschied zwischen neueren (ACE-Hemmer, Ca-Antagonist) und älteren Antihypertensiva (Betablocker, Diuretika), auch nicht beim Vergleich ACE-Hemmer vs. konventionelle Antihypertensiva oder Ca-Antagonisten vs. konventionelle Antihypertensiva. Die neueren Substanzen zeigen hier diesbezüglich nur tendenziell eine seltenere Diabetes-Entwicklung.

■ ALLHAT-Studie

☞ (47)

Die Entwicklung eines Diabetes (Blutzucker ≥ 126 mg/dl) ist unter dem Ca-Antagonisten und ACE-Hemmer nach 2 Jahren (7,4 % vs. 5,8 % vs. 9,6 % unter dem Diuretikum; p = 0,006 resp. p < 0,001) und 4 Jahren (9,8 % vs. 8,1 % vs. 11,6 % unter dem Diuretikum, p = 0,04 resp. p < 0,001) signifikant seltener als unter dem Diuretikum Chlorthalidon.

■ DREAM-Studie

☞ (67)

In dieser Studie mit 5.269 prädiabetischen Patienten mit IFG oder IGT führt die Gabe von Ramipril (bis 15 mg/d) in 3 Jahren gegenüber Placebo zu einer nicht signifikanten Minderung des primären kombinierten Endpunkts aus Tod und Diabetes-Entwicklung um 9 % (p = 0,15), daneben auch nur zu einer um 9 % selteneren Diabetes-Entwicklung (17,1 % vs. 18,5 %; CI 0,80-1,03). Eine Rückkehr zur Normoglykämie (NBG < 110 mg/dl, 2-h-oGTT < 140 mg/dl) ist dagegen in der Ramipril-Gruppe um 16 % häufiger (42,5 % vs. 38,2 %; p = 0,001). Unter Ramipril ist der Blutdruck nach 2

Monaten um 4,3/2,7 mmHg (p < 0,001) stärker gesenkt.

In ONTARGET findet sich unter Ramipril genauso häufig eine Diabetes-Entwicklung wie unter Telmisarten.

10.13.2. Seltenere Diabetes-Entwicklung unter AT$_1$-Antagonisten

■ LIFE-Studie

☞ (52)

Das Auftreten eines Diabetes ist in dieser Studie unter Losartan um 25 % seltener als unter Atenolol.

In der Subgruppenanalyse der LIFE-Studie mit isolierter systolischer Hypertonie (n = 1.326) ist in 4,7 Jahren die Diabetes-Entwicklung unter Losartan um 38 % seltener als unter Atenolol (12,6 % vs. 20,1 %; p = 0,04).

■ CHARM-Preserved-Studie

☞ (68)

Unter Candesartan ist das Neuauftreten eines Diabetes mellitus in der CHARM-Preserved-Studie um 40 % (47 vs. 77 Personen; p = 0,005) seltener.

10.13.3. Seltenere Diabetes-Entwicklung unter Ca-Antagonisten und Carvedilol

Sowohl in der INSIGHT-Studie unter Nifedipin GITS als auch in der ALLHAT-Studie unter Amlodipin (unter Amlodipin um 23 % seltener; p = 0,006) findet sich eine Diabetes-Entwicklung signifikant seltener als unter Diuretika.

Dies gilt auch in der COMET-Studie für den dilatativen Betablocker Carvedilol vs. Metoprolol (22 % seltener als unter Metoprolol) (69).

10.13.4. Ergebnis einer Metaanalyse

Unter das RAAS supprimierenden Substanzen wie AT$_1$-Antagonisten und ACE-Hemmern findet sich am seltensten eine Diabetes-Entwicklung.

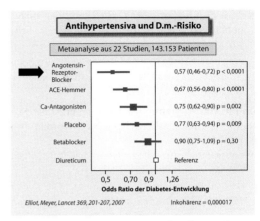

Abb. 10.58: Antihypertensiva und Diabetesrisiko.

10.13.5. Häufigere Diabetes-Entwicklung

In einer prospektiven Kohortenstudie mit 12.550 Hypertonikern im Alter von 45 bis 64 Jahren ohne Diabetes entwickelt sich in 6 Jahren unter einem Thiazid nicht häufiger ein Diabetes als unter keiner antihypertensiven Therapie. Das Gleiche gilt für Patienten unter ACE-Hemmern oder Ca-Antagonisten. Auffallend ist, dass das Risiko einer Diabetes-Entwicklung unter Betablockade (Betablocker der 1. und 2. Generation) um 28 % erhöht ist, dagegen unter anderen Antihypertensiva wie z.B. Diuretika nicht. Andererseits ist der kardiovaskuläre Nutzen einer Betablocker-Therapie umfangreich belegt, so auch die Autoren dieser Untersuchung (70).

10.14. Diagnostik beim hypertensiven Diabetiker

- Anamnese
- körperliche Untersuchung inklusive Pulsstatus und Gefäßauskultation
- Blutdruckmessung initial an beiden Armen, im Sitzen oder Liegen nach 5 Minuten Ruhe sowie sofort und 2 Minuten nach Aufstehen zur Erfassung einer orthostatischen Dysregulation, z.B. bei autonomer Neuropathie
- EKG
- Belastungs-EKG
- Echokardiografie zur Klärung der Frage nach LVH, linksventrikulärer systolischer und diastolischer Funktion, EF etc.

- 24-h-Blutdruckmessung. Hier kann der aufgehobene nächtliche Blutdruckabfall, also das Fehlen eines zirkadianen Rhythmus, Hinweis auf eine bereits eingetretene Organschädigung sein. Auch zur Therapiekontrolle ist diese Methode sinnvoll
- Abdomensonografie zur Beurteilung von Niere, Aorta etc.
- Fundoskopie
- Laborstatus mit Elektrolyten, harnpflichtigen Substanzen, Blutzucker, LDL, HDL, Triglyzeriden, HbA$_{1c}$ etc., im Urin Sediment, Mikroalbuminurie, Proteinurie quantitativ
- eventuell Duplex-Sonografie der Gefäße

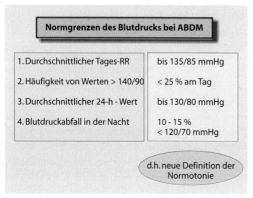

Abb. 10.59: Blutdruck-Normwerte im ABDM.

Diese Werte gelten für alle Patienten. Besondere Werte für Diabetiker liegen für diese Methode nicht vor. Non-Dipper, d.h. Personen ohne nächtlichen Blutdruckabfall, scheinen ein größeres Risiko bezüglich Nephropathie-Entwicklung zu haben.

Auch Typ II-Diabetiker haben bei aufgehobenem zirkadianen Rhythmus häufiger tödliche und nicht-tödliche vaskuläre Ereignisse (71).

10.15. Antihypertensiva bei Diabetes - gibt es Präferenzen?

Sichere Präferenzen bei den einzusetzenden Antihypertensiva gibt es nicht. Die Diabetes-induzierte Komplikation ist bei der Auswahl der Antihypertensiva ebenso zu berücksichtigen wie auch die Begleiterkrankung bzw. mögliche Interaktionen mit anderen Therapien oder auch die individuelle Verträglichkeit. Somit ist keines der zur Verfügung stehenden Antihypertensiva von vornherein nicht geeignet. Eine individuelle Entscheidung muss somit auch beim Diabetiker getroffen werden! Dennoch gibt es durchaus einige Antihypertensiva, die bevorzugt beim Diabetiker zum Einsatz kommen. Dies sind nach ESH/ESC 2007 ACE-Hemmer oder AT$_1$-Antagonisten, bei metabolischem Syndrom ACE-Hemmer, AT$_1$-Antagonisten, Ca-Antagonisten. Die Gründe hierfür inklusive der Kombinationspräferenzen seien näher dargelegt.

10.15.1. Die Stoffwechseleffekte der Antihypertensiva

Bei Diabetes und Hochdruck, aber auch bei Prädiabetes, ist die Stoffwechselneutralität der einzusetzenden Antihypertensiva zu fordern. Bezüglich dieser Qualität unterscheiden sich die Antihypertensiva. Hierbei gibt es selbst innerhalb einer Substanzklasse deutliche Unterschiede (z.B. Betablocker). Darüber hinaus sind diese Effekte auch dosisabhängig.

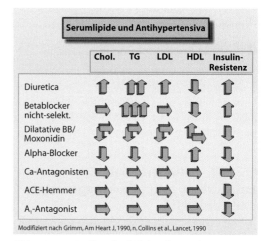

Abb. 10.60: Stoffwechseleffekte der Antihypertensiva.

10.15.2. Die Regression der LVH

Die LVH-Regression fällt unter den einzelnen Antihypertensiva unterschiedlich aus.

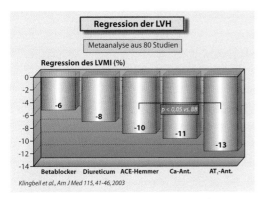

Abb. 10.61: Metaanalyse zur Regression der LVH in doppelblinden Studien.

Auch die AT_1-Rezeptorantagonisten führen zu einer stärkeren Regression der LVH als Betablocker der 2. Generation.

Dass die LVH-Regression ein klinisch relevantes Therapieziel ist, hat die LIFE-Studie bei Patienten mit Linksherzhypertrophie im EKG gezeigt, dies nicht nur im Gesamtkollektiv, sondern auch im großen, prospektiv untersuchten Kollektiv der Diabetiker. In dieser Studie führt der AT_1-Antagonist Losartan bei gleicher Blutdrucksenkung zu einer besseren Regression der LVH-Kriterien im EKG als der Betablocker Atenolol (p < 0,0001). Dies wird von einer geringeren Morbiditäts- und Mortalität begleitet.

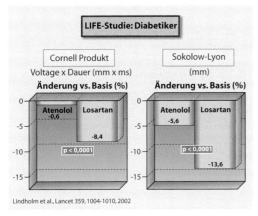

Abb. 10.62: Regression der LVH im Diabetiker-Kollektiv der LIFE-Studie.

10.15.3. Die Antihypertensiva

10.15.3.1. Diuretika

■ **Thiazide**

Von Thiaziden sind eine Verschlechterung der Glukosetoleranz, eine Verstärkung der Insulinresistenz, ebenso ungünstige Effekte auf alle Lipidfraktionen bekannt. Darüber hinaus besteht die Gefahr der Hypokaliämie, weswegen die Thiazide häufig mit kaliumsparenden Diuretika, Amilorid oder Triamteren kombiniert, angeboten werden. Daneben besteht die Gefahr der Antihypertensiva-induzierten Orthostase-Reaktion, gerade bei Patienten mit autonomer Neuropathie. Eine Hypotonieneigung hierdurch ist auch bei Patienten mit diastolischer Dysfunktion möglich. Dies gilt auch für Schleifendiuretika.

■ **Schleifendiuretika**

Sie werden statt Thiaziden bei eingeschränkter Niereninsuffizienz ab Kreatininwerten von 1,6-1,8 mg/dl eingesetzt. Bezüglich der Stoffwechseleffekte sind sie weniger umfangreich untersucht als die Thiazide. Von ähnlichen diesbezüglichen Effekten ist auszugehen, wenngleich diese unter modernen Schleifendiuretika wie Torasemid geringer ausgeprägt sein können.

■ **Kaliumsparende Diuretika**

Bei gleichzeitigem Einsatz von ACE-Hemmern/AT_1-Rezeptorantagonisten sind kaliumsparende Diuretika in der Regel überflüssig bzw. kontraindiziert. Andererseits ist die Prognose bei Herzinsuffizienz unter Diuretika ohne gleichzeitigen Einsatz von kaliumsparenden Diuretika mit einer schlechteren Prognose verbunden (63n). Sie werden daher in der Regel (vom gleichzeitigen ACE-Hemmer-/AT_1-Rezeptorantagonisten-Einsatz abgesehen) als Kombination zu Thiaziden und Schleifendiuretika eingesetzt, zumal es unter Thiazidmedikation Hinweise für eine Diuretika-induzierte Hypokaliämie mit Zunahme des plötzlichen Herztodes gibt (72). Auf die Bedeutung von Spironolacton bei Herzinsuffizienz NYHA III-IV (RALES-Studie) wird im Kap. 17. eingegangen.

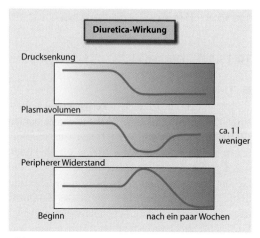

Abb. 10.63: Diuretika und Volumenhomöostase bei Hochdruck.

■ Bewertung

Eine Monotherapie des Hochdrucks mit Diuretika wird für Diabetiker nicht empfohlen. Wenngleich die retrospektive Untersuchung bei Diabetikern von Warram et al. - hier ist die kardiovaskuläre Mortalität um das 3,8fache unter Diuretika erhöht - der Forderung nach Evidenz-basierter Medizin nicht gerecht wird, so gibt es doch für andere Antihypertensiva günstigere Daten.

Ähnliche retrospektive Beobachtungen stammen auch von Alderman et al. bei nicht gut eingestelltem Diabetes und häufiger Diuretika-Medikation.

Allein die häufige Potenzstörung unter Diuretika, beim Diabetiker schon häufig ohne Diuretika vorhanden, ist ein Argument gegen eine solche Monotherapie.

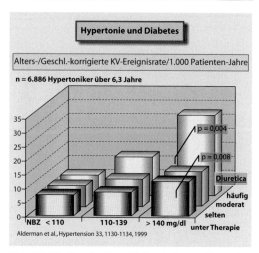

Abb. 10.64: Ungünstige Effekte bei vom Blutzucker her nicht optimal eingestellten Diabetikern und häufigem Diuretika-Einsatz.

Somit haben Diuretika vor allem ihren Stellenwert in der Kombinationstherapie, z.B. zusammen mit ACE-Hemmern, alternativ AT_1-Rezeptorantagonisten oder Betablockern. Ab Dreierkombination sollte aber auch beim Diabetiker das Diuretikum nicht fehlen! In der SHEP-Studie bei isolierter systolischer Hypertonie profitieren Diabetiker wie Nicht-Diabetiker gleichermaßen vom Diuretikum. Andererseits zeigt die SYST-EUR-Studie, dass hier neuere Substanzen eventuell in der Prävention kardiovaskulärer Folgeerkrankungen effektiver sind. Die günstigen Resultate werden in der SYST-EUR-Studie bereits nach 2 Jahren erreicht, in der SHEP-Studie erst nach 4,5 Jahren Therapie.

10.15.3.2. Betablocker

Hier ist zwischen Betablockern der 1. Generation (z.B. Propranolol), der 2. Generation (z.B. Metoprolol, Bisoprolol) und der 3. Generation, den dilatativen Betablockern (z.B. Carvedilol, Nebivolol) zu differenzieren.

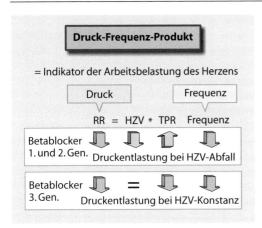

Abb. 10.65: Unterschied zwischen Betablockern der 1./2. Generation vs. 3. Generation.

Betablocker sind bei Diabetikern in keiner Weise kontraindiziert! Im Gegenteil sind Betablocker in der Sekundärprävention bei Diabetikern noch effektiver als bei Nicht-Diabetikern. Somit spielen Betablocker bei Diabetikern mit KHK und abgelaufenem Myokardinfarkt eine große Rolle, ja sind hier obligater Bestandteil der Sekundärprävention (außer bei Kontraindikationen) (73). Die ungünstigen metabolischen Effekte, die zum einen Dosis-abhängig, zum anderen vom Typ des Betablockers abhängig sind:

- bei beta-1-selektiven Betablockern (= Betablockern der 2. Generation) ist dies deutlich geringer ausgeprägt
- Betablocker der 3. Generation, die dilatativen Betablocker, sind diesbezüglich sogar neutral bis günstig
- sind bei dieser Indikation zu vernachlässigen

Beim Diabetiker sollte ein kardioselektiver Betablocker gewählt werden, da die bei Hypoglykämie zu deren Korrektur ablaufende Glykogenolyse über Beta-2-Rezeptoren vermittelt wird. Somit wäre dieser Kompensationsweg unter einem nicht-selektiven Betablocker blockiert. Diese Gefahr spielt jedoch in der Praxis keine große Rolle. Der Herzfrequenzanstieg im Rahmen einer Hypoglykämie bleibt jedoch auch unter dem selektiven Betablocker aus. Hierüber ist der Diabetiker zu informieren, d.h. entsprechende Aufklärung! Andererseits sei darauf verwiesen, dass Betablocker der 3. Generation wie z.B. Carvedilol günstige Effekte auf Stoffwechselparameter haben wie z.B. auf die Insulinresistenz. Auch ist hier die Gefahr einer

Gewichtszunahme (☞ UKPDS) offensichtlich geringer. In der UKPDS wurden bei hypertensiven Typ II-Diabetikern Betablocker und ACE-Hemmer als antihypertensive Basis-Therapeutika eingesetzt. Hierbei fanden sich letztendlich unter beiden Therapien gleiche Resultate bezüglich der Endpunkte. Es darf jedoch in keiner Weise vergessen werden (s.o.), dass in Wirklichkeit in beiden Gruppen Mehrfachkombinationen (in ca. 30 % ≥ 3) zum Einsatz gekommen sind, zudem ein nicht unbeträchtlicher Teil der Patienten zuletzt (ab wann genau bleibt unklar) diese Basis-Therapeutika gar nicht mehr eingenommen hat. Somit hilft diese spezielle Subanalyse im Sinn von Evidenz-basierter Medizin bei dieser Fragestellung eigentlich nicht weiter. Es ist jedoch nicht von der Hand zu weisen, dass mittelfristig bei einem solchen Kollektiv die Blutdrucksenkung wichtiger sein könnte als mögliche substanzspezifische organprotektive Effekte (s.o.).

10.15.3.3. Ca-Antagonisten

Hier ist zwischen den Dihydopyridinen und den frequenzsenkenden Ca-Antagonisten (Verapamil, Diltiazem) zu differenzieren. Bei den Dihydropyridinen stehen heute die Ca-Antagonisten der 3. Generation im Vordergrund: Amlodipin, Lercanidipin.

Ca-Antagonisten sind stoffwechselneutral. Hinsichtlich organprotektiver (Kardio- und Nephroprotektion) Effekte scheinen sie jedoch dem ACE-Hemmer beim Diabetiker unterlegen zu sein (s.o.). In der SYST-EUR-Studie profitieren Diabetiker mit isolierter systolischer Hypertonie stärker vom Ca-Antagonisten als Nicht-Diabetiker. Auch in der HOT-Studie hat das Typ II-Diabetiker-Kollektiv bei besonders starker Blutdrucksenkung vom Ca-Antagonisten als Basistherapie einen deutlichen Nutzen. Allerdings ist hier in 2/3 der Fälle eine Kombination im Einsatz. Sie sind eine sinnvolle Ergänzung zu ACE-Hemmern. Eine besonders starke Reduktion der Apoplexrate wird unter Ca-Antagonisten beobachtet.

10.15.3.4. ACE-Hemmer

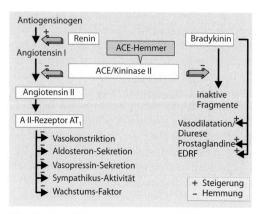

Abb. 10.66: Wirkmechanismus der ACE-Hemmer.

Auch diese Substanzklasse ist bezüglich der Lipide neutral. Die Insulinresistenz wird zudem durch ACE-Hemmer gemindert. Auf die seltenere Diabetes-Entwicklung unter ACE-Hemmern bei Hypertonikern ist in Kap. 10.12.1. hingewiesen worden. In der Nephroprotektion bei Typ I-Diabetes sind sie bisherigen Antihypertensiva überlegen. Hierauf gründet sich vor allem der favorisierte Einsatz dieser Substanzklasse beim Diabetiker. Der Stellenwert des AT_1-Rezeptorantagonisten war bislang hier noch nicht ausreichend untersucht. Dies hat sich allerdings mit PRIME und RENAAL für den Typ II-Diabetiker geändert (☞ Kap. 10.15.3.5.).

Daneben gibt es Hinweise, dass bei hypertensiven Diabetikern der ACE-Hemmer bei gleicher Blutdrucksenkung dem Ca-Antagonisten in der Verhinderung der KHK-Folgeerkrankung überlegen ist (ABCD, FACET).

ACE-Hemmer haben auch einen festen Stellenwert in der Sekundärprävention bei Postinfarktstatus (bei EF < 40 % wie auch seit HOPE bei normaler EF) und bei Herzinsuffizienz, beides gerade beim Diabetiker häufige Krankheitsbilder.

Zudem zeigt die HOPE-Studie, dass ein Diabetiker auch ohne Blutdrucksenkung bei Vorhandensein eines weiteren Risikofaktors wie auch der KHK-Patient allgemein von einer solchen Therapie profitiert.

In der PROGRESS-Studie (74) (n = 6.105, 4 Jahre Beobachtung) führen 4 mg/d Perindopril bzw. die Kombination mit Indapamid (Ausgangs-RR 147/86 mmHg, RR-Senkung 9/4 mmHg) bei Patienten mit Schlaganfall/TIA zu einer Reduktion der Reapoplex-Rate um 28 % (10 % vs. 14 %; p < 0,0001), der nicht-tödlichen Myokardinfarkt-Rate um 38 % (60 vs. 96 Fälle). Größere vaskuläre Ereignisse (= nicht-tödlicher Apoplex, nicht-tödlicher Myokardinfarkt oder Tod vaskulärer Ursache) sind um 26 % seltener, allerdings in der Monotherapie mit dem ACE-Hemmer (RR-Senkung 5/3 mmHg) nur um 4 % seltener, unter der Kombination (RR-Senkung 12/5 mmHg) um 40 % seltener. Die entsprechenden Daten für die Apoplex-Risikominderung liegen bei 5 % für Monotherapie mit Perindopril vs. 43 % RRR unter der Kombination.

- Die Risikominderung für Apoplex ist bei hypertensiven (p < 0,01) wie nicht-hypertensiven (p < 0,01) Patienten in etwa gleich groß, bei hypertensiven Patienten tendenziell allerdings etwas größer
- Für Diabetiker (12 % der Placebo-Gruppe, 13 % der Verum-Gruppe) liegt eine Subgruppenanalyse nicht vor
- Die günstigen Effekte sind in dieser ACE-Hemmer-Studie (ein Apoplex-Kollektiv, nur 16 % KHK-Patienten) von der Blutdrucksenkung abhängig. Diese Resultate unterscheiden sich somit von den Ergebnissen der HOPE-Studie, in der protektive Effekte unabhängig von der Blutdrucksenkung für den ACE-Hemmer Ramipril (überwiegend ein KHK-Kollektiv) nachgewiesen werden konnten, ein protektiver Effekt, der sich auch bei diabetischer Nephropathie für den AT_1-Rezeptorantagonisten hat nachweisen lassen
- ACE-Hemmer machen eine gute Regression der LVH und verbessern die Endothelfunktion
- Bei Niereninsuffizienz ist die Dosierung der ACE-Hemmer anzupassen. Auf die Gefahr der Hyperkaliämie ist zu achten. Bei gleichzeitiger diuretischer Medikation ist dies jedoch weniger zu erwarten. Kreatinin- und Kaliumkontrollen sind dennoch gerade beim Beginn einer solchen Therapie obligat

10.15.3.5. AT$_1$-Rezeptorantagonisten

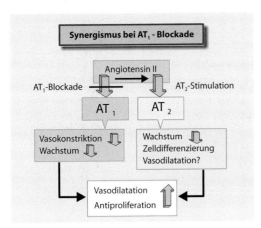

Abb. 10.67: Synergismus bei AT$_1$-Blockade.

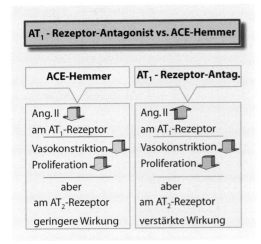

Abb. 10.68: Vergleich der Wirkmechanismen von ACE-Hemmer und AT$_1$-Rezeptorantagonist.

Diese neue Substanzklasse ist ebenfalls bezüglich der Lipide neutral. Sie mindert darüber hinaus die Insulinresistenz über eine Stimulation des nukleären PPARγ-Rezeptors (glitazonartiger Effekt) und über eine Stimulation der Adiponektin-Produktion des Adipozyten. Unter dieser Substanzklasse ist eine Diabetesentwicklung am seltensten. Sie sind eine Alternative für den ACE-Hemmer. Welche der beiden Substanzklassen organprotektiver ist, kann z.Zt. global nicht beantwortet werden. Die entsprechenden Ergebnisse bei Postinfarktpatienten (z.B. OPTIMAAL) gingen zugunsten des ACE-Hemmers aus - eine Dosisfrage? In der ONTARGET-Studie zeigen beide Substanzen in einem Hochrisikokollektiv gleichwertige Effekte. Weitere Studienergebnisse, z.B. bei Vorhofflimmern oder diastolischer Herzinsuffizienz sind jedoch abzuwarten, bevor der ONTARGET-Effekt zum Klasseneffekt der AT$_1$-Antagonisten erklärt werden kann.

Nephroprotektive Effekte sind in kleinen Studien, inzwischen beim Typ II-Diabetiker auch in drei großen Studien (IRMA II, IDNT, RENAAL) belegt. Dadurch sind jetzt die AT$_1$-Rezeptorantagonisten bei Typ II-Diabetikern bezüglich Nephroprotektion die am besten untersuchte Substanzklasse, Irbesartan hierbei der am besten untersuchte AT$_1$-Rezeptor-Antagonist.

Diese Substanzen sind zudem kardioprotektiv und -reparativ. Bei gleicher Blutdrucksenkung findet sich unter AT$_1$-Antagonisten in der untersuchten Zeiteinheit eine stärkere Regression der LVH als unter dem Betablocker. Das Ausmaß ist der LVH-Regression unter ACE-Hemmern vergleichbar. Beide Substanzen erscheinen diesbezüglich somit gleich effektiv. Ob es diesbezüglich Unterschiede zum ACE-Hemmer gibt, kann bislang nicht beantwortet werden. Eine klinische Endpunktstudie bei LVH liegt jedoch nur für den AT$_1$-Antagonisten (LIFE) vor.

10.15.3.6. Alpha-1-Blocker

Alpha-1-Blocker sind sogar bezüglich Lipiden und Insulinresistenz günstig. In der Organprotektion sind sie jedoch kaum untersucht. In der TOMHS-Studie leiden die Patienten unter Doxazosin am wenigsten unter Potenz- und Libidoveränderung. In der ALLHAT-Studie (s.o.) haben die günstigen Stoffwechseleffekte des Alphablockers jedoch bezüglich Inzidenz der Herzinsuffizienz beim Diabetiker im Vergleich zum Nicht-Diabetiker keine Vorteile gebracht.

Auf die orthostatischen Nebenwirkungen ist besonders bei Patienten mit diabetischer Neuropathie zu achten. Diese Substanzklasse spielt heute erst ab Dreierkombination eine Rolle.

10.15.3.7. Zentralwirksame Antihypertensiva

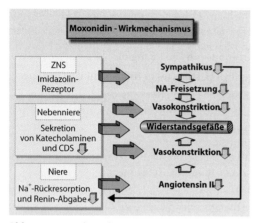

Abb. 10.69: Wirkmechanismus von Moxonidin. Hauptangriffspunkt ist zentralnervös.

In Anbetracht der Nebenwirkungen dieser Klasse haben diese lange Zeit keine wesentliche Rolle gespielt. Die Neuentwicklung des Moxonidins (hierbei wurden auch neue Erkenntnisse über den zentralnervösen Angriffspunkt gewonnen) hat diesen antihypertensiven Ansatzpunkt zu einer Renaissance geführt. Moxonidin ist ein Imidazolin-Agonist (kein Antagonist!), stimuliert also im ZNS neben Alpha-2-Rezeptoren (hierüber Induktion von Nebenwirkungen) zentrale Imidazolin-Rezeptoren mit konsekutiver Abnahme des peripheren Vasotonus bzw. löst durch zentralen Angriffspunkt eine Beta- und Alpha-Blockade, also eine totale Sympathikolyse aus. Hierin ist Moxonidin dem dilatativen Betablocker Carvedilol verwandt, der durch Angriffspunkt an den Rezeptoren in der Peripherie eine Beta- und Alpha-Sympathikolyse auslöst. Moxonidin ist bezüglich der Wirkung auf die Lipide neutral bis günstig. Das Gleiche gilt auch für den Glukosestoffwechsel bzw. die Insulinresistenz. Das Neuroendokrinium (sympathisches Nervensystem und RAAS) wird supprimiert.

10.15.3.8. Renin-Inhibitoren

Der direkte Renin-Inhibitor Aliskiren bindet an eine Bindungstasche im Reninmolekül und verhindert so die Spaltung von Angiotensinogen in Angiotensin I. Aliskiren greift am geschwindigkeitsbestimmenden Schritt der RAAS-Kaskade an. Im Gegensatz zu ACE-Hemmer und AT_1-Antagonist fällt unter dieser Substanz die Renin-Aktivität

ab, während sie unter den beiden anderen Substanzen ansteigt. Alle 3 in das RAAS eingreifende Medikamente erhöhen dagegen die Reninkonzentration. Sowohl die Angiotensin I- als auch die Angiotensin II-Spiegel fallen unter dem Renin-Inhibitor ab.

Die Bioverfügbarkeit ist mit 26 % niedrig, die Halbwertszeit dagegen mit 40 h lang. Bei Einmalgabe von 150-300 mg ist nach 5-7 Tagen ein Steady State erreicht. Die Trough-to-Peak-Ratio ist mit 98 % sehr hoch.

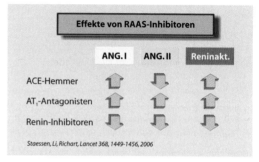

Abb. 10.70: ACE-Hemmer, AT_1-Antagonist und Renin-Inhibitor und ihre Wirkung auf einzelne Parameter.

Dieser orale Renin-Inhibitor ist nach bisherigen Ergebnissen bei Hochdruck so sicher, verträglich und wirksam wie die hiermit verglichenen AT_1-Antagonisten. Auch hier liegt die Nebenwirkungsrate auf Placeboniveau. Durch früheren Eingriff in der RAAS-Kaskade wird eine umfassendere RAAS-Blockade diskutiert, was es noch in klinischen Endpunktstudien zu beweisen gilt.

Additive Effekte bestehen bei Kombination mit Diuretikum, ACE-Hemmer, AT_1-Antagonisten und Ca-Antagonisten. Auch Nebenwirkungen der Kombinationspartner (Husten, Ödeme) verschwinden häufig unter der entsprechenden Kombination.

10.15.4. Antihypertensiva bei Typ I- und Typ II-Diabetes - Präferenzen

10.15.4.1. Präferenzen bei Typ I-Diabetes

Diesen Diabetes-Typ haben überwiegend Jüngere. Ziel der Therapie ist neben optimaler Stoffwechselkontrolle durch Insulinsubstitution u.a. das Auftreten oder Manifestwerden einer Nephropathie bzw. wenn diese vorliegt, deren Progredienz zu verhindern. Bei Mikroalbuminurie und normalen Blutdruckwerten ist bereits eine ACE-Hemmer-Therapie indiziert (77), wodurch eine Mikroalbuminurie = inzipiente Nephropathie zur Regression gebracht werden kann.

- Zielblutdruck bei Nephropathie ist < 125/75 mmHg
- ohne Nephropathie oder Mikroalbuminurie < 130/80 mmHg

Bei Hochdruck erfolgt der Beginn der Therapie meist mit einem ACE-Hemmer, alternativ AT_1-Rezeptorantagonisten, eventuell kombiniert mit niedrig dosiertem Diuretikum, langwirksamem Ca-Antagonisten, beta-1-selektivem Betablocker bzw. dilatativem Betablocker der 3. Generation.

10.15.4.2. Präferenzen bei Typ II-Diabetes

Hier gelten hinsichtlich Blutdrucksenkung die gleichen Empfehlungen wie bei Typ I-Diabetes. Da hier in der Regel weitere Begleiterkrankungen vorliegen, ist die jeweilige Auswahl individuell festzulegen. Bei Nephropathie ist der AT_1-Rezeptorantagonist seit PRIME (= IRMA II und IDNT) und RENAAL (100 mg/d Losartan) die am besten untersuchte Substanzklasse, Irbesartan die am besten untersuchte Substanz. Sie bietet sich daher mit 1. Präferenz an. Hierbei ist vor Einleitung einer Kombination die Dosierung auf 300 mg/d anzuheben (☞ IRMA II und IDNT!). Die gute Verträglichkeit bleibt trotzdem auf Placeboniveau.

10.15.5. Die Antihypertensiva und weitere Begleiterkrankungen/-Umstände

In Abhängigkeit einer im Vordergrund stehenden Begleiterkrankung sind bestimmte Antihypertensiva zu bevorzugen:

■ KHK

Betablocker, z.B. beta-1-selektive Betablocker oder dilatative Betablocker der 3. Generation, langwirksame Ca-Antagonisten, ACE-Hemmer

■ Herzinsuffizienz

ACE-Hemmer, Diuretika (ab NYHA III Schleifendiuretika), Betablocker, Spironolacton, Digitalis, eventuell bei fehlendem Spironolacton-Einsatz zusätzlich AT_1-Rezeptorantagonist oder bei ACE-

Hemmer-Unverträglichkeit alternativ AT_1-Rezeptorantagonist

■ Nephropathie mit Niereninsuffizienz

Bei **Typ I-Diabetes**: ACE-Hemmer, alternativ AT_1-Rezeptorantagonisten, Schleifendiuretika ab Kreatinin von 1,6-1,8 mg/dl.

Bei **Typ II-Diabetes** in Anbetracht der Ergebnisse des PRIME-Programms oder der RENAAL-Studie ist der AT_1-Rezeptorantagonist erste Wahl.

■ Obstruktive Atemwegserkrankung

ACE-Hemmer, AT_1-Rezeptorantagonist, Ca-Antagonist, Diuretikum, Moxonidin, (Versuch eines beta-1-selektiven Betablockers bzw. Betablockers in niedriger Dosierung bei entsprechender Kontrolle), Alpha-1-Blocker, letzterer bei Mehrfachkombination

■ pAVK

ACE-Hemmer, AT_1-Rezeptorantagonist, Ca-Antagonist, dilatativer Betablocker, Moxonidin, Alpha-1-Blocker (letzterer bei Mehrfachkombination)

■ Linksventrikuläre Hypertrophie

AT_1-Rezeptorantagonisten, ACE-Hemmer, Ca-Antagonisten, Betablocker der 3. Generation, Moxonidin

■ Gravidität

Beta-1-selektive Betablocker, Alpha-Methyl-Dopa

■ Abgelaufener Apoplex/abgelaufene TIA

AT_1-Antagonisten und Ca-Antagonisten (MOSES-Studie, Nachanalyse von LIFE)

10.16. Hochdruck-Therapie beim Diabetiker

10.16.1. Worauf kommt es hier an?

Der Hochdruck sollte bei Hochrisiko-Patienten wie dem Diabetiker

- schnell (2-4 Wochen, ☞ VALUE),
- stark (< 130/80 mmHg, ggf. stärker)
- über 24 h mit hoher Trough-to-Peak-Ratio

gesenkt werden.

Weitere Forderungen sind:

- Stärkere zentrale Bludrucksenkung (CAFE-Studie)
- Stoffwechselneutralität

- Organprotektive und organreparative Wirkung über pleiotrope Effekte
- Nebenwirkungsarmut

Je niedriger der Blutduck ist, desto geringer ist die KHK- und Schlaganfall-Mortalität. Eine systolische Blutdrucksenkung von bereits 2 mmHg macht sich in einer Metaanalyse (61 Studien, n = 958.074) in einer Senkung von Morbidität und Mortalität bemerkbar. Aber auch in einzelnen Studien mit hypertensiven Hochrisiko-Patienten wie ADVANCE (Unterschied 5,6/2,2 mmHg), VALUE (3,8/2,3 mmHg in den ersten 3 Monaten) oder auch in der FEVER-Studie bei Patienten mit 1-2 zusätzlichen Risikofaktoren (nur 11 % Diabetiker) (Unterschied nur 4/2 mmHg) führt eine solche geringe Blutdrucksenkung bereits zu einer Senkung der Mortalität und Morbidität. In der MICRO-HOPE-Studie beträgt der Blutdruckunterschied zwischen Ramipril und Placebo sogar nur 2,4/1 mmHg. Dennoch finden sich signifikante Unterschiede in Mortalität, Schlaganfall- und Myokardinfarkthäufigkeit.

Das geringste Risiko hinsichtlich KHK- und Schlaganfall-Mortalität/Altersdekade liegt gemäß einer Metaanalyse aus 61 Studien, 958.074 Patienten betreffend bei Blutdruckwerten < 115/75 mmHg.

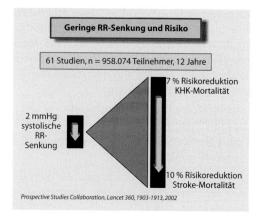

Abb. 10.72: Ergebnis einer Metaanalyse aus 61 Studien. Blutdrucksenkung lohnt sich!

10.16.2. Der zentrale aortale Blutdruck

Neuere Substanzen wie ACE-Hemmer und Ca-Antagonisten senken den zentralen aortalen Blutdruck, der sowieso ca. 10 mmHg niedriger ist als der peripher gemessene, deutlich stärker als Diuretika und Betablocker. In der CAFE-Studie (75) ist der zentrale Blutdruck bei peripher gemessenem geringen Unterschied unter der Kombination Ca-Antagonist und ACE-Hemmer um systolisch 4,3 mmHg (p < 0,0001) niedriger. Parallel dazu ist auch der Pulsdruck immerhin um 3 mmHg niedriger (p < 0,0001). Beides dürfte die klinischen Unterschiede in den 2 Blutdruckarmen von ASCOT miterklären.

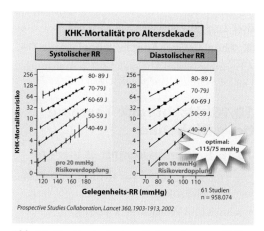

Abb. 10. 71: Ergebnis einer Metaanalyse aus 61 Studien.

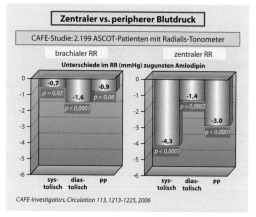

Abb. 10.73: Der zentrale vs. periphere Blutdruck in der CAFE-Studie (Substudie von ASCOT). Die Kombination Ca-Antagonist/ACE-Hemmer senkt den zentralen Blutdruck inkl. Pulsdruck signifikant stärker als die Vergleichskombination Diuretikum/Betablocker.

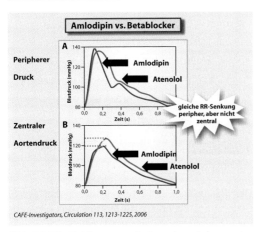

Abb. 10.74: Pulskurve zentral und peripher unter Amlodipin vs. Atenolol.

10.16.3. Die ESH/ESC-Leitlinien

Die ESC/ESH- und ESC/EASD- und AHA/ADA-Leitlinien empfehlen bei Diabetikern eine Blutdruckeinstellung < 130/80 mmHg (38, 39, 40, 76)

Der JNC 7-Report empfiehlt bei Diabetes oder chronischer Nierenerkrankung ebenfalls Blutdruckwerte < 130/80 mmHg (77), bei Proteinurie besser niedriger (38).

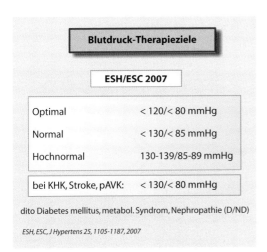

Abb. 10.75: Blutdruck-Therapieziele heute.

10.16.4. Zweier-Kombinationsmöglichkeiten

In Anbetracht strafferer Therapieziele und der Tatsache, dass mit einer Monotherapie nur ca. 30 % der Hypertoniker die Zielblutdruckwerte erreichen, sind Mehrfachkombinationen notwendig.

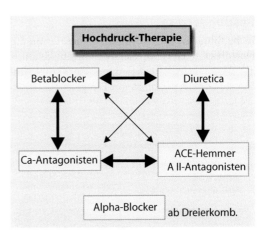

Abb. 10.76: Mögliche Zweierkombinationen: Dicker Pfeil = additiver Effekt, dünner Pfeil = kein wesentlich additiver Effekt.

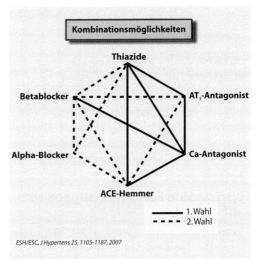

Abb. 10.77: Kombinationsmöglichkeiten nach ESH/ESC.

ESC/EASD empfehlen, dass beim hypertensiven Diabetiker eine Substanz, die das RAAS-System beeinflusst, Teil der Kombination sein sollte.

Zudem weisen ESC/EASD daraufhin, dass Betablocker und Diuretika nicht nur ungünstige Stoffwechseleffekte haben, sondern nach den Ergebnissen der CAFE-Studie (n = 2.199, Substudie der ASCOT-Studie) auch den zentralen Blutdruck nicht in dem Ausmaß senken wie die Kombination ACE-Hemmer und Ca-Antagonist.

10.16.5. Zweierkombinationen und Responderrate

In bestimmten Zweierkombinationen nimmt die Non-Responderrate, die bei 30-50 % liegt, deutlich ab. Eine Erklärung bietet das Pathophysiologie-Konzept des Hypertonus von Laragh et al.

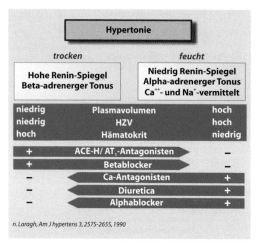

Abb. 10.78: Antihypertensiva bei trockener und feuchter Hypertonie.

Das Schema zeigt, dass die Responderrate nicht nur unter der Kombination ACE-Hemmer plus Diuretikum, sondern auch unter ACE-Hemmer plus Ca-Antagonist zunehmen muss, ebenso unter der Kombination AT$_1$-Antagonist plus Ca-Antagonist.

10.16.6. Sind Fixkombinationen sinnvoll?

Fixkombinatinen sind auch von der WHO anerkannte Therapiestrategien. Hierbei ist es das Ziel, neben additiver Wirkung und Erhöhung der Responderrate besonders die Compliance des Hypertonikers zu verbessern, die mit der Zahl der einzunehmenden Medikamente abnimmt.

Besonders sinnvolle Kombinationen sind:

- ACE-Hemmer plus Diuretikum
- ACE-Hemmer plus Indapamid (ADVANCE)
- AT$_1$-Rezeptorantagonist plus Diuretikum
- ACE-Hemmer plus Ca-Antagonist
- AT$_1$-Antagonist plus Ca-Antagonist
- Betablocker plus Diuretikum
- Betablocker plus Ca-Antagonist vom Typ Dihydropyridin

Der Ca-Antagonist-Partner sollte hierbei der 3. Generation angehören. Amlodipin und Lercanidipin sind nicht nur besser verträglich als Ca-Antagonisten der 1. und 2. Generation, sondern haben offensichtlich auch organprotektivere Effekte, auch seltener Ödeme. Diese sind unter Lercanidipin noch seltener als unter Amlodipin. In der Kombination mit dem ACE-Hemmer oder AT$_1$-Antagonisten treten diese sogar noch seltener auf. Von den Fixkombinationen, die die ESC/EASD-Forderung nach einer RAS-hemmenden Substanz erfüllen, bieten sich daher z.Zt. an:

- Enalapril plus Lercanidipin (Trough-to-peak-Ratio von E. 77 %, von L. 82 %)
- Valsartan plus Amlodipin
- Olmesartan plus Amlodipin

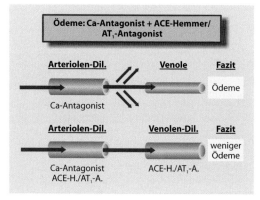

Abb. 10.79: Mechanismus der selteneren Knöchelödeme bei Kombinationen aus Ca-Antagonist plus ACE-Hemmer, resp. AT$_1$-Antagonist.

Dass die blutdrucksenkende Wirkung unter der Kombination zunimmt, sei an einer Vergleichsstudie gezeigt.

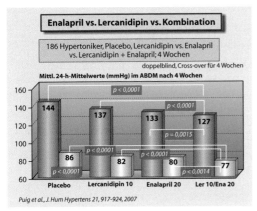

Abb. 10.80: Mittlere 24-h-Blutdruckwerte unter Placebo, Lercanidipin und unter der Kombination Lercanidipin/Enalapril.

10.16.7. ACE-Hemmer/Thiazid vs. ACE-Hemmer/Ca-Antagonist der 3. Generation

Die aktuell vorgelegte ACCOMPLISH-Studie stärkt den Stellenwert der Fixkombinationen in der Hochdrucktherapie und weist bestimmten Kombinationen eine überlegenere Organprotektion zu. Verglichen werden die Kombination ACE-Hemmer und Diuretikum (Benazepril plus Thiazid) vs. ACE-Hemmer und Ca-Antagonist (Benazepril plus Amlodipin).

11.462 Hypertoniker mit hohem kardiovaskulärem Risiko (bestehende vaskuläre oder renale Erkrankung) werden über 39 Monate bis zum vorzeitigen Abbruch dieser Studie untersucht.

- Die Rate primärer Endpunkte (kardiovaskulärer Tod, Myokardinfarkt, Schlaganfall instabile Angina pectoris, Revaskularisation, Reanimation nach Herzstillstand) ist unter der Kombination ACE-Hemmer und Ca-Antagonist um 20 % geringer (526 Patienten vs. 650 Patienten; p = 0,0002)
- Auch die Rate härterer Endpunkte (kardiovaskulärer Tod, Myokardinfarkt, Schlaganfall) ist unter dieser Kombination um 20 % signifikant niedriger, dies trotz gleicher Blutdrucksenkung in beiden Gruppen

Trotz antihypertensiver Vorbehandlung - bei ca. 75 % mit 2-3 Antihypertensiva - lag vor Studienbeginn nur bei 37,5 % eine Normotonie vor. Diese Rate stieg unter den Kombinationen im Studienverlauf auf immerhin 81,5 % (ACE-Hemmer plus

Ca-Antagonist) bzw. 78,5 % (ACE-Hemmer und Thiazid).

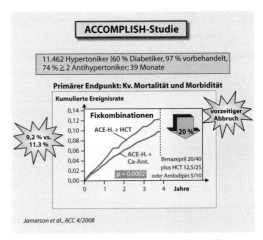

Abb. 10.81: Ergebnis der ACCOMPLISH-Studie.

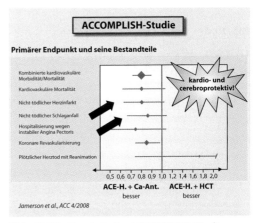

Abb. 10.82: Ergebnis der ACCOMPLISH-Studie.

Bei Extrapolierung dieser Daten auf den hypertensiven Diabetiker als Hochrisikopatienten wird klar, welche Kombination hier auf Grund seiner organprotektiveren Wirkung mit Senkung von Morbidität und Mortalität die erste Präferenz zukommt: ACE-Hemmer plus Ca-Antagonist, ggf. auch AT_1-Antagonist plus Ca-Antagonist (allerdings keine Vergleichsstudie hierfür bislang).

Dagegen hat die Kombination aus ACE-Hemmer und AT_1-Antagonist (10 mg Ramipril und 80 mg Telmisartan) weder im Gesamtkollektiv (n = 25.620) der ONTARGET-Studie noch für das Subkollektiv der Diabetiker (37 %) einen über die jeweilige Monotherapie hinausgehenden Nutzen gebracht. Allein eine Zunahme der unerwünschten Ereignisse, wie Hypotonie, Synkopen und renale Dysfunktion, wird hierunter beobachtet (86).

10.16.8. Vorteile von Fixkombinationen

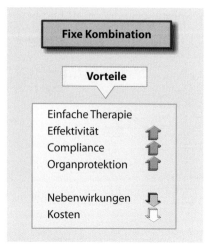

Abb. 10. 83: Vorteile einer Fixkombination.

10.16.9. Wann Beginn mit einer Fixkombination?

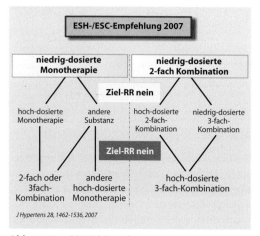

Abb. 10.84: ESH/ESC-Leitlinien zur Therapieeinleitung: Monotherapie vs. Zweierkombination.

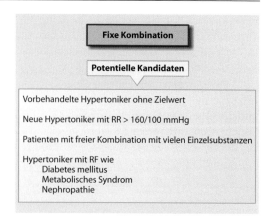

Abb. 10.85: Kandidaten für Fixkombinationen.

10.17. Acetylsalicylsäure beim hypertensiven Diabetiker?

In der HOT-Studie (24) haben die Hypertoniker unter 75 mg/d ASS 36 % seltener einen Myokardinfarkt (2,3 % vs. 3,6 %; p = 0,002). Die Befürchtung, dass es unter ASS vermehrt zu Hirnblutungen und retinalen Problemen kommen könne, hat sich nicht bestätigt. ASS ist bezüglich größerer kardiovaskulärer Ereignisse und Myokardinfarkte bei Diabetikern in dieser Studie genauso wirksam wie bei der Gesamtgruppe der Untersuchten.

Beim hypertensiven Typ II-Diabetiker, aber durchaus auch beim hypertensiven Typ I-Diabetiker ab 45 Jahren, sollte daher ASS in die Therapie aufgenommen werden (79).

D.h. ASS ist als primärpräventive Maßnahme bei Typ I- und Typ II-Diabetes mit folgenden Risikofaktoren anzusehen (79, 80):

- Positive KHK-Familienanamnese
- Rauchen
- Hochdruck
- Adipositas (> 120 % des Normalgewichts)
- BMI > 28 kg/m^2 bei Frauen
- BMI > 27,3 kg/m^2 bei Männern
- Mikro- oder Makroalbuminurie
- Hyperlipidämie
- Cholesterin > 200 mg/dl
- LDL > 130 mg/dl
- HDL < 40 mg/dl
- Triglyzeride > 250 mg/dl

Dosierungen von 80-325 mg werden von der ADA empfohlen. Dem muss jedoch entgegen gehalten werden, dass sich in der HOT-Studie bei Hypertonikern bereits 75 mg/d als wirksam erwiesen hat (spätere Erkenntnis). ASS als Sekundärpräventivum wird bei der KHK des Diabetikers dargestellt.

Im Primary Prevention Project (PPP) (81) kann an Personen mit einem oder mehr kardiovaskulären Risikofaktoren (n = 4.495, u.a. 17 % Diabetiker, mittleres Alter des Gesamtkollektivs 64,4 Jahre, mittlere Beobachtungszeit 3,6 Jahre) gezeigt werden, dass 100 mg ASS den kombinierten Endpunkt (kumulative Rate des kardiovaskulären Todes, nicht-tödlichen Myokardinfarktes und des nicht-tödlichen Apoplexes) um 29 % (2,8 % vs. 2,0 %; CI 0,48-1,04; log rank p = 0,035) senkt, die kardiovaskuläre Todesrate um 44 % (1,4 % vs. 0,8 %; p = 0,049). Somit findet sich auch hier ein primärpräventiver Effekt von ASS bei akzeptierbarem Sicherheitsprofil.

Diese Studie wurde wegen ähnlich günstiger Daten anderer Studien (24, 82) vorzeitig beendet.

10.18. CSE-Hemmer bei hypertensiven Diabetikern? - ASCOT-LLA

Während im Gesamtkollektiv der ASCOT-Studie (n = 10.305, Cholesterin < 6,5 mmol/l, LDL im Mittel 3,4 mmol/l) die Hypertoniker von 10 mg/d Atorvastatin einen Nutzen haben, ist in der retrospektiven Analyse der Diabetiker (24,3 % des Kollektivs) keine signifikante Reduktion des primären Endpunkts nicht-tödlicher Myokardinfarkt und tödliche KHK zu sehen, auch nicht im Subkollektiv der Patienten mit metabolischem Syndrom. Beide Subkollektive profitieren hiervon jedoch tendenziell (83). Unabhängig davon ist auch hier ohne KHK ein LDL < 100 mg/dl anzustreben.

Beim Diabetiker ist Primärprävention = Sekundärprävention!

10.19. Antihypertensiva bei normotensiven Diabetikern?

10.19.1. Blutdrucksenkung bei normotensiven Diabetikern?

Im normotensiven Arm der ABCD-Studie (84) wurden 480 Typ II-Diabetiker (RR < 140/90 mmHg, im Mittel 136/84 mmHg, im Mittel 58 Jahre) eingeschlossen. Intensive Therapie mit Nisoldipin oder Enalapril (mittlerer Druck hierunter 128/75 mmHg) vs. moderate Therapie

mit Placebo (mittlerer Druck hierunter 137/81 mmHg, p < 0,0001) über im Mittel 5,3 Jahre.

- Wenngleich sich bei den Patienten unter beiden Therapiestrategien kein Unterschied in der Kreatinin-Clearance findet, ist das Fortschreiten von Normalbuminurie zu Mikroalbuminurie (p = 0,012) und von Mikroalbuminurie zu Makroproteinurie (p = 0,028) bei intensiver Therapie signifikant seltener
- Auch findet sich eine seltenere Progression einer diabetischen Retinopathie (34 % vs. 46 %; p = 0,019)
- Auch Apoplexe sind seltener (1,7 % vs. 5,4 %; p = 0,03)

Ein Unterschied zwischen Nisoldipin und Enalapril findet sich bei den klinischen Endpunkten nicht.

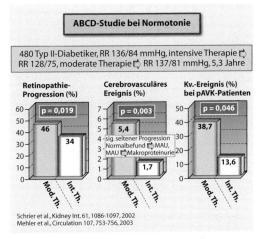

Abb. 10.86: Ergebnisse der ABCD-Studie bei Normotonie.

10.19.2. Blutdruckkontrolle bei normotensiven Diabetikern mit pAVK

PAVK und Diabetes sind mit einem hohen Risiko hinsichtlich ischämischer Ereignisse assoziiert. Dass auch hier eine weitere Blutdrucksenkung günstige Effekte hat, zeigt die Analyse der gleichen Studie bei Patienten mit pAVK. Patienten mit einem Knöchel-Arm-Index < 0,90 haben unter intensiver Therapie seltener kardiovaskuläre Ereignisse (13,6 % vs. 38,7 %; p = 0,046) als bei moderater Therapie (RR-Werte s.o.). Bei moderater RR-Senkung wird eine inverse Relation zwischen Knöchel-Arm-Index und kardiovaskulären Ereignissen gesehen (p = 0,009), nicht dagegen bei intensiver Therapie (p = 0,91) (85).

10.20. Zusammenfassung

- Ein Hypertonus verdoppelt das bereits durch Diabetes mellitus 2fach erhöhte kardiovaskuläre Risiko, d.h. dieses Risiko ist bei Koinzidenz vervierfacht

- Bei Typ I-Diabetes entwickelt sich ein sekundärer renaler Hypertonus

- Dagegen ist bei Typ II-Diabetes der Hochdruck im Sinne einer essentiellen Hypertonie bereits Jahre vor der Diabetes-Diagnosestellung vorhanden. Sekundär kann es auch hier zu einer Renalisierung des Hochdrucks kommen

- Eine intensive antihypertensive Therapie ist beim Diabetiker durchzuführen mit einem Zielwert < 130/80 mmHg, bei diabetischer Nephropathie < 125/75 mmHg

- Durch konsequente antihypertensive Therapie geht das Risiko makrovaskulärer wie mikrovaskulärer Komplikationen deutlich zurück, bei intensiver Diabetestherapie dagegen vor allem nur mikrovaskuläre Endpunkte

- Eine intensivierte Hochdruck-Therapie mindert in UKPDS das Risiko für Diabetesbezogene Folgeerkrankungen um den Faktor 2-3 stärker als eine intensivierte Diabetes-Therapie. Die antihypertensive Therapie ist somit besonders wichtig. Aber beides ist zur Optimierung des Therapieerfolges konsequent anzustreben!

- Welches Antihypertensivum beim Diabetiker die besten Resultate bringt, ist bis heute nicht definitiv klar

- Es gibt jedoch Hinweise, dass einige Substanzen, insbesondere bei Diabetes-bedingten Organschäden oder bei isolierter systolischer Hypertonie (hier ist ebenfalls bereits eine Gefäßschädigung vorhanden) günstigere Resultate bringen als andere. Eine Substanz, die das RAAS-System beeinflusst (ACE-Hemmer, AT_1-Antagonist), ist Mittel der 1. Wahl. Eine solche Substanz sollte daher auch Bestandteil einer beim Diabetiker meist notwendigen Kombinationstherapie sein (ESC/EASD 2007)

- In der ADVANCE-Studie führt eine antihypertensive Therapie aus Perindopril/Indapamid als Fixkombination gegenüber Placebo bei Typ II-Diabetikern zu einer stärkeren Blutdrucksenkung von 5,6/2,2 mmHg und zu einer Senkung von Morbidität und Mortalität, dies sowohl bei hypertensiven als auch normotensiven Diabetikern

- In der ALLHAT-Studie finden sich bei der Subgruppe der Diabetiker im Wesentlichen vergleichbare Resultate bezüglich Mortalität und Morbidität, unabhängig vom eingesetzten Antihypertensivum: Diuretikum, Ca-Antagonist oder ACE-Hemmer

- Im europäischen Gegenstück, der ASCOT-BPLA-Studie profitieren dagegen Hypertoniker bei fast gleicher Blutdrucksenkung signifikant stärker von der Kombination Ca-Antagonist/ACE-Hemmer als von der Kombination Betablocker/Diuretikum: 34 % weniger Schlaganfälle, 22 % weniger kardiovaskuläre Ereignisse, 30 % geringere Mortalität, 30 % seltener Diabetes-Entwicklung

- Sowohl Diabetiker als auch Nicht-Diabetiker profitieren in ASCOT-BPLA von der Amlodipin-basierten Medikation hinsichtlich des Endpunkts (alle kardiovaskulären Ereignisse und Prozeduren) stärker, beide Kollektive aber gleichermaßen (Heterogenität p = 0,5205)

- Der ACE-Hemmer zeigt in der ABCD- und FACET-Studie bezüglich kardialer Endpunkte günstigere Resultate als der Ca-Antagonist

- In der LIFE-Studie, bei Patienten mit LVH-Zeichen im EKG, ist der AT_1-Antagonist dem Betablocker bei gleicher Blutdrucksenkung bezüglich Mortalitäts- und Morbiditätssenkung eindeutig überlegen, auch hinsichtlich der LVH-Reduktion

- Unstrittig ist auch der Wert des ACE-Hemmers in der Protektion bei der Nephropathie des Typ I-Diabetikers (z.B. Lewis-Studie oder EUKLID-Studie)

- Das gleiche gilt auch für die Retinopathie bei Typ I-Diabetes (EUKLID)

- Bei der Nephropathie des hypertensiven Typ II-Diabetikers ist seit PRIME der AT_1-Rezeptorantagonist (Irbesartan) die am besten untersuchte Substanz/Substanzklasse. Günstige Resultate bei dieser Indikation wurden auch für Losartan (100 mg/d) in der RENAAL-Studie gefunden. Aber auch ACE-Hemmer führen beim Typ II-Diabetiker zu einer Abnahme der Mikroalbuminurie (Surrogatparameter)

- Trotz der günstigen Stoffwechseleffekte des Alphablockers haben Diabetiker bei Therapie hiermit das gleiche relative Risiko bezüglich kardiovaskulärer Endpunkte inklusive Herzinsuffizienz wie Nicht-Diabetiker

- Bei isolierter systolischer Hypertonie profitieren in der SHEP-Studie Diabetiker wie Nicht-Diabetiker vom Diuretikum. Wenngleich der relative Nutzen bei beiden Gruppen gleich ist, profitiert der Diabetiker absolut gesehen doppelt so stark

- In der SYST-EUR-Studie profitiert der Diabetiker vom Ca-Antagonisten stärker als der Nicht-Diabetiker. Beim Vergleich der Ergebnisse der SHEP- und der SYST-EUR-Studien zeigt sich, dass der Diabetiker vom Ca-Antagonisten stärker profitiert als vom Diuretikum. Gleiches gilt für den in der SYST-EUR-Studie additiv oder alternativ eingesetzten ACE-Hemmer

- Beim Vergleich der Ergebnisse bei der Therapie der isolierten systolischen Hypertonie des Diabetikers, der gefährlichsten Hypertonieform, führen neuere Antihypertensiva zu besseren klinischen Resultaten als ältere Substanzen bzw. in der halben Therapiezeit zu gleichen Resultaten (2 Jahre vs. 4,5 Jahre)

- ASS sollte beim antihypertensiv eingestellten Typ II-Diabetiker spätestens bei Nachweis eines weiteren Risikofaktors präventiv eingesetzt werden. Dies gilt auch für den Typ I-Diabetiker > 45 Jahre

- Bei der Kombinationstherapie ist auf sinnvolle Kombinationen mit additiver Wirkung zu achten. Hier bieten sich Kombinationen an, die nicht nur in der drucksenkenden Wirkung additiv sind, sondern auch in der Responderrate, aber auch in der Organprotektion, daneben den zentralen aortalen Druck stärker senken, stoffwechselneutral und gut verträglich sind:
  - z.B. Kombinationen aus ACE-Hemmer oder AT_1-Antagonist plus Ca-Antagonist der 3. Generation
  - Aber auch die Kombination aus ACE-Hemmer plus Indapamid hat sich in ADVANCE bewährt

- Für eine Kombination ACE-Hemmer plus AT_1-Antagonist findet sich dagegen kein überzeugendes Argument (☞ ONTARGET-Studie) (86)

- Ab einer Dreierkombination sollte auch bei Diabetes das Diuretikum fester Bestandteil der Therapie sein. Hier ist der Hochdruck so gefährlich, so dass die möglichen metabolischen Nebenwirkungen vernachlässigt werden müssen

- Bei potentiellen Diabetikern wie Adipösen, insbesondere Personen mit viszeraler Adipositas oder metabolischem Syndrom ohne Diabetes sollten präferentiell Substanzen eingesetzt werden, unter denen die Entwicklung einer diabetischen Stoffwechsellage seltener ist. Dies sind AT_1-Antagonisten, ACE-Hemmer, Ca-Antagonisten bzw. deren Kombinationen

- Diese Ansicht wird aktuell in der ACCOMPLISH-Studie bei hypertensiven Hochrisiko-Patienten bestätigt. Hier ist trotz gleicher Blutdrucksenkung die Kombination ACE-Hemmer/Ca-Antagonist der 3. Generation der Kombination ACE-Hemmer/Thiazid in Senkung von Mortalität und Morbidität signifikant überlegen

10.21. Literatur

1. Simonson DC: Etiology and prevalence of hypertension in diabetic patients. Diabetes Care 11, 821-827, 1988

2. Norgaard K, Feldt-Rasmussen B, Borch-Johnsen K, Saelan H, Deckert T: Prevalence of hypertension in type 1 (insulin-dependent) diabetes mellitus. Diabetologia 33, 407-410, 1990

3. Klahr S: The kidney in hypertension - villain or victim. N Engl J Med 320, 731-733, 1989

4. Rudberg S, Persson B, Dahlquist G: Increased glomerular filtration rate as a predictor of diabetic nephropathy - an 8-year propective study. Kidney Int 41, 822-828, 1992

5. Keller CK, Bergis KH, Fliser D, Ritz E: Renal findings in patients with short-time type 2 diabetes. J Am Soc Nephrol 7, 2627-2635, 1996

6. Palmieri V, Bella JN, Arnett DK, Lau JE, Oberman A, Schuck MY, Kitzman DW, Hopkins PN, Morgan D, Rao D.C. Devereux RB: Effect of type 2 diabetes mellitus on left ventricular geometry and systolic function in hypertensive subjects. Hypertension Genetic Epidemiology Network (HyperGEN) Study. Circulation 103, 102-107, 2001

7. Hypertension in Diabetes Study Group: Hypertension in diabetes study (HDS): 1. Prevalence of hypertension in newly presenting type 2 diabetic patients and the association with risk factors for cardiovascular and diabetic complications. J Hypertens 11, 309-317, 1993

8. Barnett AH: Diabetes and hypertension. Brit Med Bull 50, 397-407, 1994

9. Donnelly R, Molyneaux L, McGill M, Yue DK: Detection and treatment of hypertension in patients with non-insulin-depedent diabetes mellitus: Does the "rule of halves" apply to the diabetic population? Diabet Res Clin Pract 37, 35-40, 1997

10. Haffner SM, Lehto S, Rönnemaa T, Pyörälä K, Laakso M: Mortality from coronary heart disease in subjects with type 2 diabetes and in nondiabetic subjects with and without prior myocardial infarction. N Engl J Med 339, 229-234, 1998

11. Grossman E, Messerli FH: Diabetic and hypertensive heart disease. Ann Intern Med 125, 304-310, 1996

12. Grossman E, Messerli FH, Goldbourt U: High blood pressure and diabetes mellitus. Arch Intern Med 160, 2447-2452, 2000

13. Alderman MH, Cohen H, Madhavan S: Diabetes and cardiovascular events in hypertensive patients. Hypertension 33, 1130-1134, 1999

14. Deedwania PC: Hypertension and Diabetes. Arch Intern Med 160, 1585-1594, 2000

15. Fagan TC, Sowers J: Type 2 diabetes mellitus: greater cardiovascular risks and greater benefits of therapy. Arch Intern Med 159, 1033-1034, 1999

16. Epstein M, Sowers JR: Diabetes mellitus and hypertension. Hypertension 19, 403-418, 1992

17. Aromaa A, Reunanen A, Pyörälä K: Hypertension and mortality in diabetic and non-diabetic Finnish men. J Hypertens 2, Suppl S205-S207, 1984

18. Fuller, Jh, Shipley MJ, Rose G, Jarrett RJ, Keen H: Coronary-heart-disease risk and impaired glucose tolerance: The Whitehall study. Lancet 1, 1373-1376, 1980

19. Fuller JH, Head J, WHO multinational study group: Blood pressure, proteinuria and their relationship with circulatory mortality: The WHO multinational study of vascular disease in diabetes. Diabetes Metab 15, 273-277, 1989

20. Tuomilehto J, Rastenyte D, Birkenhager WH, Thijs L, Antikainen R, Bulpitt CJ, Fletcher AE, Forette F, Goldhaber A, Palatini P, Sarti C, Fagard R: Effects of calcium-channel blockade in older patients with diabetes and systolic hypertension: Systolic Hypertension in Europe trial Investigators. N Engl J Med 340, 677-684, 1999

21. Curb JD, Pressel SL, Cutler JA, Savage PJ, Applegate WB, Black H, Camel G, Davies BR, Frost PH, Gonzalez N, Guthrie G, Oberman A, Rutan GH, Stamler J: Effect of diuretic based antihypertensive treatment om cardiovascular disease risk in older diabetic patients with isolated systolic hypertension: Systolic Hypertension in the Elderly Program Cooperative Research Group. JAMA 276, 1886-1892, 1996 u. Korrektur in JAMA 277, 1356, 1997

22. Wang JG, Staessen JA, Gong L, Liu L, for the Systolic Hypertension in China (Syst-China) Collaborative Group: Chinese trial on isolated hypertension in the elderly. Arch Intern Med 160, 211-220, 2000

23. Liu L, Wang JG, Gong L, Liu G, Staessen JA: Comparison of active treatment and placebo in older Chinese patients with isolated systolic hypertension. J Hypertens 16, 1823-1829, 1998

24. Hansson L, Zanchetti A, Carruthers SG, Dahlof B, Elmfeldt D, Julius S, Menard J, Rahn KH, Wedel H, Westerling S, for the HOT Study Group: Effects of intensive blood-pressure lowering and low-dose aspirin in patients with hypertension: principal results of the Hypertension Optimal Treatment (HOT) randomised trial. Lancet 351, 1755-1762, 1998

25. Davies TME, Millns H, Stratton IM, Holman RR, Turner RC, for the UK Prospective Diabetes Study

Group: Risk factors for stroke in type 2 diabetes mellitus: United Kingdom Prospective Diabetes Study (UKPDS) 29. Arch Intern Med 159, 1097-1103, 1999

26. Elias PK, Elias MF, D'Agostino RB, Cupples LA, Wilson PW, Silbershatz H, Wolf PA: NIDDM and blood pressure as risk factors for poor cognitive performance: the Framingham Study. Diabetes CARE 20, 1388-1395, 1997

27. Knopman D, Boland LL, Mosley T, Howard G, Liao D, Szklo M, McGovern P, Folsom AR: Cardiovascular risk factors and cognitive decline in middle-aged adults. Neurology 56, 42-48, 2001

28. Gregg EW, Yaffe K, Cauley JA, Rolka DB, Blackwell TL, Narayan KMV, Cummings SR; for the Study of Osteoporotic Fractures Research Group: Is diabetes associated with cognitive impairment and cognitive decline among older women? Arch Intern Med 160, 174-180, 2000

29. Parving HH, Andersen AR, Smidt UM, Svendsen PA: Early aggressive antihypertensive treatment reduces rate of decline in kidney function in diabetic nephropathy. Lancet 1, 1175-1179, 1983

30. Aurell M, Bjorck S: Determinants of progressive renal disease in diabetes mellitus. Kidney Int 36, Suppl S38-S42, 1992

31. Knowler WC, Bennett PH, Ballantine EJ: Increased incidence of retinopathy in diabetics with elevated blood pressure. A six-year follow-up study in Pima indians. N Engl J Med 302, 645-650, 1980

33. Agardt E, Torffit O, Agardt CD: Putative risk factors associated with retinopathy in patients with diabetes diagnosed at or after 30 years of age. Diabet Med 6, 724-727, 1989

33. Cignarelli M, De Cicco ML, Damato A, Paternostro A, Pagliarini S, Santoro S, Cardia L, De Pergola G, Giorgino R: High systolic blood pressure increases prevalence and severity of retinopathy in NIDDM patients. Diabetes Care 15, 1002-1008, 1992

34. Grossman E, Shemesh J, Shamiss A, Thaler M, Caroll J, Rosenthal T: Left ventriciular mass in diabetes-hypertension. Arch Intern Med 152, 1001-1004, 1992

35. Adler AI, Statton IM, Neil AW, Yudkin JS, Matthews DR, Cull CA, Wright AD, Turner RC, Holman RR on behalf of the UK Prospective Diabetes Study Group: Association of systolic blood pressure with macrovascular and microvascular complications of type 2 diabetes (UKPDS 36): prospective observational study. Brit Med J 321, 412-419, 2000

36. Ibrahim HAA, Vora JP: Hypertension in diabetes: a good opportunity to practise evidence-based medicine? A commentary on the UKPDS. J Hum Hypertension 13, 221-223, 1999

37. 1999 World Health Organization - International Society of Hypertension Guidelines for the Managemant of Hypertension: Guidelines Subcommittee. J Hypertension 17, 151-183, 1999

38. The Task Force for the Management of Arterial Hypertension of the European Society of Hypertension (ESH) and of the European Society of Cardiology (ESC): 2007 Guidelines for the management of arterial hypertension. J Hypertens 25, 1105-1187, 2007

39. Ryden L, Standl E, Bartnik et al.: Guidelines on diabetes, pre-diabetes, and cardiovascular disease: executive summary. The Task Force on Diabetes and Cardiovascular Diseases of the European Society of Cardiology (ESC) and of the European Society of Cardiology (ESC) and the European Association for the study of Diabetes (EASD). Eur Heart J 28, 88-136, 2007

40. Buse JB, Ginsberg HN, Bakris GL et al.: Primary prevention of cardiovascular diseases in people with diabetes mellitus: A scientific statement from the American Heart Association and the American Diabetes Association. Circulation 115, 114-126, 2007

41. Estacio RO, Jeffers BW, Hiatt WR, Biggerstaff SL, Gifford N, Schrier RW: The effect of nisoldipine as compared with enalapril on cardiovascular outcomes in patients with non-insulin dependent diabetes and hypertension. N Engl J Med 338, 645-652, 1998

42. Tatti P, Pahor M, Byington RP, Mauro PD, Guarisco R, Strollo G, Strollo F: Outcome results of the fosinopril versus amlodipine cardiovascular events randomized trial (FACET) in patients with hypertension and NIDDM. Diabetes Care 21, 597-603, 1998

43. UK Prospective Diabetes Study Group: Efficacy of atenolol and captopril in reducing risk of macrovascular and microvascular complications in type 2 diabetes: UKPDS 39. Brit Med J 317, 713-720, 1998

44. Brown MJ, Palmer CR, Castaigne A, de Leeuw PW, Mancia G, Rosenthal T: Morbidity and mortality in patients randomised to double-blind treatment with a long-acting calcium-channel blocker or diuretic in the International Nifedipine GITS study: Intervention as a goal in Hypertension Treatment (INSIGHT). Lancet 356, 366-372, 2000

45. The ALLHAT Officers and Coordinators for the ALLHAT Collaborative Research Group: Major cardiovascular events in hypertensive patients randomized to doxazosin vs chlorthalidone. The Antihypertensive and Lipid-Lowering Treatment to Prevent Heart Attack Trial / ALLHAT). JAMA 283, 1967-1975, 2000

46. Barzilay JI, Jones CL, Davis BR, Basile JN, Goff DC, Ciocon JO, Sweeney ME, Randall OS, for the ALLHAT Collaborative Research Group: Baseline characteristics of the diabetic participants in the antihypertensive and lipid-lowering treatment to prevent heart attack trial (ALLHAT). Diabetes Care 24, 654-658, 2001

47. The ALLHAT Officers and coordinators for the ALLHAT Collaborative Research Group: Major outcomes in high-risk hypertensive patients randomized to angiotensin-converting enzyme inhibitor or calcium channel blo-

cker vs diuretic. The antihypertensive and Lipid-Lowering Treatment to Prevent Heart Attack Trial (ALLHAT). JAMA 288, 2981-2997, 2002

48. Dahlöf B, Sever PS, Poulter NR, Wedel H, Beevers DG, Caulfield M, Collins R, Kjeldsen S, Kristinsson A, McInnes GT, Mehlsen J, Nieminen M, O'Brien E, Östergren J, for the ASCOT investigators: Prevention of cardiovascular events with an antihypertensive regimen og amlodipine adding perindopril as required versus atenolol adding bendroflumethiazide as required,in the Angl-Scandinavian Cardiac Outcomes Trial-Blood Pressure Lowering Arm (ASCOT-BPLA): a multicentre randomised controlled trial. Lancet 366, 895-906, 2005

49. Hansson L, Lindholm LH, Ekborn T, Dahlöf B, Lanke J, Schersten B, Wester PO, Hedner T, de Faire U, for the STOP-Hypertension-2 study group: Randomised trial of old and new antihypertensive drugs in elderly patients: cardiovascular mortality and morbidity the Swedish Trial in Old Patients with Hypertension-2 study. Lancet 354, 1751-1756, 1999

50. Hansson L, Lindholm LH, Niskanen L, Lanke J, Hedner T, Niklason A, Luomanäki K, Dahlöf B, de Faire U, Mörlin C, Karlberg BE, Wester PO, Björck JE, for the Captopril Prevention Project (CAPPP) study group: Effect of angiotensin-converting-enzyme inhibition compared with conventional therapy on cardiovascular morbidity and mortality in hypertension: the Captopril Prevention Project (CAPPP) randomised trial. Lancet 353, 611-616, 1999

51. Niskanen L, Hedner T, Hansson L, Lanke J, Niklason A, for the CAPPP study group: Reduced cardiovascular morbidity and mortality in hypertensive diabetic patients on first-line therapy with an ace-inhibitor compared with a diuretic/betablocker-based treatment regimen. Diabetes Care 24, 2091-2096, 2001

52. Dahlöf B, Devereux RB, Kjeldsen SE, Julius S, Beevers G, de Faire U, Fyhrquist F, Ibsen H, Kristiansson K, Lederballe-Pedersen O, Lindholm LH, Nieminen MS, Omvik P, Oparil S, Wedel H, for the LIFE study group: Cardiovascular morbidity and mortality in the Losartan Intervention For Endpoint reduction in hypertension study (LIFE): a randomised trial against atenolol. Lancet 359, 995-1003, 2002

53. Lindholm LH, Ibsen H, Dahlöf B, Devereux RB, Beevers G, de Faire U, Fyhrquist F, Julius S, Kjeldsen S, Kristiansson K, Lederballe-Pedersen O, Nieminen MS, Omvik P, Oparil S, Wedel H, Aurup P, Snapinn S, for the LIFE study group: Cardiovascular morbidity and mortality in patients with diabetes in the Losartan Intervention For Endpoint reduction in hypertension study (LIFE): a randomised trial against atenolol. Lancet 359, 1004-1010, 2002

54. Lindholm LH, Dahlöf B, Edelman JM, Ibsen H, Borch-Johnsen K, Olsen MH, Snapinn A, Wachtell K, for the LIFE study group: Effect of losartan on sudden cardiac death in people with diabetes: data from the LIFE study. Lancet 362, 619-620, 2003

55. Julius S, Kjeldsen SE, Weber M, Brunner HR, Ekman S, Hansson L, Hua T, Laragh JH, McInnes GT, Mitchell L, Plat F, Schork MA, Smith B, Zanchetti A, for the VALUE trial group: Outcomes in hypertensive patients at high cardiovascular risk treated with regimens based on valsartan or amlodipine: the VALUE randomised trial. Lancet 363, 2022-2031, 2004

56. UK Prospective Diabetes Study Group: Tight blood pressure control and risk of macrovascular and microvascular complications in type 2 diabetes: UKPDS 38. Brit Med J 317, 703-713, 1998

57. ADVANCE Collaboration Group: Effects of a fixed combination of perindopril and indapamide on macrovascular and microvascular outcomes in patients with type 2 diabetes mellitus (the ADVANCE trial). a randomised controlled trial. Lancet 370, 829-840, 2007

58. Barrett-Connor E, Criqui MH, Klauber MR, Holdbrok M,: Diabetes and hypertension in a community of older adults. Am J Epidemiol 113, 276-284, 1981

59. Pacy PJ, Dodson P, Beevers M, Fletcher RF, Taylor KG: Prevalence of hypertension in white, black and Asian diabetics in a district hospital diabetic clinic. Diabet Med 2, 125-130, 1985

60. Tarnow l, Rossing P, Gall MA, Nielsen FS, Parving HH: Prevalence of arterial hypertension in diabetic patients before and after the JNC-V. Diabetes Care 17, 1247-1251, 1994

61. Berry KL, Skyrme-Jones AP, Cameron JD, O'Brien RC, Meredith IT: Systemic arterial compliance is reduced in young patients with IDDM. Am J Physiol 276, H1839-H1845, 1999

62. The SHEP Cooperative Study Group: Prevention of stroke by antihypertensive drug treatment in older patients with isolated systolic hypertension: final results of the Systolic Hypertension in the Elderly Program (SHEP). JAMA 265, 3255-3264, 1991

63. Staessen JA, Fagard R, Thijs L, Celis H, Arabidze GG, Birkenhager WH, Bulpitt CJ, de Leeuw PW, Dollery CT, Fletcher AE, Forette F, Leonetti E, Nachev C, O'Brien ET, Rosenfeld J, Rodicio JL, Tuomilehto J, Zanchetti A: Randomised double-blind comparison of placebo and active treatment for older patients with isolated systolic hypertension. Lancet 350, 757-764, 1997

64. Staessen JA, Thijs L, Fagard R, Birkenhager WH, Arabidze G, Babeanu S, Gil-Extremera B, Bulpitt CJ, Davidson C, de Leeuw PW, Efstratopoulos AD, Fletcher AE, Fogari R, Jaaskivi M, Kawecka-Jaszcz K, Nachev C, Petrie JC, Seux ML, Tuomilehto J, Webster J, Yodfat Y: Calcium channel blockade and cardiovascular prognosis in the European trial on isolated systolic hypertension. Hypertension 32, 410-416, 1998

65. Kjeldsen SE, Dahlöf B, Devereux RB, Julius S, Aurup P, Edelman J, Beevers G, de Faire U, Fyhrquist F, Ibsen H, Kristianson K, Lederballe-Pedersen O, Lindholm LH, Nieminen MS, Omvik P, Oparil S, Snapinn S, Wedel H, for the LIFE-study Group: Effects of losartan on cardio-

vascular morbidity and mortality in patients with isolated systolic hypertension and left ventricular hypertrophy. A losartan intervention for endpoint Reduction (LIFE) substudy. JAMA 288, 1491-1498, 2002

66. The Heart Outcomes Prevention Evaluation Study Investigators: Effects of an angiotensin converting-enzyme inhibitor, ramipril, on cardiovascular events in high risk patients. N Engl J Med 342, 145-153, 2000

67. The DREAM Trial Investigators: Effect of ramipril on the incidence of diabetes. N Engl J Med 355, 1551-1562, 2006

68. Granger CB, McMurray JJV, Yusuf S, Held P, Michelson EL, Olofsson B, Östergren J, Pfeffer MA, Swedberg K, for the CHARM Investigators and Committees: Effects of candesartan in patients with chronic heart failure and reduced left-ventricular systolic function intolerant to angiotensin-converting-enzyme inhibitors: the CHARM-Alternative trial. Lancet 363, 772-776, 2003

69. Poole-Wilson PA, Swedberg K, Cleland JGF, Di Lenarda A, Hanrath P, Komajda M, Lubsen J, Lutiger B, Metra M, Remme WJ, Torp-Pedersen C, Scherhag A, Skene A, for the COMET investigators: Comparison of carvedilol and metoprolol on clinical outcomes in patients with chronic heart failure in the Carvedilol Or Metoprolol European Trial (COMET): randomised controlled trial. Lancet 362, 7-13, 2003

70. Gress TW, Nieto FJ, Shahar E, Wofford MR, Brancanti FL, for the Atherosclerosis Risk in Communities Study: Hypertension and antihypertensive therapy as risk factors for type 2 diabetes mellitus. N Engl J Med 342, 905-912, 2000

71. Nakano S, Fukuda M, Hotta F, Ito T, Ishii T, Kitazawa M, Nishizawa M, Kigoshi T, Uchida K: Reversed circadian blood pressure rhythm is occurences of both fatal and nonfatal vascular events in NIDDM subjects. Diabetes 47, 1501-1506, 1998

72. Siscovick DS, Raghunathan TE, Psaty BM, Koepsell TD, Wicklund KG, Lin X, Cobb L, Tautarharju PM, Copass MK, Wagner EH: Diuretic therapy for hypertension and the risk of primary cardiac arrest. N Engl J Med 330, 1852- 1857, 1994

73. Strödter D: Sekundärprävention bei KHK - Strategien und Resultate. Uni Med Science, Bremen - London - Boston, 2. Aufl. 2004

74. PROGRESS Collaborative Group: Randomised trial of a perindopril-based blood-pressure-lowering regimen among 6105 individuals with previous stroke or transient ischaemic attack. Lancet 358, 1033-1041, 2001

75. Williams B, Lacy PS, Thom SM, Cruickshank K, Stanton A, Collier D, Hughes AD, Thurston H, O'Rourke M. The CAFE Investigators, for the Anglo-Scandinavian Cardiac Outcomes Trial (ASCOT) Investigators. CAFE Steering Committee and Writing Committee. Differential impact of blood-pressure lowering drugs on central aortic pressure and clinical outcomes. Principal results of the Conduit Artery Function Evaluation (CAFE) study. Circulation 117, 1213-1225, 2006

76. Guidelines Committee: 2003 European Society of Hypertension - European Society of Cardiology guidelines for the management of arterial hypertension. J Hypertens 21, 1011-1053, 2003

77. Chobanian AV, Bakris GL, Black HR, Cushman WC, Green LA, Izzo JL, Jones DW, Materson BJ, Oparil S, Wright Jr. JT, Rocella EJ, and the National High Blood Pressure Program Coordinating Committee: The seventh report of the Joint National Committee on Prevention, Detection, Evaluation, and Treatment of High Blood Pressure. The JNC 7 Report. JAMA 289, 2560-2572, 2003

78. Mogensen CE, Keane WF, Bennett PH, Jerums G, Parving HH, Passa P, Steffes MW, Striker GE, Viberti GC: Prevention of diabetic renal disease with special reference to microalbuminuria. Lancet 346, 1080-1084, 1995

79. American Diabetes Association: Aspirin therapy in diabetes. Diabetes Care 22, suppl 1, S60-S62, 1999

80. Colwell JA: Aspirin therapy in diabetes (Technical Review). Diabetes Care 20, 1767-1771, 1997

81. Collaborative Group of the Primary Prevention Project (PPP): Low-dose aspirin and vitamin E in people at cardiovascular risk: a randomised trial in general practice. Lancet 357, 89-95, 2001

82. Meade TW, Brennan PJ on behalf of the MRC General Practice Research Framework: Determination of who may derive most benefit from aspirin in primary prevention: subgroup results from a randomised controlled trial. Brit Med J 321, 13-17, 2000

83. Sever PS, Dahlöf B, Poulter NR, Wedel H, Beevers G, Caulfield M, Collins R, Kjeldsen S, Kristinsson A, McInnes GT, Mehlsen J, Nieminen M, O'Brien E, Östergren J, for the ASCOT investigators: Prevention of coronary and stroke events with atorvastatin in hypertensive patients who have average or lower-than-average cholesterol concentrations, in the Anglo-Scandinavian Cardiac Outcomes Trial – Lipid Lowering Arm (ASCOT–LLA): a multicentre randomised controlled trial. Lancet 361, 1149-1158, 2003

84. Schrier RW, Estacio RO, Esler A, Mehler P: Effects of aggressive blood pressure control in normotensive type 2 diabetic patients on albuminuria, retinopathy and strokes. Kidney Int 61, 1086-1097, 2002

85. Mehler PS, Coll JR, Estacio R, Esler A, Schrier RW, Hiatt WR: Intensive blood pressure controll reduces the risk of cardiovascular events in patients with peripheral arterial disease and type 2 diabetes. Circulation 107, 753-756, 2003

86. The ONTARGET Investigators: Telmisartan, Ramipril, or both in patients at high risk for vascular events. N Engl J Med 358, 1547-1559, 2008

11. Antihypertensiva und Nephropathie (Retinopathie, Neuropathie)

11.1. Epidemiologie der diabetischen Nephropathie

Die diabetische Nephropathie ist sowohl beim Typ I- als auch beim Typ II-Diabetes eine Komplikation, deren Entstehung und Progression es zu verhindern gilt. Bei beiden Formen des Diabetes ist das Nephropathie-Risiko gleich groß (1). 20-30 % aller Diabetiker, Typ I- wie auch Typ II-Diabetiker, entwickeln eine Nephropathie (2). Oder auf die Diabetesdauer bezogen: Nach 25 Jahren hat jeder zweite Typ I- wie Typ II-Diabetiker eine klinisch manifeste Nephropathie mit Makroalbuminurie (1).

50 % oder mehr der Dialysepatienten sind Diabetiker. Die diabetische Nephropathie ist damit heute die häufigste Ursache für die terminale Niereninsuffizienz und liegt quantitativ als Ursache deutlich vor den Glomerulo- und Pyelonephritiden. Hiermit wird auch ein ökonomisches Problem offensichtlich, kostet doch die Dialyse pro Jahr pro Person 30.000-40.000 Euro. Dies sind bei ca. 14.000 Diabetikern mit terminaler Niereninsuffizienz und Dialysepflichtigkeit Kosten von über einer halben Milliarde Euro/Jahr! Dies beleuchtet noch einmal die Bedeutung einer nephroprotektiven Therapie, nicht nur beim Hypertoniker, sondern erst recht auch beim normotensiven und hypertensiven Diabetiker.

Während in der Frühphase einer diabetischen Nephropathie eine optimale Blutzuckereinstellung Auftreten und Zunahme der Mikroalbuminurie verhindern kann, wird dann die im weiteren Verlauf entstehende (Typ I-Diabetes) oder schon vorhandene Hypertonie (Typ II-Diabetes) zum wesentlichen beschleunigenden Faktor für die Progredienz der Niereninsuffizienz (3-5).

11.2. Stadien der diabetischen Nephropathie

Die Nephropathie-Entwicklung durchläuft beim Typ I-Diabetiker verschiedene Stadien. Dies findet sich auch beim Typ II-Diabetes. Auf Grund der unterschiedlichen Pathophysiologie der Diabetes-Entwicklung wird die initiale Hyperfiltration beim

normotensiven Typ II-Diabetes nicht gesehen und ist somit kein Prädiktor für eine spätere Nephropathie (6). Unabhängig davon ist die Nephropathie und Hypertonie beim Typ II-Diabetes deutlich komplexer. Das eventuell Jahre bestehende metabolische Syndrom vor Manifestation eines Typ II-Diabetes erklärt die Häufigkeit der Hypertonie und der bereits bei Diabetes-Diagnosestellung vorhandenen makrovaskulären Komplikationen (7, 8).

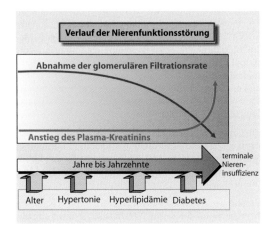

Abb. 11.1: Der natürliche Verlauf einer diabetischen Nephropathie.

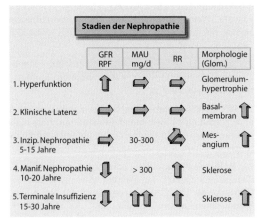

Abb. 11.2: Stadieneinteilung der diabetischen Nephropathie.

11.3. Selektive und nicht-selektive Proteinurie

Anhand des Urin-Proteinmusters kann zwischen prärenaler, renaler und postrenaler Proteinurie differenziert werden, ebenso bei renaler Proteinurie zwischen glomerulärer und tubulärer Proteinurie. Eine Nephropathie beginnt mit einer selektiven Albuminurie.

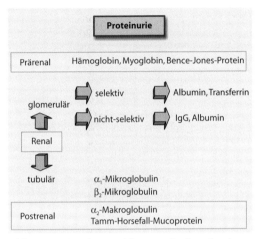

Abb. 11.3: Ursachen und Formen der Proteinurie.

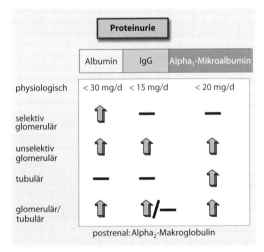

Abb. 11.4: Selektive und nicht-selektive Proteinurie.

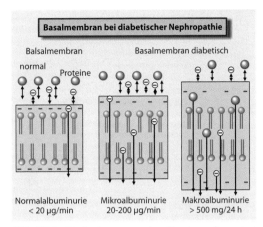

Abb. 11.5: Veränderungen der Basalmembran bei diabetischer Nephropathie.

Die Basalmembran der glomerulären Kapillaren wird dicker. Ihre elektrische Ladung verändert sich durch Abnahme der negativen Ladung so, dass die Anionen (Albumine) weniger abgestoßen werden.

In UKPDS beträgt vom Zeitpunkt der Diagnose Diabetes die Rate zur Mikroalbuminurie- Progression 2 % pro Jahr, zur Makroalbuminurie 2,8 % pro Jahr und von der Makroalbuminurie zur Kreatininerhöhung (1,97 mg/dl bzw. > 175 µmol/l) oder Nierenersatztherapie 3,3 % pro Jahr. Nach 10 Jahren Typ II-Diabetes beträgt die Prävalenz der Mikroalbuminurie 24,9 % (d.h. jeder vierte Diabetiker!), der Makroalbuminurie 5,3 % und der erhöhten Plasmakreatininwerte 0,8 %.

Patienten mit erhöhten Kreatininwerten oder Nierenersatztherapie haben eine jährliche Todesrate von 19,2 %. Mit zunehmender Nephropathie erhöht sich das kardiovaskuläre Mortalitätsrisiko (p < 0,0001), mit einer jährlichen Rate von 0,7 % bei fehlender Nephropathie, 2 % für jene mit Mikroalbuminurie, 3,5 % für jene mit Makroalbuminurie und 12,1 % für jene mit erhöhten Kreatininwerten oder Nierenersatztherapie.

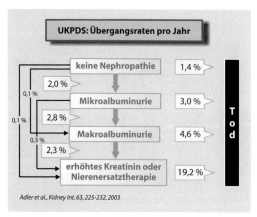

Adler et al., Kidney Int. 63, 225-232, 2003

Abb. 11.6: Die jährlichen Übergangsraten der Nephropathie-Stadien bis hin zur Mortalität jeder Ursache in UKPDS.

11.4. Der Kreatinin-blinde Bereich

Das Serumkreatinin gibt den Grad der Niereninsuffizienz häufig nicht präzise an, da die Kreatininkonzentration im Serum nicht nur von der Nierenfunktion, sondern auch von der Muskelmasse abhängt. Neben der Kreatininbestimmung ist daher bei der Betreuung chronisch niereninsuffizienter Patienten in der Praxis auch die Messung der endogenen Kreatinin-Clearance notwendig. Unabhängig von diesen Parametern können auch Mikroalbuminurie und Proteinurie über den Schweregrad einer renalen Schädigung, aber auch über deren Progredienz und Regredienz Auskunft geben. Die Untersuchung auf Mikroalbuminurie (30-300 mg/24 h) ist bei Diabetes mellitus eine obligate Untersuchung, aber auch bei Hypertonie ohne Diabetes, da hierdurch bereits eine inzipiente Nephropathie erkannt werden kann.

Bei Hypertonikern mit im Referenzbereich liegenden Kreatininwerten (Männer < 1,5 mg/dl, Frauen < 1,2 mg/dl, n = 1.829) findet sich von der 1. zur 4. Quartile der Kreatininwertverteilung eine progressive Zunahme nicht-tödlicher und tödlicher kardiovaskulärer Ereignisse bei im Mittel 4-jähriger Beobachtung. Während in dieser Beobachtung die Diabetiker bei den Patienten ohne Ereignisse nur mit 5 % vertreten sind, beträgt ihr Anteil bei den Patienten mit kardiovaskulären Ereignissen 26 % (p < 0,001) (10)!

11.5. Diabetische Nephropathie und Hochdruck

Die renale Erkrankung (diabetische Nephropathie) führt zur sekundären renalen Hypertonie (Typ I-Diabetes), aber auch ohne renale Grunderkrankung kann eine essentielle Hypertonie (Typ II-Diabetes) sekundär über eine Nierenschädigung eine Niereninsuffizienz zur Folge haben.

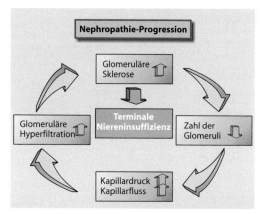

Abb. 11.7: Mechanismen der Nephropathie-Progression.

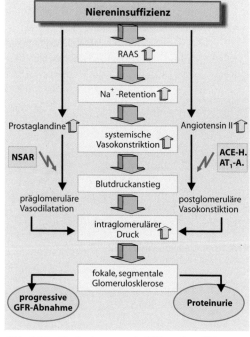

Abb. 11.8: Veränderungen bei Niereninsuffizienz.

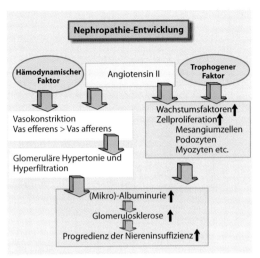

Abb. 11.9: Die Bedeutung von Angiotensin II bei der Nephropathie-Entwicklung.

- Mit zunehmender Blutdruckhöhe nimmt zudem die Geschwindigkeit der Progression der Niereninsuffizienz zu
- Somit erreichen hypertensive Patienten mit einer Niereninsuffizienz im Stadium der kompensierten Retention das Stadium der terminalen Niereninsuffizienz, d.h. das Dialysestadium wesentlich eher als normotensive Patienten mit gleicher renaler Grunderkrankung
- Eine antihypertensive Therapie verlangsamt dagegen die Progression der Niereninsuffizienz
- Dies ist bei hypertensiven Typ I-Diabetikern mit Nephropathie gut untersucht. Die glomeruläre Filtrationsrate (GFR) als Maß der Nierenfunktion fällt hier

- ohne Hochdrucktherapie im Mittel um 1 ml/min/Monat
- unter einer Hochdrucktherapie dagegen nur um 0,3 ml/min/Monat

- Somit kann durch konsequente Hochdruck-Therapie die Dialysepflichtigkeit um Jahre, eventuell um ein Jahrzehnt oder mehr hinausgeschoben werden
- Zudem sind die Kreatininwerte auch Prognoseprädiktoren, d.h. mit steigenden Kreatinin-Werten nimmt die Mortalität zu

- Hierdurch wird der Sinn einer nephroprotektiven Therapie bei Hochdruck und Niereninsuffizienz offensichtlich: Neben einer Verbesserung von Lebensqualität und Prognose bietet sie auch ein nicht unbeträchtliches ökonomisches Einsparpotential

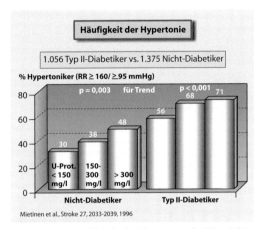

Abb. 11.10: Häufigkeit der Hypertonie bei Typ II-Diabetes in Abhängigkeit der Proteinurie.

11.6. Proteinurie und erhöhte Kreatininwerte als Prognoseprädiktoren

11.6.1. Mikroalbuminurie/Proteinurie als Risikoprädiktoren

Die Mikroalbuminurie (Definition: 30-300 mg/24 h oder 20-200 µg/min) wie auch die Proteinurie (> 300 mg/24 h) sind Ausdruck einer ubiquitären Gefäßschädigung, nicht nur im Bereich der Niere. Sie ist daher ein anerkannter Indikator sowohl für eine renale Erkrankung als auch für kardiovaskuläre Risiken. Hypertensive Diabetiker (Typ I wie Typ II) haben im Vergleich zu normotensiven Diabetikern häufiger und eher eine Mikroalbuminurie. Der Übergang von Mikroalbuminurie zur Proteinurie als Zeichen zunehmender Nierenschädigung ist auch mit einer Zunahme des kardiovaskulären Risikos und auch einer Zunahme der Gesamtmortalität verbunden (11).

Die Mortalität (1.056 NIDDM-Patienten vs. 1.375 Nicht-Diabetiker, 7 Jahre Beobachtung) ist bei Diabetikern wie auch Nicht-Diabetikern mit grenzwertiger (150-300 mg/l) oder klinisch fassbarer Proteinurie (> 300 mg/l) größer (p > 0,001) als bei Diabetikern und Nicht-Diabetikern ohne eine solche Proteinurie (11). Proportional zur Schwere der Eiweißausscheidung steigt auch in dieser Untersuchung die Zahl der kardiovaskulären Komplikationen.

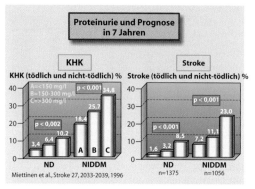

Abb. 11.11: KHK und Apoplex-Häufigkeit in Abhängigkeit vom Ausmaß der Proteinurie (Typ II-Diabetiker vs. Nicht-Diabetiker).

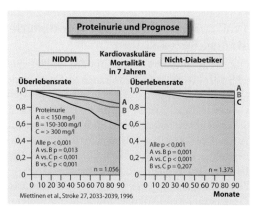

Abb. 11.12: Proteinurie und Prognose bei Typ II-Diabetikern und Nicht-Diabetikern in Abhängigkeit vom Ausmaß der Proteinurie.

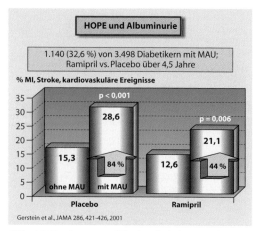

Abb. 11.13: Prognose (Myokardinfarkt, Apoplex, kardiovaskuläre Ereignisse) bei Patienten der HOPE-Studie mit und ohne Mikroalbuminurie.

11.6.2. Erhöhte Kreatininwerte und kardiovaskuläres Risiko

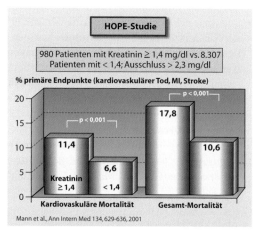

Abb. 11.14: Erhöhte Kreatininwerte als Prädiktoren einer erhöhten Morbidität und Mortalität (Daten der HOPE-Studie; Subgruppenanalyse von Mann).

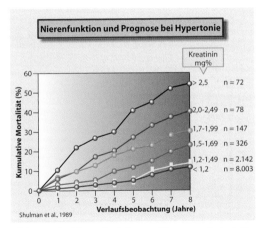

Abb. 11.15: Nierenfunktion und Prognose bei erhöhten Kreatininwerten.

Dialyse-Patienten haben nach Myokardinfarkt eine besonders schlechte Prognose, insbesondere diabetische Dialyse-Patienten. Dies ergibt eine Untersuchung an 34.189 Dialyse-Patienten mit akutem Myokardinfarkt (12). Bei 34 % dieser Patienten war ein Diabetes die Ursache der Niereninsuffizienz bzw. der Dialysepflichtigkeit. Während die 1-Jahres-Gesamtmortalität des Gesamtkollektivs 59,3 % beträgt, die 2-Jahres-Mortalität 73 % und die 5-Jahres-Mortalität 89,9 %, sind die entsprechenden Mortalitätsraten bei den Diabetikern höher, nämlich 62,3 %, 77,2 % und 93,3 %. Ähnliche Unterschiede finden sich hinsichtlich kardialer Mortalität. Diabetes und höheres Alter sind in dieser Analyse die wichtigsten Prognoseprädiktoren.

11.6.3. Prognose bei Dialyse

Auch ohne abgelaufenen Myokardinfarkt haben diabetische Dialyse-Patienten eine schlechtere Prognose als nicht-diabetische Dialyse-Patienten (mittlere Beobachtung über 41 Monate nach Überleben von 6 Monaten nach Dialysebeginn).

- Eine neu erkannte KHK ist bei Diabetikern 3,2fach häufiger (p = 0,0002)
- Die Mortalität ist 2,3 fach (p < 0,00001) höher
- Die kardiovaskuläre Mortalität ist 2,6fach (p < 0,0001) höher
- Eine nach Dialysepflicht erkannte Herzinsuffizienz hat eine 2,2fach (p = 0,0003) höhere Mortalität als bei Nicht-Diabetikern

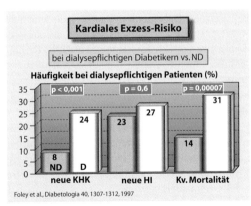

Abb. 11.16: Prognose bei diabetischen und nicht-diabetischen Dialyse-Patienten.

11.7. Nephroprotektion – ein ganz wichtiges Therapieziel bei Diabetes

Da Mikroalbuminurie, Proteinurie oder erhöhte Kreatininwerte Prognose-Prädiktoren sind, sind dies Parameter, an denen der Erfolg einer Therapie wie auch die Progression der Nephropathie gemessen werden kann.

11.7.1. Welche Aspekte sind zu beachten?

Bei der antihypertensiven Therapie des Diabetikers mit Hinweisen auf eine Nephropathie wie

- Mikroalbuminurie (inzipiente Nephropathie)
- Makroproteinurie
- erhöhte Kreatininwerte

sind vorrangig vier Aspekte zu beachten:

- Die nephroprotektiven Effekte der Antihypertensiva - welche Präferenz?
- Die veränderte Pharmakokinetik bei Niereninsuffizienz - welche Dosis?
- Wie stark und wie schnell den Druck senken?
- Ist ein Effekt bei diabetischer Nephropathie für diese Substanz gesichert? Das heißt, wie ist die Studienlage derzeit?

11.7.2. Der Mechanismus der Nephroprotektion

Blutdrucksenkung ist grundsätzlich nephroprotektiv.

Bei gleicher Drucksenkung sind jedoch einige Antihypertensiva nephroprotektiver als andere, d.h. ist gibt protektive Effekte, die über die Drucksenkung hinausgehen. Bei Niereninsuffizienz kommt es wie auch bei Herzinsuffizienz zu einer Stimulation des Renin-Angiotensin-Aldosteron-Systems (RAAS).

- Angiotensin II führt zu einer Vasokonstriktion im Bereich des Vas efferens. Hieraus resultiert ein intraglomerulärer Hypertonus, zunächst ein sinnvoller Mechanismus, der die glomeruläre Filtration aufrechterhält
- Langfristig führt der intraglomeruläre Hypertonus jedoch zu einer veränderten Genexpression im Bereich der hier liegenden Zellen, der Mesangiumzellen und Podozyten
- Diese produzieren Matrixsubstanzen und Wachstumsfaktoren und führen zu einer progredienten Verödung der verbliebenen Glomeruli, konsekutiv zu einem weiteren Kreatininanstieg und zu einer Zunahme der Proteinurie
- Zusätzlich zur Vasokonstriktion des Vas efferens führt AG II auch zu einer Kontraktion der glomerulären Kapillarschlingen, damit zu einer Verkleinerung der Filtrationsfläche mit konsekutivem GFR-Abfall
- Trotz Verkleinerung der Filtrationsfläche kommt es durch Dehnung zu einer Vergrößerung von Poren in der Basalmembran, d.h. zu einer Störung der glomerulären Filterfunktion und damit zum Auftreten einer zunächst selektiven (Albumine), dann unselektiven Proteinurie
- Den Proteinen werden wiederum nephrotoxische Effekte im Bereich der Tubuli zugeschrieben

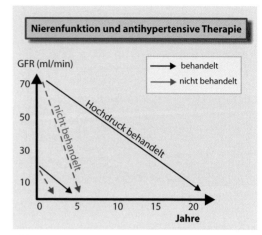

Abb. 11.18: Blutdrucksenkung ist bei Hochdruck nephroprotektiv - schematisierte Darstellung.

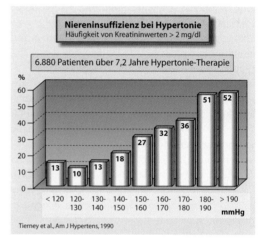

Abb. 11.19: Gute Einstellung des Hypertonus und die Häufigkeit von Kreatininwerten > 2 mg/dl.

11.8. Welches ist das nephroprotektivste Antihypertensivum?

Die Antihypertensiva haben unterschiedliche Effekte auf renale hämodynamische Parameter.

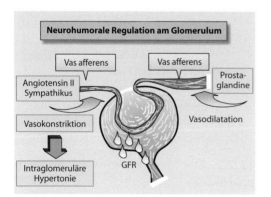

Abb. 11.17: Die neurohumorale Regulation am Glomerulum.

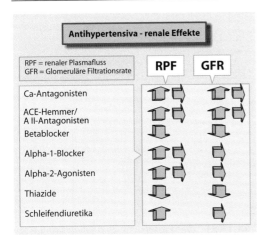

Abb. 11.20: Antihypertensiva und ihre renalen Effekte.

ACE-Hemmer und AT$_1$-Antagonisten, die in die o.g. Pathomechanismen eingreifen, haben nach den bisherigen Daten die größte nephroprotektive Potenz (13-15). Eine Metaanalyse von Gansevoort et al. (13, 14) zeigt, dass trotz im Wesentlichen gleicher RR-Senkung ACE-Hemmer bei diabetischer Nephropathie, aber auch bei Nephropathien anderer Genese (n = 1.124, davon 566 Diabetiker, 41 Studien) zu einer stärkeren Abnahme der Proteinurie führen als andere bislang untersuchte Antihypertensiva (ohne AT$_1$-Antagonisten).

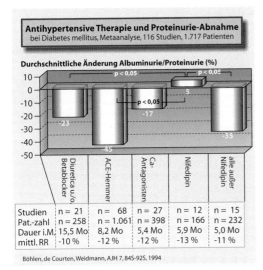

Abb. 11.21: Ergebnisse einer Metaanalyse bei Diabetikern mit Nephropathie.

Andererseits liegen 3 große prospektive, Placebo-kontrollierte Studien mit AT$_1$-Rezeptorantagonisten bei Typ II-Diabetikern mit Nephropathie vor, das PRIME-Programm mit der IRMA-II-Studie und der IDNT-Studie (Irbesartan) sowie die RENAAL-Studie (Losartan). Hierdurch ist diese neue Substanzklasse bei der diabetischen Nephropathie des Typ II-Diabetikers die am besten untersuchte Substanzklasse.

Diese Studien sind klinische Endpunktstudien, beschränken sich damit nicht nur auf einen Surrogatparameter.

11.8.1. ACE-Hemmer

ACE-Hemmer sind über mehrere Mechanismen nephroprotektiv. Dies sind:

- Senkung des intraglomerulären Drucks durch Aufhebung der Vasokonstriktion im Vas efferens (verminderte AG II-Bildung)
- Wiederherstellung der Semipermeabilität der Basalmembran
- Hemmung der Mesangiumzellproliferation und -kontraktion
- über eine Bradykininakkumulation Stimulation der endothelialen NO (EDRF)-Produktion
- dadurch Hemmung der Thrombozytenaggregation
  - antiproliferative
  - vasodilatatorische
  - natriuretische und
  - diuretische Effekte

In prospektiven, Placebo-kontrollierten reduziert der ACE-Hemmer die Progression einer Nephropathie oder Niereninsuffizienz, vor allem beim Typ I-Diabetes, aber auch bei nicht-diabetischer Nephropathie.

11.8.1.1. Die Lewis-Studie bei Typ I-Diabetikern

Diese Studie (16) wurde bei 409 Typ I-Diabetikern mit diabetischer Nephropathie und Proteinurie, mindestens 500 mg/d, im Mittel 2,5 g/d durchgeführt. Eingeschlossen sind Patienten mit Kreatininwerten bis 2,5 mg/dl. 75 % der Studienteilnehmer haben einen Hochdruck, der herkömmlich therapiert ist, so dass in der Placebo-Gruppe (n = 202; 140/86 mmHg) und in der ACE-Hemmer-Gruppe (n = 207; 3 x 25 mg/d Captopril; 137/85 mmHg) ähnliche RR-Werte vorliegen. Mittlere Beobachtungsdauer 2,7 Jahre. Der primäre Endpunkt ist eine Verdopplung der Kreatininwerte.

- Eine Verdopplung der Serumkreatininwerte findet sich bei 25 Patienten der Captopril-Gruppe und bei 43 Patienten der Placebogruppe, d.h. die Kreatininwertverdopplung ist unter dem ACE-Hemmer um 48 % seltener (p = 0,007)
- Bei der Untergruppe mit Kreatininwerten von 2,0 mg/dl findet sich unter dem ACE-Hemmer sogar in 76 % seltener eine Progression der Kreatininwerte auf das Doppelte
- Der kombinierte Endpunkt aus Tod, Dialysepflichtigkeit und Transplantationsnotwendigkeit ist unter Captopril um 50 % seltener (p = 0,006), unabhängig von den kleinen Unterschieden im Ausgangs-Blutdruck
- Die Reduktion dieses kombinierten Endpunktes erhöht sich mit steigender Kreatinin-Konzentration und beträgt
  - bei Kreatininwerten < 1,5 mg/dl 46 % (p = 0,14)
  - bei Kreatininwerten ≥ 1,5 mg/dl Reduktion 61 % (p = 0,002)
- Bei Patienten mit Basis-Kreatinin ≥ 1,5 mg/dl fällt in der Captopril-Gruppe die Kreatinin-Clearance um 23 ± 25 % pro Jahr, dagegen um 37 ± 25 % pro Jahr in der Placebo-Gruppe (p = 0,01)

Captopril schützt somit bei Typ I-Diabetikern vor einer Verschlechterung der Nierenfunktion und ist signifikant effektiver als Blutdrucksenkung allein!

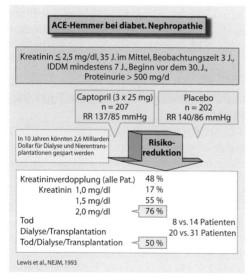

Abb. 11.22: Die Ergebnisse der Lewis-Studie bei Typ I-Diabetikern.

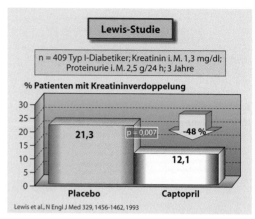

Abb. 11.23: Die Ergebnisse der Lewis-Studie bei Typ I-Diabetikern.

11.8.1.2. Die EUCLID-Studie bei Typ I-Diabetikern

Selbst normotensive Typ I-Diabetiker profitieren bezüglich Mikroalbuminurie in dieser 530 Patienten (Alter 20-59 Jahre) umfassenden Studie (17) von einer ACE-Hemmer-Therapie (10 mg/d Lisinopril) über 2 Jahre vs. Placebo. Die mittlere Albumin-Exkretionsrate (AER) beträgt im Gesamtkollektiv 8,0 µg/min. Der Ausgangs-RR liegt bei 122/79 mmHg (Lisinopril-Gruppe).

- Die AER ist unter ACE-Hemmer nach 2 Jahren um 18,8 % geringer (absolut 2,2 µg/min, p = 0,03)
- Während bei Patienten
  - mit Normalbuminurie der Unterschied nur 12,7 % beträgt (absolut 1,0 µg/min, p = 0,1)
  - ist dieser bei jenen mit Mikroalbuminurie dagegen mit 49,7 % größer (absolut 34,2 µg/min, p = 0,1), d.h. diese Patienten profitieren stärker vom ACE-Hemmer
- Somit mindert Lisinopril wohl die Progression der Nephropathie bei normotensiven Typ I-Diabetikern mit geringer oder fehlender Albuminurie
  - jedoch ist der größte protektive Effekt bei Patienten mit einer Mikroalbuminurie ≥ 20 µg/min zu sehen

11.8.1.3. Die MICRO-HOPE-Studie bei Typ II-Diabetikern

In die MICRO-HOPE sind 3.577 Diabetiker (98 % Typ II-Diabetiker) eingeschlossen (18). Die Patienten erhalten entweder 10 mg/d Ramipril (n =

1.808 oder Placebo (n = 1.769). 58 % der Ramipril-Gruppe sind behandelte Hypertoniker (58 % haben auch eine KHK), 54 % der Placebo-Gruppe sind Hypertoniker (62 % KHK). Der Blutdruck liegt in beiden Gruppen bei im Mittel 142/80 mmHg. Die Studie wird nach 4,5 Jahren vorzeitig abgebrochen. Der Blutdruck fällt im Mittel um 2/3 mmHg (am Ende der Studienzeit). 31 % der Ramipril-Patienten, 34 % der Placebo-Patienten haben zu Beginn eine Mikroalbuminurie.

- Unter dem ACE-Hemmer entwickeln 24 % (6,5 % vs. 8,4 %) der Patienten seltener eine Nephropathie (definiert als ≥ 300 mg/d Albumin-Exkretion), p = 0,027, absolute Risiko-Reduktion somit 1,9 % (NNT = 53)
- Dies ist insofern von Bedeutung als mit steigender Albuminurie (Nachanalyse von HOPE) nicht nur beim Diabetiker (n = 1.140,) sondern auch beim Nicht-Diabetiker (n = 823) das Risiko für kardiale Ereignisse zunimmt (19)
- Die weiteren bedeutenden Ergebnisse der HOPE-Studie werden im Kap. 15.4.3. ausführlich dargelegt

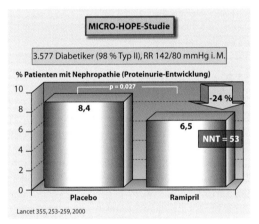

Abb. 11.24: Ergebnisse der Diabetiker in der MICRO-HOPE-Studie.

11.8.1.4. STENO Typ II-Studie bei Typ II-Diabetikern

Diese Studie (20) an 160 Typ II-Diabetikern (im Mittel 55,1 Jahre alt) über 3,8 Jahre zeigt, dass eine intensivierte Behandlung der Risikofaktoren

- Hyperglykämie
- Hochdruck und
- Hyperlipoproteinämie

im Vergleich zu einer Standardtherapie, somit eine multifaktorielle Intervention,

- nicht nur das Fortschreiten der Nephropathie (Erreichen einer Albuminexkretion > 300 mg/d) um 73 % mindert
- sondern auch sekundäre Endpunkte reduziert wie
  - die Progression der Retinopathie um 55 %
  - und die Progression der autonomen Neuropathie um 68 %

Zur Lipidtherapie der intensiviert-therapierten Gruppe sind überwiegend Statine im Einsatz (33 Patienten vs. 2 Patienten mit Standard-Therapie am Ende der Studienzeit), zur Hochdruck-Therapie vor allem ACE-Hemmer (69 Patienten vs. 36 am Ende der Studienzeit), aber auch vermehrt Antioxidanzien (48 vs. 0 Patienten) und ASS (31 vs. 17 Patienten).

Die Langzeit-Beobachtung über 7,8 Jahre bestätigt den Wert der multifaktoriellen Interventionstherapie. Die so geführten Patienten haben ein um 53 % signifikant geringeres Risiko für kardiovaskuläre Erkrankungen, für Nephropathie (61 % geringer; p = 0,003), Retinopathie (58 % geringer; p = 0,02) und autonome Neuropathie (63 % geringer; p = 0,002) (21).

Nach einer weiteren Beobachtungszeit von im Mittel 13,3 Jahren (7,8 Jahre multifaktorielle Intervention plus 5,5 Jahre weitere Beobachtung) ist die Mortalität in der intensiviert behandelten Gruppe um 46 % geringer (24 vs. 40 Patienten; p = 0,02). Das Risiko für kardiovaskuläre Mortalität ist um 57 % niedriger (9 vs. 19 Patienten; p = 0,04). Zudem haben weniger Patienten eine terminale Niereninsuffizienz (p = 0,04) bzw. weniger brauchen eine retinale Photokoagulation (p = 0,02) (22).

11.8.2. Ca-Antagonisten

Ca-Antagonisten sind bei Diabetikern auch nephroprotektiv, aber diesbezüglich in der Potenz dem ACE-Hemmer eindeutig unterlegen. In der Metaanalyse von Weidmann (15) führen bei vergleichbarer Drucksenkung

- ACE-Hemmer zu einer Abnahme der Proteinurie um 52 %
- Ca-Antagonisten (L-Kanal-Blocker ohne Nifedipin) zu einer Abnahme um 24 %

- Betablocker und Diuretika zu einer Abnahme um 17 %

Die nephroprotektiven Ca-Antagonisten führen zu einer Vasodilatation nicht nur im Vas efferens, sondern auch im Vas afferens. Mehrere kleinere Studien haben gezeigt, dass durch die Kombination ACE-Hemmer plus Ca-Antagonist die nephroprotektiven Effekte des ACE-Hemmers noch gesteigert werden können. Dies konnte in der BENEDICT-Studie nicht bestätigt werden.

Die Wirkdauer der Ca-Antagonisten ist jedoch wichtig. Eine Vasodilatation des Vas afferens könnte bei bereits nachlassender Blutdrucksenkung einen Druckanstieg im Glomerulum zur Folge haben mit konsekutiv kontraproduktiven Effekten. Hierauf führt man die in einigen (nicht allen) Studien fehlende Nephroprotektion von Nifedipin zurück. Aber selbst Amlodipin hat in der IDNT-Studie keinen über eine herkömmliche antihypertensive Therapie hinausgehenden Effekt.

In der DIAL-Studie erweist sich ist der Ca-Antagonist der 3. Generation Lercanidipin bei Typ II-Diabetikern mit Mikroalbuminurie bei der Reduktion der Albuminausscheidung genauso wirksam wie der ACE-Hemmer Ramipril.

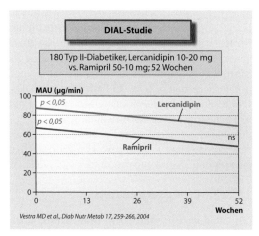

Abb. 11.25: Ergebnis der DIAL-Studie bei hypertensiven Typ II-Diabetikern mit Mikroalbuminurie unter Lercanidipin vs. Ramipril.

11.8.3. Die AT_1-Rezeptorantagonisten

Sind die ACE-Hemmer die am besten untersuchten Substanzen in der Nephroprotektion beim Typ I-Diabetiker (Lewis-Studie), so sind dies seit 5/2001 die AT_1-Rezeptorantagonisten beim Typ II-Diabetiker. Ganz aktuelle Studien haben hier die Bedeutung der AT_1-Rezeptorantagonisten evaluiert. Ihr Wirkmechanismus ist dem der ACE-Hemmer verwandt.

11.8.3.1. Das PRIME-Programm in der Übersicht

Das PRIME-Programm umfasst 2 parallele Studien bei hypertensiven Typ II-Diabetikern:

- eine Präventionsstudie, die IRMA II-Studie
- eine Progressionsstudie, die IDNT-Studie

Somit geht es hier im PRIME-Programm um eine renale Primär- und Sekundärprävention.

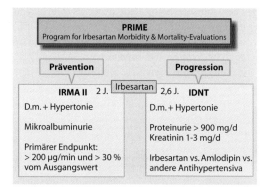

Abb. 11.26: Das PRIME-Programm in der Übersicht.

11.8.3.2. Die IRMA II-Studie

☞ (23)

Die IRMA II-Studie (prospektiv, randomisiert, doppel-blind) umfasst 590 Typ II-Diabetiker (30-70 Jahre, im Mittel 59 Jahre) mit Hypertonie (> 135/85 mmHg) und Mikroalbuminurie (20-200 µg/min) bei 2 oder 3 konsekutiven Kontrollen. Die Serumkreatininwerte liegen bei Männern maximal bei 1,5 mg/dl (133 µmol/l) liegen, bei Frauen maximal bei 1,1 mg/dl (97 µmol/l). Das Kreatinin beträgt im Mittel bei 1,1 mg/dl (Männer) bzw. 0,9 mg/dl (Frauen).

Umrechnungsfaktor für Kreatinin:
mg/dl in µmol/l → mit 88,4 multiplizieren
µmol/l in mg/dl → durch 88,4 dividieren

Zur Therapie des Hochdrucks sind herkömmliche Antihypertensiva außer ACE-Hemmern, AT_1-Rezeptorantagonisten und Ca-Antagonisten vom Typ der Dihydropyridine erlaubt. Der Ausgangsblutdruck liegt im Mittel bei 153/90 mmHg, die Mikroalbuminurie beträgt im Mittel 55,5 µg/min, die Kreatinin-Clearance liegt im Mittel bei 109 ml/min/1,73 m². Die Therapie erfolgt mit 150 mg oder 300 mg/d Irbesartan vs. Placebo (plus herkömmliche Antihypertensiva (Diuretika, Betablocker etc.). Ziel-Blutdruck ist < 135/85 mmHg.

Die Beobachtung läuft über 2 Jahre. Primärer Endpunkt ist die Progression zu einer Proteinurie > 200 µg/min, d.h. der Übergang in die Nephropathie und die Zunahme der Albuminurie um > 30 % vom Ausgangswert.

- Unter 300 mg/d Irbesartan wird der primäre Endpunkt um 70 % (p < 0,001) seltener als unter Placebo erreicht, NNT = 10, unter 150 mg/d Irbesartan um 39 % seltener (p = 0,08) als unter Placebo (5,2 % vs. 9,7 % vs. 14,9 %)

- Ernstere Nebenwirkungen sind in der Irbesartan-Gruppe signifikant seltener als in der Placebogruppe (p = 0,02). Irbesartan wird von 13,7 %, Placebo von 17,5 % der Patienten abgesetzt. Somit findet sich unter Irbesartan eine bessere Verträglichkeit als unter Placebo

- Die nephroprotektiven Effekte sind unabhängig von der Blutdrucksenkung. Sie sind bei gleicher Blutdrucksenkung unter 300 mg/d Irbesartan stärker als unter 150 mg/d bzw. stärker als unter herkömmlichen Antihypertensiva. Damit besteht eine klare Dosis-Wirkungs-Beziehung von Irbesartan

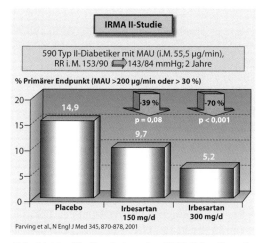

Abb. 11.27: Die Ergebnisse der IRMA II-Studie - die Häufigkeit des primären Endpunktes.

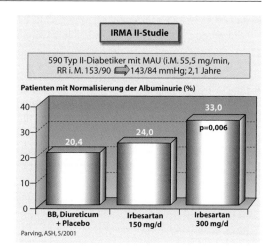

Abb. 11.28: Ergebnisse der IRMA II-Studie - Patienten mit Normalisierung der Mikroalbuminurie.

11.8.3.3. Die IDNT-Studie

☞ (24)

In die IDNT-Studie sind 1.715 Typ II-Diabetiker (Alter 30-70 Jahre, im Mittel 59 Jahre, zu Studienbeginn zu 58 % Insulin-pflichtig) mit Hochdruck und Nephropathie eingeschlossen (Proteinurie ≥ 900 mg/d, Kreatininwerte von 1,0-3,0 mg/dl bei Frauen bzw. 1,2-3,0 mg/dl bei Männern, also Patienten mit Niereninsuffizienz. Der Kreatininwert dieser Patienten liegt im Mittel bei 1,67 mg/dl, die Proteinurie beträgt im Mittel 2,9 g/Tag. Der Ausgangsblutdruck liegt im Mittel bei 159/87 mmHg.

Die Therapie erfolgt mit 300 mg/d Irbesartan vs. Placebo plus herkömmlichen Antihypertensiva vs. 10 mg/d Amlodipin bei einer mittleren Beobachtungszeit von 2,6 Jahren. Zielblutdruck ist ≥ 135/85 mmHg oder 10 mmHg niedriger als der systolische Ausgangs-Blutdruck (wenn dieser > 145 mmHg gewesen war).

Durch die Therapie fällt der Blutdruck auf 140/77 mmHg (Irbesartan), 141/77 mmHg (Amlodipin) bzw. 144/80 mmHg (Placebo). Als zusätzliche Antihypertensiva sind ACE-Hemmer, AT_1-Rezeptorantagonisten und Ca-Antagonisten ausgeschlossen.

Primärer kombinierter Endpunkt: Verdopplung der Ausgangs-Kreatininwerte, terminales Nierenversagen (Kreatininspiegel > 6 mg/dl; ESRD = endstage renal disease) und Gesamtmortalität.

Durch die Therapie mit Irbesartan wird der primäre kombinierte Endpunkt

- um 20 % seltener erreicht als unter Placebo (32,6 % vs. 39 %; p = 0,02), NNT = 16 bzw.

- gegenüber Amlodipin um 23 % seltener erreicht (32,6 % vs. 41,1 %; p = 0,006), NNT = 11

- Eine Verdopplung der Kreatininwerte findet sich unter Placebo in 24 %, unter Amlodipin in 25 %, unter Irbesartan in 17 %, d.h. unter Irbesartan um 33 % seltener als unter Placebo (p = 0,003) und um 37 % seltener als unter Amlodipin (p < 0,001), dies trotz gleicher Blutdrucksenkung in den 3 Gruppen

- Das Endstadium der Niereninsuffizienz wird unter Irbesartan in 14,2 % erreicht, unter Amlodipin in 18,3 %, unter Placebo in 17,8 %, d.h. unter Irbesartan vs. den beiden anderen Gruppen um 23 % seltener (p = 0,07)

- Die Kreatininwerte steigen in der Irbesartan-Gruppe um 24 % langsamer als in der Placebogruppe (p = 0,008) und um 21 % langsamer als in der Amlodipingruppe (p = 0,02), dies obgleich unter Amlodipin wie unter Placebo mehr Patienten wegen des Erreichens des renalen Endpunktes von der weiteren Kreatininanalyse ausgeschlossen werden. Die mittlere Rate der Kreatininveränderung pro Jahr beträgt: 0,59 ± 0,04 mg/dl (Placebo), 0,57 ± 0,04 mg/dl (Amlodipin) und 0,45 ± 0,04 mg/dl (Irbesartan)

- Die mittlere Rate in der Änderung der Kreatinin-Clearance (ml/min/1,73 m^2/Jahr) beträgt: $-6,5 \pm 0,37$ (Placebo), $-6,8 \pm 0,37$ (Amlodipin) und $-5,5 \pm 0,36$ (Irbesartan), d.h. unter Irbesartan findet sich ein um 15,4 % geringerer Abfall der Kreatinin-Clearance pro Jahr

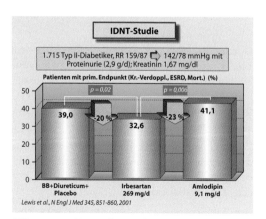

Abb. 11.29: Die Ergebnisse der IDNT-Studie.

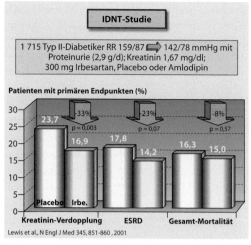

Abb. 11.30: Ergebnisse der IDNT-Studie - die primären Endpunkte im Einzelnen: Irbesartan vs. Placebo.

11.8.3.4. Die RENAAL-Studie

☞ (25)

In dieser Studie werden 1.513 hypertensive Typ II-Diabetiker (31-70 Jahre, im Mittel 60 Jahre) mit Nephropathie (Proteinurie ≥ 500 mg/24 h, Kreatininwerte von 1,3 bis 3,0 mg/dl) zusammengefasst und über im Mittel 3,4 Jahre entweder mit der Zieldosis 100 mg/d (!) Losartan (71 % der Patienten nehmen 100 mg/d) oder Placebo behandelt. Der Ausgangs-Blutdruck liegt beim Gesamtkollektiv im Mittel bei 153/82 mmHg, das Serumkreatinin im Mittel bei 1,9 mg/dl, die mittlere Albumin/ Kreatinin-Ratio im Urin beträgt 1.237 (Losartangruppe) bzw. 1.261 (Placebogruppe).

Primärer kombinierter Endpunkt: Verdopplung der Ausgangs-Kreatininwerte, terminales Nierenversagen (Kreatininspiegel > 6 mg/dl; ESRD = endstage renal disease) und Gesamtmortalität.

- Unter Losartan erreichen 16 % (43,5 % vs. 47,1 % bzw. 327 vs. 359 Patienten, p = 0,02) seltener den primären Endpunkt als unter Placebo

- Die Zahl der Patienten mit Dialyse- und Transplantationsnotwendigkeit (ESRD) ist unter Losartan vs. Placebo um 28 % geringer (19,6 % vs. 25,5 %; p = 0,002)

- Die Kreatininverdopplung ist unter Losartan um 25 % seltener (21,6 % vs. 26 %; p < 0,001) als unter Placebo plus herkömmlicher antihypertensiver Therapie

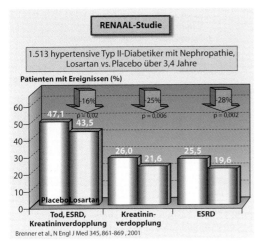

Abb. 11.31: Ergebnisse der RENAAL-Studie - die Häufigkeit der einzelnen primären Endpunkte.

11.8.3.5. Die MARVAL-Studie

☞ (26)

Auch in dieser Studie mit 332 teils normotensiven, teils hypertensiven Typ II-Diabetikern im Alter von 35-75 Jahren mit Mikroalbuminurie führt die Gabe von 80 mg/d Valsartan über 24 Wochen zu einer signifikanten Abnahme der Mikroalbuminurie um 44 % auf 56 % des Ausgangswertes. Dagegen findet sich unter Amlodipin nur ein Abfall auf 92 % des Ausgangswertes, d.h. Abfall um 8 % (Vergleich Valsartan vs. Amlodipin; p < 0,001). Der Ca-Antagonist hat damit in dieser Untersuchung keinen wesentlichen Effekt auf die Albuminausscheidungsrate. Ähnliche Ergebnisse finden sich bei Subgruppierung in hypertensive und normotensive Patienten. Der Anteil der Patienten mit Normalisierung der Albuminausscheidung ist unter Valsartan doppelt so hoch wie unter Amlodipin (29,9 % vs. 14,5 %; p < 0,001).

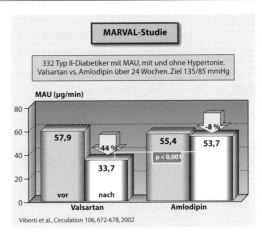

Abb. 11.32: Ergebnis der MARVAL-Studie.

11.8.4. Die Kombination ACE-Hemmer plus AT₁-Antagonist

Die CALM-Studie liefert zur nephroprotektiven Wirkung dieser Kombination keine überzeugenden Daten.

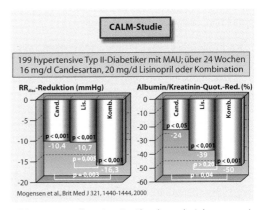

Abb. 11.33: Albuminurie-Abnahme bei hypertensiven Typ II-Diabetikern unter Monotherapie mit ACE-Hemmer, AT₁-Rezeptorantagonist und unter der Kombination beider - die CALM-Studie.

In der IMPROVE-Studie (n = 405) führt die Kombination Ramipril plus Irbesartan bei mit ACE-Hemmern vorbehandelten Patienten (71 % Diabetiker) mit Mikroalbuminurie zu keiner stärkeren Abnahme der Proteinurie als die Kombination Ramipril plus Placebo, dies im untersuchten Zeitraum von 20 Wochen, dies obwohl unter der Kombination der Blutdruck um 2,9/1,8 mmHg (p = 0,047 resp. p = 0,019) besser gesenkt war (27).

Bei diesem Kollektiv mit relativ niedriger Albuminausscheidung dürfte ein das RAAS beeinflussendes Antihypertensivum ausreichend sein.

Dagegen findet sich in einer Metaanalyse (49 Studien, n = 6.181) bei Patienten mit Proteinurie (Proteinurie > 300 mg/d Albumin bzw. > 500 mg/d Protein) unter der Kombination ACE-Hemmer und AT_1-Antagonist ein signifikanter Zuwachs des nephroprotektiven Effektes bzw der Abnahme der Proteinurie (28).

	Reduktion der Proteinurie	
Metaanalyse aus 49 Studien, n = 6.191 Patienten		
Therapie	Proteinurie-Ratio	
	über 1-4 Monate	über 5-12 Monate
AT_1-Antagonist vs. Placebo	0,57 (0,47-0,68)	0,66 (0,63-0,69)
AT_1-Antagonist vs. ACE-Hemmer	0,99 (0,91-1,05)	1,08 (0,96-1,22)
AT_1-Antagonist vs. Ca-Antagonist	0,69 (0,62-0,77)	0,62 (0,55-0,70)
AT_1-Antagonist+ACE-Hemmer vs. AT_1-Antagonist	0,76 (0,68-0,85)	0,75 (0,61-0,92)
AT_1-Antagonist+ACE-Hemmer vs. ACE-Hemmer	0,78 (0,72-0,84)	0,82 (0,67-1,01)

Kunz et al., Ann Intern Med 148, 30-48, 2008

Abb. 11.34: Ergebnis der Metaanalyse zur Nephroprotektion antihypertensiver Strategien.

Auch in der ONTARGET-Studie führt die Kombination Ramipril (10 mg) plus Telmisartan (80 mg) bei Hochrisiko-Patienten trotz stärkerer Blutdrucksenkung als unter den Monotherapeutika zu keinen klinischen Vorteilen, aber zu einer Zunahme der unerwünschten Ereignisse, auch zu einer Zunahme der Häufigkeit von Patienten mit renaler Verschlechterung.

Auch bei der Subgruppe der Diabetiker, aber auch der Nicht-Diabetiker, sind beiden Substanzen hinsichtlich des primären Endpunktes gleichwertig. Die Kombination beider hat auch beim Diabetiker keine Vorteile hinsichtlich klinischer Endpunkte zur Folge (29).

11.8.5. Die Kombination ACE-Hemmer plus Ca-Antagonist

Die nephroprotektive Wirkung des ACE-Hemmers ist durch die Kombination ACE-Hemmer plus Ca-Antagonist eventuell noch zu verbessern (Bakris, Fioretto). In anderen Studien hat der Ca-Antagonist dagegen keinen additiven Effekt (☞ BENEDICT-Studie).

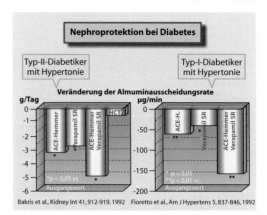

Bakris et al., Kidney Int 41, 912-919, 1992 Fioretto et al., Am J Hypertens 5, 837-846, 1992

Abb. 11.35: Proteinurie-Abnahme bei Typ I- und Typ II-Diabetikern unter Monotherapie mit ACE-Hemmer und unter Kombination mit dem Ca-Antagonisten.

▶ Ist eine Kombination aus ACE-Hemmer plus Ca-Antagonist in der Verhinderung einer Mikroalbuminurie nephroprotektiver als eine Monotherapie mit ACE-Hemmer oder Ca-Antagonist?

In der BENEDICT-Studie (n = 1.204 hypertensive Typ II-Diabetiker) erhalten die eingeschlossenen Patienten zur Klärung dieser Frage Trandolapril 2 mg plus Verapamil 180 mg/d vs. Trandolapril 2 mg vs. Verapamil 240 mg/d vs. Placebo über im Median 3,6 Jahre. Bei gleicher Blutdruckeinstellung ist der ACE-Hemmer dem Ca-Antagonisten im nephroprotektiven Wert signifikant überlegen. Die Zweierkombination führt bei gleicher Blutdruckeinstellung zu keinem zusätzlichen protektiven Ergebnis. Verapamil allein hat ähnlichen Effekt wie Placebo (30).

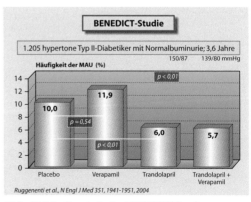

Ruggenenti et al., N Engl J Med 351, 1941-1951, 2004

Abb. 11.36: Ergebnis der BENEDICT-Studie.

11.8.6. ACE-Hemmer versus AT$_1$-Antagonist

► Was ist nephroprotektiver, der ACE-Hemmer oder der AT$_1$-Antagonist bei diabetischer Nephropathie?

Zur Klärung dieser Frage erhalten in der DETAIL-Studie 250 hypertensive Typ II-Diabetiker entweder 20 mg/d Enalapril oder 80 mg/d Telmisartan. Nach 5 Jahren findet sich eine vergleichbare, nicht signifikant unterschiedliche Abnahme der GFR um 17,5 ml/min/1,73 m^2 in der Telmisartan und 17,9 ml/min/1,73 m^2 in der Enalaprilgruppe. Auch hinsichtlich Albuminausscheidung bestehen keine Unterschiede. Der jährliche Abfall der GFR wurde auf das Maß von Gesunden reduziert. Damit zeigt Telmisartan gegenüber dem ACE-Hemmer keine Nachteile, aber auch keine Vorteile (31).

► Eine Vorwegnahme der Ergebnisse von ONTARGET?

Die Diabetiker der ONTARGET-Studie n = 9.412 von 25.629) profitieren hinsichtlich des primären Endpunktes von Ramipril und Telmisartan gleichermaßen. Eine Verschlechterung der Nierenfunktion wird unter beiden Substanzen ebenfalls gleich häufig gesehen (29) (☞ auch Kap. 15.).

11.8.7. Indapamid

Auch andere dilatative Substanzen sind nephroprotektiv, neben Carvedilol auch Indapamid. Indapamid ist ein Thazidanalogon mit vasorelaxierenden Zusatzeffekten. Dadurch ist es deutlich nephroprotektiver als Hydrochlorothiazid, hat also Effekte über die Blutdrucksenkung hinaus, was sich nicht nur bezüglich Proteinurie bemerkbar macht, sondern sich auch in einem günstigeren Verlauf der GFR niederschlägt.

Die bei 569 hypertensiven Typ II-Diabetikern mit Mikroalbuminurie durchgeführte NESTOR-Studie vergleicht die Wirkung von 1,5 mg/d Indapamid vs. 10 mg/d Enalapril über 12 Monate. Bei gleicher Blutdrucksenkung führen beide Therapiestrategien zur gleichen Abnahme der Mikroalbuminurie bzw. des Albumin/Kreatinin-Quotienten (32).

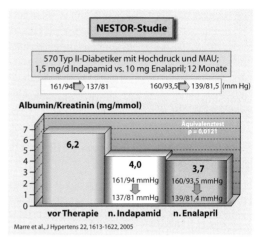

Abb. 11.37: Ergebnis der NESTOR-Studie.

Ähnlich günstige Daten finden sich in der PREMIER-Studie bei hypertensiven Typ II-Diabetikern (n = 457) hinsichtlich Abnahme der Mikroalbuminurie für die Fixkombination Indapamid plus Perindopril vs. Enalapril (AER-Abnahme vs. Basis: 42 % vs. 27 % unter Enalapril, aber unter der Kombination Blutdruck um 3/1,5 mmHg stärker gesenkt) (33). Daneben ist unter dieser niedrigdosierten Fixkombination die kardiovaskuläre Ereignisrate um 60 % geringer (2,5 % vs. 6,3 %; p = 0,036).

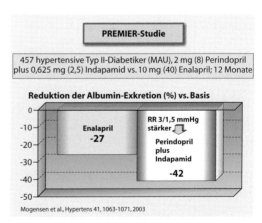

Abb. 11.38: Ergebnis der PREMIER-Studie.

11.8.8. Nephroprotektion bei Normotonie

142 normotensive Typ II-Diabetiker mit Mikroalbuminurie erhalten entweder Placebo oder 50 mg Losartan über 5 Wochen, anschließend 100 mg über weitere 5 Wochen (34).

Eine signifikante 25 %ige (p < 0,001 vs. Placebo) Reduktion der Albuminexkretion wird bereits nach 5 Wochen gesehen mit einer weiteren Reduktion nach 5wöchiger Therapie mit 100 mg Losartan (Gesamtreduktion 34 %). Die Kreatinin-Clearance verbesserte sich allerdings nicht. Der Effekt ist von der begleitenden Blutdrucksenkung unabhängig.

11.8.9. Weitere nephroprotektive Maßnahmen

Neben einer nephroprotektiven Therapie des Hochdrucks mit bestimmten zu bevorzugenden Antihypertensiva sind weitere Maßnahmen erfolgversprechend.

11.8.9.1. Lipidtherapie

Hierzu gehört die Lipidtherapie, zumal die fortgeschrittenere Nephropathie in der Regel mit einer Fettstoffwechselstörung einhergeht, d.h. mit hohem LDL und niedrigem HDL. Die bisherige Datenlage zur Lipidsenkung reicht jedoch zu einer Beurteilung dieser Therapie bezüglich nephroprotektiver Wirkungen noch nicht aus. Subgruppenanalysen der CSE-Hemmer-Studien mit dieser Fragestellung liegen nicht vor.

Andererseits darf nicht vergessen werden, dass das LDL-Ziel beim Diabetiker (primär- als auch sekundärpräventiv) z.Zt. mit < 100 mg/dl festgelegt ist, mit Nephropathie oder ohne Nephropathie.

> Die Hauptgefahr für diese Patienten droht von kardialer Seite, nämlich der Tod. Der Tod der Niere dagegen führt zur Nierenersatztherapie, aber mit Minderung von Lebensqualität und -quantität.

Dass eine multifaktorielle Interventionstherapie, u.a. Statine (☞ Kap. 11.8.1.4.) das Fortschreiten einer Nephropathie mindert, hat die STENO-Typ II-Studie (20) gezeigt.

Eine Metaanalyse 13 kontrollierter Studien (n = 362, 253 davon 253 Patienten mit Diabetes) zeigt, dass Statine bei Patienten mit chronischer Nierenerkrankung zu einer Abnahme der Albumin-Exkretion führen und die GFR-Abnahme vs. Kontrollen verlangsamen (p = 0,008) (35, 36).

In der Physicians Health Study (n = 4.483 Männer) findet sich hinsichtlich Hyperlipidämie und Nierenfunktion (Kreatinin ≥ 1,5 mg/dl, Kreatinin-Clearance ≤ 55 ml/min) bei offensichtlich Gesunden (14 Jahre Beobachtungszeit) eine signifikante Assoziation zwischen höheren Cholesterinwerten und reduzierter Nierenfunktion (37).

Eine Nachanalyse der Pravastatin Studien (Pravastatin Pooling Project, n = 19.700 KHK-Patienten oder Personen mit hohem KHK-Risiko, Personen aus WOSCOPS, CARE und LIPID, ca. 7 % Diabetiker) zeigt, dass Personen mit milder (GFR = 60-89,9 ml/min/1,73 m^2) und moderater Nierenerkrankung (GFR = 30-59,9 ml/min/1,73 m^2) vom Statin hinsichtlich Reduktion des primären Endpunktes (Myokardinfarkt, KHK-Tod, Revaskularisation durch PCI/ACB) stärker profitieren als Personen mit normaler Nierenfunktion (38).

Der Gewinn hinsichtlich Verlust der Nierenfunktion, berechnet an Hand der GFR (MDRD) ist jedoch bescheiden. Damit bleibt die primäre Indikation des Statins die Risikominderung für KHK (39).

11.8.9.2. Eiweißrestriktion

Durch hohe Eiweißzufuhr wird die Entwicklung und das Fortschreiten einer Nephropathie begünstigt. Eine Reduktion der täglichen Eiweißzufuhr auf 0,6-0,8 g pro kg Körpergewicht, d.h. auf ca. 10 % der täglichen Kalorienaufnahme ist anzustreben. Der nephroprotektive und -reparative Effekt ist aber quantitativ geringer als der Effekt der ACE-Hemmer-Therapie oder grundsätzlich einer antihypertensiven Therapie. Allerdings gibt es bei Typ II-Diabetikern hierzu keine größeren Studien (36).

11.8.9.3. Aufgabe des Rauchens

Nikotingenuss hat vielfältige ungünstige Effekte, die sich nicht nur an den Koronarien, sondern in allen Gefäßprovinzen niederschlagen, auch in der Niere. Hier führt Rauchen somit zu einer Progression der Nephropathie. Die Aufgabe des Rauchens kann das Progressionsrisiko um 30 % mindern (36).

11.8.9.4. Blutzuckereinstellung

Strikte Blutzuckereinstellung ist die Basis jeder Diabetes-Therapie. Die günstigen Resultate eines solchen Vorgehens haben u.a. die DCCT-Studie bei Typ I-Diabetikern sowie die UKPDS bei Typ II-Diabetikern gezeigt, aber auch die STENO-Typ II-Studie.

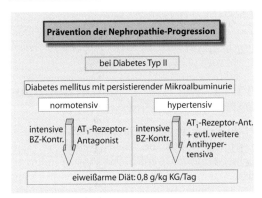

Abb. 11.39: Prävention der Nephropathie-Progression.

11.8.9.5. Vitamin E - die SPACE-Studie

In der SPACE-Studie (40) mit Dialyse-pflichtigen Patienten (n = 196) sind 34 % (800 IE/d Vit. E) bzw. 35,4 % (Placebo) Diabetiker vertreten. Bei einer Beobachtung über 519 Tage kommt es unter Vitamin E zu einer signifikanten Reduktion des primären Endpunktes (tödlicher oder nicht-tödlicher Myokardinfarkt, Apoplex, pAVK und instabile Angina pectoris), 16 % unter Vitamin E vs. 33 % unter Placebo, d.h. Reduktion um 54 % (p = 0,014). Die Myokardinfarkte allein sind ebenfalls mit 70 % seltener (5,1 % vs. 17,2 %), p = 0,016. D.h. die Supplementierung von 800 IE/d - ein antioxidatives Therapieprinzip - führt bei Dialyse-Patienten zu günstigen Effekten.

11.8.9.6. ASS bei Mikro- und Makroalbuminurie

Bei Diabetikern mit erhöhtem Risiko, zu denen auch solche mit Mikro- oder Makroalbuminurie gehören, empfiehlt die ADA auch ASS in einer Dosierung von 81-325 mg/d (41).

11.9. Dosierung der Antihypertensiva bei Niereninsuffizienz

Entsprechend des Grades der Nierenfunktionseinschränkung ist bei

- ACE-Hemmern und
- hydrophilen Betablockern

eine Dosisreduktion notwendig.

Keine Dosisanpassung ist dagegen in der Regel nötig bei:

- Ca-Antagonisten (Kontrolle bei Amlodipin, da hier 10 % renal eliminiert werden)

- Alphablockern

- AT_1-Rezeptorantagonisten (bei Irbesartan und Losartan keine Indikationseinschränkung bezüglich GFR) und

- lipophilen Betablockern

- Ab Kreatininwerten von 1,8-2,0 mg/dl sind Thiazide weniger wirksam, so dass ab diesen Kreatininwerten Schleifendiuretika bevorzugt werden sollten

- Ist ein Schleifendiuretikum auch in höherer Dosis nicht ausreichend wirksam, evtl. durch Resistenzentwicklung, ist trotz erhöhter Kreatininwerte die Kombination mit einem Thiazid (z.B. 10-20 mg/d Torasemid plus 20-40 mg Xipamid) im Sinne einer sequentiellen Nephronblockade sinnvoll

- Thiazide hemmen den unter Schleifendiuretika auftretenden adaptiven Anstieg der NaCl- und H_2O-Rückresorption im distalen Tubulus, was die additive Wirkung dieser Kombination erklärt. Die Gefahr dieser Kombination liegt in der Volumendepletion und verstärkten Hypokaliämie-, Hyponatriämie- und Hypomagnesiämie-Neigung

- Bei zunehmender Niereninsuffizienz und vermehrter Flüssigkeitsretention kommt einer adäquaten diuretischen Medikation ein besonders hoher Stellenwert zu

Kurzfristige Kalium- und Kreatininkontrollen sind bei jeder antihypertensiven Therapie im Rahmen einer Niereninsuffizienz notwendig, besonders wichtig beim Einsatz von ACE-Hemmern (Hyperkaliämiegefahr). Kreatininanstiege unter ACE-Hemmern von ≥ 0,3 mg/dl bzw. 30 % müssen Anlass zur Abklärung der Ursache sein (Nierenarterienstenose, Hypovolämie, Hypotonie, NSAR etc.). Kaliumsparende Diuretika wie Triamteren, Amilorid oder Spironolacton sind bei Einsatz eines ACE-Hemmers bei Niereninsuffizienz kontraindiziert.

Bei Herzinsuffizienz ist niedrig dosiertes Spironolacton (im Mittel 25 mg/d) bei ACE-Hemmer-Therapie und Schleifendiuretika-Gabe lebensverlängernd (☞ RALES-Studie, selbst bei Kreatininwerten bis 2,5 mg/dl). Voraussetzung sind auch hier regelmäßige Kalium- und Kreatininkontrollen.

	Normdosis mg/d GFR >100 ml/min Krea. <1,2 mg/dl	Dosisreduktion bei GFR~50 ml/min Krea. 1,6-2,0 mg/dl	eingeschränkter GFR~20 ml/min Krea. 4-5 mg/dl	Nierenfunktion GFR~1-5 ml/min Krea.~15 mg/dl
ACE-Hemmer				
Enalapril	10-40	10-20	max. 10	max. 2,5
AT₁-Antagonist				
Irbesartan	150-300	150-300	150-300	150-300
Betablocker				
Metoprolol	50-200	50-200	50-200	50-200
Atenolol	50-100	50-100	50 %	10-25 %
Ca-Antagonist				
Felodipin	5-10	5-10	5-10	5-10
Alphablocker				
Doxazosin	4	4	4	4
Dihydralazin	100	100	100	75 %
Moxonidin	0,6	0,6	0,3	0,2
Thiazid				
Xipamid	10-40	10-40	nur bei seq. Nephronblockade	
Schleifen-Diur.				
Furosemid	20-40	20-40	125-500 oder seq. Nephronblockade	125-500 >

Abb. 11.40: Mittlere Dosierung der Antihypertensiva bei normaler und eingeschränkter Nierenfunktion. Einige dieser Substanzen sind offiziell nur bis Kreatininwerten von 1,8 mg/dl bzw. GFR > 30 ml/min zugelassen.
Äquivalenzdosierungen der ACE-Hemmer: 10 mg Enalapril (E) entspricht 10 mg Quinapril, Benazepril und Lisinopril, 5 mg Ramipril, 4 mg Perindopril ($\approx$ 10-15 mg E), 2 mg Trandolapril, 2-3 x 25 mg Captopril.

11.10. Blutdrucksenkung und Nierenfunktion

Bei Patienten mit Niereninsuffizienz und stark erhöhten RR-Werten kann eine rasche RR-Senkung zu einer weiteren Funktionsabnahme der Niere führen, die jedoch in der Regel nach wenigen Wochen trotz fortbestehender Normotonie reversibel ist. Der zirkadiane Rhythmus des Blutdrucks ist bei Nephropathie meist aufgehoben, d.h. der Gelegenheitsblutdruck gibt wohl zunächst Hinweise auf den Schweregrad des Hypertonus, eine 24-h-Blutdruckmessung sollte jedoch bei diesem Hochrisikokollektiv spätestens zu den Therapiekontrollen eingesetzt werden.

11.11. Ziel-Blutdruckwerte bei Nephropathie

Der Zielblutdruck bei Patienten mit Nephropathie sollte aus renaler Sicht $\leq$ 125/75 mmHg betragen. Für die diabetische Nephropathie ist dieser niedrige RR anerkannt. Für die nicht-diabetischen Patienten mit Proteinurie sollten die gleichen Zielblutdruckwerte von <130/80 mmHg angestrebt werden.

Die ESC/EASD-Leitlinien legen aktuell einenZiel-Bludruck < 130/80 mmHg fest, also einen Blutdruckwert der auch bei KHK ohne Diabetes angestrebt wird (42).

11.12. Bei Niereninsuffizienz zu vermeidende Substanzen

Nicht-steroidale Antirheumatica (NSAR) wie z.B. Diclofenac sollten bei Niereninsuffizienz möglichst vermieden werden. Als Prostaglandinsynthesehemmer mindern sie nicht nur den drucksenkenden Effekt des ACE-Hemmers, sondern können auch durch Verminderung der Vasodilatation im Bereich des Vas afferens, d.h. durch präglomerulären Angriff zu deutlicher Verschlechterung der Nierenfunktion führen. Auch Röntgenkontrastmittel sind nephrotoxisch.

11.13. CSE-Hemmer bei Dialysepflichtigen Diabetikern

Die Lebenserwartung des Dialyse-pflichtigen Diabetikers wird vor allem durch makrovaskuläre Komplikationen bestimmt. Die Prognose des Diabetikers in diesem Stadium gleicht Patienten mit metastasierendem gastrointestinalem Carcinom. Ein wichtiger kausaler Faktor für das hier exzessiv erhöhte kardiovaskuläre Risiko ist die Fettstoffwechselstörung.

Serum-Lipidspiegel zu Beginn der Dialyse sind Prognoseprädiktoren für den Koronartod.

- Die chronische Dialysetherapie ist beim Diabetiker daher prognostisch weniger erfolgreich als beim Nicht-Diabetiker
- Diabetische Dialyse-Patienten haben ein um 3-5fach höheres Risiko als nicht-diabetische Dialyse-Patienten, an einem kardiovaskulären Ereignis zu versterben

Inwieweit CSE-Hemmer dialysepflichtige Diabetiker vor kardiovaskulären Komplikationen schützen, wird gerade in der 4D-Studie mit Atorvastatin prospektiv untersucht.

■ 4D-Studie

Ziel der 4D-Studie ist die Frage, ob durch Korrektur der Dyslipidämie das hohe kardiovaskuläre Risiko dieser Patienten gesenkt werden kann.

Hierzu erhalten 1.255 diabetische Hämodialyse-Patienten über 4 Jahre 20 mg Atorvastatin vs. Placebo, wenn ihr LDL zwischen 80 und 190 mg/dl (im Mittel 125 mg /dl in der Statingruppe). Das LDL fällt unter Verum nach 4 Wochen um 42 %, unter Placebo um 1,3 %. Der primäre Endpunkt (kardialer Tod, Myokardinfarkt und Schlaganfall ist in beiden Gruppen nicht unterschiedlich (37 % vs. 38 % unter Placebo; p = 0,37) (43).

Damit kommt der Beginn einer lipidsenkenden Therapie bei diesem Kollektiv offensichtlich zu spät, um die kardiovaskuläre Prognose noch zu verbessern.

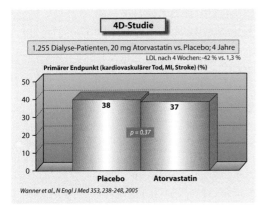

Abb. 11.41: Ergebnis der 4D-Studie mit Atorvastatin bei Hämodialyse-Patienten.

11.14. Die Retinopathie

11.14.1. ACE-Hemmer (EUCLID)

Neben der Niere wurde in dieser über 2 Jahre laufenden Studie bei normotensiven Typ I-Diabetikern auch die Retinopathie unter 10 mg/d Lisinopril oder Placebo untersucht (44). 65 % der Diabetiker der ACE-Hemmer-Gruppe haben eine Retinopathie bei Beginn der Studie, 59 % der Placebogruppe.

- Die Retinopathie schreitet um wenigstens 1 Stufe unter Lisinopril in 13,2 %, unter Placebo in 23,4 %, d.h um 50 % seltener fort (21/159 vs. 39/166 Patienten), p = 0,02

- das Fortschreiten um 2 und mehr Grade wird durch Lisinopril um 27 % (p = 0,05)

- die Progression zur proliferativen Retinopathie um 18 % gemindert (p = 0,03)

- die Lisinopril-Therapie reduziert die Retinopathie um 69 %, p = 0,4

- der ACE-Hemmer mindert somit bei normotensiven Patienten mit Typ I-Diabetes mit keiner oder geringer Nephropathie neben der Nephropathie-Progression auch die Retinopathie-Progression

Bei hypertensiven Typ II-Diabetikern führt die strikte Blutdrucksenkung unter ACE-Hemmern wie Betablockern in der UKPDS-Studie (45) zu einer um 34 % stärkeren Risiko-Minderung hinsichtlich Verschlechterung der Retinopathie um 2 Grade (p = 0,0004) als eine moderate Blutdrucksenkung.

11.14.2. AT$_1$-Antagonisten

Das DIRECT-Programm umfasst 3 Studien bei Typ I- und Typ II-Diabetikern.

In der DIRECT-Prevent-1-Studie (n = 1.421) reduziert die Gabe von Candesartan (32 mg/d) über 4,7 Jahre die Inzidenz einer Retinopathie um 18 % (25 % vs. 31 %; p = 0,0508). In der Post-hoc-Analyse ist unter Candesartan eine Retinopathie-Zunahme um $\geq$ 3 Stufen (11-Stufen-Skala) um 35 % (p = 0,003) seltener (46).

In der DIRECT-Protect-1-Studie (n = 1.905 Typ I-Diabetiker) verhindert Candesartan in 4,8 Jahren jedoch nicht eine Progression der Retinopathie (13 % vs. 13 % unter Placebo; p = 0,85) (46).

Bei Typ II-Diabetikern (n = 1.905) mit milder bis moderater Retinopathie führt Candesartan (32 mg/d) in 4,7 Jahren zu keiner signifikanten Progressionsverhinderung um $\geq$ 3 Retinopathie-Stufen (17 % vs. 19 %; p = 0,20) (primärer Endpunkt), aber zu einer signifikanten Verbesserung der Retinopathie mit einer Regressionrate von 34 % (14 % vs. 19 %; p = 0,009) (= sekundärer Endpunkt) (47).

Damit reduziert das Sartan die Inzidenzhäufigkeit einer Retinopathie bei Typ I-Diabetes und induziert eine Verbesserung der Retinopathie bei Typ II-Diabetes.

11.15. Die Neuropathie und ACE-Hemmer

Bei 41 normotensiven Patienten mit Typ I- und Typ II-Diabetes führt die Gabe von Trandolapril über 12 Monate zu einer Verbesserung einer peripheren Neuropathie (48). Größere Studien sind hier jedoch noch zu fordern.

11.16. Erektile Dysfunktion

Die erektile Dysfunktion ist beim Diabetiker ein nicht seltenes Problem. Da dieser bei KHK häufig Nitrate oder verwandte Substanzen einnimmt, ist Sildenafil (PDE-V-Hemmer mit Anhäufung von cGMP und letztlich NO) bei diesen Substanzen wegen der Gefahr der Hypotonie mit entsprechenden Komplikationen kontraindiziert. Dies gilt auch für das kurzwirksame Nitroglyzerin oder andere NO-Donatoren. Eine 24-h-Pause ist vor Einsatz von Sildenafil Voraussetzung. Neue Untersuchungen geben Hinweise auf eine Verbesserung einer geminderten Potenz durch AT_1-Rezeptorantagonisten (Valsartan).

11.17. Ausblick

In der AVOID-Studie führt bei 576 diabetischen Hypertonikern nach Vorbehandlung mit dem AT_1-Antagonisten (100 mg Losartan über 3 Monate) die Zugabe des Renin-Inhibitors Aliskiren (150 mg, dann 300 mg über jeweils weitere 3 Monate) gegenüber Placebo zu einer Zunahme der nephroprotektiven Wirkung.

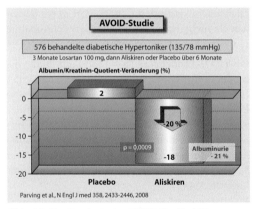

Abb. 11.42: Ergebnis der AVOID-Studie (49).

11.18. Zusammenfassung

- Blutdrucksenkung ist nephroprotektiv. Einige Antihypertensiva haben daneben nephroprotektive und nephroreparative Effekte, die über die reine Blutdrucksenkung hinausgehen
- Die ACE-Hemmer und die AT_1-Rezeptorantagonisten sind diesbezüglich am besten untersucht und zeigen in dieser Hinsicht auch die eindeutig besten Resultate, ACE-Hemmer bei Typ I-Diabetes, AT_1-Rezeptorantagonisten bei Typ II-Diabetes
- Von diesen sind Irbesartan und Losartan am besten untersucht, nicht nur bei Mikroalbuminurie, sondern auch bei manifester Nephropathie mit Niereninsuffizienz und Proteinurie
- Unter nephroprotektiven Gesichtspunkten bietet sich somit zur Hochdrucktherapie bei Typ I-Diabetes primär der ACE-Hemmer an, bei Typ II-Diabetes der AT_1-Rezeptorantagonist
- Sollte eine Monotherapie zum Erreichen der hier besonders niedrigen Blutdruck-Therapieziele nicht ausreichen (< 125/75 mmHg), ist eventuell in Abhängigkeit von Blutdruckwerten und GFR zusätzlich ein langwirksamer Ca-Antagonist (3. Generation) oder/plus ein Diuretikum sinnvoll
- In der Kombination ACE-Hemmer und Ca-Antagonist sind additive Effekte bezüglich Nephroprotektion und Drucksenkung in einigen, nicht allen Studien gefunden worden
- Die individuell sinnvollste antihypertensive Kombination muss wegen verschiedenster Begleiterkrankungen gegebenenfalls entsprechend angepasst werden
- Indapamid hat Enalpril vergleichbare Effekte in der Nephroprotektion des Typ II-Diabetikers (NESTOR-Studie)
- Statine haben keine Prognose-verbessernden Effekte bei Dialyse-pflichtigen Diabetikern (4D-Studie)

- Inwieweit der Kombination ACE-Hemmer plus AT_1-Rezeptorantagonist besondere nephroprotektive Effekte hat, bleibt abzuwarten. Kleinere Studien hierzu existieren bereits (CALM, COOPERATE), jedoch bislang ohne überzeugende Resultate. Auch in ONTARGET finden sich für die Kombinationen keine positiven Argumente. Candesartan reduziert im DIRECT-Programm die Retinopathie-Entwicklung beim Typ I-Diabetiker und führt beim Typ II-Diabetiker zu einer Verbesserung der Retinopathie.
- Vitamin E hat günstige Effekte bei Dialyse-Patienten (34 % davon Diabetiker) auf kardiovaskuläre Endpunkte

11.19. Literatur

1. Hasslacher C, Ritz E, Wahl P, Michael C: Similar risks of nephropathy in patients with type 1 or type 2 diabetes mellitus. Nephrol Dial Transplant 4, 859-863, 1989

2. American Diabetes Association: Clinical practice recommendations 2000. Diabetes Care 23, 2000

3. Schmitz A: Microalbuminuria, blood pressure, metabolic control, and renal involvement. Longitudinal studies in white non-insulin dependent diabetic patients. Am J Hypertens 10, 189S-197S, 1997

4. Schmitz A, Vaeth M, Mogensen CE: Systolic blood pressure relates to the rate of progression of albuminuria in NIDDM. Diabetologia 37, 1251-1258, 1994

5. Tanaka Y, Atsumi Y, Matsuoku K, Onuma T, Tohjima T, Kawamori R: Role of glycaemic control and blood pressure in the development and progression of nephropathy in elderly Japanese NIDDM patients. Diabetes Care 21, 116-120, 1998

6. New JP, Marshall SM, Bilous RW: Renal auto-regulation is normal in newly diagnosed, normotensive, NIDDM patients. Diabetologia 41, 206-211, 1998

7. Gambaro G, van der Woude FJ: Glycoaminoglycans: use in treatment of diabetic nephropathy. J Am Soc Nephrol 11, 359-368, 2000

8. Fliser D, Haller H: Nephropathie bei Diabetes mellitus Typ 2. Internist 41, 1363-1373, 2000

9. Adler AI, Stevens RJ, Manley SE, Bilous RW, Cull CA, Holman RR, on behalf of the UKPDS Group: Development and progression of nephropathy in type 2 diabetes: the United Kingdom Prospective Diabetes Study (UKPDS 64). Kidney Int 63, 225-232, 2003

10. Schillaci G, Reboldi G, Verdecchia P: High-normal serum creatinine concentration is a predictor of cardiovascular risk in essential hypertension. Arch Intern Med 161, 886-891, 2001

11. Miettinen H, Haffner SM, Lehto S, Ronnema T, Pyorala K, Laakso M: Proteinuria predicts stroke and other atherosclerotic disease events in non-diabetic and non-insulin-dependent diabetic subjects. Stroke 27, 2033-2039, 1996

12. Herzog CA, Ma JZ, Collins AJ: Poor long-term survival after acute myocardial infarction among patients on long-term diabetes. N Engl J Med 339, 799-805, 1998

13. Gansevoort RT, Sluiter WJ, Hammelder HH, de Zeeuw D, de Jong PE: Antiproteinuric effect of blood-pressure-lowering agents: a meta-analysis of comparative trials. Nephrol Dial Transplant 10, 1963-1974, 1995

14. Gansevoort RT, Navis GJ, Wapstra FH, de Jong PE, de Zeeuw D: Proteinuria and progression of renal disease: Therapeutic implications. Curr Opinion in Nephrol and Hypertens 6, 133-140, 1997

15. Weidmann P, Boehlen LM, de Courten M, Ferrari P: Antihypertensive therapy in diabetic patients. J Hum Hypertens 6, suppl 2., S 23-S30, 1992

16. Lewis EJ, Hunsicker LG, Bain RP, Rhode RD, for the Collaborative Study Group: The effect of angiotensin-converting enzyme inhibition on diabetic nephropathy. N Engl J Med 329, 1456-1462, 1993

17. The EUCLID study group: Randomised placebo-controlled trial of lisinopril in normotensive patients with insulin-dependent diabetes and normalbuminurie or microalbuminuria. Lancet 349, 1787-1792, 1997

18. The Heart Outcomes Prevention Evaluation Sudy (HOPE) Investigators: Effects of ramipril on cardiovascular and microvascular outcomes in people with diabetes mellitus: results of the HOPE-study and MICRO-HOPE substudy. Lancet 355, 253-259, 2000

19. Gerstein HC, Masn JFE, Quilong Y, Zinman B, Dinneen SF, Hoogwerf B, Halle JP, Rashkow A, Joyce C, Nawaz S, Yusuf S, for the HOPE Study Investigators: Albuminuria and risk of cardiovascular events, death, and heart failure in diabetic and nondiabetic individuals. JAMA 286, 421-426, 2001

20. Gaede P, Vedel P, Parving HH, Pedersen O: Intensified multifactorial intervention in patients with type 2 diabetes mellitus and microalbuminuria: the Steno type 2 randomised study. Lancet 353, 617-622, 1999

21. Gaede P, Vedel P, Larsen N, Jensen GVH, Parving HH, Pedersen O: Multifactorial intervention and cardiovascular disease in patients with type 2 diabetes. N Engl J Med 348, 383-393, 2003

22. Gaede P, Lund-Andersen H, Parving HH, Pedersen O: Effect of multifactorial intervention on mortality in type 2 diabetes. N Engl J Med 358, 580-591, 2008

23. Parving H-H, Lehnert H, Bröchner-Mortensen J, Gomis R, Andersen S, Arner P, for the Irbesartan in Patients with Type 2 Diabetes and Microalbuminuria study Group: The effect of irbesartan on the development of diabetic nephropathy in patients with type 2 diabetes. N Engl J Med 345, 870-878, 2001

24. Lewis EJ, Hunsicker LG, Clarke WR, Berl T, Pohl MA, Lewis JB, Ritz E, Atkins RC, Rohde R, Raz I, for the Collaborative Study Group: Renoprotective effect of the angiotensin-receptor antagonist irbesartan in patients with nephropathy due to type 2 diabetes. N Engl J Med 345, 851-860, 2001

25. Brenner BM, Cooper ME, De Zeeuw D, Keane WF, Mitch WE, Parving H-H, Remuzzi G, Snapinn SM, Zhang Z, Shahinfar, S, for the RENAAL Study Investigators: Effects of losartan on renal and cardiovascular outcomes in patients with type 2 diabetes and nephropathy. N Engl J Med 345, 861-869, 2001

26. Viberti G, Wheeldon NM; for the MicroAlbuminurie Reduction with VALsartan (MARVAL) study investigators: Microalbuminuria reduction with valsartan in patients with type 2 diabetes mellitus. A blood pressure.independent effect. Circulation 106, 672-678, 2002

27. Bakris GL, Ruilope L, Ptaszynska A, Pieske B, de Champlain J, Weber MA, Raz J: Treatment of microalbuminuria in hypertensive subjects with elevated cardiovascular risk: Results of the IMPROVE-trial. Kidney Int 72, 879-885, 2007

28. Kunz R, Friedrich C, Wolbers M, Mann JFE: Meta-analysis: Effect of monotherapy and combination therapy with inhibitors of the renin-angiotensin system on proteinuria in renal disease. Ann Intern Med 148, 30-48, 2008

29. The ONTARGET Investigators: Telmisartan, ramipril, or both in patients at high risk for vascular events. N Engl J Med 358, 1547-1559, 2008

30. Ruggenenti P, Fassi A, Ilieva AP, Bruno S, Iliev IP, Brusegan V, Rubis N, Ghepardi G, Arnoldi F, Ganeva M, Ene-Iordache B, Gaspari F, Perna A, Bossi A, Trevisan R, Dodesini AR, Remuzzi G, for the Bergamo Nephrologic Diabetes Complications (BENEDICT) Trial investigators: Preventing microalbuminuria in type 2 diabetes N Engl J Med 351, 1941-1951, 2004

31. Barnett AH, Bain SC, Bouter P, Karlberg B, Madsbad S, Jervell J, Mustonen J, for the Diabetics Exposed to Telmisartan and Enalapril Study Group: Angiotensin-receptor blockade versus converting-enzyme inhibition in type 2 diabetes and nephropathy. N Engl J Med 351, 1952-1961, 2004

32. Marre M, Puig JG, Kokot F et al.: Equivalence of indapamide SR and enalapril on microabuminuria reduction in hypertensive patients with type 2 diabetes: the NESTOR study. J Hypertens 22, 1613-1622, 2005

33. Mogensen CE, Viberti G, Halimi S, Ritz E, Ruilope L, Jermendy G, Widimsky J, Sareli P, Taton J, Rull J, Ergogan G, De Leeuw PW, Ribeiro A, Sanchez R, Mechmeche R, Nolan J, Siritiakova J, Hamani A, Scheen A, Hess B, Luger A, Thomas AM: Effect of low-dose perindopril/indapamide on albuminuria in diabetes. Preterax in albuminuria: PREMIER. Hypertension 41, 1063-1071, 2003

34. Zandbergen AAM, Baggen MAG, Lamberts SWJ, Bootsma AH, de Zeeuw D, Ouwendijk RJT: Effect of los-

artan on microalbuminuria in normotensive patients with type 2 diabetes mellitus. Ann Intern Med 139, 90-96, 2003

35. Fried LF, Orchard TJ, Kasiske BL, for the Lipids and Renal Disease Progression Meta-Analysis study Group: Effect of lipid reduction on the progression of renal disease: A meta-analysis. Kidney Int 59, 260-269, 2001

36. Remuzzi G, Schieppati A, Ruggenenti P: Nephropathy in patients with type 2 diabetes. N Engl J Med 346, 1145-1151, 2002

37. Schaeffner ES, Kurth T, Curhan GC, Glynn RJ, Rexrode KM, Baigent C, Buring JE, Gaziano JM: Cholesterol and the risk of renal dysfunction in apparently healthy men. J Am Soc Nephrol 14, 2084-2091, 2003

38. Tonelli M, Isles C, Curhan GC, Tonkin A, Pfeffer MA, Shepherd J, Sacks FM, Furberg C, Cobbe SM, Simes J, Craven T, West M: Effect of pravastatin on cardiovascular events in people with chronic kidney disease, Circulation 110, 1557-1563, 2004

39. Tonelli M, Isles C, Craven T, Tonkin A, Pfeffer M, Shepherd J, Sacks FM, Furberg C, Cobbe SM, Simes J, West M, Packard C, Curhan GC: Effect of pravastatin on rate of kidney function loss in people with or at risk for coronary disease, Circulation 112, 171-178, 2005

40. Boaz M, Smetana S, Matas Z, Gafter U, Iaina A, Knecht A, Weissgarten Y, Brunner D, Fainaru M, Green MS: Secondary prevention with antioxidants of cardiovascular disease in endstage renal disease (SPACE): randomised placebo-controlled trial. Lancet 356, 1213-1218, 2000

41. American Diabetes Association: Aspirin therapy in diabetes, Diabetes Care 26, suppl 1, S87-S88, 2003

42. Ryden L, Standl E, Bartnik et al.: Guidelines on diabetes, pre-diabetes, and cardiovascular disease: executive summary, The Task Force on Diabetes and Cardiovascular Diseases of the European Society of Cardiology (ESC) and of the European Society of Cardiology (ESC) and the European Association for the study of Diabetes (EASD), Eur Heart J 28, 88-136, 2007

43. Wanner C, Krane V, März W, Olschewski M, Mann JFE, Ruf G, Ritz E, for the German Diabetes and Dialysis Study investigators. Atorvastatin in patients with type 2 diabetes mellitus undergoing dialysis, N Engl J Med 353, 238-248, 2005

44. Chaturvedi N, Sjolie AK, Stephenson J, Abrahamian H, Keipes M, Castellarin A, Rogulja-Pepeonik Z, Fuller JH and the EUCLID study group: Effect of lisinopril on progression of retinopathy in normotensive people with type 1 diabetes. Lancet 351, 28-31, 1998

45. UK Prospective Diabetes Study Group: Tight blood pressure control and risk of macrovascular and microvascular complications in type 2 diabetes: UKPDS 38. Brit Med J 317, 703-713, 1998

46. Chaturvedi N, Porta M, Klein R, Orchard T, Fuller J, Parving HH, Bilous R, Sjolie AK, for the DIRECT Pro-

gramme Study Group: Effect of candesartan on prevention (DIRECT-Prevent-1) and progression (DIRECT-
Protect-1) of retinopathy in type 1 diabetes: randomised,
placebo-controlled trials. Lancet 2008, online

47. Sjolie AK, Klein R, Porta M, Orchard T, Fuller J, Parving HH, Bilous R, Chaturvedi N, for the DIRECT Programme Study Group: Effect of candesartan on progression (DIRECT-Protect-2) of retinopathy in type 2 diabetes: a randomised, placebo-controlled trial. Lancet 2008,
online

48. Malik RA, Williamson S, Abbott C, Carrington AL,
Iqbal J, Schady W, Boulton AJM: Effect of angiotensin-
converting-enzyme (ACE) inhibitor trandolapril on
human diabetic neuropathy: randomised double-blind
controlled trial. Lancet 352, 1978-1981, 1998

49. Parving HH, Persson F, Lewis JB, Lewis E, Hollenberg
NK, for the AVOID Study Investigators: Aliskiren com-
bined with losartan in type 2 diabetes and nephropathy.
N Engl J Med 358, 2433-2446, 2008

12. Das metabolische Syndrom

Synonyme Begriffe für das metabolische Syndrom sind das Wohlstandssyndrom, Reaven-Syndrom und Syndrom X. Der letztere Begriff war jedoch in der Kardiologie bereits für einen anderen Sachverhalt belegt.

12.1. Definition des metabolischen Syndroms

12.1.1. Erste WHO-Definition

Nach der Beschreibung von Reaven 1988 hatte die WHO 1998 das metabolische Syndrom wie folgt definiert (1, 2):

Diabetes mellitus Typ II oder IGT, plus 2 weitere der folgenden Kriterien:

- Hypertonie (> 160/90 mmHg)
- Dyslipidämie
  - HDL < 1,0 mmol/l resp. < 39 mg/dl bei Frauen bzw. < 0,9 mmol/l resp. < 35 mg/dl bei Männern
    und/oder
  - Triglyzeride > 1,7 mmol/l resp. > 150 mg/dl
- Adipositas (abdominelle Adipositas) mit
  - Taille-Hüfte-Relation > 0,85 bei Frauen bzw. > 0,9 bei Männern
    und/oder
  - BMI > 30 kg/m^2
- Mikroalbuminurie > 20 µg/min

Bei Personen mit normaler Glukosetoleranz kann danach ein metabolisches Syndrom bei Nachweis einer Insulinresistenz (höchste Quartile des HOMA$_{IR}$-Index) und Vorhandensein von mindestens 2 Kriterien angenommen werden (1, 3).

Das metabolische Syndrom findet sich bei 40 % der Personen mit IGT und bei 70 % der Typ II-Diabetiker (2). In einer finnischen Untersuchung (3) haben

- 81 % der Diabetiker
- 53 % der Patienten mit IGT und
- 12 % Personen mit normaler Glukosetoleranz

ein metabolisches Syndrom.

12.1.2. NCEP (ATP III)- und AHA-Definition

Nachdem neben der WHO-Definition weitere Definitionen für das metabolische Syndrom existierten, ist es das Verdienst von NCEP (ATP III) (4) 2001 5 Kriterien zu definieren, die für das metabolische Syndrom charakteristisch sind. Von diesen sind 3 zur Diagnosestellung zu fordern. Der NBZ wurde noch mit ≥ 110 mg/dl angegeben.

Diese NCEP-Definition wurde 2005 von AHA/NHLBI (5) übernommen, der NBZ als pathologisch hierbei jedoch auf > 100 mg/dl festgelegt. Diese Definition hat sich jetzt allgemein durchgesetzt.

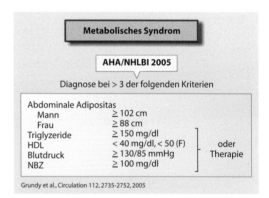

Abb. 12.1: Heutige Definition des metabolischen Syndroms nach NCEP (ATP III), AHA und NHBLI.

Darüber hinaus wird festgehalten, dass das metabolische Syndrom einhergeht mit

- einem proinflammatorischen Status
- einem prothrombogenen Status
- Insulinresistenz

Die einzelnen Komponenten des Risikoclusters des metabolischen Syndroms (NCEP-Definition) treten unterschiedlich häufig auf. Der erhöhte Nüchternblutzucker ist davon die Seltenste. Somit gibt es hier neben der diabetischen Phase auch eine nicht-diabetische bzw. prädiabetische Phase (6).

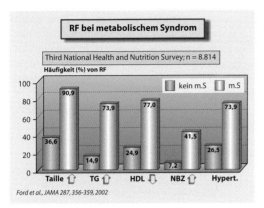

Abb. 12.2: Häufigkeit der Risikofaktoren bzw. Diagnosekriterien beim metabolischen Syndrom.

Die IDF (7) hat sich der NCEP/AHA-Definition in veränderter Form angeschlossen. Die viszerale Adipositas ist bei dieser Definition obligater Teil plus mindestens 2 weitere Risikofaktoren. Hierbei wird die viszerale Adipositas strenger definiert, nämlich für Mann und Frau jeweils eine um 8 cm geringere Taillenweite als in der NCEP-Definition.

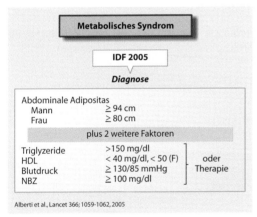

Abb. 12.3: IDF-Definition des metabolischen Syndroms.

Nicht erfasst bei den heutigen Diagnosekriterien sind LDL, biochemische Marker der Inflammation (CRP), einer verschlechterten Fibrinolyse (PAI-1) oder niedrigere Spiegel von Adiponektin. Alle diese Parameter sind aber auch mit schlechterer Prognose assoziiert.

12.2. Die Bedeutung dieser neuen Krankheitsentität

Die Bedeutung des Begriffs metabolisches Syndrom liegt nicht nur darin, dass hier pathophysiologische Zusammenhänge zwischen kardiovaskulären Risikofaktoren bzw. Erkrankungen aufgezeigt werden, sondern dass dem Arzt mit dieser Diagnose auch klar gemacht wird, dass er bei der Behandlung nicht nur einen Risikofaktor beachten, sondern eine Vielzahl von Risikofaktoren gleichzeitig berücksichtigen muss, also eine komplexe Therapiestrategie gefordert wird. D.h., dass eventuell eine weitere Fachdisziplin mit ihrem Spezialwissen gefordert ist. Daneben sollte durch die Therapie des einen Risikofaktors der andere nicht ungünstig beeinflusst werden. Mit dem Begriff "tödliches Quartett", jetzt besser **"tödliches Quintett"**, wird zudem die exzessive kardiale Gefährdung des Patienten betont. Spätestens dies sollte an eine entsprechende kardiovaskuläre Diagnostik inklusive Belastungs-EKG, Echokardiografie, also an eine fachkardiologische Untersuchung erinnern.

Das kardiovaskuläre Risiko des metabolischen Syndroms (WHO-Definition) ist an 3.606 Frauen und Männern im Alter von 35-70 Jahren in einer Beobachtungszeit von 6,9 Jahren näher untersucht worden (3).

Eine KHK tritt innerhalb der 6,9jährigen Beobachtungszeit dreimal häufiger, ein Herzinfarkt 2,6 mal häufiger und ein Apoplex 2,3 mal häufiger auf als bei Patienten ohne metabolisches Syndrom (alles p < 0,001). Verglichen mit Personen ohne metabolisches Syndrom ist sowohl die Gesamtmortalität (18 % vs. 4,6 %; p < 0,001) als auch die kardiovaskuläre Mortalität (12,0 % vs. 2,2 %; p < 0,001) bei Personen mit metabolischem Syndrom deutlich erhöht.

12.3. Pathophysiologische Zusammenhänge

Die Entstehung der Hyperinsulinämie erfolgt über 2 Mechanismen, über vermehrte Produktion und verminderten Abbau von Insulin.

- Bei reduzierter muskulärer Glukoseverwertung infolge Insulinresistenz steigen die Glukosespiegel und als kompensatorische Folge die Insulinspiegel

- Die verfettete Leber hat eine eingeschränkte Clearance-Funktion für Insulin, als Folge des verminderten Abbaus steigen die Insulinspiegel. Normalerweise eliminiert die Leber bis zu 2/3 der anflutenden Insulinmenge

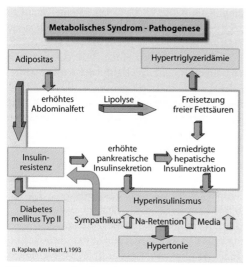

Abb. 12.4: Pathophysiologische Zusammenhänge beim metabolischen Syndrom.

Das metabolische Syndrom wird darüber hinaus auch als sympatho-adrenales Syndrom aufgefasst. Was zuerst auftritt, Insulinresistenz oder gesteigerter Sympathikotonus, oder ob beides etwa zeitgleich entsteht, ist unklar. Sicher ist, dass beide pathogenetischen Systeme sich gegenseitig im Sinne einer Progredienz verstärken.

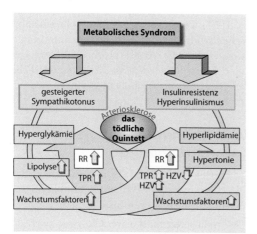

Abb. 12.5: Erhöhter Sympathikotonus und Insulinresistenz/Hyperinsulinismus als Auslöser des tödlichen Quintetts.

Bei diesen pathophysiologischen Zusammenhängen mit erhöhtem Sympathikotonus wird klar, dass als therapeutischer Ansatz nicht nur eine Teil-Sympathikolyse (z.B. reine Beta-Sympathikolyse) interessant ist, sondern eine komplette Sympathikolyse, d.h. eine simultane Beta- und Alpha-Sympathikolyse, peripher am Rezeptor oder zentral angreifend.

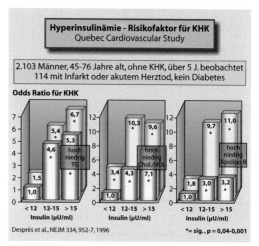

Abb. 12.6: Hyperinsulinämie - ein Risikofaktor für KHK.

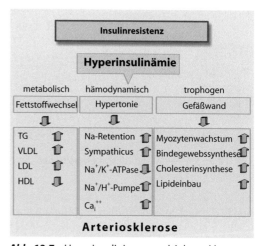

Abb. 12.7: Hyperinsulinismus und Atherosklerose.

12.4. Die Prognose bei metabolischem Syndrom

In der Kuopio Ischaemic Heart Disease Risk Factor Study (n = 1.209 Männer im Mittel 51,5 Jahre alt, über 11,4 Jahre) ist bei Zugrundelegung der NCEP-Definition das KHK-Tod-Risiko bei Männern mit metabolischem Syndrom um den Faktor 2,9 höher als bei Männern ohne metabolisches Syndrom, ebenfalls 2,9fach höher bei Zugrundelegung der WHO-Definition. Das kardiovaskuläre Mortalitäts-Risiko ist bei WHO-Definition um den Faktor 2,6 erhöht, das Gesamtmortalitäts-Risiko um den Faktor 1,9 (8).

Männer mit metabolischem Syndrom haben selbst bei Fehlen eines Diabetes ein erhöhtes kardiovaskuläres und Gesamtmortalitäts-Risiko.

Eine Nachanalyse von UKPDS zeigt, dass das Vorliegen eines metabolischen Syndroms (NCEP-Definition) das kardiovaskuläre Erkrankungsrisiko um 33 % CI 1,14-1,54) erhöht. Das metabolische Syndrom identifiziert danach vor allem Diabetiker mit erhöhtem makrovaskulärem Risiko, aber hat keinen zusätzlichen prädiktiven Wert hinsichtlich mikrovaskulärer Komplikationen (9).

12.5. Die Insulinresistenz

Die meisten Patienten mit Typ II-Diabetes haben eine Insulinresistenz (10). Oder umgekehrt: Insulinresistenz prädisponiert zu Diabetes und kardiovaskulären Erkrankungen. Viele Faktoren begünstigen das Auftreten einer Insulinresistenz. Neben genetischen Faktoren sind dies Adipositas, körperliche Inaktivität, das fortgeschrittene Alter etc. In Verbindung mit der Insulinresistenz stehen zudem weitere Risikofaktoren wie Fettstoffwechselstörung, Hypertonie, Glukoseintoleranz, eine prothrombotische Veränderung des Gerinnungssystems, etc.

12.5.1. Von der Insulinresistenz zum Hyperinsulinismus

Nach Auftreten der Insulinresistenz bleiben für mehrere Jahre Nüchtern- und postprandiale Blutzuckerwerte normal. Die pankreatischen Betazellen sind in dieser Zeit in der Lage, die Insulinsekretion zu erhöhen, so dass trotz Insulinresistenz die Blutzuckerwerte normal bleiben. Letztlich resultiert jedoch durch pankreatische Erschöpfung die endokrine Insuffizienz mit Manifestation des Diabetes. Das erste Zeichen hierfür ist die IFG (impaired fasting glucose) = Nüchternblutzucker von > 100-125 mg/dl. In diesem Stadium der IFG ist das kardiovaskuläre Risiko bereits erhöht, wie mehrere prospektive Studien zeigen (11, 12). Die graduelle Einzelbedeutung des Risikofaktors IFG ist jedoch durchaus unklar, da die IFG in der Regel zeitgleich mit anderen Komponenten des metabolischen Syndroms auftritt (10).

12.5.2. Proinsulin und Betazelldysfunktion

Proinsulin wird in der Betazelle produziert und in Insulin und C-Peptid gespalten. Normalerweise gelangen nur geringe Mengen Proinsulin ins Blut. Bei Diabetes lässt die Spaltungskapazität der Betazellen immer mehr nach, weshalb zunehmend mehr Proinsulin im Blut messbar ist. Proinsulin hat nur 1/10 des Blutzucker-senkenden Effektes von Insulin, aber wahrscheinlich den gleichen Fett-aufbauenden Effekt. Zudem hat Proinsulin Fibrinolyse-hemmende Effekte.

Somit ist intaktes Proinsulin ein spezifischer Marker für die Diagnostik der Betazelldysfunktion. Nüchternwerte über 11 pmol/l zeigen mit 100%iger Spezifität das Vorliegen einer Betazelldysfunktion an. Die gemeinsame Bestimmung von Nüchterninsulin und Proinsulin ermöglicht eine pathophysiologische Stadieneinteilung.

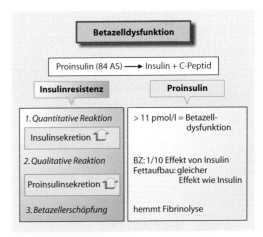

Abb. 12.8: Proinsulin und Betazelldysfunktion.

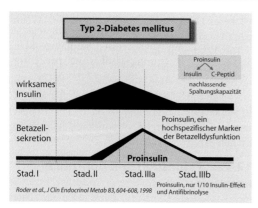

Abb. 12.9: Stadieneinteilung der Betazelldysfunktion.

12.5.3. Die Helsinki Policemen Study

In dieser Studie (13) wird eine Kohorte von 970 gesunden Männern (34-64 Jahre alt) über 22 Jahre beobachtet. Zu Beginn erfolgt ein oGTT mit Messung der Blutzuckerwerte und der Insulinspiegel zum Zeitpunkt 0, 1 h, 2 h (Bestimmung von AUC - area under the plasma insulin response curve - während oGTT als Parameter für die Plasmainsulinspiegel). In den 22 Folgejahren haben 164 Männer einen KHK-Tod oder einen nicht-tödlichen Myokardinfarkt erlitten. Die Männer der höchsten AUC-Insulin-Quintile haben in 5, 10, 15 und 22 Beobachtungsjahren das höchste Risiko bezüglich dieser kardialen Ereignisse. Mit der Länge der Beobachtungszeit nimmt der prädiktive Wert hierfür aber ab.

12.5.4. Die San Antonio Heart Studie

In dieser prospektiven Studie (14) wird bei 1.125 Personen, die über 8 Jahre beobachtet werden, die Entwicklung von Risikofaktoren in Abhängigkeit von Nüchtern-Insulin-Spiegeln als Indikator für Insulin-Resistenz zu Beginn der Studie (Einteilung in Quartilen: 1. Quartile niedrigste Insulin-Spiegel, 4. Quartile höchste Insulin-Spiegel) untersucht:

- Hypertriglyzeridämie > 250 mg/dl
- totales Cholesterin > 240 mg/dl
- HDL < 35 mg/dl bei Männern, < 45 mg/dl bei Frauen
- WHO-Definition für Diabetes: Nüchtern-Glukose ≥ 140 mg/dl (≥ 7,8 mM/l) und/oder 2-h-Glukosewert ≥ 200 mg/dl (≥ 11,1 mM/l)
- diastolischer Blutdruck ≥ 95 mmHg

Das Risiko der 4. Quartile (Nüchtern-Insulin-Spiegel) vs. 1. Quartile ist in 8 Jahren erhöht bezüglich

- Hypertonie um den Faktor 2,04
- Hypertriglyzeridämie um den Faktor 3,46
- niedriges HDL um den Faktor 1,63
- Typ II-Diabetes-Entwicklung um den Faktor 5,62

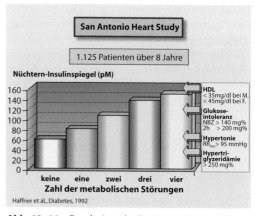

Abb. 12. 11: Ergebnisse der San Antonio Heart Study.

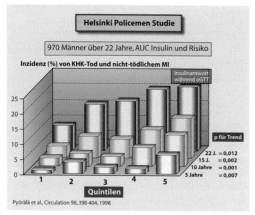

Abb. 12.10: Insulinspiegel (AUC) während oGTT und Risiko für tödlichen und nicht-tödlichen Myokardinfarkt in der Helsinki Policemen Study.

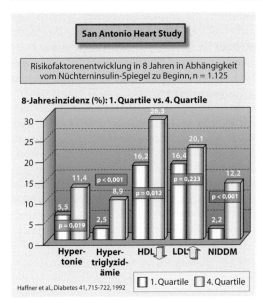

Abb. 12.12: Ergebnisse der San Antonio Heart Study.

12.6. Die Fettstoffwechselstörung bei Diabetes/metabolischem Syndrom

Charakteristisch für die Dyslipidämie bei Typ II-Diabetikern bzw. Patienten mit metabolischem Syndrom sind:

- eine Hypertriglyzeridämie und
- ein erniedrigtes HDL
- eine deutliche LDL-Erhöhung liegt dagegen selten vor

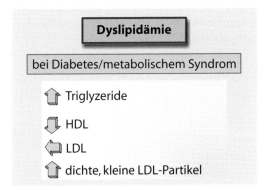

Abb. 12.13: Die Dyslipidämie bei Diabetes/metabolischem Syndrom.

Aufgrund der Umverteilung zugunsten kleiner dichter (small dense), besonders atherogener LDL-Partikel sind hier selbst unauffällige LDL-Spiegel von Bedeutung (Isolierung per Ultrazentrifuge). Ein Grund für ihre Atherogenität ist wahrscheinlich ihre Anfälligkeit für oxidative Veränderungen, wodurch sie leichter in die Gefäßwand aufgenommen werden. Zum anderen haben die kleinen LDL-Partikel eine geringere Affinität zum LDL-Rezeptor, wodurch sie langsamer metabolisiert werden. Die Herkunft der kleinen, dichten LDL-Partikel ist nicht vollständig geklärt, steht aber wie die HDL-Erniedrigung in einem engen Zusammenhang mit der Hypertriglyzeridämie. Daneben besteht ein enger Zusammenhang zwischen der Güte der Blutzuckereinstellung und den Veränderungen der Lipide. Dies ist darauf zurückzuführen, dass die Hyperlipidämie wohl z.T. sekundär durch die Hyperglykämie bedingt ist, z.T. aber auch Ausdruck der Insulinresistenz ist.

Ein weiterer Faktor für die qualitativen Veränderungen ist die bei Diabetes erhöhte LDL-Glykosilierung. Hierdurch ist LDL ein weniger wirksamer Ligand für den LDL-Rezeptor, was zur stärkeren Aufnahme über einen eigenen Rezeptor in Makrophagen führt. Diese wandeln sich durch die Akkumulation der Cholesterinester in Schaumzellen um. Zudem sind die glykosilierten LDL-Partikel anfälliger für die Oxidation.

Somit besteht beim Diabetiker trotz eventuell optimaler Blutzuckereinstellung ein abnormes atherogenes Lipidprofil, das zum hohen Atheroskleroserisiko des Typ II-Diabetikers beiträgt.

Einen günstigen Einfluss auf dieses ungünstige Verteilungsmuster der LDL-Subfraktionen haben nicht nur CSE-Hemmer, sondern auch Fibrate. Dieser günstige Effekt des CSE-Hemmers (40 mg/d Fluvastatin vs. Placebo) ist bei postmenopausalen Frauen mit Abfall der kleinen dichten LDL-Partikel um 40 % bei Abfall des Gesamt-LDL um 23 % gezeigt worden (15).

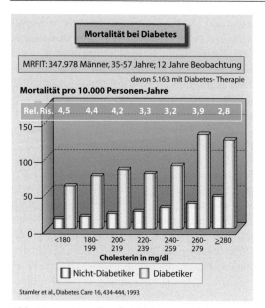

Abb. 12.14: Mortalität bei Diabetes in Abhängigkeit von der Höhe der Cholesterinwerte.

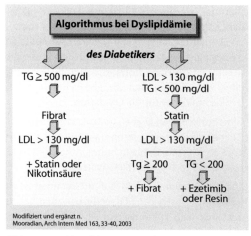

Abb. 12.15: Vorschlag eines Therapie-Algorithmus bei Diabetes und Dyslipidämie.

12.7. CSE-Hemmer bei metabolischem Syndrom/Diabetes

12.7.1. LDL bei metabolischem Syndrom/Diabetes mellitus

Die UKPDS-Studie (16, 17) hat gezeigt, dass eine intensivierte Diabetes-Therapie über 10 Jahre das Risiko bezüglich mikrovaskulärer Endpunkte gegenüber einer konventionellen Diabetes-Therapie (HbA$_{1c}$ 7,0 % vs. 7,9 %) um 25 % (p = 0,0099)

reduziert, die Myokardinfarktrate (tödlich und nicht-tödlich) hierunter aber nur um 16 % geringer ist (p = 0,052). Die weitere Analyse der UKPDS-Daten ergibt, dass eine Reduktion des HbA$_{1c}$-Wertes um 1 % wohl mit einer Reduktion mikrovaskulärer Ereignisse um 37 % (p < 0,0001) einhergeht, die makrovaskulären Komplikationen wie tödliche und nicht-tödliche Myokardinfarkte sowie der cerebrovaskuläre Insult jedoch nur um 14 % (p < 0,001) bzw. 12 % (p = 0,035) gesenkt werden (13). Eine multivariate Analyse der Auswertung der Risikofaktoren für eine KHK hat darüber hinaus ergeben, dass LDL noch vor dem HDL die größte Bedeutung für die Prognose des Diabetikers hat. Erst danach folgen HbA$_{1c}$ und systolischer Blutdruck.

Die bei Diabetikern zu beobachtende Umverteilung der LDL-Subfraktionen zugunsten kleiner dichter LDL-Partikel erklärt, dass trotz gleich hoher LDL-Spiegel dem LDL des Diabetikers eine deutlich stärkere atherogene Wirkung zukommt als dem LDL des Nicht-Diabetikers.

CSE-Hemmer senken nicht nur das LDL allgemein, sondern sind auch in der Lage, das Ungleichgewicht zwischen den LDL-Subfraktionen zu korrigieren. Dies ist z.B. bei postmenopausalen Frauen nachgewiesen.

12.7.2. Ergebnisse der Statin-Therapie in den Interventionsstudien

Die Interventionsstudien wie 4S-, Lipid- und CARE-Studie haben zudem zeigen können, dass die Diabetiker auch von den Statinen profitieren, bei gleichem relativen Nutzen aber einen größeren absoluten Nutzen als Nicht-Diabetiker haben. Der Einfluss der Statine auf klinische Endpunkte bei Typ II-Diabetes war bis zur CARDS-Studie allerdings nur in Subgruppen von prospektiven Studien untersucht.

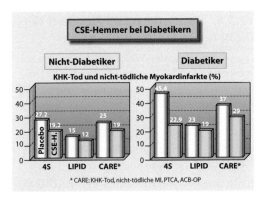

Abb. 12.16: Diabetiker und Statine in den großen Statin-Studien.

Auch in der HPS-Studie (18) ist ein Nutzen für Diabetiker (n = 5.963, davon 615 Typ I-Diabetiker) (LDL im Mittel 131 mg/dl, 5 Jahre Therapie mit 40 mg/d Simvastatin) nachweisbar, unabhängig von bestehender KHK. Bei KHK- und Postinfarktpatienten beträgt die Häufigkeit des 1. größeren vaskulären Ereignisses 33,4 % vs. 37,8 % unter Placebo, bei fehlender KHK (13, 8 % vs. 18,6 % unter Placebo, bei KHK- und ohne KHK 20,2 % vs. 25,1 %. Sowohl Typ I- als auch Typ II-Diabetiker profitieren von der LDL-Senkung.

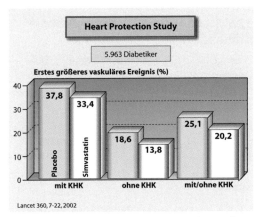

Abb. 12.17: Ergebnisse der HPS-Studie bei Diabetikern.

In einer aktuellen Metaanalyse aus 14 primär- und sekundärpräventiven Studien (18.686 Diabetiker, 71.370 Nicht-Diabetker, i. M. 4,3 Jahre Beobachtung) profitieren Diabetiker und Nicht-Diabetiker gleichermaßen vom Statin. Dies gilt auch in dieser Analyse sowohl für Typ I- als auch für Typ II-Diabetiker (19).

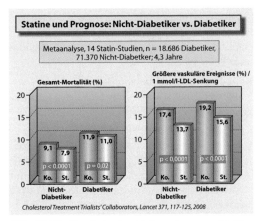

Abb. 12.18: Ergebnis der Metaanalyse aus 14 Studien. Prognose beim Diabetiker und Nicht-Diabetiker: Statin vs. Kontrolle.

12.7.3. Drastische LDL-Senkung

Neben anderen Studien unterstreicht auch die TNT-Studie (20a) den Sinn einer drastischen LDL-Senkung an 10.001 KHK-Patienten und LDL-Ausgangsspiegeln < 130 mg/dl (im Mittel 98 mg/dl). Verglichen werden 10 vs. 80 mg Atorvastatin über 4,9 Jahre im Median. Während der Therapie mit 80 mg Atorvastatin beträgt das LDL im Mittel 77 mg/dl, unter 10 mg/d Atorvastatin 101 mg/dl.

- Die Subgruppe der Diabetiker (n = 1.501) profitiert bei höherem Risiko hinsichtlich des primären Endpunktes (= erstes kardiovaskuläres Ereignis, d.h. KHK-Tod, nicht-tödlicher prozeduraler Myokardinfarkt, Reanimation nach Herzstillstand oder tödlicher und nicht-tödlicher Schlaganfall) noch stärker von der höheren Dosierung (13,8 % vs. 17,9 %, RRR 25 %; p = 0,026) als die Patienten im Gesamtkollektiv. Hier ist der primäre Endpunkt unter 80 mg um 22 % seltener (8,7 % vs. 10,9 %; p < 0,001)

- Die Diabetiker profitieren von der stärkeren LDL-Senkung auch bezüglich Reduktion cerebrovaskulärer Ereignisse (RRR 31 %; p = 0,037) und aller kardiovaskulären Ereignisse (RRR 15 %; p = 0,044) (20b)

D.h. auch diese Studie bestätigt, dass Statine bei diabetischen KHK-Patienten selbst bei LDL-Ausgangswerten um 100 mg/dl durch weitere LDL-Senkung zu einer weiteren Risikoreduktion führen.

Gleiche Ergebnisse finden sich bei einer Nachanalyse dieser Studie hinsichtlich des Vorliegens eines begleitenden metabolischen Syndroms mit und ohne Diabetes (21).

KHK-Patienten mit metabolischem Syndrom (n = 5.586 von 10.001, immerhin 56 % des Gesamtkollektivs), haben in der gleichen Studie häufiger o.g. ernste kardiovaskuläre Ereignisse.

- Unberücksichtigt der therapeutischen Zuweisung zu 10 oder 80 mg Atorvastatin ist die kardiovaskuläre Ereignisrate bei Patienten mit metabolischem Syndrom in 4,9 Jahren um 44 % höher (11,3 % vs. 8,0 %; p < 0,0001)
- Die Patienten mit metabolischem Syndrom haben unter 80 mg Atorvastatin seltener ernste kardiovaskuläre Ereignisse als unter 10 mg (9,5 % vs. 13,0 %; p < 0,0001). Die Ereignisrate bei Patienten ohne metabolisches Syndrom ist dagegen unter beiden Dosierungen deutlich niedriger: 7,7 % vs. 8,3 %). Auch diejenigen Patienten mit metabolischem Syndrom ohne Diabetes zu Studienbeginn profitieren von der höheren Statindosis gleichermaßen (Ereignisrate 8,2 % vs. 11,6 %; p = 0,0002). 80 mg Atorvastatin bringen den KHK-Patienten mit metabolischem Syndrom somit noch nicht einmal ganz auf die Morbiditäts- und Mortalitätsstufe des Patienten ohne metabolisches Syndrom (9,5 % vs. 8,3 %)

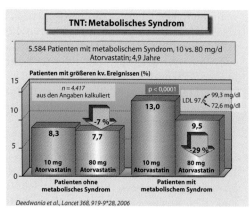

Abb. 12.19: Ergebnis einer drastischen vs. moderaten LDL-Senkung bei KHK-Patienten der TNT-Studie, hier beim Subkollektiv der Patienten mit metabolischem Syndrom.

12.7.4. Verhindern CSE-Hemmer die Diabetes-Entwicklung?

Die Nachanalyse der WOSCOP-Studie (Primärprävention) bei 5.974 von 6.595 Personen (Diabetiker und Personen mit erhöhten Glukosespiegeln sind vorher ausgeschlossen) entwickeln unter Pravastatin um 30 % seltener einen Diabetes (2,8 % vs. 3,7 %, p = 0,042 (22), somit ein Befund mit moderater Signifikanz. Als Erklärung werden mehrere Mechanismen diskutiert:

- Mit den Triglyzeridspiegeln steigt das Diabetes-Risiko. Der CSE-Hemmer senkt neben LDL aber auch die Triglyzeride um 12 %
- Die antiinflammatorische Wirkung des CSE-Hemmers könnte hier ebenfalls einen Beitrag leisten. Die Entwicklung von der abdominellen Adipositas zur Insulinresistenz wird durch Zytokine aus dem Fettgewebe gefördert. CSE-Hemmer senken den Spiegel solcher Zytokine
- Daneben ist als Mechanismus eine Verbesserung der Endothelfunktion durch den CSE-Hemmer zu diskutieren. Hierdurch wird die Gewebsperfusion verbessert mit konsekutiver positiver Beeinflussung des Glukose- und Insulin-Transportes
- Reduktion des CRP durch Statine (☞ Kap. 10.)

12.7.5. CSE-Hemmer in der Primärprävention

Wenngleich beim Diabetiker Primär- gleich Sekundärprävention ist, sei hier der Effekt der Statine bei fehlender kardiovaskulärer Erkrankung dargestellt.

In der WOSCOP- und AFCAPS/TexCAPS-Studie waren nur wenige diabetische Patienten (ca. 2 %) eingeschlossen. Daher sind aus diesen Studien keine gültigen Erkenntnisse für den Diabetiker zu gewinnen.

12.7.5.1. Die Heart Protection Studie

Die HPS-Studie zeigt, dass die Subgruppe der Diabetiker (LDL im Mittel 124 mg/dl bzw. 3,2 mmol/l) ohne bekannte kardiovaskuläre Erkrankung (n = 2.912) von 40 mg/d Simvastatin (vs. Placebo) bzw. LDL-Senkung um 39 mg/dl (1 mmol/l) hinsichtlich der Verhinderung des 1. größeren vaskulären Ereignisses profitieren (Ereignisrate unter dem CSE-Hemmer 9,3 %, unter Placebo 13,5 %; p = 0,0003) (23).

12.7.5.2. Die CARDS-Studie

☞ (24)

Auch bei Diabetikern ohne kardiovaskuläre Erkrankung (aber mit mindestens 1 weiteren Risikofaktor) ist eine drastische LDL-Senkung sinnvoll, in einen tieferen Bereich als bisher nach den Leitlinien vorgesehen, so die CARDS-Autoren.

Diese Studie untersucht Typ II-Diabetiker (n = 2.838) mit mindestens einem weiteren definierten Risikofaktor (RR > 140/90 mmH, Retinopathie, MAU, Makroalbuminurie, Rauchen), aber ohne eine bekannte kardiovaskuläre Vorerkrankung. Einschlusskriterien sind darüber hinaus ein LDL < 160 mg/dl (im Mittel 118 mg/dl) und Triglyzeride < 600 mg/dl (im Mittel 150 mg/dl). Das HDL beträgt im Mittel 54 mg/dl. Verglichen werden 10 mg/d Atorvastatin vs. Placebo. Unter dem Statin fällt das LDL auf 77 mg/dl. Die Studie wird vorzeitig nach 3,9 Jahren wegen der Statin-induzierten Senkung von Morbidität und Mortalität abgebrochen.

- Unter Atorvastatin ist der primäre Endpunkt (= Kombination aus schwerwiegenden Koronarereignissen, koronaren Revaskularisationsmaßnahmen, instabiler Angina pectoris, Reanimation und Schlaganfall) um 37 % seltener (5,8 % vs. 9,0 %; p = 0,001)
- Akute Koronarereignisse sind um 36 % (3,6 % vs. 5,5 %; CI 0,45-0,91), Koronarrevaskularisationen um 31 % (1,7 % vs. 2,4 %; CI 0,41-1,16) und Apoplexe um 48 % (1,5 % vs. 2,8 %; CI 0,31-0,89) seltener
- Sekundäre Endpunkte wie die Gesamtmortalität sind um 27 % (4,3 % vs. 5,8 %; p = 0,059), alle akuten kardiovaskulären Ereignisse um 32 % seltener (9,4 % vs. 13,4 %; p = 0,001)

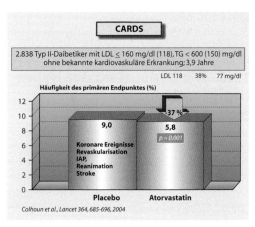

Abb. 12.20: Ergebnisse der CARDS-Studie - die Häufigkeit des primären Endpunkts.

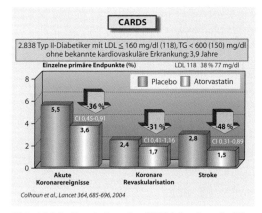

Abb. 12.21: Ergebnisse der CARDS-Studie - die Häufigkeit einzelner Endpunkte.

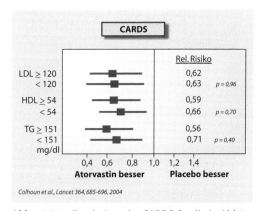

Abb. 12.22: Ergebnisse der CARDS-Studie in Abhängigkeit von LDL-, HDL- und Triglyzeridausgangswerten.

37 % des Kollektivs sind adipös. Eine Subgruppen-analyse für Patienten mit metabolischem Syndrom liegt aber noch nicht vor.

12.8. Die Bedeutung der Hypertriglyzeridämie

Die Hypertriglyzeridämie beeinflusst u.a. die Verteilung der LDL-Partikel. Je höher die Triglyzerid-spiegel desto größer ist der Anteil der kleinen, dichten LDL-Partikel, d.h. desto größer ist die LDL-Atherogenität. Daneben ist die Hypertriglyzeridämie u.a. mit einem Anstieg von Koagulationsfaktoren verbunden, z.B. mit einem Anstieg von PAI-1.

Die Plasmaviskosität ist durch Hypertriglyzeridämie erhöht, die Rheologie gestört. Die erhöhte Plasmaviskosität kann zu einer Verschlechterung der Myokardperfusion beitragen. Zudem besteht ab einem Triglyzeridwert von 500 mg/dl die Gefahr der Pankreatitis, wodurch hier allein deswegen immer eine Indikation zur dringlichen Triglyzeridsenkung besteht (1).

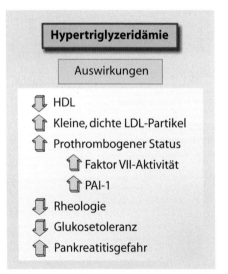

Abb. 12.23: Auswirkungen einer Hypertriglyzeridämie.

Konvertierung:
mg/dl in **mmol/l** → mit 0,0113 multiplizieren
mmol/l in **mg/dl** → mit 88,6 multiplizieren

12.8.1. Triglyzeride und Prognose

Aktuelle Untersuchungen weisen darauf hin, dass erhöhte Triglyzeride mit einer schlechteren Prognose einhergehen, somit auch ein Risikofaktor sind (25-27). Hierbei kommt gerade den nicht-nüchtern-Triglyzeridwerten eine besondere Bedeutung zu (26, 27).

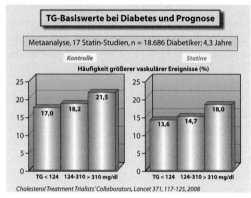

Abb. 12.24: Ergebnis einer Metaanalyse und die Abhängigkeit der Prognose von den Triglyzerid-Ausgangswerten.

12.8.2. Das Non-HDL-Cholesterin

Bei hohen Triglyzeriden (= 200 mg/dl) soll als sekundäres Therapieziel (1. Therapieziel ist der LDL-Spiegel) das

- Non-HDL (= Gesamtcholesterin – HDL)

nur maximal 30 mg/dl höher sein als das jeweilige LDL-Ziel in der Primär- und Sekundärprävention (1), also z.B. beim Postinfarktpatienten < 130 mg/dl, LDL < 100 mg/dl, beim diabetischen Postinfarkt-patienten < 100 mg/dl, LDL < 70 mg/dl.

- Non-HDL = LDL + VLDL (1, 28)
- VLDL entspricht nach NCEP 2004 dem Quotienten Triglyzeride/5 in der Friedewald-Formel

Die atherogenen triglyzeridreichen Lipoproteine sind Abbauprodukte des VLDL, sog. Remnant-Lipoproteine. In der klinischen Praxis ist VLDL das einfachste verfügbare Maß für diese atherogenen Remnants (1).

Non-HDL hat sich in der Strong Heart Studie bei Typ II-Diabetikern (n = 2.108, also Patienten mit gemischter Hyperlipoproteinämie) in 9 Jahren als starker Prädiktor für kardiovaskuläre Erkrankungen erwiesen. Das Risiko verdoppelt sich bei Männern und Frauen von niedrigster zu höchster Non-HDL-Tertile und ist größer als für LDL oder Triglyzeride allein (29).

12.8.3. Triglyzeridsenkende Medikamente

Die Diät ist immer die Basis jeder lipidsenkenden Therapie. Neben diätetischen Maßnahmen (u.a. Alkoholabstinenz, Kalorienrestriktion, Gewichtsabnahme) und Lebensstil-Änderung, auf die gerade Triglyzeride ungleich besser reagieren als LDL oder HDL, bieten sich auch Pharmaka zur Triglyzeridsenkung an:

* Fibrate
* Nikotinsäure
* Omega-3-Säurenethylester 90

Gerade bei sehr hohen Triglyzeridspiegeln sind zu deren Senkung Omega-3-Fettsäuren unerlässlich, wodurch die Triglyzeridspiegel um bis zu 50 % gesenkt werden können. Auch die FDA weist auf deren Bedeutung in dieser Situation hin.

Häufig ist auch eine Kombination der Statine mit triglyzeridsenkenden Substanzen notwendig. Statine können mit allen 3 Substanzen kombiniert werden. Beim Fibrat nimmt aber das Risiko der Rhabdomyolyse zu.

12.8.4. Die Diabetes Atherosclerosis Intervention Studie (DAIS)

Die DAIS-Studie (30) untersucht den Einfluss von 200 mg/d mikronisiertem Fenofibrat auf die Progression der Koronarerkrankung bei Typ II-Diabetikern über 3 Jahre vs. Placebo.

48 % der Patienten haben eine bekannte KHK. Die Studie ist somit eine Mixtur aus Primär- und Sekundärprävention.

Als Parameter wird die angiografisch fassbare Progression der Koronarsklerose zwischen initialem und finalem Angiogramm herangezogen. Die Patienten sind mit einem mittleren HbA$_{1c}$ von 7,5 % seitens des Diabetes gut eingestellt, das LDL liegt in der Fenofibrat-Gruppe zu Beginn bei 131 mg/dl (3,38 mmol/l), das HDL bei 39 mg/dl (1,01 mmol/l), die Triglyzeride bei 203 mg/dl (2,29 mmol/l). Fenofibrat führt zu einer signifikanten Senkung des Triglyzeridspiegels (27 %), des Gesamtcholesterins (9 %), des LDL (6 %) sowie zu einem Anstieg des HDL (7 %) (jeweils p < 0,001).

* Die Fenofibrat-Gruppe hat eine signifikant geringere prozentuale Zunahme der Koronarstenose als die Placebogruppe (2,11 % vs. 3,65 %), p = 0,02
* Auch ist die Abnahme des minimalen Lumendurchmessers unter dem Fibrat um 40 % geringer (−0,06 mm vs. −0,10 mm, p = 0,029)
* Wenngleich die Studie nicht zur Erkennung klinisch fassbarer Unterschiede ausgelegt war, ist die Zahl der Patienten mit klinischen Endpunkten unter Verum geringer (38 vs. 50 Patienten)

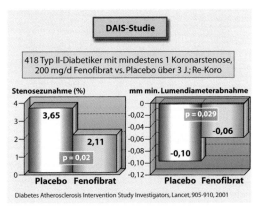

Abb. 12.25: Die Ergebnisse der DAIS-Studie.

Mikronisiertes Fenofibrat führt somit zu einer nachweisbaren Verbesserung der Arteriosklerose der Herzkranzgefäße.

12.8.5. Die Field-Studie

In der Field-Studie geht es um den protektiven Wert von 200 mg/d Fenofibrat vs. Placebo (Beobachtung über 5 Jahre) bei 9.795 Typ II-Diabetikern mit erhöhten kardiovaskulären Risiko, z.T. bedingt durch eine Dyslipidämie, aber auch durch Hypertonie (56 %), Angina pectoris (12 %) oder frühere kardiovaskuläre Erkrankungen, also ein gemischtes primär- und sekundärpräventives Kollektiv.

* Der primäre Endpunkt aus koronaren Ereignissen (KHK-Tod und nicht-tödlichem Myokardinfarkt ist unter Fenofibrat um 11 % seltener (5,2 % vs. 5,9 %; p = 0,16)
* nicht-tödliche Myokardinfarkte sind dagegen um 24 % seltener (3 % vs. 4 %; p = 0,010)
* Koronarrevaskularisationen sind um 21 % seltener (6 % vs. 7 %; p = 0,003 (31)

Eine weitere Analyse ergibt, dass bei den Diabetikern unter Fenofibrat Laser-Behandlungen wegen
diabetischer Retinopathie um 31 % seltener notwendig sind (3,4 % vs. 4,9 %; p = 0,0002) (32).

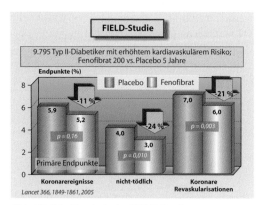

Abb. 12.26: Ergebnis der FIELD-Studie.

12.8.6. Triglyzeride und HDL

Triglyzeride und HDL stehen in wechselseitiger
Beziehung zueinander. Eine Senkung der Triglyzeride führt zu einem Anstieg von HDL.

Je mehr Kriterien des metabolischen Syndroms
vorliegen, umso höher sind die Triglyzeridspiegel
(aber auch die Konzentration der small dense
LDL-Partikel) und umso niedriger die HDL-
Spiegel (33).

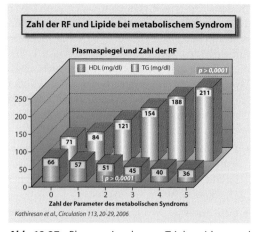

Abb. 12.27: Plasmaspiegel von Triglyzeriden und
HDL in Abhängigkeit der Zahl der Diagnosekriterien
des metabolischen Syndroms.

12.9. Die Bedeutung des niedri-gen HDL

Ein niedriger HDL-Spiegel ist ein Risikofaktor für
KHK (34-37). In der AFCAPS/TexCAPS-Primär-
präventionsstudie (nur ca. 2 % Diabetiker) mit
Lovastatin profitiert bei Aufteilung in 3 HDL-
abhängige Gruppen die Gruppe mit dem niedrigsten HDL (≤ 34 mg/dl) am stärksten. Während hier
die Risiko-Reduktion bezüglich kardiovaskulärer
Ereignisse 45 % beträgt, liegt diese in der Tertile
mit HDL-Werten ≥ 40 % nur bei 15 % (37).

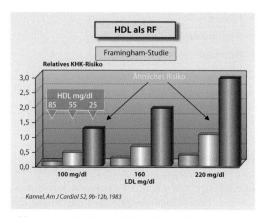

Abb. 12.28: Niedriges HDL als Risikofaktor.

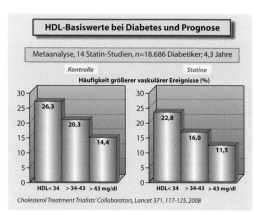

Abb. 12.29: HDL und Prognose in einer Metaanalyse
(14 Statin-Studien) in den Kontroll- und Statin-
Gruppen.

12.9.1. Ergebnisse der VA-HIT-Studie

In der VA-HIT-Studie (34, 35) werden 2.531 KHK-
Patienten mit niedrigem HDL (i. M. 32 mg/dl) und
niedrigem LDL (i. M. 111 mg/dl) über 5,1 Jahre

entweder mit 1.200 mg/d Gemfibrozil oder Placebo behandelt. Das HDL ist nach 1 Jahr um 6 % höher. Der primäre Endpunkt ist der Myokardinfarkt oder der KHK-Tod.

- Gemfibrozil reduziert das Risiko dieses primären Endpunktes um 22 % (17,3 % vs. 21,7 %; 219 vs. 275 Personen), p = 0,006, das Risiko hinsichtlich Myokardinfarkt, KHK-Tod und Apoplex um 24 % (20,4 % vs. 26 %), p < 0,001 (34)

- Eine neue multivariate Analyse zeigt, dass die relative Risiko-Reduktion bezüglich der KHK-Endpunkte für einen HDL-Anstieg um 5 mg/dl (0,13 mmol/l) 11 % beträgt (p = 0,02) (35). Weder die Basiswerte noch die Werte unter Therapie von LDL und Triglyzeriden sind in dieser Analyse Prädiktoren für KHK-Ereignisse

12.9.2. Fibrate bei diabetischen KHK-Patienten

25 % der Patienten der VA-HIT-Studie sind Diabetiker. Bei diesen Patienten führt Gemfibrozil mit 8 % (28 % vs. 36 %, p = 0,05)) zu einer stärkeren absoluten Risikoreduktion bezüglich der 3 Endpunkte als bei Nicht-Diabetikern mit 5 % (18 % vs. 23 %, p = 0,009) (34), d.h. Diabetiker mit KHK profitieren bei dieser Lipidkonstellation stärker als Nicht-Diabetiker (NNT = 12 beim Diabetiker vs. NNT = 20 beim Nicht-Diabetiker).

12.9.3. Fibrate bei metabolischem Syndrom

Ein großer Teil der Patienten der VA-HIT-Studie weist zudem Charakteristika eines metabolischen Syndroms auf. Hohe Nüchtern-Plasmainsulinspiegel finden sich bei 51 % der Studienteilnehmer neben wenigstens einer weiteren Manifestation dieses Syndroms wie Diabetes, Glukoseintoleranz, Hypertonie, HDL < 35 mg/dl, einer Taille-/Hüft-Relation ≥ 0,96 und Triglyzeridwerten > 150 mg/dl (36).

Gestützt auf die Daten dieser VA-HIT-Studie (Sekundärprävention) und der Daten der Helsinki-Heart-Studie (Primärprävention) wird davon ausgegangen, dass ein HDL-Serum-Anstieg um 1 % durch Gemfibrozil mit einem Abfall des kardialen Risikos (Tod oder Myokardinfarkt) um 3 % einhergeht (36).

12.9.4. Niacin und HDL

Nikotinsäure ist der z.Zt. stärkste verfügbare HDL-Anheber, senkt zudem LDL, Triglyzeride, VLDL, Lp (a), small dense LDL und Fibrinogen.

Die Nebenwirkungen von Niacin wie Flush etc. werden durch das Gewebshormon Prostaglandin D2 verursacht. Wird Niacin zusammen mit dem Prostaglandin D2-Rezeptor-Blocker Laropiprant appliziert, beträgt die Absetzrate in einer Phase III-Prüfung (n = 1.600) mit 2 g Niacin plus Laropiprant nur 10 %, in der Monotherapie dagegen 22 %. Dies ist die Grundlage der gestarteten Heart Protection 2-Studie THRIVE (ESC Wien 2007).

Günstige Effekte für Niacin sind im Coronary Drug Project nachgewiesen worden, aber auch in neuerer Zeit mit oder als sekundäre Ergänzung zum Statin. So führt in der HATS-Studie die Kombination Simvastatin und Niacin bei 160 KHK-Patienten (HDL 32 mg/dl, LDL 127 mg/dl) gegenüber Placebo in 3 Jahren zu einer leichten Abnahme des Stenosierungsgrades, dagegen unter Placebo eine Zunahme beobachtet wird (p < 0,001). Dies macht sich auch klinisch in signifikant niedriger Morbidität und Mortalität bemerkbar (38). Dieser Effekt ist in der Subgruppe mit metabolischem Syndrom besonders ausgeprägt (JACC 39, Suppl A, 242A, 2002).

In der ARBITER 2-Studie (167 KHK-Patienten mit LDL i.M. 89 mg/dl unter einer Statin-Basistherapie und HDL im Mittel von 39 mg/dl) führt die Placebogabe in 1 Jahr zu einer Zunahme (p < 0,001) der Intima-Media-Dicke der A. carotis, wohingegen diese unter 1 g/d Niacin ER (hierdurch HDL-Anstieg auf 47 mg/dl) nicht signifikant zunimmt (39). Damit verhindert Niacin die Progredienz der Atherosklerose.

Auch die geringere Zunahme der Intima-Media-Dicke unter Pioglitazon vs. Glimepirid bei Typ II-Diabetikern der CHICAGO-Studie wird auf die HDL-Zunahme unter dem Glitazon zurückgeführt (40).

12.10. LDL- und Triglyzeridsenkung bei Diabetes durch Statine

12.10.1. Statine und Triglyzeride

Da beim Diabetiker in der Regel eine gemischte Fettstoffwechselstörung vorliegt, ist oft eine simultane LDL- und Triglyzeridsenkung sinnvoll. Dies ist u.a. vor dem Hintergrund des neuen sekundären Therapieziels von Bedeutung:

- Non-Cholesterin = Cholesterin minus HDL = < 130 mg/dl

10 mg Atorvastatin ist bei Diabetikern anderen CSE-Hemmern (20 mg Lovastatin, 20 mg Pravastatin, 10 mg Simvastatin) nicht nur in der Senkung von LDL, sondern auch in der Senkung von Triglyzeriden überlegen (41). Auch in der DALI-Studie findet sich bei Typ II-Diabetikern (n = 217) unter Atorvastatin eine Triglyzeridsenkung von 25 % (Atorvastatin 10 mg) bis 35 % (80 mg) (42).

In der STELLAR-Studie (n = 811 Patienten mit metabolischem Syndrom) hat das hier zusätzlich untersuchte Rosuvastatin die günstigsten Effekte auf das atherogene Lipidprofil, noch günstigere als Atorvastatin, Simvastatin oder Pravastatin. Dieser Unterschied findet sich bei allen untersuchten Dosierungen (10, 20, 40, 80 mg) (43).

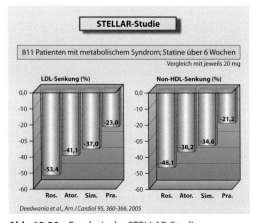

Abb. 12.30: Ergebnis der STELLAR-Studie.

12.10.2. Statin plus Fibrat bei Diabetes

Die bei Diabetikern aus o.g. Gründen nicht selten gewünschte Kombination von Statin und Fibrat ist bei 120 Typ II-Diabetikern untersucht worden (44). Die Kombination wird in dieser Studie gut toleriert und ist additiv bezüglich Lipidsenkung. Das LDL geht unter Therapie mit 20 mg/d Atorvastatin plus 200 mg Fenofibrat um 46 % zurück, die Triglyzeride um 50 %. Nebenwirkungen wie CK-Anstiege treten in dieser Studie nicht auf. Auch nimmt der Transaminasen-Anstieg unter der Kombination nicht signifikant zu.

Wegen erhöhter Nebenwirkungsgefahr erfordert diese Kombination jedoch nicht nur beim Diabetiker entsprechende laufende Laborkontrollen.

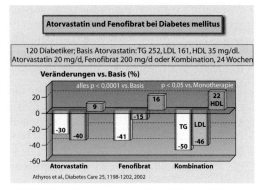

Abb. 12.31: Atorvastatin und Fenofibrat bei Diabetes mellitus.

12.11. Die Adipositas

12.11.1. Die Definition der Adipositas

Von einer Adipositas spricht man ab einem BMI $\geq 30 \, \text{kg/m}^2$ (Body-Mass-Index = Körpergewicht in kg dividiert durch das Quadrat der Körpergröße in Metern).

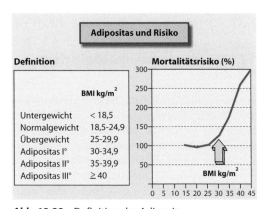

Abb. 12.32: Definition der Adipositas.

12.11.2. Die Formen der Adipositas

Die aus kardiovaskulärer Sicht gefährlichste Form der Adipositas ist die viszerale oder abdominelle bzw. androide Form. Der BMI ist wohl für die Definition der Adipositas entscheidend, der Taillenumfang charakterisiert jedoch die viszerale Adipositas präziser.

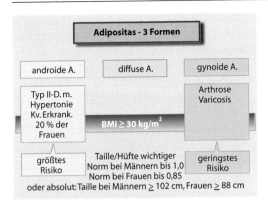

Abb. 12.33: Formen der Adipositas.

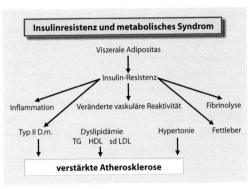

Abb. 12.34: Insulin-Resistenz und metabolisches Syndrom.

12.11.3. Die viszerale Adipositas

Das viszerale Fett ist im Unterschied zum subkutanen Fett ein aktives endokrines Organ. Es setzt große Mengen freier Fettsäuren frei, die wiederum eine Insulinresistenz in Leber und Muskel nach sich ziehen, konsekutiv zur Hyperglykämie führen. Daneben produziert der hypertrophierte Adipozyt atherosklerosefördernde Adipokine, dagegen das protektive Adiponektin in geringerem Maß, so dass dessen Spiegel abfallen. Das viszerale Fett ist nach der Leber der zweitwichtigste Produktionsort für Angiotensinogen,

- d.h. viszerale Adipositas ist mit einer Stimulation des RAAS verbunden
- aber auch mit einer Aktivierung des sympathischen Nervensystems
- Daneben wird dort vermehrt BNP und ANP abgebaut

In der INTERHEART-Studie ist die viszerale Adipositas mit einem größeren prädiktiven Wert hinsichtlich Myokardinfarktrisiko verbunden als Hypertonie, Hyperlipoproteinämie oder Diabetes (45).

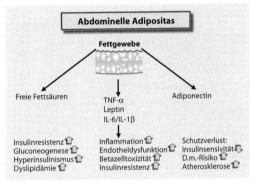

Abb. 12.35: Viszerale (abdominelle) Adipositas und Folgen.

12.11.4. Die Gewichtsreduktion bei Adipositas und das Diabetes-Risiko

Während eine Gewichtsreduktion das Diabetes-Risiko mindert, wird dieses durch Gewichtszunahme erhöht.

In 10 Jahren entwickeln Frauen und Männern mittleren Alters (Frauen: Nurses' Health Study, n = 77.690; Männer: Health Professionals Follow-up Study, n = 46.060) bei einem BMI $\geq$ 35 kg/m^2 neben anderen chronischen Erkrankungen 20 mal häufiger (Frauen 23,4 mal häufiger, Männer 17 mal häufiger) einen Diabetes als vergleichbare Normgewichtige mit einem BMI von 18,5-24,9 (46).

BMI und Gewichtszunahme sind die Hauptrisikofaktoren für eine Diabetes-Entwicklung. Jedes Kilogramm Körpergewichtszunahme steigert das Diabetes-Risiko in einer aktuellen Untersuchung um 9 %, nach früheren Untersuchungen um 4,5 % (47).

Die viszerale Adipositas (= androide oder abdominelle Adipositas) wird durch die Taillenweite besser charakterisiert als durch den BMI. Auch die Taillenweite ist ein Prädiktor für eine Diabetes-Entwicklung. Ab einer Taille > 94 cm nimmt bei Männern das Diabetes-Risiko bei 13jähriger Beobachtung deutlich zu (Health Professionals Follow-up Studie, n = 27.270 Männer). Aber beides, BMI und Taillenweite sind in dieser Studie Prädiktoren für Diabetes-Entwicklung (48).

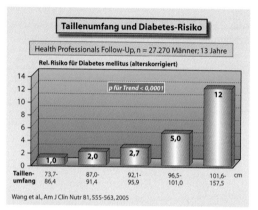

Abb. 12.36: Taillenweite und Diabetes-Risiko bei Männern.

12.11.4.1. Gewichtsreduktion führt zu geringerem Diabetes-Risiko

Dass Adipositas und körperliche Inaktivität Risikofaktoren für eine Diabetes-Entwicklung sind, ist bekannt.

▶ Kann nun eine Gewichtsreduktion dem Diabetes vorbeugen?

Diese Frage wird durch die Finnish Diabetes Prevention Study (49) beantwortet. Eingeschlossen in diese Studie sind 522 Männer (n = 172) und Frauen (n = 350). Alter im Mittel 55 Jahre mit einem mittleren BMI von 31 kg/m^2 und gestörter Glukosetoleranz. Eine Gruppe (n = 265) wird bezüglich Lebensstiländerung individuell zu Gewichtsreduktion, Fettaufnahme, gesättigten Fettsäuren, vermehrter Aufnahme von Ballaststoffen (faserreiche Kost) und physikalischer Aktivität beraten. Die andere Gruppe (n = 257) dient als Kontrolle. Die mittlere Beobachtungsdauer beträgt 3,2 Jahre, mindestens 2 Jahre.

Die Interventionsgruppe hat nach 1 Jahr im Mittel 4,5 kg (4,7 %) Körpergewicht verloren, die Kontrollgruppe 0,8 kg (0,9 %), p < 0,001. Nach 2 Jahren bleibt der Gewichtsverlust in der Interventionsgruppe stärker (3,5 kg vs. 0,8 kg, p < 0,001). Ein oGTT wird jährlich durchgeführt. Die Diagnose Diabetes beruht auf dem 2. oGTT.

- Die kumulative Diabetes-Inzidenz beträgt nach 4 Jahren 11 % in der Interventionsgruppe und 23 % in der Kontrollgruppe
- Das Diabetesrisiko wird um 58 % gesenkt (p < 0,001), 27 Fälle in der Interventionsgruppe vs. 59 Fälle in der Kontrollgruppe
- Das absolute Inzidenz des Diabetes beträgt 32 Fälle pro 1.000 Personenjahre vs. 78 Fälle pro 1.000 Personenjahre

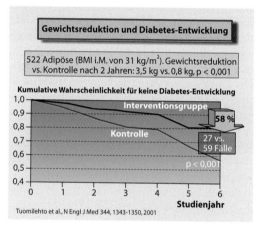

Abb. 12.37: Diabetes-Inzidenz bei Adipösen mit/ ohne Lebensstiländerung (Gewichtsreduktion).

12.11.4.2. Die Diabetes-Präventionsstudie (Diabetes Prevention Program

☞ (50)

In der Diabetes-Präventionsstudie (n = 3.234) werden potenzielle Diabetes-Kandidaten (Übergewichtige, Adipöse, Personen mit erhöhten NBZ (95 mg/dl -125 mg/dl) und erhöhten Werten nach oGTT (140-199 mg/dl, Personen mit ruhigem Lebensstil, im Mittel 51 Jahre alt) 3 Gruppen zugeordnet: 2 x 850 mg/d Metformin vs. Lebensstiländerung (mit dem Ziel der 7 %igen Gewichtsabnahme und 150 min körperlicher Aktivität pro Woche) vs. Placebo. Der mittlere BMI beträgt 34 kg/m^2, die mittlere Beobachtungszeit 2,8 Jahre. Der durchschnittliche Gewichtsverlust beträgt in der Placebo-, Metformin-, Lebensstiländerungs-Gruppe 0,1, 2,1 und 5,6 kg.

Die Diabetes-Inzidenz wird im Vergleich zu Placebo durch die Lebensstiländerung um 58 % reduziert, durch Metformin um 31 % (die Diabetes-Inzidenz: 11,0; 7,8; 4,8 Fälle pro 100 Personenjahre, jeweils p < 0,001 für jeden Vergleich). Die geschätzte kumulative Inzidenz des Diabetes nach 3 Jahren beträgt 28,9 %, 21,7 % bzw. 14,4 %, die entsprechende NNT für Lifestyle-Intervention 6,9 und für Metformin 13,9.

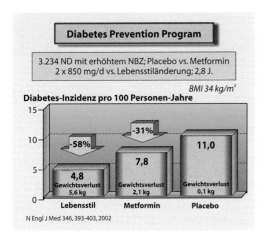

Abb. 12.38: Ergebnis des Diabetes Prevention Programs.

Somit bestätigen diese 2 Studien den Wert einer Lebensstiländerung bei Diabetes-Risikopatienten.

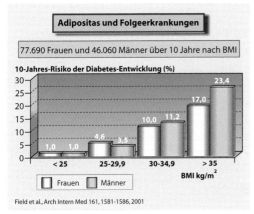

Abb. 12.39: Adipositas (BMI) und Diabetes-Entwicklung.

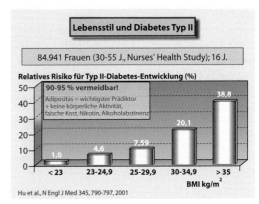

Abb. 12.40: BMI und relatives Risiko für eine Typ II-Diabetes-Entwicklung.

Bei der Beobachtung von 84.941 Krankenschwestern (30-55 Jahre) über 16 Jahre werden 3.300 neue Fälle von Typ II-Diabetes registriert (51). Die Datenanalyse ergibt, dass das Übergewicht und die Adipositas bei diesen Frauen der wichtigste Prädiktor für die Typ II-Diabetes-Erkrankung ist bzw. bei entsprechend gesünderer Lebensweise 90-95 % dieser Typ II-Diabetes-Erkrankungen vermeidbar gewesen wären!

12.11.4.3. Gewichtsabnahme und Modifikation von Gerinnung/Fibrinolyse

Adipöse weisen eine erhöhte Gerinnungsaktivität bei gleichzeitig verminderter Fibrinolyse auf. Durch Gewichtsreduktion werden die entsprechenden Parameter günstig beeinflusst. Dies zeigt eine Untersuchung an 51 adipösen Frauen mit einem BMI von 36 kg/m². Durch Gewichtsreduktion von 7,6 kg nach 3 Monaten und 10 kg nach 12 Monaten nehmen nach 3 Monaten die Konzentrationen von Faktor VII und PAI-1 deutlich ab, danach weniger. Die Änderung dieser Faktoren korreliert mit der Gewichtsabnahme und der Abnahme des Seruminsulins. Das Fibrinogen ändert sich nicht (Rissanen et al., Int J Obes 25, 212-218, 2001).

Auch die bei Adipösen vorhandene erhöhte Aktivität des RAAS geht bei Gewichtsreduktion zurück.

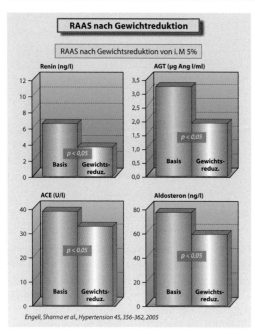

Engeli, Sharma et al., Hypertension 45, 356-362, 2005

Abb. 12.41: RAAS-Parameter vor und nach Gewichts-reduktion.

12.11.4.4. Der Einfluss der Gewichts-reduktion auf den Blutdruck

Dass eine Gewichtsreduktion günstige Effekte auf den Blutdruck hat, ist bekannt. In einer 11 Gewichts-Reduktionsstudien umfassenden Übersicht wird pro kg Gewichtsverlust eine Blutdruck-senkung von 1,6/1,1 mmHg angegeben (52).

12.11.4.5. Gewichtsreduktion und kardiovaskuläres Risiko

Körperliche Aktivität senkt das kardiovaskuläre Risiko bei 5.125 Diabetikerinnen (Nurses' Health Study, mittleres Alter 50 Jahre) in einem Beobach-tungszeitraum von 14 Jahre. Ist das Risiko bei kör-perlicher Aktivität < 1 Stunde/Woche = 1, so sinkt das Risiko bei 1-1,9 Stunden Aktivität/Woche auf 0,93, bei 2-3,9 Stunden auf 0,82, bei 4-6,9 Stunden auf 0,54, bei ≥ 7 Stunden auf 0,52 (p = 0,001 für Trend). Diese Frauen hatten zu Beginn einen BMI von 29,1 (< 1 h) bis 27,4 (≥ 7 h Aktivität) kg/m^2. Somit ist das kardiovaskuläre Risiko bei körperlich aktiven Diabetikerinnen (inklusive regelmäßiges schnelles Gehen) mit einem geringeren kardiovas-kulären Risiko verbunden (53).

Eine absichtliche Gewichtsreduktion führt bei Übergewichtigen/Adipösen bei 8 jähriger Beob-

achtung zu einem geringeren Mortalitätsrisiko (54).

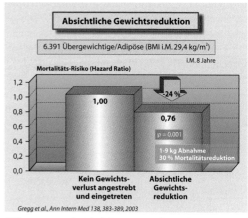

Gregg et al., Ann Intern Med 138, 383-389, 2003

Abb. 12.42: Absichtliche Gewichtsreduktion und Mortalitätsrisiko bei Übergewichtigen/Adipösen.

12.11.5. Diabetes-Therapie und Gewichtsveränderung

In der UKPDS-Studie haben die Patienten unter intensivierter Diabetes-Therapie in 10 Jahren ei-nen um 3,1 kg (p < 0,0001) größeren Gewichts-zuwachs als in der konventionellen Gruppe. Unter Chlorpropamid beträgt der Gewichtszuwachs 2,6 kg (p < 0,001), unter Glibenclamid 1,7 kg (p < 0,001), unter Insulin 4,0 kg (p < 0,0001) (16), ist somit unter dem Biguanid am geringsten, unter Insulin am höchsten.

12.11.6. Gewichtsreduktion durch Medikamente

Medikamente, die zu einer Gewichtsreduktion führen sind:

- Orlistat, der intestinale Lipasehemmer
- Sibutramin, der zentrale Noradrenalin- und Serotonin-Re-uptake-Hemmer
- Rimonabant, der zentrale und periphere CB$_1$-Blocker

■ Orlistat

In der XENDOS-Studie erhalten Adipöse neben einer Lebensstiländerung über 4 Jahre zusätzlich Placebo oder 3 x 120 mg/d Orlistat. Während das Gewicht in der Orlistatgruppe in 4 Jahren um 5,8 kg zurückgeht, sind dies unter Placebo nur 3 kg (p < 0,001). Der Unterschied beträgt nur 2,8 kg. Dennoch entwickeln in der Orlistatgruppe immerhin 37,3 % weniger Adipöse einen Diabetes (6,2 % vs. 9 %; p = 0,0032), NNT = 36 (55).

Sibutramin

In der SCOUT-Studie (n = 10.742 Adipöse, 97 % mit kardiovaskulärer Erkrankung, 84 % Typ II-Diabetiker) führt Sibutramin in 6 Wochen zu einem Gewichtsverlust von 2,2 kg (p < 0,001) und zu einer Taillenabnahme von 2 cm (p < 0,001). Konsekutiv nimmt der Blutdruck um 3/1 mmHg ab (p < 0,001) (56).

Rimonabant

Das Endocannabinoid-System spielt nicht nur eine Rolle in der Regulation der Nahrungsaufnahme und im Energieverbrauch, sondern auch eine Rolle bei der Nikotinabhängigkeit. Übergewicht, Adipositas, Esslust und Fettakkumulation gehen mit einer Überaktivierung des EC-Systems einher, ebenso chronischer Nikotingenuss. Die Cannabinoidrezeptor-Blockade hilft das gestörte EC-System zu normalisieren. Dies führt bei Adipösen zu Gewichtsverlust, Taillenumfangsabnahme, Verbesserung des Lipid- und Glukosestoffwechsels, bei Rauchern zudem zur Aufgabe des Rauchens ohne Gewichtszunahme.

Endocannabinoide sind Lipide, die in Neuronen an vielen Stellen des Nervensystems produziert werden, u.a. im Hypothalamus, Cortex, Hippocampus, aber auch im Gastrointestinaltrakt und Fettgewebe. Sie kontrollieren die Energiebilanz, modulieren aber auch das Rauchverhalten.

Damit besteht ein neuer vielversprechender Ansatzpunkt zur Risikoreduktion bei Adipösen und Rauchern. Der Cannabinoid-Antagonist Rimonabant (= CB$_1$-Blocker) reduziert den Appetit und den Hunger. Besonders die Aufnahme süßer Speisen wird gehemmt.

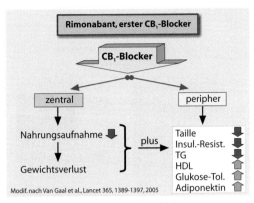

Abb. 12.43: Das Endocannabinoid-System.

Rimonabant, ein selektiver CB$_1$-Blocker, ist in mehreren Studien geprüft worden, u.a. in STRATUS-US (n = 787 Raucher) und RIO-Lipids (n = 1.036). Rimonabant blockiert zentralnervös den CB1-Rezeptor im körpereigenen Endocannabinoid-System. Damit ergibt sich für das Multi-Risikofaktoren-Management ein ganz neues therapeutisches Ziel.

In der RIO-Diabetes-Studie (57) erfolgt bei übergewichtigen und adipösen Typ II-Diabetikern (n = 1.047, mit Metformin oder Sulfonylharnstoff behandelt) der Vergleich Rimonabant vs. Placebo. Basis beider Studienarme ist eine Lebensstiländerung mit Reduktionskost. Unter 20 mg Rimonabant kommt es in 1 Jahr gegenüber Placebo zu einer stärkerer Abnahme des Gewichts und der Taillenweite (jeweils p < 0,0001) als unter Placebo, zudem auch zu einer signifikanten Verbesserung hinsichtlich HbA$_{1c}$, Insulin-Resistenz (HOMA-IR), HDL, Triglyzeriden. Die Verbesserung dieser metabolischen Parameter ist dabei nur jeweils zu 50 % auf die Gewichtsreduktion zurückzuführen, der Rest somit auf pleiotrope Effekte des CB$_1$-Blockers. Gleiche Resultate finden sich in der SERENADE-Studie bei unbehandelten Typ II-Diabetikern. Vergleichbare Studien bei Nicht-Diabetikern (RIO-Europe, RIO-North-America, RIO-Lipids) bestätigen dies.

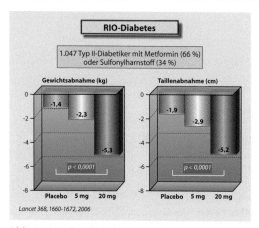

Abb. 12.44: Ergebnis der RIO-Diabetes Studie.

In der ADAGIO-LIPIDS-Studie geht bei Adipösen das Bauchfett in 12 Monaten unter Rimonabant deutlich stärker zurück als unter Placebo (CT-Untersuchungen). In STRADIVARIUS (n = 839) führt Rimonabant vs. Placebo bei KHK-Patienten mit metabolischem Syndrom in 18 Monaten (IVUS) zu einer nicht-signifikanten Reduktion des prozentualen Atheromvolumens (p = 0,22), aber zu einer signifikanten Verkleinerung des totalen Atheromvolumens (−2,2 mm^3 vs. +0,88 mm^3 unter Placebo; p = 0,03), damit zu einem günstigen Effekt (58).

Wegen des Auftretens von Depressionen bis hin zum Suizid wurde Rimonabant vom Markt genommen.

Auf eine aktuelle Übersicht über die nicht-chirurgische Therapie bei Adipositas sei verwiesen (59).

12.11.7. Die bariatrische Chirurgie

Die Liposuktion des subkutanen Bauchfetts führt wohl zu einer signifikanten Taillenabnahme um 12 cm, hat jedoch weder Effekte auf den Blutdruck noch auf metabolische Parameter wie NBZ, Insulin, LDL, HDL oder Triglyzeride (60)!

Dagegen zeigt eine Metaanalyse aus 136 Studien (n = 22.094, mittlere Gewichtsreduktion 61 %), dass die bariatrische Chirurgie (baros = Gewicht) mit Abnahme des viszeralen Fettes zu einer deutlichen Morbiditätssenkung führt. Eine Hypertonie ist hiernach um 62 %, eine Hyperlipoproteinämie um 70 %, ein Diabetes um 77 %, eine Schlafapnoe um 86 % seltener nachweisbar (61).

Allerdings ist dieses Vorgehen durchaus mit einem Risiko verbunden. Die 30-Tagesmortalität wird mit 2 %, die 1-Jahresmortalität mit 4,6 % angegeben (62).

Durch bariatrische Chirurgie wird jedoch langfristig (10,9 Jahre) die Gesamtmortalität bei 4.047 Patienten mit einem mittleren BMI von 41 kg/m^2 um 29 % gesenkt (5 % vs. 6,3 %; p = 0,01) (63). Gleiche Ergebnisse finden sich bei 15.850 Patienten (mittlerer BMI 46 kg/m^2) nach Magen-Bypass und Beobachtung über 7,1 Jahre. Die Gesamtmortalität nimmt hier um 40 % (p < 0,001), die KHK-Mortalität um 56 % (p = 0,006), die Diabetes-bezogene Mortalität um 92 % (p = 0,005) ab (64).

12.11.8. Adipositas und Herz

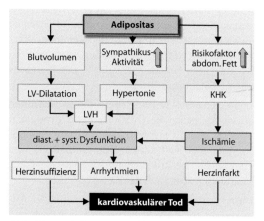

Abb. 12.45: Adipositas und kardiales Risiko - Zusammenhänge.

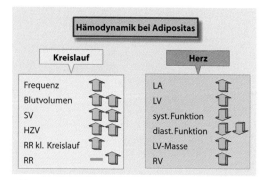

Abb. 12.46: Der Einfluss der Adipositas auf die Hämodynamik.

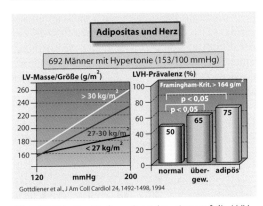

Abb. 12.47: Der Einfluss der Adipositas auf die LVH.

12.11.9. Adipositas und ANP/BNP

Adipöse Patienten haben in der Framingham-Studie (n = 3.389) niedrigere Spiegel an N-ANP und BNP als Normgewichtige. Dies wird durch das Schlagwort "natriuretisches Handicap" charakterisiert. Die erniedrigten Spiegel könnten zur Hypertonie-Entstehung beitragen. Diabetes mellitus ist ebenfalls mit niedrigeren Spiegeln an N-ANP und BNP assoziiert. Die Effekte von Adipositas und Diabetes sind hinsichtlich der natriuretische Peptide zudem additiv.

Ursache der bei Adipositas niedrigen Serumspiegel der natriuretischen Peptide ist zum einen die Zunahme der natriuretischen Clearance-Rezeptoren (NPR-C) im Fettgewebe, wodurch diese Hormone der Zirkulation entzogen werden. Zum anderen wird eine reduzierte myokardiale Freisetzung und verminderte Synthese als Ursache diskutiert (65).

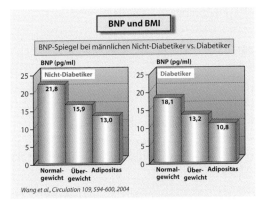

Abb. 12.48: BNP-Spiegel bei Diabetikern und Nicht-Diabetikern in Abhängigkeit vom BMI.

12.12. Der Hochdruck beim metabolischen Syndrom

Zur Genese der Hypertonie bei metabolischem Syndrom liegen zahlreiche Untersuchungen vor (66, 67). Die pathogenetischen Verbindungen zwischen metabolischem Syndrom und Hochdruck beruhen z.T. auf Vermutungen bzw. sind z.T. Hypothese, auch wenn in letzter Zeit die tatsächlich vorhandenen kausalen Zusammenhänge klarer werden (10, 68). Die Koexistenz von Hypertonie und Diabetes verdoppelt das kardiovaskuläre Risiko sowie das Nephropathie-Risiko. Die Hypertonie-Therapie ist in Kap. 10. dargestellt.

In Anbetracht der Adipositas sind hier bei der Therapie des Hochdrucks Substanzen einzusetzen, die die körperliche Aktivität nicht mindern. Dies sind ACE-Hemmer, AT$_1$-Rezeptorantagonisten, Ca-Antagonisten und Alphablocker. Weniger günstig sind hierbei Diuretika und Betablocker. Bei den Betablockern muss bei dieser Frage allerdings zwischen den nicht-dilatativen (1. und 2. Generation) und den dilatativen Betablockern (3. Generation) differenziert werden, da Letztere die Belastbarkeit nicht mindern. Auch Moxonidin, ein zentrales Sympathikolytikum, ist diesbezüglich den Betablockern der 3. Generation vergleichbar. Zudem sind Betablocker der 3. Generation und Moxonidin stoffwechselneutral bis -günstig.

Zum anderen ist der bei Adipositas gesteigerten RAAS-Aktivität Rechnung zu tragen.

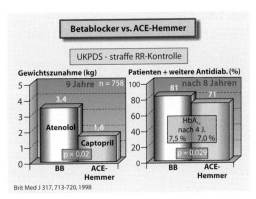

Abb. 12.49: Betablocker vs. ACE-Hemmer und Körpergewicht in UKPDS.

Die Patienten hatten allerdings in UKPDS (☞ Abb. 12.34) in bis zu 69 % antihypertensive Mehrfachkombinationen.

Da Patienten mit metabolischem Syndrom für alle Risikofaktoren evtl. Medikamente brauchen, ist der Einsatz von Fixkombinationen zur Reduktion der Antihypertensiva-Tabletten zur Therapie der begleitenden Hochdruck-Komponente ein Angebot, das sinnvoll ist

Vor dem Hintergrund oben angegebener Forderungen an ein Antihypertensivum und des massiv erhöhten Risikos bei diesem Krankheitsbild sind primär die organprotektivsten Antihypertensiva Mittel der 1. Wahl.

Dies sind ACE-Hemmer, AT_1-Antagonisten und Ca-Antagonisten der 3. Generation. Aktuell ist diese Feststellung gerade durch die vorzeitig abgebrochene ACCOMPLISH-Studie (Überlegenheit der Kombinationen ACE-Hemmer/Ca-Antagonist über ACE-Hemmer/Diuretikum) unterstrichen worden.

Damit bietet sich bei Zweierkombination zunächst die Kombination ACE-Hemmer oder AT_1-Antagonist plus Ca-Antagonist der 3. Generation an, z.B.

- Enalapril plus Lercanidipin
- Valsartan plus Amlopdipin

zumal die Kombination ACE-Hemmer plus AT_1-Antagonist trotz stärkerer Blutdrucksenkung als durch die jeweiligen Monotherapeutika (ONTARGET-Studie) zu keinen Vorteilen, sondern nur zu einer Zunahme der Nebenwirkungen geführt hat (69) (☞ auch Kap. 10.).

12.13. Therapie-Strategien beim metabolischen Syndrom

☞ (70)

Die Therapie verfolgt 2 Ziele (4):

A.	Beseitigung der zugrundeliegenden Ursachen wie Adipositas, körperliche Inaktivität sowie
B.	Behandlung der begleitenden Lipid- und Nichtlipid-Risikofaktoren.

Die erste Maßnahme ist die Gewichtsreduktion und verstärkte körperliche Aktivität, wodurch alle weiteren Risikofaktoren positiv beeinflusst werden. Gewichtsreduktion verstärkt den LDL- und vor allem den Triglyzeridabfall. Körperliche Aktivität mindert die VLDL-Spiegel, erhöht HDL und

hat bei einigen Betroffenen auch günstige Effekte auf das LDL. Zudem werden hierdurch nicht nur der Blutdruck, sondern auch der Sympathikotonus sowie die Insulinresistenz gesenkt. Durch Gewichtsreduktion nimmt die Aktivität des RAAS ab.

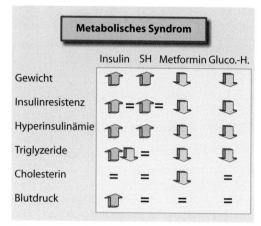

Abb. 12.50: Diabetes-Therapie und Auswirkungen auf Stoffwechsel, Gewicht und Blutdruck.

Diabetes/Metabolisches Syndrom		
Risikofaktor	**Therapieziel**	
Blutdruck	< 130/85 mmHg	JNC VI
Übergewicht	10 % des KG in 1 Jahr	NHLBI
Nikotin	sofortige Aufgabe	ADA
LDL	< 100 mg/dl	ATP III
Triglyzeride	< 150 mg/dl	ATP III
HbA_{1c}	< 7 %	ADA
Prothomb. Stat.	ASS bei KHK/Hochrisiko	ADA
Körperl. Aktivität	abhängig von Status	ADA
AHA Conference Proceedings, Grundy et al., Circulation 105, e153-e158, 2002		

Abb. 12.51: Therapieziele beim metabolischen Syndrom.

Die Lipid-Zielwerte in den ADA-Empfehlungen sind:

- LDL < 100 mg/dl (wichtigstes Ziel)
- Triglyzeride < 200 mg/dl
- HDL > 45 mg/dl beim Mann, > 55 mg/dl bei der Frau

Bei grenzwertigen Triglyzeridwerten von 150-199 mg/dl sollte vorrangig das LDL-Ziel < 100 mg/dl angestrebt werden. Bei hohen Triglyzeridwerten von 200-499 mg/dl wird das Non-HDL (Gesamtcholesterin minus HDL) ein sekundäres Therapieziel, das gegenüber den LDL-Zielen der unterschiedlichen Risikogruppen jeweils um 30 mg/dl höher liegt, z.B. beträgt bei Diabetikern das Non-HDL-Ziel (= LDL plus VLDL) < 130 mg/dl.

12.14. Empfehlungen des 7. JNC und ESC/EASD

Hypertonie-Differentialtherapie

	Diu.	BB	ACE-H.	AT$_1$-A.	Ca-A.	Ald.-A.
Herz-Insuff.	+	+	+	+		+
Post-MI		+	+			+
KHK-Risiko	+	+	+		+	
Diabetes	+	+	+	+	+	
Nieren-Insuff.			+	+		
Stroke	+		+			

7. JNC, JAMA 289, 2560-2572, 2003

Abb. 12.52: Hypertonie-Differentialtherapie-Empfehlungen des 7. JNC (71, 72).

Blutdruckziel bei Diabetes, aber auch bei metabolischem Syndrom oder bei KHK etc. ist nach ESC/EASD < 130/80 mmHg (72).

Eine strenge und schnelle Blutdruckeinstellung ist gerade bei hohem Risiko zu fordern. Auch eine aktuelle Metaanalyse aus 37 Studien (n = 172.573 Personen) ergibt für Patienten mit metabolischem Syndrom ein relatives Risiko von 1,78 (CI 1,58-2,00) hinsichtlich kardiovaskulärer Ereignisse und Tod (73).

ESH/ESC (73) empfehlen in ihren Leitlinien 2007 bei Diabetes mellitus bzw. metabolischem Syndrom folgende Antihypertensiva als 1. Wahl:

- Metabolisches Syndrom: ACE-Hemmer, AT$_1$-Antagonisten, Ca-Antagonisten
- Diabetes mellitus: ACE-Hemmer, AT$_1$-Antagonisten

Hypertonie-Differentialtherapie

	Diu.	BB	ACE-H.	AT$_1$-A.	Ca-A.	Ald.-A.
Herz-Insuff.	+	+	+	+		+
Post-MI		+	+	+		
Metab. Synd.			+	+	+	
Diabetes			+	+		
Nieren-Insuff. Proteinurie	+		+	+		
Stroke	+	+	+	+	+	

ESH/ESC, J Hypertens 25, 1105-1187, 2007

Abb. 12.53: Empfehlungen der ESH/ESC 2007 zur Hochdrucktherapie.

12.15. Zusammenfassung

- Das metabolische Syndrom ist ein Risikokomplex höchster Brisanz. Die NCEP (ATP III)-Definition, von der AHA mit neuen NBZ (> 100 mg/dl) übernommen, ist heute allgemein anerkannt. In Vordergrund hierbei steht heute die viszerale Adipositas. Eine Taillenweite > 102 cm (Männer) > 88 cm (Frauen) gilt als pathologisch
- Auch bei unauffälligem LDL-Wert ist dieser aufgrund einer Umverteilung der LDL-Subfraktionen (vermehrte kleine dichte Partikel) besonders atherogen. LDL-Werte < 100 mg/dl sind daher anzustreben, bei KHK oder KHK-Risiko-Äquivalent sogar LDL 70 mg/dl, also auch im Fall einer KHK bei metabolischem Syndrom (TNT)
- Ebenso sollte bei Diabetikern ohne kardiovaskuläre Erkrankung, aber mit weiteren Risikofaktoren, das LDL deutlich < 100 mg/dl gesenkt werden, am besten < 70 mg/dl (CARDS)
- CSE-Hemmer verhindern eventuell eine Diabetes-Entwicklung
- Bei Typ II-Diabetikern mindert eine Fibrattherapie mit Triglyzeridsenkung die Progression der Koronarsklerose (DAIS-Studie)
- Auch bei niedrigem HDL und unauffälligem LDL profitieren diabetische KHK-Patienten vom Fibrat (VA-HIT-Studie)

- Auch Niacin hat bei niedrigem HDL durch HDL-Anhebung atherosklerosehemmende Eigenschaften

- Während eine Gewichtszunahme das Diabetes-Risiko erhöht, wird dieses durch Gewichtsreduktion deutlich gemindert

- Die Serum-Triglyzeride sollten < 150 mg/dl betragen

- Bei Triglyzeriden von ≥ 200 mg/dl kommt zum LDL-Ziel als sekundäres Therapieziel nach NCEP ATP III 2004 und nach den STEMI-ACC/AHA-Leitlinien 2007 das Non-HDL (Non-HDL = LDL + VLDL) als sekundäres Therapieziel hinzu, das immer max. 30 mg/dl höher sein sollte als das jeweilige LDL-Ziel

- Der Omega-3-Säurenethylester 90 senkt Triglyzeride (abhängig von Dosis und Ausgangswert) um 40-50 %, mindert zudem das atherogene Non-HDL und VLDL, aber auch das atherogene small dense LDL

- Eine Kombination des Omega-3-Säurenethylesters 90 mit Statinen ist möglich, sicher und effektiv, aber auch möglich mit anderen Lipidsenkern

- Eine Zunahme von Nebenwirkungen des Statins wie CK- und Transaminasen-Anstiege ist bei der Kombination Statin plus Omega-3-Säurenethylester nicht zu erwarten, aber auch nicht in der Kombination Statin plus Niacin

- Körperliche Aktivität mindert das kardiovaskuläre Risiko bei Diabetikern, eine Gewichtsreduktion bei Adipösen deren Risiko für Diabetes-Entwicklung. Eine Taillenweite < 102 cm (Männer) bzw. < 88 cm (Frauen) oder kleiner sollte angestrebt werden. Pro kg Gewichtsabnahme 1 cm Taillenabnahme

- Antihypertensiva der 1. Wahl bei metabolischem Syndrom sind ACE-Hemmer, AT_1-Antagonisten, Ca-Antagonisten (ESH/ESC 2007)

- Kombinationen aus ACE-Hemmer bzw. AT_1-Antagonisten plus Ca-Antagonisten der 3. Generation sind günstiger als die Kombination ACE-Hemmer plus Diuretikum (ACCOMPLISH-Studie). Hier bieten sich entsprechende Fixkombinationen an

12.16. Literatur

1. Alberti KGMM, Zimmet PZ, for the WHO Consultation: Definition, diagnosis and classification of diabetes mellitus and its complications. Part 1: Diagnosis and classification of diabetes mellitus, provisional report of a WHO consultation. Diabet Med 15, 539-553, 1998

2. Groop L, Orho-Orlander M: The dysmetabolic syndrome. J Intern Med 250, 105-120, 2001

34. Isomaa B, Almgren P, Tinamaija T, Forsen B, Lahti K, Nissen M, Taskinen M-R, Groop L: Cardiovascular morbidity and mortality associated with the metabolic syndrome. Diabetes Care 24, 683-689, 2001

4. Expert Panel on Detection, Evaluation, and Treatment of High Blood Cholesterol in Adults: Executive summary of the third report of the National Cholesterol Education Program (NCEP) expert panel on detection, evaluation, and treatment of high blood cholesterol in adults (Adult Treatment Panel III). JAMA 285, 2486-2497, 2001

5. Grundy SM, Cleeman JI, Daniels SR, Donato KA, Eckel RH, Franklin BA, Gordon DJ, Krauss RM, Savage PJ, Smith SC, Spertus JA, Costa F: Diagnosis and management of the metabolic syndrome. An American Heart Assosiation/National Heart, Lung, and Blood Institute Scientific Statement. Circulation 112, 2735-2752, 2005 und 112, e285-e290, 2005

6. Ford ES, Giles WH, Dietz WH: Prevalence of the metabolic syndrome among US adults. JAMA 287, 356-359, 2002

7. Alberti KGMM, Zimmet P, Shaw J, for the IDF Epidemiology Task Force Consensus Group. The metabolic syndrome – a new worldwide definition. Lancet 366, 1059-1062, 2005

8. Lakka HM, Laaksonen DE, Lakka TA, Niskanen LK, Kumpusalo E, Tuomilehto J, Salonen JT: The metabolic syndrome and total and cardiovascular mortality in middle-aged men. JAMA 288,2709-2716, 2002

9. Cull CA, Jensen CC, Retnakaran R, Holman RR: Impact of the metabolic syndrome on macrovascular and microvascular outcomes in type 2 diabetes mellitus. United Kingdom Prospective Study 78. Circulation 116, 2119-2126, 2007

10. Grundy SM, Benjamin IJ, Burke GL, Chait A, Eckel RH, Howard BV, Mitch W, Smith SC, Sowers JR: Diabetes and cardiovascular disease. A statement for healthcare professionals from the American Heart Association. Circulation 100, 1134-1146, 1999

11. Haffner SM: Impaired glucose tolerance, insulin resistance, and cardiovascular disease. Diabet Med 14, S12-S18, 1997

12. Laakso M, Lehto S: Epidemiology of risk factors for cardiovascular disease in diabetes and impaired glucose tolerance. Atherosclerosis 137, S65-S73, 1998

13. Pyörälä M, Miettinen H, Laakso M, Pyörälä K: Hyperinsulinemia predicts coronary heart disease risk in

healthy middle-aged men. The 22-year follow-up results of the Hesinki Policemen Study. Circulation 98, 398-404, 1998

14. Haffner SM, Valdez RA, Hazuda HP, Mitchell BD, Morales PA, Stern MP: Prospective analysis of the insulin-resistance syndrome (syndrome X). Diabetes 41, 715-722, 1992

15. März W, Scharnagl H, Abletshauser C, Hoffmann MM, Berg A, Keul J, Wieland H, Baumstark MW: Fluvastatin lowers atherogenic low-density lipoproteins in postmenopausal women with the atherogenic lipoprotein phenotype. Circulation 103, 1942-1948, 2001

16. UK Prospective Diabetes Study (UKPDS) Group: Intensive blood glucose control with sulphonylureas or insulin compared with conventional treatment and risk of complications in patients with type 2 diabetes (UKPDS 33). Lancet 352, 837-853, 1998

17. Stratton IM, Adler AI, Neil HAW, Matthews DR, Manley SE, Cull CA, Hadden D, Turner RC, Holman RR on behalf of the UK Prospective Diabetes Study Group: Association of glycaemia with macrovascular and microvascular complications of type 2 diabetes (UKPDS 35): prospective observational study. Brit Med J 321, 405-412, 2000

18. Heart Protection Study Collaborative Group: MRC/BHF Heart Protection Study of cholesterol lowering with simvastatin in 20536 high-risk individuals: a randomised placebo-controlled trial. Lancet 360, 7-22, 2002

19. Cholesterol Treatment Trialists' (CCT) Collaborators: Efficacy of cholesterol-lowering therpy in 19686 people with diabetes in 14 randomised trials of statins: a meta-analysis. Lancet 371, 117-125, 2008

20a. LaRosa JC, Grundy SM, Waters DD, Shear C, Barter P, Fruchart JC, Gotto AM, Greten H, Kastelein JJP, Shepherd J, Wenger NK, for the Treating to New Targets (TNT) Investigators: Intensive lipid lowering with atorvastatin in patients with stable coronary disease. N Engl J Med 352, 1425-1435, 2005

20b. Shepherd J, Barter P, Carmena R, Deedwania P, Fruchart JC, Haffner S, Hsia J, Breatna A, LaRosa J, Grundy S, Waters D: Effect of lowering LDL cholesterol substantially below currently recommended levels in patients with coronary heart disease and diabetes: the Treating to New Targets (TNT) Study. Diabetes Care 29, 1220-1226, 2006

21. Deedwania P, Barter P, Camena R, Fruchart JC, Grundy SM, Haffner S, Kastelein JJP, LaRosa JC, Schachner H, Shepherd J, Waters DD for the Treating to New Targets investigators: Reduction of low-density lipoprotein in patients with coronary heart disease and metabolic syndrome: analysis of the Treating to New Targets study. Lancet 368, 919-928, 2006

22. Freeman DJ, Norrie J, Sattar N, Neely DG, Cobbe SM, Ford I, Isles C, Lorimer AR, Macfarlane PW, McKillop JH, Packard CJ, Shepherd J, Gaw A: Pravastatin and the development of diabetes mellitus: Evidence for a protective treatment in the West of Scotland Coronary Prevention Study. Circulation 103, 357-362, 2001

23. Heart Protection Study Collaborative Group: MRC/BHF heart protection study of cholesterol-lowering with simvastatin in 5962 people with diabetes: a randomised placebo-controlled trial. Lancet 361, 2005-2016, 2003

24. Colhoun HM, Durringham PN, Hitman GA, Neil HAW, Livingstone J, Thomason MJ, Mackness MI, Charlton-Mertys V, Fuller JH, on behalf of the CARDS investigators: Primary prevention of cardiovascular disease with atorvastatin in type 2 diabetes in the Collaborative Atorvastatin Diabetes Study (CARDS): multicentre randomised placebo-controlled trial. Lancet 364, 685-696, 2004

25. Sarwar N, Danesh J, Eiriksdottir G, Sigurdsson G, Wareham N, Bingham S, Boekholdt SM, Khaw KT, Gudnason V: Triglycerides and the risk of coronary heart disease. 10158 incident cases among 262525 participants in 29 Western Prospective Studies. Circulation 115, 450-458, 2007

26. Nordestgaard BC, Benn M, Schnohr P, Tybjaerg-Hansen A: Nonfasting triglycerides and risk of myocardial infarction, ischemic heart disease, and death in men and women. JAMA 298, 299-308, 2007

27. Bansal S, Buring JE, Rifai N, Mora S, Sacks FM, Ridker PM: Fasting compared with nonfasting triglycerides and risk of cardiovascular events in women. JAMA 298, 309-316, 2007

28. Grundy SM, Cleeman JI, Merz CNB, Brewer HB, Clark LT, Hunninghake DB, Pasternak RC, Smith SC, Stone NJ, for the Coordinating Committee of the National Cholesterol Education Program: Implications of recent clinical trials for the National Cholesterol Education Program. Adult Treatment Panel III Guidelines. Circulation 110, 227-239, 2004

29. Lu W, Resnick HE, Jablonski KA, Jones KL, Jain AK, Howard J, Robbins DC, Howard B: Non-HDL cholesterol as a predictor of cardiovascular disease in type 2 diabetes. Diabetes Care 26, 240-242, 2002

30. Diabetes Atherosclerosis Intervention Study Investigators: Effect of fenofibrate on progression of coronary-artery disease in type 2 diabetes: the Diabetes Atherosclerosis Intervention Study, a randomised study. Lancet 357, 905-910, 2001

31. The FIELD study investigators: Effects of long-term fenofibrate on cardiocvascular events in 9795 people with type 2 diabetes mellitus (the FIELD study): randomised controlled trial. Lancet 366, 1849-1861, 2005

32. Keech AC, Mitchell P, Summanen PA, O'Day J, Davis TME, Moffitt MS, Taskonen MR, Simes RJ, Tse D, Williamson E, MerrifieldA, Laatikainen LT, d'Emden MC, Crimet DC, O'Connell RL, Colman PG, for the FIELD study investigators: Effect of fenofibrate on the need for laser treatment for diabetic retinopathy (FIELD study): a

randomised controlled trial. Lancet 370, 1687-1697, 2007

33. Kathiresan S, Otvos JD, Sullivan LM, Keyes M, Schaefer EJ, Wilson PWF, D'agostino RB, Vasan RS, Robins SJ: Increased small low-density lipoprotein particle number. A prominent feature of the metabolic syndrome in the Framingham Heart Study. Circulation 113, 20-29, 2006

34. Rubins BH, Robins SJ, Collins D, Fye CL, Anderson JW, Elam MB, Faas FH, Linares E, Schaefer EJ, Schectman G, Wilt TJ, Wittes J, for the Veterans Affairs High-Density Lipoprotein Cholesterol Intervention Trial Study Group: Gemfibrozil for the secondary prevention of coronary heart disease in men with low levels of high-density lipoprotein cholesterol. N Engl J Med 341, 410-418, 1999

35. Robins SJ, Collins D, Wittes JT, Papademetriou V, Deedwania PC, Schaefer EJ, McNamara JR, Kashyap ML, Hershman JM, Wexler LF, Bloomfield Rubins H, for the VA-HIT Study Group: Relation of Gemfibrozil treatment and lipid levels with major coronary events. VA-Hit: A randomized controlled trial. JAMA 285, 1585-1591, 2001

36. Boden WE: High-density lipoprotein cholesterol as an independent rik factor in cardiovascular disease: Assessing the data from Framingham to the Veterans Affairs High-Density Lipoprotein Intervention Trial. Am J Cardiol 86 (suppl), 19L-22L, 2000

37. Downs JR, Clearfield M, Weis S, Whitney E, Shapiro DR, Beere PA, Langendorfer A, Stein EA, Kruyer W, Gotto AM, for the AFCAPS/TexCAPS Group: Primary prevention of acute coronary events with lovastatin in men and women with average cholesterol levels. JAMA 279, 1615-1622, 1998

38. Brown BG, Zhao XQ, Chait A, Fisher LD, Cheung MC, Morse JS, Dowdy AA, Marino EK, Bolson EL, Alaupovic P, Frohlich J, Albers JJ: Simvastatin and niacin, antioxidant vitamins, ort he combination for the prevention of coronary disease. N Engl J Med 345, 1583-1592, 2001

39.Taylor AJ, Sullenberger LE, lee HJ, lee JK, Grace KA: Arterial biology for the investigation of the treatment effects of reducing cholesterol (ARBITER) 2. Circulation 110, 3512-3517, 2004

40. Davidson M, Meyer PM, Haffner S, Feinstein S, D'Agostino R, Kondos GT, Perez A, Chen Z, Mazzone T: Increased high-density lipoprotein cholesterol predicts the pioglitazone-mediatrd reduktion of carotid intima-media thickness progression in patients with type 2 diabetes mellitus. Circulation 117, 2123-2130, 2008

41. Gentile S, Turco S, Guarino G, Sasso CF, Amodio M, Magliano P, Salvatore T, Corigliano G, Agrusta M, De Simone G, Gaeta L, Oliviero B, Torella R: Comparative efficacy study of atorvastatin vs. simvastatin, pravastatin, lovastatin and placebo in type 2 diabetic patients with hypercholestereolaemia. Diab Obes Metabol 2, 355-362, 2000

42. The Diabetes Atorvastatin Lipid Intervention (DALI) Study Group: The effect of aggressive versus standard lipid lowering by atorvastatin on diabetic dyslipidemia. Diabetes Care 24, 1335-1341, 2001

43. Deedwania PC, Hunninghake DB, Bays HE, Jones PH, Cain VA, Blasetto JW, for the STELLAR Group: Effects of rosuvastatin, atorvastatin, simvastatin, and pravastatin on atherogenic dyslipidaemia in patients with characteristics of the metabolic syndrome. Am J Cardiol 95, 360-366, 2005

44. Athyros VG, Papageorgiou AA, Athyrou VV, Demitriadis DS, Kontopoulos AG: Atorvastatin and micronized fenofibrate alone and in combination in type 2 diabetes with combined hyperlipidemia. Diabetes Care 25, 1237-1239, 2002

45. Yusuf S, Hawken S, Öunpuu s, Dans T, Avezum A, Lanas F, McQuenn M, Budaj A, Pais P, Varigos J, Lisheng L, on behalf of the INTERHEART Study Investigators: Effect of potentially modifiable risk factors associated with myocardial infarction in 52 conntries (thr INTERHEART study): case-control study. Lancet 364, 937-952, 2004

46. Field AE, Coakley EH, Must A, Spadano JL, Laird N, Dietz WH, Rimm E, Colditz GA: Impact of overweight on the risk of developing common chronic diseases during a 10-year period. Arch Intern Med 161, 1581-1586, 2001

47. Mokdad AH, Ford ES, Bowman BA, Nelson DE, Engelgau MM, Vinicor F, Marks JS: Diabetes trends in the US.: 1990-1998. Diabetes Care 23, 1278-1283, 2000

48. Wang Y, Rimm EB, Stampfer MJ, Willett WC, Hu FB: Comparison of abdominal adiposity and overall obesity in predicting risk of type 2 diabetes among men. Am J Clin Nutr 81, 555-563, 2005

49. Tuomilehto J, Lindström J, Eriksson JG, Valle TT, Hämäläinen H, Ilanne-Parikka P, Keinänen-Kiukaanniemi S, Laakso M, Louheranta A, Rastas M, Salminen V, Uusitupa M, for the Finnish Diabetes Prevention Study Group: Prevention of type 2 diabetes mellitus by changes in lifestyle among subjects with impaired glucose tolerance. N Engl J Med 344, 1343-1350, 2001

50. Diabetes Prevention Program Research Group: Reduction in the incidence of type 2 diabetes with lifestyle intervention or metformin. N Engl J Med 346, 393-403, 2002

51. Hu FB, Manson JE, Stampfer MJ, Colditz G, Liu S, Solomon CG, Willett WC: Diet, lifestyle, and the risk of type 2 diabetes mellitus in women. N Engl J Med 345, 790-797, 2001

52. Staessen J, Fagard R, Lijnen P, amery A: Body weight, sodium intake, and blood pressure. J Hypertens 7, suppl, S19-S23, 1989

53. Hu FB, Stampfer MJ, Solomon C, Liu S, Colditz GA, Spelzer FE, Willett WC, Manson JE: Physical activity and risk for cardiovascular events in diabetic women. Ann Intern Med 134, 96-105, 2001

54. Gregg EW, Gerzoff RB, Thompson TJ, Williamson DF: Intentional weight loss and death in overweight and obese U.S. adults 35 years of age and older. Ann Intern Med 138, 383-389, 2003

55. Torgerson JL, Hauptman J, Boldrin MN, Sjöström L: XENical in the Prevention of Diabetes in Obese Subjects (XENDOS) study. Diabetes Care 27, 155-161, 2004

56. Torp-Pedersen C, Caterson I, Coutinho et al.: Cardiovascular responses to weight management and sibutramine in high-risk subjects: an analysis from the SCOUT trial. Eur Heart J 28, 2915-2923, 2007

57. Sheen AJ, Finer N, Hollander P, Jensen MD, Van Gaal LF, for the RIO-Diabetes Study group: Efficacy and tolerability of rimonabant in overweight or obese patients with type 2 diabetes: a randomised controlled trial. Lancet 368, 1660-1672, 2006

58. Nissen SE, Nicholls SJ, Wolski K et al., for the STRADIVARIUS Investigators: Effect of rimonabant on progression of atherosclerosis in patients with abdominal obesity and coronary heart disease. The STADIVARIUS Randomized Controlled Trial. JAMA 299, 1547-1560, 2008

59. Eckel RH: Nonsurgical management of obesity in adults. N Engl J Med 358, 1941-1950, 2008

60. Klein S, Fontana L, Young L, Coggan AR, Kilo C, Patterson BW, Mohammed BS: Absence of an effect of liposuction on insulin action and risk factors for coronary heart disease. N Engl J med 350, 2549-2557, 2004

61. Buchwald Hm Avidor Y, Braunwald E, Jensen MD, Pories W, Fahrbach K, Schoelles K: Bariatric surgery. A systematic review and meta-analysis. JAMA 292, 1724-1737, 2004

62. Flum DR, Salem L, Elrod JAB, Dellinger EP, Cheadle A, Chan L: Early mortality among medicare beneficiaries undergoing bariatric surgical procedures. JAMA 294, 1903-1908, 2005

63. Sjöström LNarbro K, Sjöström SD et al.: Effects of bariatric surgery on mortality in Swedish obese Subjects. N Engl J Med 357, 741-752, 2007

64. Adams TD, Gress R, Smith SC et al.: Long-term mortality after gastric bypass surgery. N Engl J Med 357, 753-761, 2007

65. Wang TJ, Larson MG, Levy D, Benjamin EJ, Leip EP, Wilson PWF, Vasan RS: Impact of obesity on plasma natriuretic peptide levels. Circulation 109, 594-600, 2004

66. Edelson GW, Sowers JR: Insulin resistance in hypertension: a focused review. Am J Med Sci 306, 345-347, 1993

67. Sowers JR: Insulin resistance and hypertension. Mol Cell Endocrinol 74, C87-C89, 1990

68. Reaven GM, Lithell H, Landsberg L: Hypertension and associated metabolic abnormalities: the role of insulin resistance and the sympathoadrenal system. N Engl J Med 334, 374-381, 1996

69. The ONTARGET Investigators: Telmisartan, ramipril, or both in patients at high risk for vascular events. N Engl J Med 358, 1547-1559, 2008

70. Grundy SM, Garber A, Goldberg R, Havas S, Holman R, Lamendola C, Howard WJ, Savage P, Sowers J, Vega GL: AHA Conference Proceedings VI. Diabetes and cardiovascular disease. Writing Group IV: lifestyle and medical management of risk factors. Circulation 105, e153-e158, 2002

71. Chobanian AV, Bakris GL, Black HR, Cushman WC, Green LA, Izzo JL, Jones DW, Materson BJ, Oparil S, Wright JT, Roccella EJ, and the National High Blood Pressure Education Program Coordinating Committee: The seventh report of the Joint National Committee on Prevention, Detection, Evaluation, and Treatment of High Blood Pressure. The JNC 7 Report. JAMA 289, 2560-2572, 2003

72. Ryden L, Standl E, Bartnik et al.: Guidelines on diabetes, pre-diabetes, and cardiovascular disease: executive summary. The Task Force on Diabetes and Cardiovascular Diseases of the European Society of Cardiology (ESC) and of the European Society of Cardiology (ESC) and the European Association for the Study of Diabetes (EASD). Eur Heart J 28, 88-136, 2007

73. Gami AS, Witt BJ, Howard DE, Erwin PJ, Gami LA, Somers VK, Montori VM: Metabolic syndrome and risk of incident cardiovascular events and death. J Am Coll Cardiol 49, 403-414, 2007

74. The Task Force for the management of Arterial Hypertension of the European Society of Hypertension (ESH) and the European Society of Cardiology (ESC): 2007 Guidelines for he management of arterial hypertension. J Hypertens 25, 1105-1187, 2007

13. Die koronare Makroangiopathie bei Diabetes

13.1. Die koronare Makroangiopathie bei Diabetes mellitus

Typ I- und Typ II-Diabetes mellitus sind Risikofaktoren für eine KHK-Entwicklung und folglich mit einer erhöhten KHK-Inzidenz verbunden. D.h. Diabetiker haben nicht nur häufiger Myokardinfarkte als Nicht-Diabetiker, sondern haben diese gravierende Folgeerkrankung auch in jüngerem Alter und überleben den Myokardinfarkt zudem seltener (1). Darüber hinaus ist die koronare Herzkrankheit die häufigste Todesursache beim Diabetiker (1). Ihr Vorkommen ist hier 2-4 mal häufiger als in der Normalbevölkerung. Bei Diagnosestellung hat der Diabetiker nur noch zwei Drittel der Lebenserwartung des gleichaltrigen Nicht-Diabetikers (2).

Klinisch fällt bei Typ II-Diabetikern (45-64 Jahre) auf, dass zum Zeitpunkt der Diagnosestellung (pathologischer Glukose-Toleranztest) diese Patienten doppelt so häufig Angina pectoris oder Myokardinfarkte haben wie altersentsprechende Kontrollen. (3). Das KHK-Risiko ist somit bei diesen Patienten bereits in der Zeit vor Diagnosestellung eines Typ II-Diabetes erhöht. So überrascht es nicht, dass die Prävalenz der KHK bei NIDDM nur eine geringe Beziehung zur Dauer des Diabetes zeigt. Die Inzidenz eines neuen Myokardinfarktes in den der Diagnosestellung folgenden 5 Jahren ist bei diabetischen Männern 6fach, bei diabetischen Frauen 3,7fach höher als in der Kontrollgruppe (3).

Die Ergebnisse der MONICA-Augsburg-Studie (4) 1985-1994 bestätigen diese Daten und zeigen, dass der Diabetes bei Männern mit einer 3,7fach, bei Frauen mit einer 5,9fach erhöhten Myokardinfarkt-Häufigkeit verbunden ist. Dass Typ II-Diabetiker, Männer wie Frauen (45-74 Jahre) bei gleichem Alter häufiger klinische Manifestationen der KHK wie Angina pectoris, Myokardinfarkt oder akuten Herztod erleiden als Nicht-Diabetiker ergibt auch die Framingham-Studie. In der ARIC-Studie (5) ist nach Korrektur bezüglich weiterer Risikofaktoren bei 45- bis 64-jährigen Diabetikern (Diabetesdiagnose: Nüchtern-BZ > 140 mg/dl, postprandialer BZ > 200 mg/dl oder Diabetestherapie) das relative KHK-Risiko für Männer um das 2,5fache, bei Frauen um das 3,45fache höher als bei nicht-diabetischen Vergleichspersonen.

Inwieweit hierbei die Koronarstenosen beim Diabetiker gravierender oder diffuser verteilt sind, wird kontrovers diskutiert und kann auch aufgrund unterschiedlicher Untersuchungstechnik, Angiografie oder pathologisch-anatomische Untersuchung differieren.

13.2. Pathologisch-anatomische Untersuchungen

Autoptische Untersuchungen (6) bei 229 Diabetikern, davon 164 mit bekannter KHK, 65 Diabetiker ohne bekannte KHK, ergeben im Vergleich mit 183 an KHK verstorbenen Nicht-Diabetikern (Kollektive im Alter und Geschlecht vergleichbar), dass die Zahl über 75 %iger Stenosen in den 3 Hauptgefäßen bei Diabetikern genauso hoch ist wie bei Nicht-Diabetikern. Auch die Verteilung der Stenosen zwischen proximaler und distaler Hälfte der 3 Hauptgefäße ist gleich. Allein über 75 %ige Hauptstammstenosen fanden sich bei den Diabetikern mit 13 % signifikant häufiger als mit 6 % (p < 0,01) bei Nicht-Diabetikern. Der Diabetes war bei sämtlichen Fällen nach dem 30. Lebensjahr aufgetreten, somit lag wahrscheinlich überwiegend Typ II-Diabetes vor.

Ganz anders fällt das Ergebnis einer pathologisch-anatomischen Untersuchung der Mayoklinik (7) bei 293 Diabetikern und 1.763 Nicht-Diabetikern (zum Todeszeitpunkt jeweils ≥ 30 Jahre) aus. Diabetes ist hier mit höherer Prävalenz der Atherosklerose verbunden. Bei Diabetikern ohne vorbekannte klinische KHK findet sich in ca. ¾ der Fälle eine hochgradige KHK (76-99 %ige Stenose der großen Koronargefäße (LAD, RCA, RCX oder Hauptstamm) und in über der Hälfte der Fälle eine Mehr-Gefäßerkrankung. Ohne Diabetes haben Frauen seltener Atherosklerose als Männer. Dieser geschlechtsspezifische Vorteil geht aber bei Diabetes verloren.

Zudem haben Diabetiker ohne bekannte KHK in dieser Untersuchung eine ähnliche Prävalenz an hochgradiger KHK wie Nicht-Diabetiker mit klinisch vorbekannter KHK.

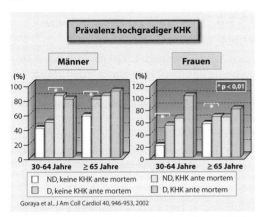

Abb. 13.1: Die Prävalenz der hochgradigen KHK im Autopsiegut von 293 Diabetikern und 1.763 Nicht-Diabetikern.

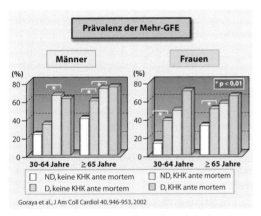

Abb. 13.2: Die Prävalenz der Mehrgefäßerkrankung (KHK) im Autopsiegut von 293 Diabetikern und 1.763 Nicht-Diabetikern.

13.3. Angiografische Untersuchungen

Die untersuchten Kollektive sind bei angiografischer Untersuchung ungleich größer als bei den pathologisch-anatomischen Untersuchungen.

13.3.1. Das Corpus Christi Heart Project

Im Rahmen des Corpus Christi Heart Projects (8) weisen bei 439 angiografisch untersuchten Patienten mit akutem Myokardinfarkt Diabetiker signifikant häufiger Gefäße mit über 75 %igen Stenosen auf als Nicht-Diabetiker. Auch in anderen angiografischen Untersuchungen finden sich ähnliche Resultate, so in der TAMI-Studie (9), der TIMI-II-Studie (10) sowie in Untersuchungen von Stein et al. (11).

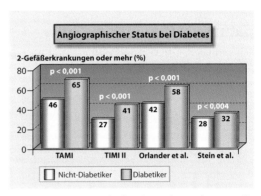

Abb. 13.3: Angiografischer Status bei Diabetes mellitus.

Andererseits ist nicht nur die Vielzahl der betroffenen Gefäße von Bedeutung, sondern natürlich auch die Stabilität bzw. Instabilität der Plaques, der koagulatorische Status des Patienten und vieles mehr.

13.3.2. Die Studie von Natali et al.

In der Studie von Natali et al. (12) bei 2.253 konsekutiven Koronarangiografien der Jahre 1983-1992 mit Nachbeobachtung über im Mittel 88 Monate werden

- > 50 %ige Stenosen häufiger bei Diabetikern als bei Nicht-Diabetikern (85 % vs.67 %; p < 0,0001) gesehen
- Auch ist die Prävalenz von 3-Gefäßerkrankungen beim Diabetiker doppelt so hoch (36 % vs. 17 %; p < 0,0001)
- Die Summe aller angiografisch erkennbarer Lumenstenosen (Atherosklerose-Score, ATS) ist bei Diabetikern deutlich höher (352 ± 232 vs. 211 ± 201 Units; p < 0,0001)

Innerhalb der Diabetikergruppe ist die einzige Variable, die vom Atherosklerose-Score unabhängig ist, das Serumcholesterin. Plasmaglukosekonzentration, Diabetes-Dauer und Art der Diabetes-Therapie sind dagegen mit der Schwere der KHK nicht korreliert. Auch ist hier die Proteinurie nicht mit einer diffuseren KHK verbunden, weder beim Diabetiker noch beim Nicht-Diabetiker.

In den 88 Monaten der Beobachtung sterben 19 % der Diabetiker an kardialer Ursache, aber nur 10 %

der Nicht-Diabetiker. Diabetes ist somit auch hier mit einer deutlich schlechteren Prognose verbunden.

Die Proteinurie ist in dieser Studie besonders bei Diabetikern mit einem höheren Risiko hinsichtlich kardialem Tod verbunden.

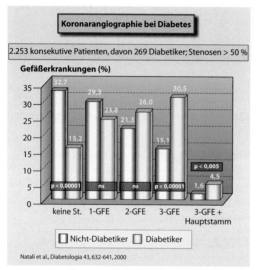

Abb. 13.4: Angiografische Ergebnisse der Studie von Natali et al.

Eine weitere angiografische Untersuchung (13) an 466 Personen ohne früheren Myokardinfarkt (93 Typ II-Diabetiker nach ADA-Diagnosekriterien, 373 Nicht-Diabetiker) ergibt, dass Diabetiker nach Korrektur weiterer KHK-beeinflussender Faktoren eine diffusere KHK aufweisen, eine höhere Prävalenz von Koronarstenosen jeden Ausmaßes haben sowie bei ihnen eine doppelt so hohe Okklusionsrate (p = 0,02) nachweisbar ist.

13.3.3. Die Diabetes Interventional Study

In der Dresdener "Diabetes Interventional Study" (14) bei Typ II-Diabetikern über 5 Jahre wird gezeigt, dass begleitende Risikofaktoren wie Hypertonie, Hypercholesterinämie, Hypertriglyzeridämie und gemischte Fettstoffwechselstörung die Infarkt-Inzidenz erhöhen. Bei der Frage nach stärkerer oder diffuserer Stenosierung dürfen somit auch die anderen Risikofaktoren nicht unberücksichtigt bleiben (14).

13.3.4. KHK bei Typ I-Diabetikern - Ergebnisse des Joslin Centers

Auch Typ I-Diabetiker haben eine erhöhte Koronarmortalität. Dies zeigt eine Untersuchung des Joslin Centers in Boston 1987 (15) bei Patienten mit IDDM über 20-40 Jahre. Die kumulative KHK-Mortalität beträgt im Alter von 55 Jahren 35 %. Die Exzessmortalität ist hierbei nicht von der Dauer des Diabetes, sondern von einer begleitenden diabetischen Nephropathie abhängig.

13.3.5. Die Myokardinfarkt-Häufigkeit bei Typ II-Diabetes

Die 7-Jahresinzidenz des Myokardinfarktes (16) beträgt in einer finnischen Studie bei 1.059 Diabetikern (mittleres Alter 59 Jahre) ohne vorangegangenen Infarkt 20,2 %, die Reinfarktrate dagegen bei Diabetikern 45 %. Die Erstinfarktrate der Diabetiker von 20,2 % entspricht der Reinfarktrate eines nicht-diabetischen Postinfarkt-Vergleichskollektivs (1.373 Nicht-Diabetiker, mittleres Alter 56 Jahre) von 18,8 %! Nach Korrektur bezüglich weiterer Risikofaktoren ist die KHK-Mortalität der Diabetiker ohne Infarkt der Mortalität von Nicht-Diabetikern mit bereits durchgemachtem Infarkt gleichzusetzen, d.h. Typ II-Diabetiker ohne Infarkt haben im untersuchten Zeitraum die gleiche Prognose wie nicht-diabetische Postinfarktpatienten! Dies unterstreicht noch einmal eindrucksvoll die Bedeutung des Risikofaktors Diabetes und erklärt, weswegen der Diabetes heute seitens des Risikos als KHK-Risiko-Äquivalent bezeichnet wird (17).

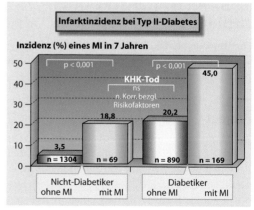

Abb. 13.5: Herzinfarktinzidenz bei NIDDM in 7 Jahren.

13.3.6. Diabetes vs. KHK als Prognoseprädiktor

Eine aktuelle Untersuchung (18) an 5.243 Personen über 20 Jahre (Framingham- und Framingham-Offspring-Studie) bestätigt, dass Männer in dieser Zeit ein 3fach höheres KHK-Tod-Risiko haben als Frauen (4,5/1.000 Personenjahre vs. 1,6/1.000 Personenjahre). Weiterhin finden sich jedoch unter den Risikoprädiktoren deutliche Geschlechtsunterschiede. Verglichen mit Männern ohne KHK oder Diabetes mellitus haben Männer mit KHK zu Studienbeginn oder mit Diabetes mellitus eine 4,2fach bzw. 2,1fach höhere Wahrscheinlichkeit an einer KHK zu sterben, während bei Frauen der Diabetes ein bedeutenderer Risikoprädiktor für den KHK-Tod ist als eine bestehende KHK. Der Diabetes geht hier mit einem 3,8fachen Risiko einher, die KHK mit einem 1,9fachen. Damit besteht bezüglich dieser beiden Risikoprädiktoren eine inverse Beziehung zwischen den Geschlechtern.

Das größte Risiko ist naturgemäß bei Vorlage beider Konditionen gegeben, 6,1fach erhöhtes Risiko beim Mann bzw. 5,4fach erhöhtes Risiko bei der Frau.

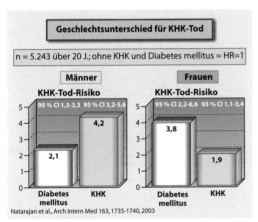

Abb. 13.6: Die Bedeutung der Risikoprädiktoren KHK und Diabetes mellitus für den KHK-Tod für beide Geschlechter (korrigierte Hazard Ratios).

13.4. Reduzierte arterielle Compliance bei Diabetes

13.4.1. Reduzierte Compliance der großen Gefäße

Die arterielle Compliance ist eine wichtige Eigenschaft des arteriellen Gefäßsystems, die für den kontinuierlichen Blutfluss zur Peripherie bei Aufrechterhaltung optimaler systolischer und diastolischer Blutdrücke sorgt. Eine reduzierte Compliance findet sich

- im Alter
- bei Typ II-Diabetes
- aber auch bei jungen (mittleres Alter 23 Jahre) normotensiven Typ I-Diabetikern (Diabetesdauer im Mittel 8 Jahre) (19)

Bei Untersuchung von 25 Typ I-Diabetikern ohne kardiovaskuläre Erkrankung (im Vergleich mit 30 gleichaltrigen Nicht-Diabetikern) ist die arterielle Compliance (simultane Messung von aortalem Blutfluss und arteriellem Carotisdruck) bei Diabetikern um 29 % geringer, $p < 0,05$ (19). Ein Zusammenhang mit der Endothelfunktion (Fluss-vermittelte Vasodilatation) findet sich nicht.

> Somit ist die Compliance-Reduktion bei Typ I-Diabetikern nicht Folge einer gestörten endothelialen Vasodilatatorfunktion, sondern eine eigenständige Störung vor Auftreten einer nachweisbaren mikro- oder makrovaskulären Erkrankung.

Unterschiede in Blutdruck, Lipidwerten und täglicher körperlicher Aktivität bestanden zwischen den beiden Gruppen nicht.

Auch Hu und Mitarbeiter (20) beschreiben eine höhere Steifheit der Aorta, die selbst bei Kindern und Heranwachsenden mit Typ I-Diabetes nachweisbar ist.

Eine Hyperglykämie resultiert letztlich in einer erhöhten Produktion glykosylierter Endprodukte (AGE), deren Anhäufung im Kollagen der Gefäßwände die mechanischen Eigenschaften der Kollagenfasern im Sinne einer vermehrten Steifheit verändert. Daneben kommt es zu einer Akkumulation von Fibronectin, Typ IV Kollagen und Ablagerung von Calcium in der Media (21), eine Folge von Veränderungen der Gen- und Protein-Expression der verschiedenen Komponenten der extrazellulären Matrix (22). Die vaskulären Schäden (die reduzierte Compliance wie auch andere) sind bei Typ I- und Typ II-Diabetes das Resultat einer Kombination aus metabolischen und hormonellen Ungleichgewichten in Verbindung mit genetischen Faktoren (23). Neben extrazellulärer AGE-Bildung (advanced glycation endproducts) und Anhäufung findet sich auch eine deutlich schnellere intrazelluläre AGE-Bildung. Diese hat u.a. Auswirkungen auf die Genexpression der betroffenen Zellen und erhöht den oxidativen Stress. Über eine Aktivierung des Transkriptionsfaktors NFkB erfolgt die Aktivierung verschiedener Zielgene (Zytokine, Endothelin, Tissue Factor etc.).

Die Compliance der Arterien ist für das Herz insofern von Bedeutung als sie eine wichtige Determinante der LV-Funktion und des koronaren Blutflusses ist (19). Eine reduzierte arterielle Compliance führt zu einer isolierten systolischen Hypertonie. Diese von der Prognose ungünstigste Hypertonieform ist bei Diabetes besonders häufig (☞ Kap. 11.).

Eine erhöhte Steifheit der Gefäße führt nicht nur zu einem erhöhten systolischen Blutdruck und konsekutiv zu einer erhöhten linksventrikulären Muskelmasse, sondern vermindert ggf. durch zu niedrigen diastolischen Blutdruck auch die Koronarperfusion.

Die HOORN-Studie (747 Personen, im Mittel 68,5 Jahre; 278 mit normalem Glukosemetabolismus, 168 mit IFG oder IGT, 301 mit Typ II-Diabetes) ergibt, dass Diabetes wie auch bereits IGT und IFG mit einer erhöhten arteriellen Steifheit (A. carotis, A. femoralis, A. brachialis) assoziiert sind. Ein bedeutender Anteil der arteriellen Steifheit ist bereits vor Auftreten des Typ II-Diabetes nachweisbar. Die Steifheit nimmt im Bereich der A. carotis von IFG/IGT zu Typ II-Diabetes zu, ein Verhalten, das im Bereich der A. brachialis und femoralis so nicht gesehen wird. Typ II-Diabetes ist daneben mit einer Steifheit der elastischen (A. carotis) und muskulären Gefäße (A. brachialis, A. femoralis) assoziiert, wohingegen IFG und IGT nur mit einer Steifheit der muskulären Gefäße verbunden sind (24).

13.4.2. Reduzierte Compliance der Koronarien

Parallel zur reduzierten Compliance der großen Gefäße wird auch eine reduzierte Compliance der Koronargefäße (LAD) bei Diabetikern mit morphologisch normalen Koronarien im Vergleich zu Nicht-Diabetikern (p < 0,01) beschrieben (25).

13.4.3. Verbesserung der Compliance der Gefäße

Bei isolierter systolischer Hypertonie verbessern vor allem ACE-Hemmer (AT$_1$-Rezeptorantagonisten sind diesbezüglich noch nicht ausreichend untersucht, aber auch hier erfolgversprechend), Ca-Antagonisten und Betablocker die reduzierte arterielle Compliance.

Im Tierversuch an Primaten ist eine Thiazolium-Verbindung (ALT-711) in der Lage, die AGE-induzierte Versteifung der Gefäße, aber auch des linken Ventrikels nach 6 Wochen Therapie rückgängig zu machen, dies durch Aufbrechen der Verbindungen von Glykolisierungsendprodukten mit den Proteinen der Gefäßwand und des linken Ventrikels (26).

Entsprechende Untersuchungen mit Aminoguanidin zur AGE-Bildungshemmung sind im Bereich der Retina bekannt.

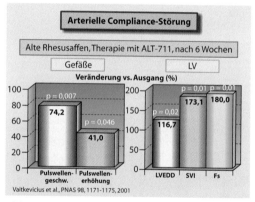

Abb. 13.7: Effekt der Beeinflussung von AGE auf die LV-Funktion.

13.5. Diabetiker mit pAVK

13.5.1. pAVK und Prognose

Allgemein haben Patienten mit pAVK im Vergleich zu Patienten ohne pAVK eine schlechtere Prognose. In 70 % liegt eine kardiale Todesursache vor. Diabetiker mit pAVK haben zudem eine schlechtere Prognose als Nicht-Diabetiker mit pAVK. Dies zeigt eine Untersuchung (27) an 58 Diabetikern vs. 78 Nicht-Diabetikern, deren pAVK angiografisch gesichert ist. Die Patienten sind im Mittel 65 ± 10 Jahre alt, haben eine ähnliche KHK- und Raucheranamnese und sind nicht unterschiedlich hinsichtlich der Cholesterin-Spiegel (allerdings bei Diabetikern häufiger Hypertonie, 63,8 % vs. 39,7 %; p = 0,006). Angiografisch haben die Diabetiker im Bereich der A. femoralis und unterhalb des Knies eine schwerere Arteriosklerose.

- Nach einer mittleren Beobachtungszeit von 4,5 Jahren haben Diabetiker häufiger Amputationen (41,4 % vs. 11,5 %, OR 5,4; p < 0,0001)
- Auch ist die Mortalität der Diabetiker höher (51,7 % vs. 25,6 %, OR 3,1; p = 0,002)
- Zudem sterben die Diabetiker auch in jüngerem Alter (64,7 Jahre vs. 71,1 Jahre alt bei Tod, p = 0,04)

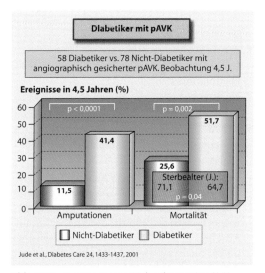

Abb. 13.8: Prognose von Diabetikern mit pAVK.

13.5.1.1. pAVK und Therapie

Die ADA (28) weist aktuell daraufhin, dass die pAVK eine übliche kardiovaskuläre Komplikation beim Diabetiker ist. Im Gegensatz zum Nicht-Diabetiker ist nicht nur die Prävalenz der pAVK beim Diabetiker größer, sondern sei auch wegen des peripheren Befalls und der Assoziation mit peripherer Neuropathie häufig asymptomatisch, weswegen die pAVK beim Diabetiker später erkannt werde. Daher haben Diabetiker ein höheres Amputationsrisiko.

Die pAVK ist ein Marker für ein kardiovaskuläres Exzess-Risiko.

Über 50 jährige Typ II-Diabetiker sollten daher auf pAVK untersucht werden. Die Diagnose kann leicht an Hand des ABI (Knöchel-Arm-Index) gestellt werden. Ein ABI < 0,70-0,90 weist bereits auf eine milde Obstruktion hin.

Die Therapie sollte an 2 Punkten ansetzen:

- Primär- und Sekundärprävention der kardiovaskulären Risikofaktoren
- und Therapie der pAVK-Symptomatik

Als Thrombozyten-Aggregationshemmer wird ASS empfohlen (28, 29). Aber auch der ASS überlegene Nutzen von Clopidogrel in der CAPRIE-Studie, gerade im Kollektiv der über 6.000 pAVK-Patienten, wird betont (im Gesamtkollektiv von CAPRIE beträgt die RRR 8,7 %; im pAVK-Subkollektiv dagegen RRR 24 %). Immerhin sind über ein Drittel der pAVK-Patienten Diabetiker. Während Diabetiker generell mit ASS oder Clopidogrel zu behandeln sind, sollten diabetische pAVK-Patienten wegen des größeren Nutzens Clopidogrel erhalten (28).

Die ESC/EASD-Leitlinien stellen auch beim Diabetiker ASS als Thrombozytenaggregationshemmer in den Vordergrund (IIa, Evidenz B), Clopidogrel für gewisse Fälle (IIb, Evidenz B) (30).

13.6. Progenitorzellen und Makroangiopathie

☞ auch Kap. 4.5.

Nicht nur auf mikrovaskulärer Ebene spielen endotheliale Progenitorzellen eine Rolle, sondern auch auf makrovaskulärer Ebene, haben sie doch auch hier eine reparative Funktion bei Endothelläsionen zu erfüllen. Dass diese Zellen bei Typ I- und Typ II-Diabetes in Zahl und Funktion reduziert sind, dürfte sich damit auch hier ungünstig auswirken (31, 32). Aber nicht nur Diabetiker haben niedrigere Progenitorzell-Zahlen, diese nehmen auch mit zunehmendem Alter auch beim Nicht-Diabetiker ab. Auch CRP hat ungünstige Effekte auf Proliferation, Überleben, Differenzierung und Funktion dieser Zellen (33).

Beim akuten Myokardinfarkt sind die Progenitorzellen zunächst akut erhöht (33). Bei 122 Patienten (29 % Diabetiker) mit invasiver Koronardiagnostik, partiell mit Myokardinfarkt, findet sich eine inverse Relation zwischen Progenitor-Zellzahl in der Zirkulation und Schwere der KHK (34).

Die Zahl der Progenitorzellen ist zudem beim Diabetiker von der Güte der Diabeteseinstellung abhängig. Proportional zum Anstieg des HbA_{1c} nimmt die Zahl der Progenitorzellen ab (32).

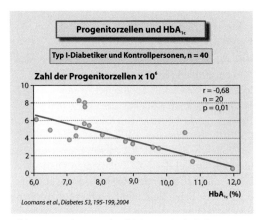

Abb. 13.9: HbA_{1c} und Zahl der endothelialen Progenitorzellen im Blut bei Typ I-Diabetikern.

AT_1-Antagonisten schwemmen Progenitorzellen in den Kreislauf, erhöhen damit deren Menge im Blut (35). Dieser Effekt ist auch von Statinen bekannt.

Dies auch insofern von Bedeutung als die Zahl der zirkulierenden Progenitorzellen im Blut ein Prognoseprädiktor bekannt ist, d.h. bei hoher Zahl die kardiovaskuläre Mortalität am geringsten ist (36).

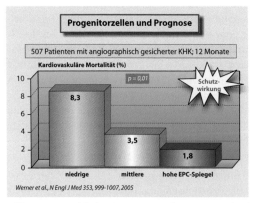

Abb. 13.10: Zahl der Progenitorzellen im Kreislauf und kardiovaskuläre Mortalität.

13.7. Zusammenfassung

• Beide Diabetestypen gehen mit einer erhöhten KHK-Inzidenz einher

• Bei Typ I-Diabetes beginnt die erhöhte KHK-Inzidenz nach dem 30. Lebensjahr und steigt besonders bei Patienten mit begleitender diabetischer Nephropathie, da hier der Hochdruck als weiterer Risikofaktor hinzukommt

• Bei Typ II-Diabetes ist die Häufigkeit der klinisch manifesten KHK im Vergleich zu Nicht-Diabetikern gleichen Alters signifikant höher

• Hier zeigt die Prävalenz der KHK nur eine geringe Beziehung zur Dauer des Diabetes. Sie ist bereits bei Patienten mit gestörter Glukosetoleranz, dem Typ II-Diabetes-Vorläufer, erhöht

• Diabetiker haben nach angiografischen Untersuchungen nicht nur häufiger > 75 %ige Koronarstenosen als Nicht-Diabetiker, sondern auch häufiger Mehrgefäßerkrankungen als diese

• Typ II-Diabetiker haben in 5-7 Jahren genau soviel Myokardinfarkte wie nicht-diabetische Postinfarktpatienten

• Diabetiker haben die Prognose von Postinfarktpatienten

• Neben den morphologischen Veränderungen ist auch die arterielle Compliance bei beiden Diabetes-Typen eingeschränkt

• Auch Diabetiker mit pAVK haben angiografisch eine stärkere Arteriosklerose, signifikant häufiger Amputationen und weisen eine höhere Mortalitätsrate bei jüngerem Sterbealter auf. Als Throbozyten-Aggrgationshemmer wird bei pAVK niedrig-dosiertes ASS, alternativ Clopidogrel empfohlen

• Beim Diabetiker, Typ I wie auch Typ II, ist die Zahl der endothelialen Progenitorzellen in der Zirkulation erniedrigt. Diese Zellen sind zudem in der Funktion gemindert, so dass daraus ein reduzierter protektiver Effekt resultiert. CRP hat auf diese Zellen ungünstige Effekte, ebenso eine Hyperglykämie, während AT_1-Antagonisten Statine und Glitazon günstige Effekte hierauf haben

13.8. Literatur

1. Ochi JW, Melton LJ, Palumbo PJ, Chu CP: A population based study of diabetes mortality. Diabetes Care 8, 224-229, 1995

2. Yudkin JS: How can we best prolong life? The benefits of coronary risk factor reduction in non-diabetic and diabetic subjects. Brit Med J 306, 1313-1318, 1993

3. Uusitupa MIJ, Niskanen LK, Siitone O, Voutilainen E, Pyörälä K: 5-year incidence of atherosclerotic vascular disease in relation to general risk factors, insulin level, and abnormalities in lipoprotein composition in non-insulin-dependent diabetic and non-diabetic subjects. Circulation 82, 27-36, 1990

4. Löwel H, Stieber J, Koenig W, Thorand B, Hörmann A, Gostomzyk J, Keil U: Das Diabetes-bedingte Herzinfarktrisiko in einer süddeutschen Bevölkerung: Ergebnisse der MONICA-Augsburg-Studien 1985-1994. Diab Stoffw 8, 11-21, 1999

5. Folsom AR, Szklo M, Stevens J, Liao F, Smith R, Eckfeldt JH: A prospective study of coronary heart disease in relation to fasting insulin, glucose, and diabetes - The Atherosclerosis Risk in Communities (ARIC) Study. Diabetes Care 20, 933-942, 1997

6. Waller BF, Palumbo PJ, Roberts WC: Status of the coronary arteries at necropsy in diabetes mellitus with onset after age 30 years. Analysis of 229 diabetic patients with and without clinical evidence of coronary heart disease and comparison to 183 control subjects. Am J Med 69, 498-506, 1980

7. Goraya TY, Leibson CL, Palumbo PJ, Weston SA, Killian JM, Jacobsen SJ, Frye RL, Roger VL: Coronary atherosclerosis in diabetes mellitus. A population-based autopsy study. J Am Coll Cardiol 40, 946-953, 2002

8. Orlander PR, Goff DC, Morrissey M, Ramsey DJ, Wear ML: The relation of diabetes to the severity of acute myocardial infarction and post-myocardial infarction survival in Mexican-Americans and Non-Hispanic whites. The Corpus Christi Heart Project. Diabetes 43, 897-902, 1994

9. Granger CB, Califf RM, Young S, Candela R, Samaha J, Worley S, Kereiakes DJ, Topol EJ: Outcome of patients with diabetes mellitus and acute myocardial infarction treated with thrombolytic agents. The Thrombolysis and Angioplasty in Myocardial Infarction (TAMI) Study Group. J Am Coll Cardiol 21, 920-925, 1993

10. Mueller HS, Cohen LS, Braunwald E, Forman S, Feit F, Ross A, Schweiger M, Cabin H, Davison R, Miller D, Solomon R, Knatterud GL, for the TIMI Investigators: Predictors of early mortality and morbidity after thrombolytic therapy of acute myocardial infarction: Analyses of patient subgroups in the Thrombolysis in Myocardial Infarction (TIMI) trial, phase II. Circulation 85, 1254-1264, 1992

11. Stein B, Weintraub WS, Gebhart SSP, Cohen-Bernstein CI, Grosswald R, Liberman HA, Douglas JS Jr, Morris DC, King SB: Influence of diabetes mellitus on early and late outcome after percutaneous transluminal coronary angioplasty. Circulation 91, 979-989, 1995

12. Natali A, Vichi S, Landi P, Severi S, L'Abbate A, Ferrannini E: Coronary atherosclerosis in Type II diabetes: angiographic findings and clinical outcome. Diabetologia 43, 632-641, 2000

13. Ledru F, Ducimetiere P, Battaglia S, Courbon D, Beverelli F, Guize L, Guermontrez J-L, Diebold B: New diagnostic criteria for diabetes and coronary artery disease: insights from an angiographic study. J Am Coll Cardiol 37, 1543-1550, 2001

14. Hanefeld M: Typ-II-Diabetes und Hypertonie als Komponenten des Metabolischen Syndroms: Konsequenzen für die Therapie. Diabet Stoffw 2, 396-402, 1993

15. Krolewski AS, Kosinski EJ, Warram JH, Leland OS, Busick EJ, Asmal AC, Rand LJ, Christlieb AR, Bradley RF, Kahn CR: Magnitude and determinants of coronary artery disease in juvenile-onset insulin-dependent diabetes mellitus. Am J Cardiol 59, 750-755, 1987

16. Haffner SM, Lehto S, Rönnemaa T, Pyörälä K, Laakso M: Mortality from coronary heart disease in subjects with type 2 diabetes and in nondiabetic subjects with and without prior myocardial infarction. N Engl J Med 339, 229-234, 1998

17. Expert Panel on Detection, Evaluation, and Treatment of High Blood Cholesterol in Adults: Executive summary of the third report of the National Cholesterol Education Program (NCEP) expert panel on detection, evaluation, and treatment of high blood cholesterol in adults (Adult Treatment Panel III). JAMA 285, 2486-2497, 2001

18. Natarajan S, Liao Y, Cao G, Lipsitz SR, McGee DL: Sex differences in risk for coronary heart disease mortality associated with diabetes and established coronary heart disease. Arch Intern Med 163, 1735-1549, 2003

19. Berry KL, Skyrme-Jones AP, Cameron JD, O'Brien RC, Meredith IT: Systemic arterial compliance is reduced in young patients with IDDM. Am J Physiol 276, H1839-H1845, 1999

20. Hu J, Wallensteen M, Gennser G: Increased stiffness of the aorta in children and adolescents with insulin-dependent diabetes mellitus. Ultrasound Med Biol 22, 537-543, 1996

21. McVeigh GE: Arterial compliance in hypertension and diabetes mellitus. Am J Nephrol 16, 217-222, 1996

22. Cooper ME, Gilbert RE, Jerums G: Diabetic vascular complications. Clin Exp Pharmacol Physiol 24, 770-775, 1997

23. Feener EP, King GL: Vascular dysfunction in diabetes mellitus. Lancet 350, suppl I, 9-13, 1997

24. Henry RMA, Kostense PJ, Spijkerman AMW, Dekker JM, Nijpels G, Heine RJ, Kamp O, Westerhof N, Bouter LM, Stehouwer CDA: Arterial stiffness increases with de-

teriorating glucose tolerance status. The Hoorn study. Circulation 107, 2089-2095, 2003

25. Tajaddini A, Klingensmith JD, Vince DG: An intravascular ultrasound study of coronary artery compliance in the diabetic population. Circulation 102, suppl II, II-636, 2000

26. Vaitkevicius PV, Lane M, Spurgeon H, Ingram DK, Roth GS, Egan JJ, Vasan S, Wagle DR, Ulrich P, Brines M, Wuerth JP, Cerami A, Lakatta EG: A cross-link breaker has sustained effects on arterial and ventricular properties in older rhesus monkeys. PNAS 98, 1171-1175, 2001

27. Jude EB, Chalmers N, Oyibo SO, Boulton AJM: Peripheral arterial disease in diabetic and nondiabetic patients. Diabetes Care 24, 1433-1437, 2001

28. American Diabetes Association: Peripheral arterial disease in people with diabetes. Diabetes Care 26, 3333-3341, 2003

29. American Diabetes Association: Aspirin therapy in diabetes (Position Statement). Diabetes Care 26, Suppl 1, S87-S88, 2003

30. Ryden L, Standl E, Bartnik et al.: Guidelines on diabetes, pre-diabetes, and cardiovascular disease: executive summary. The Task Force on Diabetes and Cardiovascular Diseases of the European Society of Cardiology (ESC) and of the European Society of Cardiology (ESC) and the European Association for the study of Diabetes (EASD). Eur Heart J 28, 88-136, 2007

31. Tepper OM, Galiano RD, Capla JM, Kalka C, Gagne PJ, Jacobowitz GR, Levine JP, Gurtner GC: Human endothelial progenitor cells from type II diabetics exhibit impaired proliferation, adhesion, and incorporation into vascular structures. Circulation 106, 2781-2786, 2002

32. Loomanns CJM, de Koning EJP, Staal FJT, Rookmaaker MB, Verseyden C, de Boer HC, Verhaar MC, Braam B, Rabelink TJ, van Zonneveld AJ: Endothelial progenitor cell dysfunction. A novel concept in the pathogenisis of vascular complications in type 1 diabetes. Diabetes 53, 195-199, 2005

33. Shantsila E, Watson T, Lip GYH: Endothelial progenitor cells in cardiovasculature disorders. J Am Coll Cardiol 49, 741-752, 2007

34. Kunz GA, Liang G, Cuculi F, Gregg D, Vata KC, Shaw LK, Goldschmidt.Clermont PJ, Dong C, Taylor DA, Petersen ED: Circulating endothelial cells predict coronary disease severity. Am Heart J 152, 190-195, 2006

35. Bahlmann FH, de Groot K, Mueller O, Hertel B, Haller H, Filser D: Stimulation of endothelial progenitor cells. A new putative therapeutic effect of angiotensin II receptor antagonists. Hypertension 45, 526-529, 2005

36. Werner N, Kosiol S, Schiegl T, Ahlers P, Walenta K, Link A, Böhm M, Nickenig G: Circulating endothelial progenitor cells and cardiovascular outcomes. N Engl J Med 353, 999-1007, 2005

14. Das akute Koronarsyndrom bei Diabetes

Das akute Koronarsyndrom umfasst neben der instabilen Angina pectoris (UA = unstable angina) auch den Myokardinfarkt mit (STEMI = ST-Elevationsmyokardinfarkt) und ohne ST-Streckenhebung (Non-STEMI oder NSTEMI, früher Non-Q-wave-Infarkt). Gemeinsame pathophysiologische Grundlage aller Formen des akuten Koronarsyndroms ist die Ruptur einer atherosklerotischen Plaque.

Im Folgenden wird zunächst die Studienlage beim Myokardinfarkt, dann bei instabiler Angina pectoris (IAP) und Non-Q-wave-Infarkt (NSTEMI) dargestellt.

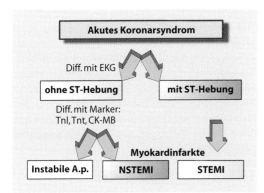

Abb. 14.1: Definition des akuten Koronarsyndroms.

Der Diabetiker ist beim akuten Myokardinfarkt häufig vertreten. Werden Patienten mit akutem Myokardinfarkt ohne bekannten Diabetes mit einem oGTT untersucht, so haben 65 % eine abnormale Glukoseregulation (vorher unbekannter Diabetes in 25 %, IGT in 40 % der Fälle), wohingegen bei gesunden Kontrollen in 65 % eine normale Glukoseregulation vorliegt (1, 2).

14.1. Ungünstigerer Verlauf des Herzinfarktes beim Diabetiker

Vor 30-40 Jahren betrug die Mortalität des diabetischen Infarktpatienten 30-40 % und war damit mindestens doppelt so hoch wie bei Nicht-Diabetikern. Ein extensiverer Koronarbefall, zusätzliche kardiovaskuläre Risikofaktoren und weitere Endorganschäden wurden für diesen deutlichen Unterschied verantwortlich gemacht. Die moderne Herzinfarkt-Therapie hat die Prognose des diabe-

tischen wie auch des nicht-diabetischen Infarktpatienten verbessert. Trotz dieser Prognoseverbesserung verdoppelt der Diabetes jedoch unverändert die Mortalitätsrate dieser Patienten.

Vor dem Hintergrund der neuen nosologischen Einheit "Diabetische Kardiopathie" ist daher die Frage des klinischen Verlaufs und der Prognose beim diabetischen Infarktpatienten wichtig, vor allem bei vergleichbarer Infarktgröße, Ejektionsfraktion oder angiografischem Koronarbefund. Dies sind Faktoren, die die Prognose und den klinischen Verlauf eines Infarkt- und Postinfarktpatienten bestimmen.

14.1.1. Prognose in der Vor-Lyse-Ära vs. Lyse-Ära

Vor Einführung der Thrombolyse lag die Klinikmortalität bei Nicht-Diabetikern bei 17 %. Sie wurde durch Lyse auf 8,5 % halbiert. Bei Diabetikern lag dagegen die Sterblichkeit vor der Lyse-Ära bei 30 %, damit doppelt so hoch und wurde durch Lyse auf 17 % halbiert (3), d.h. Diabetiker haben trotz Lyse weiterhin eine doppelt so hohe Mortalität, oder anders formuliert:

> Die Lyse-Therapie hat die Mortalitätsrate des Diabetikers auf die Mortalitätsrate des Nicht-Diabetikers in der Vor-Lyse-Ära reduziert.

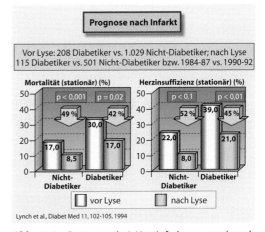

Abb. 14.2: Prognose bei Herzinfarkt vor und nach Lyse während des stationären Aufenthaltes; Diabetiker vs. Nicht-Diabetiker (3).

Somit ist auch im Zeitalter der Lyse die Prognose des Diabetikers bei Herzinfarkt deutlich schlechter als bei Nicht-Diabetikern. Dies bestätigen auch andere Studien, z.B. die GUSTO-1 (4), TIMI-II- (5) und GISSI-2-Studie (6). Die Sterblichkeit ist während der ersten Wochen beim Diabetiker doppelt so hoch. Das Herzinfarktregister der USA des Jahres 1995 (7) ergibt bei Diabetikern (n = 30.752) eine um 23 % höhere Hospitalmortalität als bei Nicht-Diabetikern (n = 87.524).

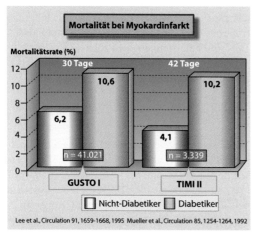

Abb. 14.3: Prognose des Diabetikers bei Herzinfarkt in der GUSTO I- und TIMI II-Studie.

14.1.2. Prognose in Abhängigkeit vom Diabetes-Typ

Die schlechtere Prognose betrifft sowohl die Typ I- als auch die zahlenmäßig häufigeren Typ II-Diabetiker.

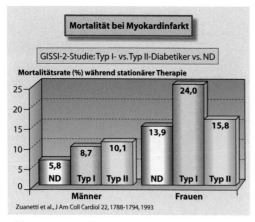

Abb. 14.4: Mortalität bei Herzinfarkt in Abhängigkeit von Geschlecht und Typ des Diabetes.

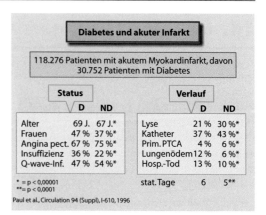

Abb. 14.5: Patientenstatus, Vorgehen und Komplikationen beim akuten Myokardinfarkt - Diabetiker vs. Nicht-Diabetiker.

◼ Sulfonylharnstoffe und Myokardinfarkt

Sulfonylharnstoffe verzögern beim akuten Myokardinfarkt die ST-Elevation. Die bei Ischämie (hierbei ATP-Abfall) sich öffnenden Kaliumkanäle werden von einer ST-Hebung im EKG begleitet. Sulfonylharnstoffe blockieren die ATP-sensitiven Kaliumkanäle. Die hierdurch verzögerte ST-Hebungs-Entwicklung könnte daher die Entscheidung für das therapeutische Vorgehen ungünstig beeinflussen (8).

14.1.3. Der Blutzucker als Prognose-Prädiktor bei akutem Myokardinfarkt

Eine weitere Analyse (9) konsekutiv wegen eines akuten Myokardinfarktes stationär aufgenommener Patienten (n = 1.664) bestätigt die schlechtere Prognose der Diabetiker in der Lyse-Ära. Diabetiker haben hier nicht nur eine doppelt so hohe Kliniksterblichkeit, sondern auch eine doppelt so hohe Mortalität im Zeitraum nach der Entlassung bis hin zum Ende des 1. Postmyokardinfarktjahres.

Ein bei der stationären Aufnahme bestimmter Blutzuckerwert > 198 mg/dl (> 11 mmol/), also eine Hyperglykämie, ist für den Diabetiker, aber ungleich stärker für den Nicht-Diabetiker, ein ungünstiger Prognoseprädiktor. Die Hyperglykämiefälle bei bisherigen Nicht-Diabetikern repräsentieren größtenteils Fälle mit noch nicht diagnostiziertem Diabetes. Diese Daten unterstreichen daher zum einen die Notwendigkeit eines aggressiven Glukosemanagements, zum anderen die Notwendigkeit eines konsequenteren Diabetes-Screenings.

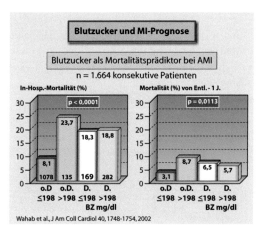

Abb. 14.6a: Der Blutzucker als Mortalitäts-Prädiktor beim akuten Myokardinfarkt (o.D. = ohne Diabetes).

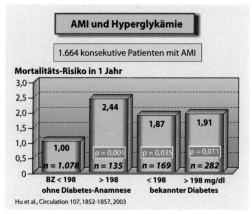

Abb. 14.6b: Der Blutzucker als Mortalitäts-Prädiktor bei Patienten mit und ohne Diabetes-Anamnese und akutem Myokardinfarkt.

14.2. Diabetes - ein unabhängiger Prognoseprädiktor beim Myokardinfarkt

Eine wesentliche Frage ist, ob der Diabetes einen unabhängigen Einfluss auf die Mortalität beim akuten Infarkt hat oder ob begleitende Risikofaktoren die höhere Mortalität diabetischer Patienten verursachen. Auch ist zu fragen, ob Typ I- und Typ II-Diabetes beim akuten Myokardinfarkt vergleichbare Prognoseprädiktoren sind. Nur die GISSI-2- und GISSI-3-Studie (4, 10, 11) differenzieren zwischen den einzelnen Diabetestypen.

- Die Analyse der GISSI-2-Studiendaten zeigt, dass Typ I- wie Typ II-Diabetiker nicht nur häu-

figer kardiovaskuläre Probleme während des stationären Aufenthaltes haben - die Hospitalmortalität ist bei beiden Geschlechtern um 30-60 % höher, sondern dass bei Beobachtung über 6 Monate bei diesen auch die Mortalität um das 1,5-2,5fache höher ist als beim Nicht-Diabetiker. D.h. der Diabetes ist beim akuten Myokardinfarkt ein signifikanter negativer Prognoseprädiktor (4)

- In der GISSI-3-Studie (10, 11) ist die Prognose des Typ I-Diabetikers besonders ungünstig mit einer 6-Wochenmortalität ohne Lisinopril von 21,1 %, dagegen beim Typ II-Diabetiker ohne ACE-Hemmer (Lisinopril) von 10,5 %, d.h. eine um 50 % höhere Mortalität bei Typ I-Diabetes. Auch in der Lisinopril-Gruppe haben Typ I-Diabetiker eine um 35 % höhere 6-Wochenmortalität: bei Typ I- 11,8 %, bei Typ II-Diabetes 7,7 % (10, 11)

- Dies bestätigt sich auch in der GUSTO-1-Studie (4) und TIMI-II-Studie (5)

- Die Multivarianzanalyse der GISSI-2-, GUSTO-1- und TIMI-II-Studie zeigt, dass der Diabetes mellitus beim akuten Infarkt ein unabhängiger Prognoseprädiktor ist

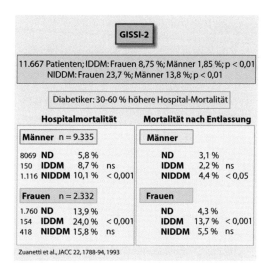

Abb. 14.7: Prognose des Diabetikers in der GISSI-2-Studie.

In der VALIANT-Studie ist die 1-Jahresüberlebensrate bei Patienten mit akutem Myokardinfarkt bei bekanntem Diabetes und neu erkanntem Diabetes (im Mittel 4,9 Tage nach Infarkt) schlechter als bei Nicht-Diabetikern. Bei beiden

Diabetikergruppen ist sie etwa gleich groß (Hazard Ratio bei Nicht-Diabetikern 1,0; bei bekannten Diabetikern 1,43; bei neuen Diabetikern 1,50). Das Gleiche gilt für den kombinierten Endpunkt aus Mortalität und größeren kardiovaskulären Ereignissen (12).

- Diabetiker haben auch häufiger > 75 %ige Stenosen in 2 und 3 Gefäßen, d.h. häufiger eine Mehrgefäßerkrankung
- Nicht-Diabetiker haben dagegen häufiger eine Eingefäßerkrankung
- Die EF ist bei Diabetikern ebenfalls geringer (52,9 % vs. 54,7 %; p = 0,03)

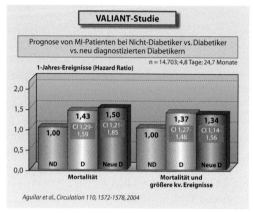

Abb. 14.8: Prognose von Patienten mit bekanntem und im Rahmen des ACS neu entdeckten Diabetes vs. Nicht-Diabetikern.

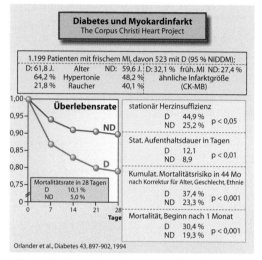

Abb. 14.9: Ergebnisse des Corpus Christi Heart Projects.

14.3. Die Corpus Christi Heart-Studie

Im Rahmen des Corpus Christi Heart Projects (13), einer prospektiven Studie an 1.208 Patienten, davon 445 Diabetiker, zu 95 % Typ II, wird die Überlebensrate nach akutem Myokardinfarkt untersucht.

- Trotz gleicher Infarktgröße, gemessen an der CK-MB, haben Diabetiker in 28 Tagen eine doppelt so hohe Mortalität wie Nicht-Diabetiker (10,1 % vs. 5,0 %; p < 0,001)
- Ähnliche Resultate ergibt auch die Langzeitbeobachtung
- Nach Korrektur bezüglich Alter, Ethnie und Geschlecht ist das kumulative Mortalitätsrisiko in 44 Monaten bei Diabetikern um 38 % höher (37,4 % vs. 23,3 %; p < 0,001)

439 Patienten, d.h. ca. ein Drittel dieser Patienten ist einer Herzkatheteruntersuchung unterzogen worden.

- Die Zahl > 75 %iger Stenosen ist bei den Diabetikern signifikant höher

14.4. Die WHO-MONICA-Daten

Diese signifikant höhere Mortalität bestätigt sich auch in den australischen Daten des WHO MONICA Projects (14) bei 5.322 Patienten mit akutem Myokardinfarkt.

Die alterskorrigierte Mortalität für

- Frauen mit Diabetes ist in den ersten 28 Tagen nach Infarkt um 56 % höher als bei nicht-diabetischen Frauen (25 % vs. 16 %)
- bei diabetischen Männern um 25 % höher als bei nicht-diabetischen Männern (25 % vs. 20 %)
- Die Ergebnisse der MONICA-Augsburg-Studien (15) in Deutschland zeigen bei der Analyse von 9.662 Infarktpatienten, davon 2.775 Diabetiker ähnliche Resultate
- Die Prognose für diabetische Männer ist hier noch schlechter als bei diabetischen Frauen
- Die 28-Tage-Sterblichkeit bei diabetischen Frauen ist hier bei Herzinfarkt um 50 %, bei diabetischen Männern um 70 % höher als bei den nicht-diabetischen Vergleichsgruppen

14.5. Die GUSTO-Angiografie-Studie

Auch im Rahmen der GUSTO-Angiografie-Studie (16, 17) (n = 2.431) findet sich bei Diabetikern (n = 310) in 30 Tagen eine doppelt so hohe Mortalität wie bei Nicht-Diabetikern (11,3 % vs. 5,9 %; p < 0,0001).

Dies, obwohl

- die Offenheitsrate der Koronarien, komplett offen oder zufriedenstellender Koronarfluss in den Gruppen ebenso gleich ist wie
- die Ejektionsfraktion (EF) des linken Ventrikels
- die Infarktgröße oder
- die regionale Wandbewegung
- Diabetes-immanente Mechanismen beeinträchtigen somit kardiale Kompensationsprozesse und verschlechtern dadurch die Prognose

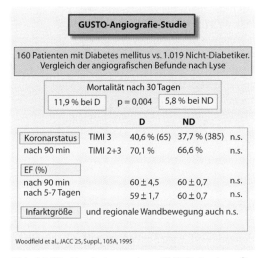

Abb. 14.10: Ergebnisse der GUSTO-Angiografie-Studie.

In der GUSTO-1-Angiografie-Substudie (16, 17) bleibt dieses doppelt so große Risiko der 30-Tagesmortalität auch nach der Korrektur bezüglich Begleitrisikofaktoren bestehen. Die Mortalitätsrate nach Angioplastie geht mit einer dreimal so hohen Mortalität (13,2 % vs. 4,5 %) wie bei Nicht-Diabetikern einher. Die Rescue-Angioplastie (= unmittelbare Durchführung einer PTCA nach vorausgegangener erfolgloser Thrombolyse) ist bei Diabetikern tendenziell weniger erfolgreich

(78 % vs. 89 %; p = 0,052). Die 30-Tages-Mortalität der Diabetiker mit erfolgreicher Rescue-Angioplastie entspricht dagegen der der Nicht-Diabetiker (8,3 % vs. 8,0 %).

Die kompensatorische Hyperkontraktilität des nicht-infarzierten Myokards 90 Minuten nach Thrombolyse ist bei den Diabetikern signifikant geringer (p < 0,01).

Auch entwickeln Diabetiker bei gleich großen Infarkten häufiger eine Herzinsuffizienz oder einen kardiogenen Schock. Dies zeigt, dass Diabetes ein eigenständiger Prognoseprädiktor ist. Dieser "Diabetes-Faktor" entspricht dem Risikoprofil der diabetischen Kardiopathie.

14.6. Die Spätmortalität nach Infarkt

Diabetiker, die den Infarkt überlebt haben, haben auch eine höhere Spätmortalität (18-20).

- Diese wird vorrangig auf rezidivierende Myokardinfarkte und die häufigere Entwicklung einer Herzinsuffizienz zurückgeführt
- Die linksventrikuläre Funktion ist einer der entscheidenden Faktoren, die die Prognose beim Postinfarktpatienten bestimmen. Trotz nach Höhe der CK-MB-Spiegel kleinerer Infarktgröße (p < 0,003) und bei stationärer Entlassung gleicher EF von 47 % haben Diabetiker
  - nach 3 Monaten etwa zweimal häufiger eine Herzinsuffizienz (27,6 % vs. 16,1 %; p < 0,02)
  - nach 6 Monaten sogar dreimal häufiger eine Herzinsuffizienz (30,1 % vs. 10,7 %; p < 0,0001) (16) als Nicht-Diabetiker
- d.h. einen klinisch fassbaren Funktionszustand des Herzens, der der Prognose eines Malignoms entspricht!

Während beim Nicht-Diabetiker das nicht-infarzierte Myokard kompensatorisch hyperkinetisch ist und hierdurch die EF-Einbuße teilkompensiert wird (21), haben mehrere Studien beim Diabetiker im Vergleich zum Nicht-Diabetiker eine Reduktion der globalen linksventrikulären Ejektionsfraktion und auch der regionalen Ejektionsfraktion des nicht-infarzierten Myokards gezeigt (20, 22, 23). Dies könnte die häufigere Herzinsuffizienz bei gleicher Infarktgröße mit erklären. Eine linksventrikuläre Wandruptur (24) im Rahmen eines akuten Myokardinfarktes wird zudem beim Diabetiker ebenfalls häufiger als beim Nicht-Diabetiker beobachtet.

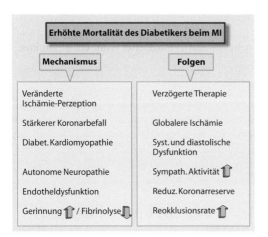

Abb. 14.11: Mechanismen der erhöhten KHK-Mortalität des Diabetikers.

14.7. Die Diabetes-Dauer und der KHK-Status als Prognoseprädiktoren

☞ (25)

Typ II-Diabetiker und Postinfarktpatienten werden hinsichtlich Mortalität in der 51.316 Männer (40-75 Jahre alt) umfassenden Health Professionals Follow-up Studie über 10 Jahre untersucht.

• Das Gesamt-Mortalitätsrisiko sowie auch das KHK-Mortalitäts-Risiko steigt mit der Dauer des Diabetes
• Diabetische Postinfarktpatienten haben ein fast doppelt so hohes KHK-Mortalitäts-Risiko wie nicht-diabetische Postinfarktpatienten

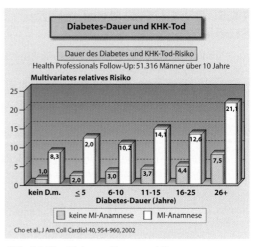

Abb. 14.12: Diabetes-Dauer und Prognose.

14.8. Akut-Therapie des Herzinfarktes beim Diabetiker

PCI, Fibrinolytica, Thrombozyten-Aggregationshemmer, ACE-Hemmer, Betablocker, Statine sind bei dieser Indikation nicht nur beim Nicht-Diabetiker, sondern auch beim Diabetiker prognoseverbessernd. Als zusätzlicher Faktor kommt speziell beim Diabetiker in der Akut-Therapie die Glukose-Stoffwechselkontrolle hinzu. Eine strenge Kontrolle des Blutzuckers während der akuten Phase des Myokardinfarktes hat wahrscheinlich protektive Effekte auf das Myokard und wird daher empfohlen.

Während das Herz normalerweise präferenziell Fettsäuren als Energiequelle für die ATP-Produktion utilisiert, wird bei Ischämie die Glukose zum Hauptenergielieferanten. Ischämie, aber auch Insulin ist ein Stimulus für eine verstärkte Translokation des Glukosetransporters GLUT 4 an die Zellmembran mit konsekutiver Möglichkeit zu vermehrter zellulärer Glukoseaufnahme (26). Bei Diabetikern mit Ischämie führt ein relativer Insulinmangel dagegen zu einer Abnahme der Translokation von GLUT 4, konsekutiv zu verminderter myokardialer Glukoseaufnahme und entsprechend reduzierter ATP-Produktion mit allen bekannten deletären Folgen im infarzierten wie nicht-infarzierten Myokard. Hier liegt der Ansatzpunkt einer intensivierten Insulintherapie.

14.8.1. Intensivierte Insulintherapie beim akuten Myokardinfarkt

Zur Beurteilung von Therapie-Effekten bei diabetischen Infarkt- und Postinfarktpatienten lagen bislang nur retrospektive Subgruppenanalysen vor.

14.8.1.1. Die DIGAMI-1-Studie

Die DIGAMI-Studie (27, 28) ist dagegen die erste größere prospektive randomisierte Studie, die sich mit der Blutzuckerkontrolle des Diabetikers beim akuten Infarkt sowie der folgenden 3,4 Jahre befasst.

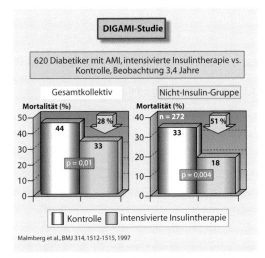

DIGAMI-Studie

Insulin-Glukose-Infusion, gefolgt von intensivierter s.c. Insulin-Therapie bei Diabetikern mit akutem Myokardinfarkt vs. konventioneller Therapie

Blutzucker > 11 mmol/l	Kontrolle n = 314		Infusion n = 306		Mortalitäts-Reduktion	
	n	%	n	%	%	p
In Klinik	35	11,1	28	9,1	18	n.s.
n. 3 Monat	49	15,6	38	12,4	21	n.s.
n. 1 Jahr	82	26,1	57	18,6	29	= 0,027
n. 3,4 Jahren	138	44	102	33	28	= 0,011

Malmberg et al., JACC 26, 57-65, 1995

Abb. 14.13: Die Ergebnisse der DIGAMI-Studie.

DIGAMI-Studie

620 Diabetiker mit AMI, intensivierte Insulintherapie vs. Kontrolle, Beobachtung 3,4 Jahre

Gesamtkollektiv

Mortalität (%)
44 | 28 % | 33 | p = 0,01

Nicht-Insulin-Gruppe

Mortalität (%)
n = 272 | 51 % | 33 | 18 | p = 0,004

☐ Kontrolle ☐ intensivierte Insulintherapie

Malmberg et al., BMJ 314, 1512-1515, 1997

Abb. 14.14: Ergebnisse der DIGAMI-Studie mit Berücksichtigung der nicht vorher mit Insulin Behandelten.

In dieser Studie mit 620 Patienten mit akutem Myokardinfarkt bekommen bei stationärer Aufnahme 50 % eine Diabetes-Standard-Therapie, die anderen 50 % eine intensivierte Insulin-Therapie mit 4 subcutanen Insulingaben/24 h über 3 und mehr Monate, eingeleitet von einer Glukose-Insulin-Infusion (500 ml 5 % Glukose plus 80 IU Insulin) über mindestens die ersten 24 h. Ziel ist ein Glukose-Spiegel von 7-10 mmol/l. Die Patienten haben im Mittel Ausgangs-Glukosespiegel von 15 mmol/l. Die HbA_{1c}-Werte sind bei Beginn der Randomisierung nicht signifikant unterschiedlich (Kontrollgruppe 8,0 ± 2,0 %, intensiviert behandelte Gruppe 8,2 ± 1,9 %). Nach 3 Monaten sind die HbA_{1c}-Werte in der intensiviert behandelten Gruppe signifikant günstiger mit 7,0 ± 1,6 % vs. 7,5 ± 1,8 %, ebenso nach 1 Jahr.

- Auch wenn die Hospitalsterblichkeit (intensiviert therapierte Gruppe 9,1 % vs. Kontrollgruppe 11,1 %; n.s.) wie auch die 3-Monatsmortalität (12,4 % vs. 15, 6 %; ns) nicht signifikant unterschiedlich (jedoch im Trend günstiger) sind,

- kann die Langzeit-Prognose durch dieses Vorgehen signifikant gebessert werden. Die 1-Jahres-Mortalität ist in der intensiviert behandelten Gruppe um 29 % geringer (18,6 % vs. 26,1 %; p = 0,027)

Die Patienten werden bei Studienaufnahme in Abhängigkeit vom anamnestisch kardialen Risiko und in Abhängigkeit von einer vorbestehenden Insulintherapie in 4 Gruppen eingeteilt:

- Es profitiert besonders die Gruppe mit niedrigerem Risiko ohne vorherige Insulintherapie

- Hier findet sich bereits nach 3 Monaten unter intensivierter Insulintherapie eine Mortalitätsreduktion von 52 %; p = 0,046

- D.h., gerade bei Patienten ohne vorherige Insulin-Therapie ist dieses therapeutische Vorgehen von besonderem Nutzen

Die Langzeit-Beobachtung (28) über 3,4 Jahre zeigt, dass die Mortalitätsrate der intensiv s.c. Insulin-behandelten Gruppe nicht nur nach einem Jahr, sondern auch noch nach 3,4 Jahren um 28 % signifikant geringer ist (33 % vs. 44 %; p = 0,011) oder anders formuliert: NNT = 9! Auch hier ist der Effekt bei den Patienten am größten, die vorher nicht mit Insulin behandelt worden waren und die der niedrigsten Risikoquartile angehörten.

14.8.1.2. Die DIGAMI-2-Studie

☞ (29)

In der DIGAMI-2-Studie werden 1.253 Diabetiker (ursprünglich waren 3.000 Diabetiker geplant) über eine Studiendauer von im Median 2,1 Jahren untersucht.

Drei Behandlungsstrategien liegen vor:

- Initiale Insulin-Glukoseinfusion gefolgt von einer intensivierten Insulinbehandlung
- Initiale Insulin-Glukoseinfusion gefolgt von einer konventionellen Behandlung
- Eine konventionelle Behandlung von Beginn an

Der primäre Endpunkt ist die Gesamtmortalität in Gruppe 1 und 2, ein sekundäres Ziel der Vergleich der Gesamtmortalität zwischen Gruppe 2 und 3.

Die Gesamtmortalität ist nach 2 Jahren zwischen Gruppe 1 und 2 nicht unterschiedlich (23,4 % vs. 22,6 %; p = 0,831), desgleichen nicht zwischen Gruppe 2 und 3 (22,6 % vs. 19,3 %; p = 0,203). Auch hinsichtlich nicht-tödlicher Re-Infarkte und Schlaganfällen bestehen keine Unterschiede zwischen den 3 Gruppen.

Die Studie kann die Ergebnisse von DIGAMI-1 (Blutglukose > 11 mmol/l, im Mittel 15,5 mmol/l vs. 12,8 mmol/l in DIGAMI-2) nicht bestätigen. Dies wird auf eine geringe 2-Jahres-Gesamtmortalität der DIGAMI-2-Patienten bei intensiver, leitlinienorientierter Kliniks- und poststationärer Therapie zurückgeführt (78-86 % Betablocker, 62-70 % ACE-Hemmer, 80-85 % ASS, 71-775 Lipidsenker). Ja, die Gesamtmortalität liegt in der Größenordnung von schwedischen Nicht-Diabetikern! Die Autoren verweisen darauf, dass eine so geringe 2-Jahres-Mortalitätsrate noch nie bei Diabetikern berichtet worden sei.

Vergleicht man Patienten mit Betablocker vs. ohne - und zwar unabhängig von der Gruppenzugehörigkeit - so ist die Ereignisrate unter Betablockern um 35 %, unter Statinen um 44 % geringer als bei Patienten ohne diese Therapie.

Der Blutzucker stellt sich auch in dieser Studie als starker unabhängiger Mortalitätsprädiktor (das Gleiche gilt für den HbA_{1c}-Wert) heraus. Ein Anstieg des Nüchternblutzuckerwertes um 3 mmol/l erhöht das Mortalitätsrisiko um 20 % (p < 0,001). Damit unterstreicht auch diese Studie die Notwendigkeit einer umfassenden intensivierten Therapie.

Diese Ergebnisse bestätigen Ergebnisse in Deutschland, die zeigen, dass eine intensivierte Therapie bei Diabetikern mit allen zur Verfügung stehenden Strategien unter Einschluss von Insulin-Glukose-Infusion die Hospitalsterblichkeit auf das Niveau von Nicht-Diabetikern senken kann (30).

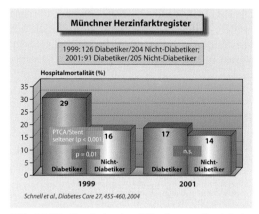

Abb. 14.15: Ergebnis des Münchener Herzinfarktregisters: Diabetiker vs. Nicht-Diabetiker in 2 Zeiträumen.

Auch in einem gemischten Krankengut (Diabetikeranteil entsprechend der Normalverteilung) werden für Glukose-Insulin-Kalium-Infusionen beim akuten Myokardinfarkt günstige Effekte berichtet (31). In dieser Metaanalyse von 9 Placebo-kontrollierten randomisierten Studien mit 1.932 Patienten geht die Hospitalmortalität durch dieses Vorgehen um 28 % zurück, (von 21 % auf 16,1 %), d.h. die Zahl der geretteten Leben beträgt pro 1.000 Behandelter 49! (NNT = 20).

14.8.1.3. Die CREATE-ECLA-Studie

Keinen Vorteil erbringt dagegen GIK (25 % Glukose, 50 U/l Insulin plus 80 mmol/l Kaliumchlorid über 24 h, Infusion 1,5 ml/kg/h über 24 h) in der CREATE-ECLA-Studie bei 20.201 Patienten (17,8 % Diabetiker) mit ST-Elevations-Myokardinfarkt (innerhalb 12 h, Alter im Mittel 58,6 Jahre) (32).

Der primäre Endpunkt, die 30-Tagesmortalität, beträgt in der Kontrollgruppe 9,7 %, in der GIK-Gruppe 10 % (p = 0,45). Auch hinsichtlich Herzstillstand, kardiogenem Schock und Re-Infarkt bestehen keine Unterschiede.

Die Subgruppenanalyse ergibt weder einen Nutzen für Nicht-Diabetiker noch für Diabetiker.

Auch in der zusammenfassenden Analyse der CREATE-ECLA- und OASIS-6-Studie an 22.949 Patienten mit STEMI findet sich hinsichtlich 30-Tagesmortalität kein Vorteil für die GIK-Therapie (9,7 % vs. 9,3 %; p = 0,33). Im Gegenteil können ungünstige Effekte durch Volumenretention, Hyperglykämie und Hyperkaliämie resultieren. Eine Subgruppenanalyse für Diabetiker fehlt hier jedoch (33).

14.8.1.4. Die GIPS-II-Studie

In dieser 889 Patienten (10 % davon Diabetiker) umfassenden Untersuchung mit STEMI (primäre PCI bei 88 %) beträgt die 30-Tagesmortalität in der GIK-Gruppe 2,9 %, in der Kontrollgruppe 1,8 % (p = 0,27). Damit besteht auch in dieser Studie kein Vorteil für GIK (34).

Bei den früheren günstigen Resultaten wurden Studien analysiert, in denen keiner der Patienten einer Reperfusionstherapie zugeführt worden war (34). Damit besteht der Bedarf nach aktuellen Analysen.

14.8.1.5. AHA-Statement zur Hyper-glykämie bei ACS

Hyperglykämie ist bei Hospitalisation wegen ACS häufig und ist ein starker negativer Prädiktor hinsichtlich Überleben und Komplikationen während des stationären Aufenthaltes, dies bei Patienten sowohl mit als auch ohne Diabetes. Obwohl die Datenlage z.Zt. nicht für evidenzbasierte Leitlinien ausreicht, werden auf Grund der bisherigen Daten AHA-Konsensus-Empfehlungen ausgesprochen (35).

- Die Glukosespiegel-Bestimmung sollte bei ACS Teil der Akutdiagnostik sein
- und sollten engmaschig kontrolliert werden
- Bei Plasmaglukose > 180 mg/dl sollte deren intensive Kontrolle in Betracht gezogen werden
- Ein präzises Therapieziel kann noch nicht definiert werden, bis dahin gilt BZ = 90-140 mg/dl als vernünftiges Ziel
- Intravenös appliziertes Insulin gilt z.Zt. hierbei als effektivste Methode, ggf. s.c. Insulin
- Eine Hypoglykämie ist allerdings zu vermeiden, da dies die Prognose ungünstig beeinflusst
- Die Therapie sollte schnell begonnen werden

- ACS-Patienten mit Hyperglykämie ohne bekannten Diabetes sind vor Entlassung hinsichtlich Glukosestoffwechsel genauer zu untersuchen (NBZ, HbA$_{1c}$, oGTT)
- Bei Diabetes-Patienten ist vor Entlassung eine Optimierung der Blutzuckereinstellung zu fordern

Definitive große randomisierte Studien zur Klärung der Frage,

- ob die Blutzuckerkontrolle die Prognose bessert
- und welche Glukoseziele anzustreben sind

stehen damit aus und sind zu fordern.

14.8.1.6. Der akute Myokardinfarkt als metabolisches Problem

Der akute Myokardinfarkt ist ein akuter metabolischer Stress, der mit einem schnellen Anstieg von

- Plasma-Katecholaminen,
- freien Fettsäuren im Plasma
- und dem Blutzucker

in den ersten 1-2 h verbunden ist.

Die metabolische Therapie muss daher darauf abzielen, die Folgen des Katecholaminstresses, nämlich die erhöhten freien Fettsäuren, die Insulinresistenz und die Hyperglykämie schnell zu korrigieren. Diese metabolische Manipulation ist nach Opie aber nur in den ersten 3 h möglich. D.h. je früher einsetzend, desto besser. Hierfür geeignet sind Betablocker und Insulin. Insulin sollte alle metabolischen Veränderungen korrigieren und bei rechtzeitigem Einsatz die Infarktgröße mindern.

Der Insulingabe kommen hierbei 2 Aufgaben zu: Zum einen reduziert GIK die Spiegel freier Fettsäuren, bessert die Insulinresistenz und erhöht den Glykolysefluss als Schutz des ischämiebedrohten Myokards, zum anderen führt die intensive Insulintherapie zu einer Senkung der Blutglukose, dadurch zu einer Minderung des proinflammatorischen oxidativen Stresses, so die Vorstellung von Opie (36).

2 Studien, die die beiden Strategien näher untersuchen, sind begonnen worden: IMMEDIATE (n = 15.450) und INTENSIVE (n = 700) (36).

14.8.1.7. Antiinflammatorische und profibrinolytische Effekte von Insulin

Insulin (2,5 U/h und GIK vs. Kochsalz und Kalium über 48 h) hat bei Patienten mit akutem ST-

Elevations-Infarkt antiinflammatorische und pro-fibrinolytische Effekte. Die antiinflammatorischen Effekte sind im Vergleich zur Kontrollgruppe an einem verzögerten (p < 0,05) und nicht so großen Anstieg von CRP (40 % weniger) und Serumamyloid A (50 % weniger) erkennbar. Der PAI-1-Anstieg ist unter Insulin ebenfalls geringer (p < 0,05). Diese Effekte könnten zum klinischen Nutzen des Insulins beim STEMI beitragen (37).

14.8.2. Der Effekt der Thrombolyse

14.8.2.1. Ergebnisse der Thrombolyse beim Diabetiker

Die Einführung der Lyse hat die Prognose des Diabetikers wie des nicht-diabetischen Infarktpatienten deutlich gebessert. Dies zeigt die Metaanalyse (n = 58.600) der Fibrinolytic Therapy Trialists' Collaborative Group, die 9 Studien zusammenfasst (38):

- Die Mortalität wird durch Lyse in den ersten 35 Tagen sowohl bei Diabetikern (von 17,3 % auf 13,6 %) als auch bei Nicht-Diabetikern (von 10,2 % auf 8,7 %) deutlich reduziert. Damit ist die absolute Risikoreduktion beim Diabetiker sogar größer als beim Nicht-Diabetiker (3,7 % vs. 1,5 %)
- Die Sterblichkeitsrate des Diabetikers in diesem Zeitraum nähert sich durch Lyse (13,6 %) wohl der des Nicht-Diabetikers ohne Lyse an (10,2 %), allerdings ohne diese zu erreichen!
- Damit hat der Diabetiker unverändert auch nach Lyse eine deutlich höhere Frühmortalität, ja noch nicht einmal die Prognose des Nicht-Diabetikers ohne Lyse

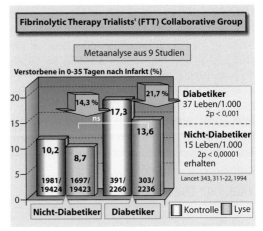

Abb. 14.16: Resultate nach Fibrinolyse beim Diabetiker.

Auch in der TIMI-II-Studie (5) ist neben dem Alter der Diabetes mellitus einer der Prädiktoren der Frühmortalität.

In der ISIS-2-Studie (39) bestätigt sich der günstige Effekt der Lyse bei Diabetikern wie Nicht-Diabetikern, wobei die Abnahme der kardiovaskulären Todesfälle unter Lyse bei Diabetikern auch hier stärker ist als bei Nicht-Diabetikern. Diabetiker haben unter Streptokinase eine um 31 %, Nicht-Diabetiker eine um 23 % verbesserte Überlebensrate.

Die Subgruppenanalysen der GUSTO-1-Studie, der GISSI-2-Studie und der TAMI-Studie zeigen aber auch, dass die Kurzzeit- wie auch die Langzeit-Mortalität nach Lyse beim Diabetiker um den Faktor 1,5 bis 2 höher bleibt als beim Nicht-Diabetiker (6, 17, 22). Als Ursache für die schlechtere Prognose des Diabetikers werden

- höheres Ausmaß der KHK
- stärkere LV-Dysfunktion außerhalb der Infarktzone und häufigere Herzinsuffizienz wie auch
- das hier veränderte thrombogene/thrombolytische Gleichgewicht angenommen.

In Anbetracht des bei Diabetikern nachweisbaren höheren thrombogenen Gefährdungsgrades bei gleichzeitiger geringerer Fibrinolyse-Aktivität hätte eine geringere Effektivität der Lyse, aber auch von ASS erwartet werden können. Eine schlechtere Lysierbarkeit wurde auch in der Tat bei Untersuchung kleinerer Kollektive zunächst diskutiert. Auch in der GISSI-2-Studie (4) schien nach Lyse, allerdings bei nicht-invasiver Kontrolle, die Reperfusionsinzidenz niedriger und die Reokklusionsrate höher zu sein als bei Nicht-Diabetikern.

- Angiografische Studien wie die GUSTO-1-Angiografie-Studie (16, 17) zeigen jedoch in der Offenheitsrate nach Lyse keine Unterschiede zwischen Diabetikern und Nicht-Diabetikern
- Auch in dieser Studie ist die Offenheitsrate nach 90 min für Diabetiker wie Nicht-Diabetiker ähnlich (29)
- Somit profitiert der Diabetiker von der Lyse genauso wie der Nicht-Diabetiker, diese korrigiert jedoch den Unterschied nicht

14.8.2.2. Hat der Diabetiker bei Lyse häufiger Nebenwirkungen?

In der Tat ist die Apoplex-Häufigkeit (in den ersten 35 Tagen) bei Diabetikern unter Lyse doppelt so hoch (1,9 %) wie bei Nicht-Diabetikern (1 %) und höher als ohne Lyse (1,3 % vs. 0,6 %) (38). Die Häufigkeit ist jedoch insgesamt gering. Retinale Hämorrhagien werden in der TAMI-Studie (22) nicht gesehen, obwohl auch Patienten mit Retinopathien im Rahmen dieser Studie lysiert werden. Eine proliferative Retinopathie wird häufig als Kontraindikation für eine Lyse gesehen.

In der GUSTO-1-Studie (40) wird beim Subkollektiv von 6.011 Diabetikern nur in einem Fall eine ophthalmologische Komplikation gesehen - ein periorbitales Hämatom. Angesichts 37 weniger Verstorbener pro 1.000 Behandelter (38) tritt die Retinopathie und die Möglichkeit der Visusverschlechterung durch Einblutung doch allerdings eher in den Hintergrund. Die Retinopathie ist daher keine Kontraindikation für eine Lyse (41).

14.8.3. ASS beim akuten Infarkt des Diabetikers

Die Thrombozytenaggregationshemmer wie Acetylsalicylsäure, ADP-Antagonisten wie Clopidogrel und Glykoprotein IIb/IIIa-Rezeptor-Antagonisten gehören zur Basis-Therapie des akuten Koronarsyndroms und können auch gut miteinander kombiniert werden. Neben Beeinflussung der Atherothrombose können sie günstige Effekte bei koronarer Mikroembolisierung haben. Aus Plaques können sowohl Plaqueanteile, erst recht bei Atherothrombose thrombotische Partikel spontan, aber auch bei invasivem Vorgehen in die distale Strombahn embolisieren mit konsekutiver mikrovaskulärer Obstruktion. Dies kann eine Ein-

schränkung der regionalen Ventrikelfunktion zur Folge haben (42, 43).

In der ISIS-2-Studie (39) wird die 35-Tagesmortalität durch 162,5 mg/d Acetylsalicylsäure genauso wie durch Streptokinase gesenkt.

Die Subgruppenanalyse ergibt jedoch bezüglich ASS beim Diabetiker keinen Vorteil, während bei Nicht-Diabetikern durch ASS eine 20 %ige Mortalitätsreduktion erreicht werden kann. Inwieweit die Dosierung von ASS beim Diabetiker mit höherer Thromboxan A_2-Produktion und erhöhter Plättchenaggregabilität hierfür ursächlich ist, bleibt unklar. In der Kombination Lyse plus ASS finden sich jedoch sowohl bei Diabetikern als auch bei Nicht-Diabetikern wiederum gleich günstige Effekte.

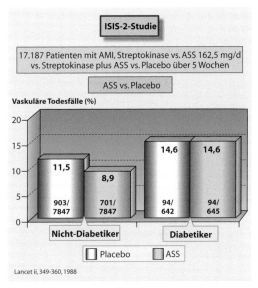

Abb. 14.17: Ergebnisse der ISIS-2-Studie. ASS vs. Placebo beim Diabetiker und Nicht-Diabetiker.

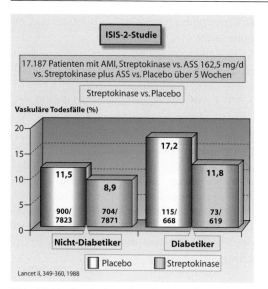

Abb. 14.18: Ergebnisse der ISIS-2-Studie. Streptokinase vs. Placebo beim Diabetiker und Nicht-Diabetiker.

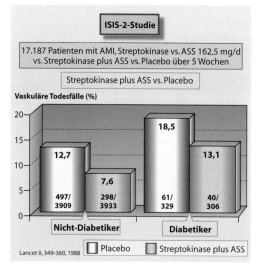

Abb. 14.19: Ergebnisse der ISIS-2-Studie. Streptokinase plus ASS vs. Placebo beim Diabetiker und Nicht-Diabetiker.

In der Metaanalyse der ASS-Studien, der Antiplatelet Trialists' Collaboration (44) kann dagegen nicht nur für Nicht-Diabetiker, sondern auch für Diabetiker ein gleich großer günstiger Effekt gezeigt werden.

- Für Diabetiker geht hier die kombinierte Ereignisrate für vaskulären Tod, Myokardinfarkt und Apoplex von 22,3 % auf 18,5 % ($2p < 0,002$) zurück
- in der Nicht-Diabetikergruppe von 16,4 % auf 12,8 % ($2p < 0,00001$)
- insgesamt somit pro 1.000 Behandelter ein Nutzen für 38 Diabetiker vs. 36 Nicht-Diabetiker (NNT = 26 vs. NNT = 28)

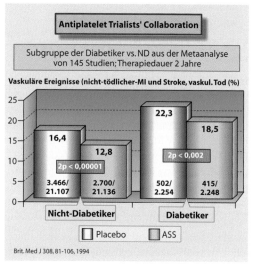

Abb. 14.20: Ergebnisse der Antiplatelet Trialists' Collaboration.

Als ASS-Loading-Dose wird heute 150-300 mg (ESC/EASD 2007) bzw. 160-325 mg (ACC/AHA 2007) empfohlen, als Langzeittherapie-Dosis in der Sekundärprävention 75-100-150-162 mg/d. In der Regel werden in Deutschland sekundärpräventiv auch beim Diabetiker 100 mg/d ASS eingesetzt.

14.8.4. Betablocker beim akuten Infarkt des Diabetikers

Der Stellenwert des Betablockers beim akuten Infarkt wie auch beim Postinfarktpatienten ist umfangreich belegt. Die Gesamtmortalität ist unter Betablockade nach 7 Tagen im Gesamtkollektiv

- der ISIS-1-Studie um 15 % ($2p < 0,04$) niedriger
- in der Göteburg-Studie um 36 %
- in der MIAMI-Studie um 13 % geringer (n.s.)

Der Betablocker reduziert die Infarktgröße, die Infarkt-Extension, die rezidivierende Ischämie, die Re-Infarkt-Häufigkeit und mindert durch Anheben der Kammerflimmerschwelle die Gefahr des akuten Herztodes.

Aber auch der diabetische Infarktpatient profitiert vom Betablocker beim akuten Infarkt, wie die Subgruppenanalysen zeigen (45, 46). Der Nutzen des Betablockers ist beim Diabetiker sogar deutlich größer als beim Nicht-Diabetiker. Die Betrachtung der gepoolten Daten ergibt eine Senkung der Mortalität beim Diabetiker um 37 %, dagegen nur von 13 % beim Nicht-Diabetiker (47, 48).

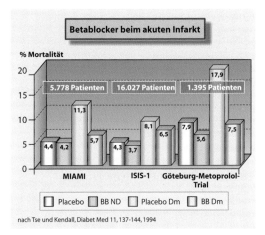

Abb. 14.21: Betablocker beim Herzinfarkt des Diabetikers.

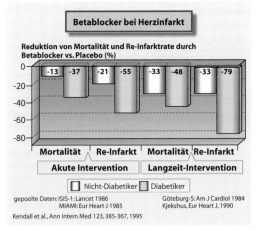

Abb. 14.22: Betablocker bei Herzinfarkt - akut, chronisch - bei Diabetes.

Trotz der guten Daten werden Betablocker auch beim akuten Koronarsyndrom nicht nur des Nicht-Diabetikers, sondern auch des Diabetikers zu wenig eingesetzt. Angesichts kardioselektiver Betablocker ist die Angst vor gestörter Glukosetoleranz und reduzierter Gegenregulation bei Hypoglykämie unbegründet und steht in gar keiner Relation zum erreichbaren Vorteil bei Einsatz des Betablockers.

14.8.5. ACE-Hemmer bei akutem Infarkt

Mehrere randomisierte Studien haben gezeigt, dass ACE-Hemmer bei und nach akutem Myokardinfarkt nicht nur die Infarktgröße und das ventrikuläre Remodeling, sondern auch den plötzlichen Herztod und die Gesamtmortalität reduzieren (49). Bei Diabetikern reduzieren ACE-Hemmer die Mortalität sogar noch stärker als bei Nicht-Diabetikern (50).

Dies zeigen die GISSI-3- und die ISIS-4-Studie, beide bei akutem Myokardinfarkt durchgeführt. Hierbei wird in beiden Studien ein nicht-selektioniertes Krankengut untersucht.

- In der GISSI-3-Studie ist die 42-Tagesmortalität unter Lisinopril um 12 % niedriger als unter Placebo (7,1 % vs. 6,3 %)

- In der ISIS-4-Studie liegt die 35-Tagesmortalität unter Captopril um 7 % signifikant niedriger als im Kollektiv ohne ACE-Hemmer

In der GISSI-3-Studie haben 2.790 (15,2 %) von 18.131 Patienten einen Diabetes (10, 11). Unter Lisinopril ist die 6-Wochenmortalität der Diabetiker um 32 % niedriger als unter Placebo (8,7 % vs. 12,4 %), bei Nicht-Diabetikern dagegen nur um 5 % (5,6 % vs. 5,9 %). Dieser günstige Effekt ist bei Diabetikern signifikant (p < 0,025) stärker ausgeprägt als bei Nicht-Diabetikern

- Auch nach 6 Monaten ist dieser Effekt bei den Diabetikern der Lisinopril-Gruppe mit einer um 33 % geringeren Mortalität noch nachweisbar (12,9 % vs. 16,1 %), dies trotz Absetzen der Therapie nach 6 Wochen; bei Nicht-Diabetikern findet sich dagegen nach 6 Monaten kein Mortalitätsunterschied mehr zwischen der Lisinopril- und Placebogruppe (8,1 % vs. 8,1 %)

In der GISSI-3-Studie erfolgt auch eine getrennte Betrachtung nach Typ des Diabetes (10).

- Bei den Typ I-Diabetikern (n = 496; 2,7 % des Kollektivs) beträgt die Mortalität in 6 Wochen ohne Lisinopril 21,1 %, mit Lisinopril 11,8 %. Dies entspricht einer Mortalitätsreduktion von 44 % (p < 0,05)

- Bei den Typ II-Diabetikern (n = 2.294; 12,5 % des Kollektivs) geht die Mortalität unter dem ACE-Hemmer im gleichen Zeitraum dagegen nur um 26,7 % (p < 0,05) zurück (10,5 % vs. 7,7 %)

D.h. Typ I- wie Typ II-Diabetiker profitieren von der ACE-Hemmer-Gabe im Akutstadium, erstere stärker.

Aufgrund des höheren Risikos ist bei Diabetikern auch hier ein größerer Nutzen als im Gesamtkollektiv nachweisbar.

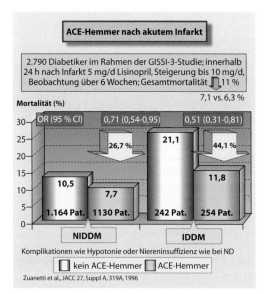

Abb. 14.23: ACE-Hemmer bei akutem Myokardinfarkt - die GISSI-3-Studie.

14.8.6. Die PTCA beim akuten Infarkt des Diabetikers

14.8.6.1. PTCA nach Lyse beim Diabetiker - TIMI II

Auch in der TIMI-II-Subgruppenanalyse (5) bei Patienten mit frischem Erstmyokardinfarkt und Lyse beträgt

- die 42-Tagesmortalität bei Diabetikern (n = 439) 10,2 %

- bei Nicht-Diabetikern dagegen nur 4,1 % (n = 2.900; p < 0,001)

D.h. auch hier haben Diabetiker mit doppelt so hoher Mortalität die eindeutig schlechtere Prognose.

- Eine an die Lyse angeschlossene PTCA

- führt bei Diabetikern zu einem Anstieg der Mortalität auf 14,8 %

- während bei Fortsetzung einer konservativen Therapie die Mortalität bei Diabetikern nur 4,2 % beträgt

D.h. frühes aggressives Vorgehen, bei Reinfarktpatienten in dieser Studie prognoseverbessernd, ist bei Diabetikern mit Erstinfarkt dagegen die weniger geeignete Maßnahme. TIMI II berücksichtigt aber noch nicht die modernen Konzepte mit Stent-Implantation und Glykoprotein IIb/IIIa-Rezeptorantagonisten.

14.8.6.2. PTCA vs. Thrombolyse

In der GUSTO IIb-Angioplastie-Substudie erfolgt der Vergleich Angioplastie vs. Thrombolyse (Alteplase) beim akuten Infarkt (177 Diabetiker und 961 Nicht-Diabetiker). Primärer Endpunkt ist Tod, tödlicher und nicht-tödlicher Myokardinfarkt sowie Apoplex nach 30 Tagen. Der Erfolg der Therapie ist definiert als: Residualstenose < 50 % oder TIMI Grad III-Fluss. Die primäre Angioplastie ist bei Diabetikern wie Nicht-Diabetikern ähnlich erfolgreich und scheint bei diesen effektiver als die Thrombolyse zu sein (51).

14.8.6.3. PTCA plus Stent beim akuten Infarkt plus Abciximab vs. Placebo

Die ADMIRAL-Studie (52) (n = 300, davon 15,4 % Diabetiker in der Abciximab-Gruppe, in der Placebogruppe 19,9 % Diabetiker; p = 0,31) geht der Frage nach, welchen Einfluss Abciximab bei Stenteinlage im Rahmen einer Akutintervention während eines Infarktes hat (vs. Placebo). Abciximab führt bei Diabetikern gegenüber Placebo

- zu einer signifikanten Reduktion der 6-Monats-Mortalität (0 % vs. 16,7 %; p = 0,02)

- zu einer Reduktion der Inzidenz von Tod, Re-Infarkt oder jeder Form von Revaskularisation (20,7 % vs. 50,0 %; p = 0,02)

- Auch findet sich unter Abciximab eine seltener notwendige dringliche Zielgefäß-Revaskularisation (0 % vs. 12,5 % unter Placebo; p = 0,049)

14.8.6.4. Langzeitergebnisse bei Akut-PTCA: Diabetiker vs. Nicht-Diabetiker

☞ (53)

In der PAMI- Studie (n = 3.742, davon 626 = 17 % mit Diabetes) erfolgt bei Patienten mit akutem Myokardinfarkt eine Akut-PTCA. Die Diabetiker haben bei Aufnahme in die Studie eine geringere EF und häufiger eine Mehrgefäßerkrankung. Die Hospitalsterblichkeit ist bei gleichen angiografischen Resultaten bei Diabetikern fast doppelt so hoch (4,6 % vs. 2,6 %; p = 0,005). Nach Korrektur hinsichtlich der Baseline-Unterschiede findet sich jedoch keine unabhängige Assoziation zwischen Diabetes und Hospitalsterblichkeit. Dagegen zeigt der Diabetes eine unabhängige Korrelation mit der 6-Monats-Mortalität. Diese ist auch nach 6 Monaten bei Diabetikern doppelt so hoch (8,1 % vs. 4,2 %; p < 0,0001).

14.9. Die Prognose des Diabetikers bei instabiler Angina pectoris/Non-Q-wave-Infarkt

☞ (54)

Die Diabetiker der OASIS-Registry (21 % von 8.013), die die nach instabiler Angina pectoris oder Non-Q-wave-Infarkt über 2 Jahre beobachtet werden, haben nicht nur eine höhere Gesamtmortalität als die Nicht-Diabetiker (RR 1,57; p < 0,001), sondern auch ein höheres Risiko bezüglich kardiovaskulärem Tod (1,49; p < 0,009), Myokardinfarkt (RR 1,34; p < 0,001), Apoplex (RR 1,45; p = 0,009), Herzinsuffizienz (RR 1,45; p < 0,001). Dabei erfolgt bei beiden Gruppen gleich häufig eine invasive Koronardiagnostik und Angioplastie, bei Diabetikern aber häufiger eine Bypass-OP (23 % vs. 20 %; p < 0,001). Diabetische Frauen haben daneben gegenüber nicht-diabetischen Frauen ein signifikant höheres Mortalitätsrisiko (RR 1,98) als dies beim Vergleich der entsprechenden Männergruppen der Fall ist (RR 1,24).

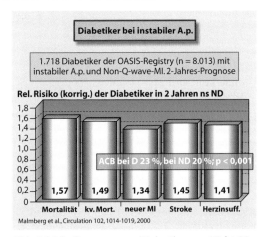

Abb. 14.24: Prognose von Diabetikern vs. Nicht-Diabetikern nach instabiler Angina pectoris und Non-Q-wave-Infarkt im Zeitraum von 2 Jahren.

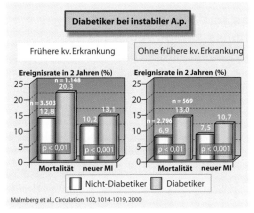

Abb. 14.25: Prognose von Diabetikern vs. Nicht-Diabetikern nach instabiler Angina pectoris und Non-Q-wave-Infarkt in Abhängigkeit einer vorbestehenden und nicht-vorbestehenden kardiovaskulären Erkrankung.

Die 30-Tages-Mortalität ist bei Diabetikern mit akutem Koronarsyndrom mit und ohne ST-Hebung höher als bei Nicht-Diabetikern. Hierbei ist das absolute Risiko bei Diabetikern mit STEMI höher als bei NSTEMI (55).

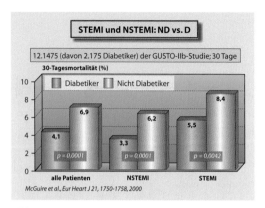

Abb. 14.26: Prognose des Diabetikers bei akutem Koronarsyndrom.

14.10. Therapieergebnisse bei instabiler Angina pectoris/Non-Q-wave-Infarkt

14.10.1. Effekt der Glykoprotein IIb/IIIa-Rezeptorblockade bei instabiler Angina pectoris

Im Rahmen der EPILOG-Studie (n = 2.792 mit dringlicher und elektiver PCI, ca. 50 % instabile Angina pectoris) führt Abciximab nach PTCA bei Diabetikern zu einer Nicht-Diabetikern mindestens vergleichbaren Minderung von Mortalität und Myokardinfarkt (56).

In der PRISM-PLUS-Studie (57) bei instabiler Angina pectoris und Non-Q-wave-Infarkt sind ischämische Ereignisse (kombinierter Endpunkt aus Tod, Myokardinfarkt und refraktärer Ischämie innerhalb von 7 Tagen nach Randomisierung) unter der Kombination Tirofiban plus Heparin um 32 % (12,9 % vs. 17,9 %) seltener (p = 0,004) als unter Heparin allein.

Diese Überlegenheit der Kombination findet sich auch bei Diabetikern, bei denen die Risikoreduktion für ischämische Ereignisse mit 32 % (14,8 % vs. 21,8 %) etwa so groß ist wie bei Nicht-Diabetikern mit 26 % (12,4 % vs. 16,7 %), d.h. ARR aber mit 7 % bei Diabetikern fast doppelt so groß ist (ARR 4,3 %) wie bei Nicht-Diabetikern (NNT:14 vs. 23 bei Nicht-Diabetikern). Auch hier wird jedoch nicht das Risiko des Diabetikers mit dem des Nicht-Diabetikers egalisiert, sondern der Diabetiker wird wiederum in etwa auf die Prognosestufe des Nicht-Diabetikers ohne dieses Vorgehen gebracht (14,8 % vs. 16,7 %).

Die umfangreiche Subgruppenanalyse (58) der Diabetiker der PRISM-PLUS-Studie (ca. 23 % des Kollektivs sind Diabetiker) ergibt für die Kombinationstherapie bei Betrachtung des Endpunktes Tod und Myokardinfarkt zu jedem der 4 Zeitpunkte (2., 7., 30. und 180. Tag) eine signifikante Überlegenheit über die Monotherapie.

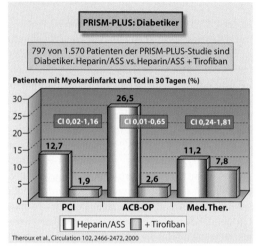

Abb. 14.27: Häufigkeit von Tod und Myokardinfarkt bei PCI, ACB-OP und medikamentöser Therapie der Diabetiker in der PRISM-PLUS-Studie.

In der PRISM-Studie (59) (Vergleich ASS plus Heparin vs. ASS plus Tirofiban bei instabiler Angina pectoris) ist Tirofiban bezüglich der Reduktion des primären Endpunktes (Tod, Myokardinfarkt oder refraktäre Ischämie innerhalb 48 h) dem Heparin beim akuten Koronarsyndrom signifikant überlegen (3,8 % vs. 5,6 % Ereignisse, p = 0,01; 33 % geringeres Risiko). Bei der Subgruppe der Diabetiker (20,4 % in der Tirofiban-Gruppe, 22,4 % in der Heparin-Gruppe) ist dies ebenfalls der Fall. Auch hier findet sich eine signifikante Senkung der Endpunkte. Auch hier profitieren die Diabetiker von Tirofiban stärker als die Nicht-Diabetiker.

Eine Metaanalyse (60) der diabetischen Populationen von 6 großen Studien mit Glykoprotein IIb/IIIa-Rezeptorantagonisten (PRISM, PRISM-PLUS, PARAGON A, PARAGON B, PURSUIT, GUSTO IV) bei akutem Koronarsyndrom (n = 6.458) ergibt, dass die Mortalität der Diabetiker innerhalb der ersten 30 Tage durch diese Therapie um 26 % gesenkt wird (6,2 % vs. 4,6 %; p = 0,007). Im Gegensatz dazu haben die 23.072 Nicht-Diabetiker keinen Überlebensvorteil (Mortalitätsrate hier 3,0 % vs. 3,0 %). Die Interaktion zwischen GP IIb/IIIa-Inhibition und Diabetes ist signifikant (p = 0,036). Der günstige Effekt ist unabhängig von der Therapie des Diabetes, ist bei diätetischer Therapie genauso vorhanden wie unter Insulin oder oralen Antidiabetika.

Bei 1.279 diabetischen Patienten mit PTCA während des stationären Aufenthaltes führt diese Therapie sogar zu einer Mortalitätsreduktion von 70 % (4,0 % vs. 1,2 %; p = 0,002). Somit ist gerade bei diabetischen PTCA-Patienten im Rahmen eines akuten Koronarsyndroms der Nutzen groß. Deswegen sollten GP IIb/IIIa-Rezeptor-Antagonisten u.a. gerade bei Diabetikern mit akutem Koronarsyndrom zum Einsatz kommen.

Ein solcher Unterschied zwischen Diabetikern und Nicht-Diabetikern ist in der CURE-Studie für die Kombination Clopidogrel und ASS nicht nachweisbar. Hier profitieren beide Kollektive von der Therapie.

Wenngleich nach dieser Metaanalyse (60) nur die Diabetiker einen Nutzen von dieser Therapie haben, so wird in den ersten 30 Tagen deren Mortalitätsrate, die im Vergleich zum Nicht-Diabetiker doppelt so hoch ist (p < 0,0001), durch diese Maßnahme nicht auf die Stufe der Nicht-Diabetiker gesenkt.

In einer weiteren Metaanalyse (61) (6 Studien, 31.402 Patienten mit ACS) profitieren Diabetiker wie Nicht-Diabetiker vom GP IIb/IIIa-Antagonisten. Während Tod und Myokardinfarkt innerhalb 28 Tagen im Gesamtkollektiv 10,8 % vs. 11,8 % unter Placebo betragen, liegt diese Ereignisrate bei Nicht-Diabetikern (78 %) bei 10,6 %, bei Diabetikern (22 %) bei 13,7 %. Hierbei profitieren beide Gruppen von dieser Therapie; n.s.

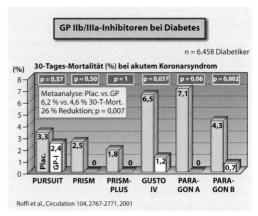

Abb. 14.28a: Ergebnisse der Metaanalyse der GP IIb/IIIa-Inhibitoren-Studien bei Diabetikern.

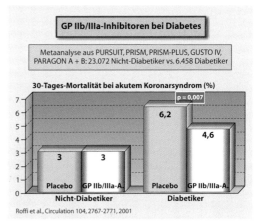

Abb. 14.28b: Ergebnisse der Metaanalyse der GP IIb/IIIa-Inhibitoren-Studien bei Diabetikern vs. Nicht-Diabetikern.

14.10.2. Clopidogrel plus ASS bei instabiler A.p./Non-Q-wave-Infarkt - die CURE-Studie

☞ (62, 63)

Die Thrombozyten-aggregationshemmende Wirkung von ASS und Clopidogrel addiert sich und führt bei akutem Koronarsyndrom im Rahmen der CURE-Studie zu überzeugenden Therapieergebnissen. In der CURE-Studie werden 12.562 Patienten mit instabiler Angina pectoris (75 %) oder Non-Q-wave-Infarkt untersucht. Innerhalb von 24 h nach Beginn der Symptomatik werden die Patienten in die Studie aufgenommen. Eine Hälfte der Patienten bekommt nach einer Aufsättigungs-Dosis von 300 mg Clopidogrel 1 x 75 mg/d über maximal 12 Monate plus 75-325 mg/d ASS, die andere Hälfte der Studienpatienten erhält am ersten Tag 300 mg Placebo, anschließend 75 mg Placebo plus 75-325 mg/d ASS. Primärer Endpunkt ist die kombinierte Inzidenz an kardiovaskulären Todesfällen, Myokardinfarkten und Schlaganfällen.

Unter Clopidogrel ist

- der primäre Endpunkt um 20 % seltener (11,4 % vs. 9,3 %, p < 0,0001)
- der zweite primäre kombinierte Endpunkt (kardiovaskulärer Tod, nicht-tödlicher Myokardinfarkt, Hirnschlag oder refraktäre Ischämie) ist um 14 % seltener (16,5 % vs. 18,8 %, p < 0,001)
- Myokardinfarkte sind um 23 % seltener (6,7 % vs. 5,2 %; p < 0,001)
- kardiovaskulären Todesfälle um 7 % (5,5 % vs. 5,1 %)
- Schlaganfälle um 14 % seltener (1,4 % vs. 1,2 %)

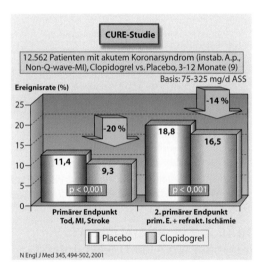

Abb. 14.29: Ergebnisse der CURE-Studie.

14.10.2.1. Die Subgruppe der Diabetiker in der CURE-Studie

22,4 % der Patienten der Clopidogrel-Gruppe, 22,8 % der Placebogruppe der CURE-Patienten sind Diabetiker. Diese profitieren bezüglich des primären Endpunkts (14,2 % vs. 16,7 % in der Placebogruppe; RRR 15 %) ebenso wie Nicht-Diabetiker (7,9 % vs. 9,9 %; RRR 20 %) von der Kombinationstherapie. Aber auch hier wird der Diabetiker nicht auf die Prognosestufe des Nicht-Diabetikers ohne diese Therapie gebracht.

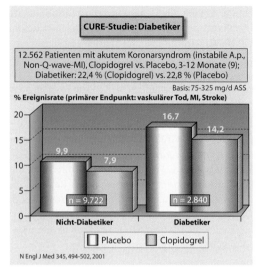

Abb. 14.30: Diabetiker vs. Nicht-Diabetiker in der CURE-Studie.

14.10.2.2. Die PCI-CURE-Ergebnisse

☞ (64)

Bei 2.658 Patienten der CURE-Studie (19 % davon Diabetiker) erfolgt eine PTCA, im Mittel bei 82 % mit Stentimplantation. Die Patienten sind im Median über 6 Tage mit ASS und Studienmedikation (Clopidogrel oder Placebo) vorbehandelt. Danach erfolgt bei den gestenteten Patienten eine offene Therapie mit Clopidogrel oder Ticlopidin über 2-4 Wochen, dann wieder Übergang auf die geblindete Studienmedikation. Primärer Endpunkt ist die gemeinsame Häufigkeit von kardiovaskulärem Tod, Myokardinfarkt oder dringliche Zielgefäßrevaskularisation während 30 Tagen nach PCI.

In dieser Zeit beträgt die Häufigkeit des primären Endpunkts in der Verumgruppe 4,5 %, in der Placebogruppe 6,4 %, d.h. Rückgang der Ereignisrate um 30 % (p = 0,03) unter Verum.

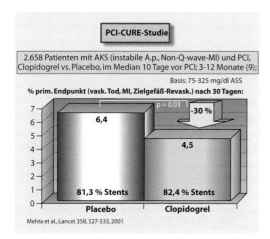

Abb. 14.31: Ergebnisse der PCI-CURE-Studie 4 Wochen nach Intervention.

14.10.2.3. Ergebnisse der PCI-CURE im gesamten Studienzeitraum

Auch über den gesamten Studienzeitraum (im Mittel 9 Monate bzw. 8 Monate nach PCI) ist der Nutzen von Clopidogrel plus ASS größer als unter ASS allein. Die Häufigkeit von kardiovaskulärem Tod und Myokardinfarkt beträgt unter Clopidogrel plus ASS 8,8 %, unter ASS allein 12,6 %, somit RRR 31 %. Diabetiker profitieren in der Subgruppenanalyse von dieser Kombinationstherapie über die Studienzeit genauso wie Nicht-Diabetiker (kardiovaskulärer Tod und Myokardinfarkt bei Diabetikern 12,9 % vs.16,5 % unter Placebo, bei Nicht-Diabetikern 7,9 % vs. 11,7 % bzw. relative Risikoreduktion bei Diabetikern 23 %, bei Nicht-Diabetikern 34 % oder NNT = 26 bei Nicht-Diabetikern, 28 bei Diabetikern).

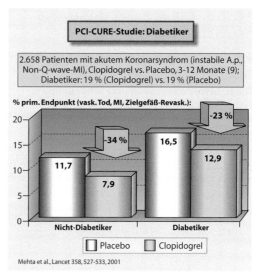

Abb. 14.32: Ergebnisse der PCI-CURE-Studie bei Diabetikern vs. Nicht-Diabetikern.

14.10.2.4. Prasugrel vs. Clopidogrel

In der TRITON-TIMI 28-Studie (n = 13.608) erfolgt bei Patienten mit ACS (74 % NSTEMI, 26 % STEMI) ein Vergleich zwischen Clopidogrel vs. Prasugrel (Gabe in 73 % während PCI mit einer Beobachtungsdauer über 14,5 Monate. 94 % erhalten mindestens 1 Stent, 48 % BMS, 47 % DES. Primärer Endpunkt ist die Kombination aus kardiovaskulärem Tod, nicht-tödlichem Myokardinfarkt und nicht-tödlichem Schlaganfall (65).

Während im Gesamtkollektiv der primäre Endpunkt unter Prasugrel um 27 % (9,9 % vs. 12,1 %; p < 0,001) seltener ist, findet sich auch für das Kollektiv der Diabetiker (23 %) eine Überlegenheit. Die Blutungsgefahr nimmt allerdings zu.

Der primäre Endunkt ist bei den Diabetikern um 30 % signifikant seltener (17 % vs. 12,2 %), bei den Nicht-Diabetikern um 14 % seltener (10,6 % vs. 9,2 %). Auch hinsichtlich Stentthrombose ist Prasugrel sowohl beim Diabetiker (2,0 % vs. 3,6 %; RRR 48 %) als auch beim Nicht-Diabetiker überlegen (0,9 % vs. 2,0 %; RRR 55 %) (66).

14.10.3. CSE-Hemmer bei akutem Koronarsyndrom

14.10.3.1. Die MIRACL-Studie

☞ (67)

In die MIRACL-Studie werden 3.086 Patienten (mittleres Alter 65 Jahre; 22,2 % Diabetiker unter Atorvastatin, 24,1 % unter Placebo) mit akutem Koronarsyndrom (instabile Angina pectoris oder Non-Q-wave-Infarkt) aufgenommen. Innerhalb der ersten 24-96 h (im Mittel 63 h) wird eine Therapie mit 80 mg Atorvastatin oder Placebo begonnen, und über 4 Monate fortgesetzt. Die Ausgangs-LDL-Werte liegen in der Statingruppe bei 123 mg/dl, in der Placebogruppe bei 125 mg/dl. Das LDL fällt unter dem CSE-Hemmer auf im Mittel 72 mg/dl (nach 4 Monaten), unter Placebo Anstieg auf im Mittel 135 mg/dl.

- Der primäre kombinierte Endpunkt (Tod, nicht-tödlicher Myokardinfarkt, Herzstillstand mit Reanimation oder rezidivierende Myokardischämie mit objektivierbarem Nachweis inklusive Notwendigkeit zur stationären Notaufnahme ist unter Atorvastatin signifikant um 16 % geringer (14,8 % vs. 17,4 %; p = 0,048)
- Dies beruht vor allem auf der unter Atorvastatin um 26 % (6,2 % vs. 8,4 %; p = 0,02) seltener notwendig werdenden stationären Aufnahme wegen instabiler Angina pectoris mit objektivierbaren Parametern (wie EKG-Veränderungen, Wandbewegungsstörungen im Echokardiogramm oder Perfusionsstörungen im Myokardszintigramm)

Die Effekte sind unabhängig vom LDL-Ausgangswert (Median von LDL 121 mg/dl):

- Bei LDL ≤ 121 mg/dl sind unter Atorvastatin von den primären Endpunkten 15 % der Patienten betroffen, unter Placebo 18,6 %
- Bei LDL-Werten > 121 mg/dl sind 15 % der Patienten unter Atorvastatin, 16,6 % der Patienten unter Placebo betroffen, d.h. die Patienten mit den niedrigeren LDL-Werten profitieren noch stärker!

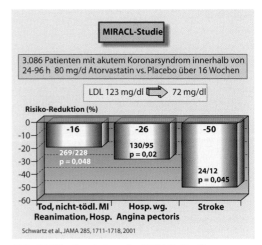

Abb. 14.33: Ergebnisse der MIRACL-Studie.

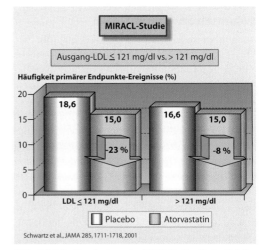

Abb. 14.34: Ergebnisse der MIRACL-Studie in Abhängigkeit vom LDL-Ausgangswert.

Angesichts des potenziellen Nutzens während Kurzzeit-Therapie und des definitiven Nutzens bei Langzeit-Therapie bei guter Verträglichkeit sollte der Patient mit akutem Koronarsyndrom daher schon früh während des stationären Aufenthaltes mit einem Statin versorgt werden (68).

Hieraus resultiert der standardmäßige Einsatz des Statins beim akuten Koronarsyndrom und seiner Nachbehandlung und muss deshalb bereits in der Klinik intensiv begonnen werden. In den ersten 4 Monaten nach akutem Koronarsyndrom, einer instabilen Phase der KHK, sind offensichtlich (oder möglicherweise) deutlich niedrigere LDL-Ziele als < 100 mg/dl anzustreben (evtl. bei höherer

Dosierung auch stärkere pleiotrope Effekte, ☞ Kap. 14.9.3.2.). Während in der CARE-Studie nur günstige Effekte bis zu einem LDL von 125 mg/dl nachweisbar sind, wird in dieser Studie die CSE-Hemmer-Therapie erst darunter, nämlich bei 123 mg/dl begonnen. Eine Subgruppenanalyse für die beteiligten Diabetiker liegt nicht vor.

14.10.3.2. Die PROVE-IT-Studie

☞ (69)

In der PROVE-IT-Studie werden 4.162 Patienten mit einem akuten Koronarsyndrom innerhalb der folgenden 10 Tage (im Mittel 7 Tage) aufgenommen und im Mittel über 2 Jahre mit 40 mg/d Pravastatin oder 80 mg/d Atorvastatin behandelt (jeweils Vergleich der zugelassenen Höchstdosierungen beider Statine). Die Patienten (Atorvastatin-Gruppe) hatten in 28,8 % eine instabile Angina pectoris, in 35,6 % einen NSTEMI und in 35,6 % einen STEMI. Damit werden in dieser Studie erstmals unter klinischem Aspekt 2 Strategien der Lipidsenkung von unterschiedlicher Intensität verglichen.

Das im Mittel bei 106 mg/dl liegende LDL fällt unter Pravastatin auf 95 mg/dl, unter Atorvastatin auf 62 mg/dl (p < 0,001).

* Der primäre Endpunkt, die Kombination aus Gesamtmortalität, Myokardinfarkt, instabiler Angina pectoris, Revaskularisationen (PCI oder ACB) und Apoplexen, ist in der Atorvastatin-Gruppe um 16 % niedriger (22,4 % vs. 26,3 %; p = 0,005) als unter Pravastatin
* Sekundäre Endpunkte wie die Kombination aus KHK-Tod, Myokardinfarkt oder Revaskularisation ist in der Atorvastatingruppe um 14 % seltener (19,7 % vs. 22,3 %; p = 0,029),
* die instabile Angina pectoris ist um 29 % seltener (3,8 % vs. 5,1 %; p = 0,02),
* die Revaskularisationen sind um 14 % (16,3 % vs. 18,8 %; p = 0,04) seltener.
* Tendenziell seltener unter Atorvastatin ist die Gesamtmortalität (2,2 % vs. 3,2 %; RRR 28 %; p = 0,07)
* und die Kombination aus Mortalität und Myokardinfarkt (8,3 % vs. 10,0 %, RRR 18 %; p = 0,06).

Ziel der Studie war ursprünglich, die Nicht-Unterlegenheit von Pravastatin zu beweisen. Dieses Ziel wurde damit eindeutig verfehlt. Denn die um

33 mg/dl stärkere LDL-Senkung unter Atorvastatin ist mit einer signifikanten zusätzlichen Reduktion der Ereignisrate um 16 % assoziiert. Dieser Unterschied zwischen beiden Therapien wird bereits nach 30 Tagen deutlich!

Die Subgruppenanalyse der Diabetiker (n = 734) ergibt, dass Diabetiker wie Nicht-Diabetiker von der stärkeren LDL-Senkung profitieren, die ARR bei Diabetikern aber größer ist, Diabetiker aber durch aggressive LDL-Senkung noch nicht einmal auf die Prognosestufe der Nicht-Diabetiker unter Pravastatin kommen.

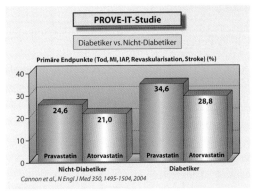

Abb. 14.35: Ergebnis der PROVE-IT-Studie: Diabetiker vs. Nicht-Diabetiker

14.10.3.3. Weitere Studien bei ACS

Dass CSE-Hemmer nach Myokardinfarkt früh eingesetzt werden sollten, zeigt auch eine große prospektive Kohortenstudie (RIKS-HIA) in Schweden (hier nach akutem Myokardinfarkt (70). Die Mortalität ist unter Statinen (17 % Diabetiker) nur halb so groß (4,0 % vs. 9,3 %; p = 0,001)!

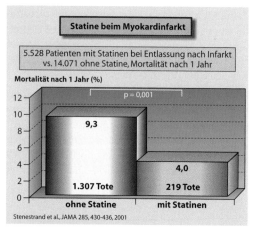

Abb. 14.36: Ergebnisse der Postinfarktstudie mit CSE-Hemmern in Schweden .

Auch eine weitere Analyse (71) eines Patientenkollektivs nach akutem Koronarsyndrom (GUSTO-IIb- und PURSUIT-Studie; über 60 % hatten einen Infarkt) zeigt, dass der frühe Einsatz eines Lipidsenkers (bei Entlassung prospektiv festgehalten, jedoch ohne Differenzierung nach Art des Lipidsenkers, 24 % Diabetiker darunter), sich bereits nach 1 Monat lebensverlängernd auswirkt mit Senkung der Mortalitätsrate um 50 %, so auch nach 6 Monaten (in der Gruppe ohne Lipidsenker 19 % Diabetiker).

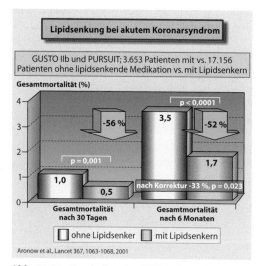

Abb. 14.37: Ergebnisse der GUSTO IIb- und PURSUIT-Studie bei Patienten mit akutem Koronarsyndrom (mit und ohne ST-Elevation) und Einsatz einer lipidsenkenden Therapie bei stationärer Entlassung (59).

14.10.3.4. Die pleiotropen Effekte der CSE-Hemmer

Zusatzeffekte der CSE-Hemmer sind (50):

- Verbesserung der Vasomotorik - bei akutem Myokardinfarkt nach 6 Wochen nachweisbar (☞ RECIFE-Studie)
- antiinflammatorische Effekte mit Senkung des hochsensitiven CRP
- Stabilisierung der Plaquemembran
- Ausschwemmung endothelialer Progenitorzellen aus dem Knochenmark zur Reparatur ischämischer Schäden (Vaskulogenese)
- antithrombogene Effekte
- positive Beeinflussung der plasmatischen Gerinnungsfaktoren
- profibrinolytische Effekte

14.10.4. Heparin bei instabiler Angina pectoris

14.10.4.1. Unfraktioniertes Heparin

Unfraktioniertes Heparin ist bei instabiler Angina pectoris sinnvoll, besonders wenn es mit ASS kombiniert wird. Die Rationale liefert hierfür eine Metaanalyse (72), in der 6 Studien mit insgesamt 1.356 Patienten zusammengefasst werden. Im Vergleich mit ASS allein reduziert die Kombination Heparin plus ASS das Risiko für Myokardinfarkt oder Tod um 33 % (7,9 % vs. 10,4 %, p = 0,06). Eine Subgruppenanalyse für Diabetiker liegt nicht vor.

14.10.4.2. Niedermolekulares Heparin

In der ESSENCE-Studie (73), in der 3.171 Patienten mit Ruhe-Angina oder Non-Q-wave-Infarkt eingeschlossen sind, führt die Gabe von Enoxaparin (1 mg/kg, 2 x/d s.c.) im Vergleich mit unfraktioniertem Heparin nach 30 Tagen zu einer signifikanten Abnahme des kombinierten primären Endpunktes (Tod, Myokardinfarkt oder rezidivierender Angina) von 19 % (19,8 % vs. 23,3 %; p = 0,02). 22 % Diabetiker sind eingeschlossen. Eine Subgruppenanalyse wird jedoch nicht angegeben.

Auch bei Patienten (n = 6.095) mit frischem transmuralem Myokardinfarkt ist in der ASSENT-3-Studie (74) zusammen mit Tenecteplase das niedermolekulare Heparin Enoxaparin dem unfraktionierten Heparin klar überlegen. Die 30-Tages-mortalität und der Re-Infarkt während des stationären Aufenthaltes liegt in der Enoxaparin-

Gruppe bei 11,4 %, in der Heparin-Gruppe (un-fraktioniert) dagegen bei 15,4 %; p = 0,0001. 19 % der Patienten sind Diabetiker.

- Der kombinierte Endpunkt (Tod innerhalb 30 Tagen, Re-Infarkt während des stationären Aufenthaltes oder refraktäre Ischämie) wird für diese Subgruppe unter Enoxaparin um 10 % gemindert (13,8 % vs. 12,4 %; CI: 0,62-1,30)
- bei den Nicht-Diabetikern dagegen mit 29 % deutlich stärker gesenkt (13,0 % unter Heparin vs. 9,5 % unter Enoxaparin; CI: 0,60-0,85)

14.10.5. Invasives vs. nicht-invasives Vorgehen bei instabiler Angina/Non-Q-wave-Infarkt

14.10.5.1. Die FRISC II-Studie

☞ (75)

Die FRISC II-Studie bei instabiler KHK an 2.457 Patienten mit invasiver oder nicht-invasiver Behandlung hat einen Überlebensvorteil zugunsten der invasiven Therapie ergeben. Die 1-Jahres-Mortalität liegt bei invasivem Vorgehen bei 2,2 %, bei nicht-invasivem Vorgehen bei 3,9 %, somit ein um 43 % geringeres Risiko, p = 0,016. Der primäre Endpunkt (Kombination aus Tod und Myokardinfarkt) ist bei invasivem Vorgehen ebenfalls um 26 % seltener (10,4 % vs. 14,1 %; p = 0,005).

Diabetiker sind hier ebenfalls eingeschlossen, 13 % bei invasivem Vorgehen bzw. 12 % bei nicht-invasivem Vorgehen.

- Die Subgruppenanalyse für dieses Kollektiv ergibt hinsichtlich des kombinierten Endpunktes aus Tod und Myokardinfarkt nach 1 Jahr bei invasivem Vorgehen eine Reduktion von 30 % (20,8 % vs. 29,9 %)
- Bei Nicht-Diabetikern eine Reduktion von 26 % (8,9 % vs. 12,1 %)
- d.h. Diabetiker wie Nicht-Diabetiker profitieren vom invasiven Vorgehen stärker
- Aber auch durch invasives Vorgehen wird hier der Diabetiker somit noch nicht einmal bezüglich dieses Endpunktes auf die Stufe des Nicht-Diabetikers ohne invasives Vorgehen gebracht (20,8 % vs. 12,1 %)
- Die 1-Jahres-Mortalität ist
  - bei Diabetikern mit invasivem Vorgehen ebenfalls geringer, 7,7 % vs. 12,5 %, relative Risikoreduktion 38 %

- bei Nicht-Diabetikern 1,4 % vs. 2,8 %, relative Risikoreduktion 49 %

Die absolute Risikoreduktion bezüglich Mortalität ist bei Diabetikern mit ihrem auch hier deutlich höherem Risiko größer (4,8 % vs. 1,4 % bzw. NNT 21 Diabetiker vs. 71 Nicht-Diabetiker)! Diabetiker profitieren somit vom invasiven Vorgehen bei instabiler Angina/Non-Q-wave-Infarkt besonders stark.

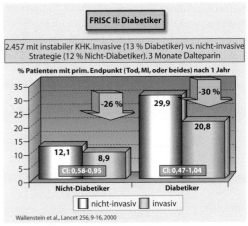

Abb. 14.38: Ergebnisse der FRISC II - die Subgruppe der Diabetiker vs. Nicht-Diabetiker mit Darstellung des primären Endpunktes nach 1 Jahr.

In einer Nachanalyse der FRISC II-Studie wird die Häufigkeit der 3-Gefäßerkrankung bei Diabetikern mit 42 %, bei Nicht-Diabetikern mit 31 % (p = 0,006) angegeben (76).

14.10.5.2. Die TACTICS-Studie

☞ (77)

Zur Klärung der Frage, ob frühes invasives oder konservatives Vorgehen bei instabiler Angina pectoris/Non-Q-wave-Infarkt besser ist, werden in der TACTICS-Studie 2.220 Patienten (28 % Diabetiker) mit instabiler Angina pectoris oder Myokardinfarkt ohne ST-Hebung (Basistherapie: ASS, Heparin, Tirofiban) einer frühen invasiven Strategie innerhalb von 4-48 h, ggf. mit Revaskularisation, oder einer mehr konservativen Therapie (selektiv invasiv bei Zeichen einer rekurrenten Ischämie oder anomalem Stresstest) zugeteilt. Nach 6 Monaten ist der primäre Endpunkt (Tod, nicht-tödlicher Infarkt, erneute stationäre Aufnahme wegen akuten Koronarsyndroms) um 22 %

seltener; 15,9 % bei invasivem Vorgehen, 19,4 % bei konservativem Vorgehen, p = 0,025. Die Häufigkeit von Tod und nicht-tödlichem Infarkt ist nach 6 Monaten unter invasiver Therapie mit 24 % in ähnlicher Höhe seltener (7,3 % vs. 9,5 %; p < 0,05).

Die Subgruppenanalyse zeigt, dass Diabetiker stärker als Nicht-Diabetiker vom invasiven Vorgehen profitieren: Häufigkeit des primären Endpunktes bei invasivem Vorgehen

* bei Diabetikern 20,1 % vs. 27,7 % bei konservativerem Vorgehen
* bei Nicht-Diabetikern dagegen: 14,2 % bei invasivem Vorgehen vs. 16,4 % bei konservativem Vorgehen

Dies entspricht einer NNT bei Diabetes von 13 Patienten, bei Nicht-Diabetikern von 45 Patienten.

> FRISC II und TACTICS sprechen somit für ein frühes invasives Vorgehen auch beim Diabetiker.

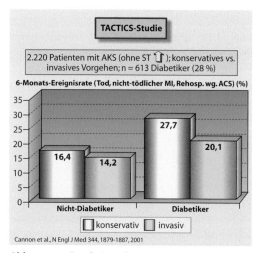

Abb. 14.39: Ergebnisse der TACTICS-Studie. Diabetiker vs. Nicht-Diabetiker.

14.10.5.3. Die RITA 3-Studie

☞ (78)

1.810 Patienten mit akutem Koronarsyndrom (Non-ST-Elevation) werden entweder einer PCI oder einer konservativen Strategie zugeführt. Antithrombotisches Agens ist in beiden Gruppen Enoxaparin.

Primärer Endpunkt ist die kombinierte Rate aus Tod, nicht-tödlichem Myokardinfarkt und refraktärer Angina nach 4 Monaten sowie die kombinierte Rate von Tod oder nicht-tödlichem Myokardinfarkt nach 1 Jahr.

Nach 4 Monaten ist der primäre Endpunkt in der PCI-Gruppe um 34 % seltener (9,6 % vs. 14,5 %; p = 0,001), vor allem bedingt durch Halbierung der Fälle mit refraktärer Angina.

Während nach 1 Jahr der Endpunkt aus Tod und Myokardinfarkt in beiden Gruppen ähnlich ist (7,6 % vs. 8,3 %; p = 0,58, nur 9 % seltener nach PCI) sind nach PCI die Angina pectoris und die Nutzung antianginöser Medikamente signifikant seltener (p < 0,0001).

15 % der akut interventionell Behandelten sind Diabetiker. Eine Analyse für diese Gruppe liegt nicht vor.

Unabhängig davon zeigt auch diese Untersuchung, dass die interventionelle Therapie zu bevorzugen ist. Thienopyridine waren hier nur bei Stent-Patienten im Einsatz.

Die in gleicher Publikation vorgelegte Metaanalyse von 8 Studien ergibt für das interventionelle Vorgehen eine Reduktion von Myokardinfarkt und Tod von 12 % (95 % CI 0,78-0,99).

14.10.6. Vorgehen beim ACS (IAP, NSTEMI, STEMI) des Diabetikers (ACC/AHA- und ESC-Leitlinien)

☞ (79-83)

* Die Therapie des ACS ist beim Diabetiker wie Nicht-Diabetiker nicht unterschiedlich, wenn man von der hier besonders notwendigen intensiven Kontrolle des Glukosestoffwechsels absieht (35)
* Nach ACC/AHA 2007 sind präprandiale Glukosespiegel < 110 mg/dl, max. Tagesspiegel < 180 mg/dl anzustreben, nach ESC 2007 ist eine Normoglykämie so schnell wie möglich anzustreben, ggf. mit Insulininfusion
* Nach den aktuellen AHA Diabetes Committee-Empfehlungen 2008 (Leitlinien liegen noch nicht vor) sind Blutzuckerwerte von 90-140 mg/dl anzustreben

- Neben ASS akut (162-325 mg) erfolgt die Gabe einer Loading-Dose von 300 mg Clopidogrel, bei vorgesehener Intervention innerhalb 2 h evtl. sogar 600 mg

- Parallel dazu ist die Applikation eines niedermolekularen Heparins wie z.B. Enoxaparin (loading dose 30 mg i.v., Erhaltungsdosis 1 mg/kg alle 12 h). Alternativ-Substanzen sind: Bivalirudin, Dalteparin, Fondaparinux (ACC/AHA 2007)

- Über die Gabe von GP IIb/IIIa-Rezeptorantagonisten (z.B. Tirofiban, Eptifibatid, Abciximab) entscheiden die Risikostratifizierung (hohes vs. niedrigeres Risiko) und das weitere geplante Procedere

- Diabetiker gehören zur Gruppe mit hohem Risiko (ESC 2002/2007), ebenso wie Patienten mit anhaltenden und rezidivierenden Ischämien, ST-Streckensenkungen im EKG oder T-Negativierungen, Patienten mit erhöhten Troponinen oder mit hämodynamisch oder Arrhythmie-bedingter Instabilität

- Daher sollten Diabetiker mit NSTEMI-ACS GP IIb/IIIa-Rezeptor-Antagonisten i.v. als initiale Medikation bis zur Komplettierung der PCI bekommen (ESC: IIa-B)

- Bei Hochrisikopatienten wird primär Eptifibatid oder Tirofiban empfohlen, dessen Gabe bis nach der PCI fortgesetzt werden sollte (ESC 2007)

- Bei Hochrisikopatienten ohne GP IIb/IIIa-Antagonisten-Prämedikation sollte Abciximab sofort nach Angiografie appliziert werden (ESC 2007)

- Eine frühe invasive Strategie ist beim diabetischen Patienten anzustreben (ESC: I-A)

- Stents haben die Prognose gegenüber einer einfachen PTCA verbessert (ACC/AHA 2007) und die Restenoserate beim Diabetiker halbiert (ACC/AHA 2007)

- Nach Stenting ist nach ACC/AHA bei BMS für 1 Monat eine passager höhere ASS-Dosis von 300 mg/d sinnvoll, bei DES über 3-6 Monate, dann 100 mg/d. ESC sieht nur 100 mg ASS vor

- Während bei 1-GFE und NSTEMI-ACS die PCI die 1. Wahl ist, bleibt bei 3-GFE oder Hauptstammstenose die ACB-OP die 1. Wahl (ESC 2003 und ACC/AHA 2007)

- Statine sollten frühzeitig appliziert werden, am besten bereits am Aufnahmetag

- Eine höhere Dosierung mit Zielwerten < 70 mg/dl ist nach MIRACL und PROVE-IT sinnvoll

- Auch beim STEMI-ACS ist die frühe Revaskularisation mittels PCI heute Standard, sowohl beim Diabetiker als auch beim Nicht-Diabetiker

- Unabhängig davon erfolgt auch die adjuvante Therapie mit Betablockern, Nitraten, ACE-Hemmern, alternativ AT_1-Antagonsten, evtl. auch Aldosteron-Antagonisten. Bei fehlender Akut-PCI-Möglichkeit bleibt die Lyse, die sich von der Strategie beim Nicht-Diabetiker nicht unterscheidet

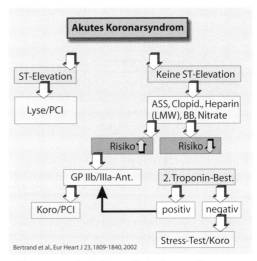

Bertrand et al., Eur Heart J 23, 1809-1840, 2002

Abb. 14.40: Algorithmus bei akutem Koronarsyndrom.

14.11. Zusammenfassung

- Die Therapie des akuten Myokardinfarktes/ des akuten Koronarsyndroms ist durch o.g. Maßnahmen deutlich verbessert worden

- Hierzu gehören neben Optimierung der Glukosestoffwechsellage ASS, Clopidogrel, GP IIb/IIIa-Rezeptorantagonisten, Betablocker, PCI mit Stent oder ACB-OP, Statine, ACE-Hemmer, alternativ AT_1-Antagonisten, ggf. Aldosteron-Antagonisten

- Dieses konzertierte Vorgehen hat nicht nur zu einer Verbesserung der Überlebensrate beim Nicht-Diabetiker, sondern auch beim Diabetiker geführt

- Dennoch bleibt die Überlebensrate beim Diabetiker ungünstiger, unabhängig davon, welche therapeutische Maßnahme durchgeführt wird. In der Regel wird der Diabetiker durch die modernen Therapiestrategien höchstens auf die Prognosestufe oder Morbiditätsstufe gehoben, die der Nicht-Diabetiker ohne diese optimierte Strategie bereits inne hatte

- Die medikamentöse Therapie unterscheidet sich zwischen beiden Gruppen nicht

- Beim Diabetiker ist jedoch zusätzlich die Glukose-Stoffwechselkontrolle im Rahmen einer intensivierten Insulintherapie, wie in der DIGAMI-Studie durchgeführt, von prognostischem Vorteil

- Bei instabiler Angina pectoris, Non-Q-wave-Infarkt bzw. NSTEMI und STEMI sprechen Studien (FRISC II und TACTICS, allerdings Subgruppen-Analysen) auch beim Diabetiker für ein frühes invasives Vorgehen (PTCA plus Stent), ggf. ACB-OP

- Bedeutsam für die Langzeitprognose ist auch die anschließende konsequente Sekundärprävention (☞ Kap. 15.)

14.12. Literatur

1. Norhammar A, Tenerz A, Nilsson G, Hamsten A, Efendic S, Ryden L, Malmberg K: Glucose metabolism in patients with acute myocardial infarction and no previous diagnosis of diabetes mellitus: a prospective study. Lancet 359, 2140-2144, 2002

2. Bartnik M, Malmberg K, Hamsten A, Efendic S, Norhammar A, Silveira A, Tenerz A, Ohrvik J, Ryden L: Abnormal glucose tolerance – a common risk factor in patients with acute myocardial infarction in comparison with population-based controls. J Intern Med 256, 288-297, 2004

3. Lynch M, Gammage MD, Lamb P, Nattrass M, Pentecost BL: Acute myocardial infarction in diabetic patients in the thrombolytic era. Diab Med 11, 102-105, 1994

4. Lee KL, Woodlief LH, Topol PJ, Weaver WD, Betriu A, Col J, Simoons M, Aylward, P, Van de Werf F, Califf RM, for the GUSTO-I Investigators: Predictors of 30-day mortality in the era of reperfusion for acute myocardial infarction. Results from an international trial of 41021 patients. Circulation 91, 1659-1668, 1995

5. Mueller HS, Cohen LS, Braunwald E, Forman S, Feit F, Ross A, Schweiger M, Cabin H, Davison R, Miller D, Solomon R, Knatterud GL, for the TIMI Investigators: Predictors of early mortality and morbidity after thrombolytic therapy of acute myocardial infarction: Analyses of patient subgroups in the Thrombolysis in Myocardial Infarction (TIMI) trial, phase II. Circulation 85, 1254-1264, 1992

6. Zuanetti G, Latini R, Maggioni AP, Santoro L, Franzosi MG: Influence of diabetes on mortality in acute myocardial infarction: Data from the GISSI-2 study. J Am Coll Cardiol 22, 1788-1794, 1993

7. Paul SD, Lambrew CT, Rogers WJ, Fifer MA, for the NRMI 2 Investigators: A study of 118276 patients with acute myocardial infarction in the United States in 1995: less aggressive care, worse prognosis, and longer hospital length of stay for diabetics. Circulation 94, Suppl I, I-610-I-611, 1996

8. Huizar JF, Gonzalez LA, Alderman J, Smith HS: Sulfonylureas attenuate electrocardiographic ST-segment elevation during an acute myocardial infarction in diabetics. J Am Coll Cardiol 42, 1017-1021, 2003

9. Wahab NN, Cowden EA, Pearce NJ, Gardner MJ, Merry H, Cox JL: Is blood glucose an independent predictor of mortality in acute myocardial infarction in the thrombolytic era? J Am Coll Cardiol 40, 1748-1754, 2002

10. Zuanetti G, Latini R, Maggioni AP, Santoro L, Franzosi MG, Tognoni G, on behalf of the GISSI-3 Investigators: Prognosis of diabetic patients after myocardial infarction: Effect of early treatment with ace-inhibitors. J Am Coll Cardiol 27, Suppl A, 319A, 1996

11. Zuanetti G, Latini R, Maggioni AP, Franzosi MG, Santoro L, Tognoni G: Effect of the ace-inhibitor lisinopril on mortality in diabetic patients with acute myocardial infarction. Data from the GISSI-3 study. Circulation 96, 4239-4245, 1997

12. Aquilar D, Solomon SD, Kober L, Rouleau JL, Skali H, McMurray JJV, Francis GS, Henis M, O'Connor CM, Diaz R, Belenkov YN, Varshavsky S, Leimberger JD, Velazquez EJ, Califf RM, Pfeffer M: Newly diagnosed and previously known diabetes mellitus and 1-year outcomes of acute myocardial infarction. The Valsartan in Acute

Myocardial Infarction (VALIANT) Trial. Circulation 110, 1572-1578, 2004

13. Orlander PR, Goff DC, Morrissey M, Ramsey DJ, Wear ML: The relation of diabetes to the severity of acute myocardial infarction and post-myocardial infarction survival in mexican-americans and non-hispanic whites. The Corpus Christi Heart Project. Diabetes 43, 897-902, 1994

14. Chun BY, Dobson AJ, Heller RF: The impact of diabetes on survival among patients with first myocardial infarction. Diabetes Care 20, 704-708, 1997

15. Löwel H, Stieber J, Koenig W, Thorand B, Hörmann A, Gostomzyk J, Keil U: Das Diabetes-bedingte Herzinfarktrisiko in einer süddeutschen Bevölkerung: Ergebnisse der MONICA-Augsburg-Studien 1985-1994. Diab Stoffw 8, 11-21, 1999

16. Woodfield SL, Lundergan CF, Reiner JS, Deychak Y, Thompson M, Califf R, Ross A, GUSTO angiographic investigators: Angiographic findings in diabetics treated with thrombolytic therapy after acute myocardial infarction. J. Am. Coll. Cardiol. 25, suppl A, 105A, 1995.

17. Woodfield SL, Lundergan C, Reiner J, Greenhouse S, Thompson M, Rohrbeck S, Deychak Y, Simoons M, Califf R, Topol E, Ross A: Angiographic findings and outcome in diabetic patients treated with thrombolytic therapy for acute myocardial infarction: the GUSTO-1 experience. J Am Coll Cardiol 28, 1661-1669, 1996

18. Jacoby RM, Nesto RW: Acute myocardial infarction in the diabetic patient: Pathophysiology, clinical course and prognosis. J Am Coll Cardiol 20, 736, 744, 1992

19. Karlson BW, Herlitz J, Hjalmarson A: Prognosis of acute myocardial infarction in diabetic and non-diabetic patients. Diabet Med 10, 449-454, 1993

20. Stone PH, Muller JE, Hartwell T, York BJ, Rutherford JD, Parker CB, Turi ZG, Strauss HW, Willerson JT, Robertson T, Braunwald E, Jaffe AS, and the MILIS Study Group: The effect of diabetes mellitus on prognosis and serial left ventrivcular function after acute myocardial infarction: Contribution of both coronary disease and diastolic left ventricular dysfunction to the adverse prognosis. J Am Coll Cardiol 14, 49-57, 1989

21. Grines CL, Topol EJ, Califf RM, Stack RS, Geurge BS, Kereiakes D, Boswick JM, Kline E, O'Neill WW: Prognostic implications and predictors of enhanced regional wall motion of the noninfarct zone after thrombolysis and angioplasty therapy of acute myocardial infarction, The TAMI Study Groups. Circulation 80, 245-253, 1989

22. Granger CB, Califf RM, Young S, Candela R, Samaha J, Worley S, Kereiakes DJ, Topol EJ: Outcome of patients with diabetes mellitus and acute myocardial infarction treated with thrombolytic agents. The Thrombolysis and Angioplasty in Myocardial Infarction (TAMI) Study Group. J Am Coll Cardiol 21, 920-925, 1993

23. Iwasaka T, Takahashi N, Nakamura S, Sugiura T, TarumiN, Kimura Y, Okubo N, Taniguchi H, Matsui Y,

Inada M: Residual left ventricular pump function after acute myocardial infarction in NIDDM patients. Diabetes Care 15, 1522-1526, 1992

24. Kereiakes D: Myocardial infarction in the diabetic patient. Clin Cardiol 8, 446-450, 1985

25. Cho E, Rimm EB, Stampfer MJ, Willett WC, Hu FB: The inmpact of diabetes mellitus and prior myocardial infarction on mortality from all causes and from coronary heart disease in men. J Am Coll Cardiol 40, 954-950, 2002

26. Depre C, Vanoverschelde L-LJ, Taegtmeyer H: Glucose for the heart. Circulation 99, 578-588, 1999

27. Malmberg K, Ryden L, Efendic S, Herlitz J, Nicol P, Waldenström A, Wedel H, Welin L, on behalf of the DIGAMI-Studie Group: Randomized trial of insulin-glucose infusion followed by subcutaneous insulin treatment in diabetic patients with acute myocardial infarction (DIGAMI Study); effects on mortality at 1 year. J Am Coll Cardiol 26, 57-65, 1995

28. Malmberg K: Prospective randomised study of intensive insulin treatment on long term survival after acute myocardial infarction in patients with diabetes mellitus. DIGAMI (Diabetes mellitus, Insulin Glucose Infusion in Acute Myocardial Infarction) study group. Brit Med J 314, 1512-1515, 1997

29. Malmberg K, Ryden L, Wedel H, Birkeland K, Bootsma A, Dickstein K, Efendic S, Fisher M, Hamsten A, Herlitz J, Hildebrandt P, MacLeod K, Laakso M, Torp-Pedersen C, Waldenström A: Intense metabolic control by means of insulin in patients with diabetes and acute myocardial infarction (DIGAMI 2): effects on mortality and morbidity. Eur Heart J 26, 650-661, 2005

30. Schnell O, Schäfer O, Kleybrink S, Doering W, Standl E, Otter W: Intensification of therapeutic approaches reduces mortality in diabetic patients with acute myocardial infarction. The Munich registry. Diabetes Care 27, 455-460, 2004

31.29. Fath-Ordoubadi F, Beatt KJ: Glucose-insulin-potassium therapy for treatment of acute myocardial infarction. An overview of randomized placebo-controlled trials. Circulation 96, 1152-1156, 1997

32, The CREATE-ECLA Trial Group: Effect of glucose-insulin-potassium infusion on mortality in patients with acute ST-segment elevation myocardial infarction. The CREATE-ECLA Randomized controlled trial. JAMA 293, 437-446, 2005

33. Diaz R, Goyal A, Mehta SR, Afzel R, Xavier D, Pais P, Chrolavicius S, Zhu J, Kazmi K, Liu L, Budaj A, Zubaid M, Avezum A, Ruda A, Yusuf S: Glucose-insulin-potassium therapy in patients with ST-segment elevation myocardial infarction. JAMA 298, 2399-2405, 2007

34. Timmer JR, Svilaas T, Ottervanger JP, Henriques JPS, Dambrink JHE, van der Broek SAJ, van der Horst ICC, Zijlstra F: Glucose-insulin-potassium infusion in patients with acute myocardial infarction without sign of

heart failure: The Glucose-Insulin-Potassium Study (GIPS)-II. J Am Coll Cardiol 47, 1730-1731, 2006

35. Deedwania P, Kosiborod M, Barrett E, Ceriello A, Isley W, Mazzone T, Raskin P: Hyperglycemia and acute coronary syndrome. a scientific statement from the American Heart Association Diabetes Committee of the Council on Nutrition, Physical Activity, and Metabolism. Circulation 117, 1610-1619, 2008

36. Opie LH: Metabolic management of acute myocardial infarction comes to the fore and extends beyond control of hyperglycemia. Circulation 117, 2172-2177, 2008,

37. Chaudhuri A, Janicke D, Wilson MF, Tripathy D, Garg R, Bandyopadhyay A, Calieri J, Hoffmeyer D, Syed T, Ghanim H, Aljada A, Dandona P: Anti-inflammatory and profibrinolytic effect of insulin in acute ST-segment-elevation myocardial infarction. Circulation 109, 849-854, 2004

38. Fibrinolytic therapy trialists' (FFT) Collaborative group: Indications for fibrinolytic therapy in suspected acute myocardial infarction: collaborative overview of early mortality and major morbidity results from all randomised trials of more than 1000 patients. Lancet 343, 311-322, 1994

39. ISIS-2 (Second International Study of Infarct Survival) Collaborative Group: Randomised trial of intravenous streptokinase, oral aspirin, both, or neither among 17187 cases of suspected acute myocardial infarction: ISIS-2. Lancet 2, 349-360, 1988

40. Mahaffey KW, Granger CB, Toth CA, White HD, Stebbins AL, Barbash GI, Vahanian A, Topol EJ, Califf RM for the GUSTO-1 Investigators: Diabetic retinopathy should not be a contraindication to thrombolytic therapy for acute myocardial infarction: review of ocular hemorrhage incidence and location in the GUSTO-1 trial. Global utilization of streptokinase and t-PA for occluded coronary arteries. J Am Coll Cardiol 30, 1606-1610, 1997

41. Webster MWI, Scott RS: What cardiologists need to know about diabetes. Lancet 350, suppl I, 23-28, 1997

42. Wu KC, Zerhouni EA, Judd RM, Logo-Olivieri CH, Baroch LA, Schulman SP, Blumenthal RS, Lima JAC: Prognostic significance of microvascular obstruction by magnetic resonance imaging in patients with acute myocardial infarction. Circulation 97, 765-772, 1998

43. Topol EJ, Yadav JS: Recognition of the importance of embolization in atherosclerotic vascular disease. Circulation 101, 570-580, 2000

44. Antiplatelet trialists' collaboration: Collaborative overview of the randomised trials of antiplatelet therapy-I: Prevention of death, myocardial infarction, and stroke by prolonged antiplatelet therapy in various categories of patients. Brit Med J 308, 81-106, 1994

45. Malmberg K, Herlitz J, Hjalmarson A, Ryden L: Effects of metoprolol on mortality and late infarction in diabetics with suspected acute myocardial infarction. Retrospective data from two large studies. Eur Heart J 10, 423-428, 1989

46. ISIS-1 (First International Study of Infarct Survival) Collaboration Group: Randomised trial of intravenous atenolol among 16027 cases of suspected acute myocardial infarction. Lancet ii, 57-66, 1986

47. Kjekshus J, Gilpin E, Cali G, Blackey AR, Henning H, Ross J Jr: Diabetic patients and beta-blockers after acute myocardial infarction. Eur Heart J 11, 43-50, 1990

48. The Beta-Blocker Pooling Project Research Group: The Beta-Blocker Pooling Research (BBPP): subgroup findings from randomised trial in postinfarction patients. The Beta-Blocker Pooling Research Group. Eur Heart J 9, 8-16, 1988

49. Strödter, D: Sekundärprävention bei Postinfarktpatienten - Strategien und Resultate. UNI MED SCIENCE, Bremen-London-Boston, 2. Aufl. 2004

50. Nesto RW, Zarich S: Acute myocardial infarction in diabetes mellitus. Lessons learned from ACE inhibition. Circulation 97, 12-13, 1998

51. Hasdai D, Granger CB, Srivatsa SS, Criger DA, Ellis SG, Califf RM, Topol EJ, Holmes DR: Diabetes mellitus and outcome after primary coronary angioplasty for acute myocardial infarction: Lessons from the GUSTO-IIb angiopasty substudy. J Am Coll Cardiol 35, 1502-1512, 2000

52. Montalescot G, Barragan P, Wittenberg O, Ecollan P, Elhadad S, Villain P, Boulenc J-M, Morice M.C, Maillard L, Pansieri M, Choussat R, Pinton P, for the ADMIRAL Investigators: Platelet glycoprotein IIb/IIIa inhibition with coronary stenting for acute myocardial infarction. N Engl J Med 344, 1895-1903, 2001

53. Harjai KJ, Stone GW, Boura J, Mattos L, Chandra H, Cox D, Grines L, O'Neill W, Grines C, for the Primary Angioplasty in Myocardial Infarction (PAMI) investigators: Comparison of outcomes of diabetic and nondiabetic patients undergoing primary angioplasty for acute myocardial infarction. Am J Cardiol 91, 1041-1045, 2003

54. Malmberg K, Yusuf S, Gerstein HC, Brown J, Zhao F, Hunt D, Piegas L, Calvin J, Keltai M, Budaj A,; for the OASIS Registry Investigators: Impact of diabetes on long-term prognosis in patients with unstable angina and non-Q-wave myocardial infarction. Results of the OASIS (Organization to Assess Strategies for Ischemic Syndromes) Registry. Circulation 102, 1014-1019, 2000

55. McGuire DK, Emalnuelsen H, Granger CB, Ohman EM, Moliterno DJ, White HD, Ardissino D, Box JW, Califf RM, Topol EJ, for the GUSTO-IIb : Influence of diabetes mellitus on clinical outcomes across the spectrum of acute coronary syndromes: Findings from the GUSTO-IIb study. Eur Heart J 21, 1750-1758, 2000

56. Kleiman NS, Lincoff AM, Kereiakes DJ, Miller DP, Aguirre FV, Anderson KM, Weisman HF, Califf RM, Topol EJ: Diabetes mellitus, glycoprotein IIb/IIIa blockade, and heparin. Circulation 97, 1912-1920, 1998

57. PRISM PLUS Study Investigators: Inhibition of the platelet glycoprotein IIb/IIIa receptor with tirofiban in unstable angina and non-Q-wave myocardial infarction. Platelet receptor inhibition in ischemic syndrome management in patients limited by unstable signs and symptoms. N Engl J Med 338, 1488-1497, 1998

58. Theroux P, Alexander J Jr, Pharand C, Barr E, Snapinn S, Ghannam AF, Sax FL; on behalf of the PRISM-PLUS Investigators: Glycoprotein IIb/IIIa receptor blockade improves outcomes in diabetic patients presenting with unstable angina/non-ST-elevation myocardial infarction. Circulation 102, 2466-2472, 2000

59. The Platelet Receptor Inhibition in Ischemic Syndrome Management (PRISM) Study Investigators: A comparison of aspirin plus tirofiban with aspirin plus heparin for unstable angina. N Engl J Med 338, 1498-1505, 1998

60. Roffi M, Chew DP, Mukherjee D, Bhatt DL, White JA, Heeschen C, Hamm CW, Moliterno DJ, Califf RM, White HD, Kleiman NS, Theroux P, Topol EJ: Platelet glycoprotein IIb/IIIa-inhibitors reduce mortality in diabetic patients with non-ST-segment-elevation acute coronary syndromes. Circulation 104, 2767-2771, 2001

61. Boersma E, Harrington RA, Molterno DJ, White Hm Theroux P, Van de Werf F, de Torbal A, Armstrong PW, Wallentin LC, Wilcox RG, Simes J, Califf RM, Topol EJ: Platelet glycoprotein IIb/IIIa inhibitors in coronary syndromes: a meta-analysis of all major randomised clinical trials. Lancet 359, 189-198, 2002

62. CURE Study Investigators: The Clopidogrel in Unstable angina to prevent Recurrent Events (CURE) trial programme. Ratinale, design and baseline characteristics including a meta-analysis of the effects of thienopyridines in vascular diease. Eur Heart J 21, 2033-2041, 2000

63. The Clopidogrel in Unstable Angina to Pevent Recurrent Events Trial Investigators: Effects of clopidogrel in addition to aspirin in patients with acute coronary syndromes without ST-segment elevation. N Engl J Med 345, 494-502, 2001

64. Mehta SR, Yusuf S, Peters RJG, Bertrand ME, Lewis BS, Natzarajan MK, Malmberg K, Rupprecht H-J, Zhao F, Chrolavicius S, Copland I, Fox KAA, for the Clopidogrel in Unstable angina to prevent Recurrent Events trial (CURE) Investigators: Effects of pretreatment with clopidogrel and aspirin followed by long-term therapy in patients undergoing percutaneous coronary intervention: the PCI-CURE study. Lancet 358, 527-533, 2001

65. Wiviott SD, Braunwald E, McCabe CH et al.: Prasugrel versus clopidogrel in patients with acute coronary syndroms. N Engl J Med 357, 2001-2015, 2007

66. Wiviott SD, Braunwald E, McCabe CH et al.: Intensive oral antiplatelet therapy for reduction of ischaemic events including stent thrombosis in patients with acute coronary syndromes treated with percutaneous coronary intervention and stenting in the TRITON-TIMI 38 tri-

al: a subanalysis of a randomised trial. Lancet 371, 1353-1363, 2008

67. Schwartz GG, Olsson AG, Ezekowitz MD, Ganz P, Oliver MF, Waters D, Zeiher A, Chaitman BR, Leslie S, Stern T, for the Myocardial Ischemia Reduction with Aggressive Cholesterol Lowering (MIRACL) Study Investigators: Effects of atorvastatin on early recurrent ischemic events in acute coronary syndroms. JAMA 285, 1711-1718, 2001

68. Sacks FM: Lipid-lowering therapy in acute coronary syndroms. JAMA 285, 1758-1760, 2001

69. Cannon CP, Braunwald E, McCabe CH, Rader DJ, Rouleau JL, Belder R, Joyal SV, Hill KA, Pfeffer MA, Skene AM, for the Pravastatin or Atorvastatin Evaluation and Infection Therapy – Thrombolysis in Myocardial Infarction 22 Investigators: Comparison of intensive and moderate lipid lowering with statins after acute coronary syndromes. N Engl J Med 350, 1495-1504, 2004

70. Stenestrand U, Wallentin L, for the Swedish Registry of Cardiac Intensive Care (RIKS-HIA): Early statin treatment following acute myocardial infarction and 1-year survival. JAMA 285, 430-436, 2001

71. Aronow HD, Topol EJ, Roe MT, Houghtaling PL, Wolski KE, Lincoff AM, Harrington RA, Califf RM, Ohman EM, Kleiman NS, Keltai M, Wilcox RG, Vahanian A, Armstrong PW, Lauer MS: Effect of lipid-lowering therapy on early mortality after acute coronary syndromes: an observational study. Lancet 357, 1063-1068, 2001

72. Oler A, Whooley MA, Oler J, Grady D: Adding heparin to aspirin reduces the incidence of myocardial infarction and death in patients with unstable angina. A meta-analysis. JAMA 276, 811-815, 1996

73. Cohen M, Demers C, Gurfinkel EP, Trapie AGG, Fromell GJ, Goodman S, Langer A, Califf RM, Fox KAA, Premmereur J and Bigonz F, for the Efficacy and Safety of Subcutaneous Enoxaparin in Non-Q-Wave Coronary Events Study Group: A comparison of low-molecular-weight heparin with unfractionated heparin for unstable coronary artery disease. N Engl J Med 337, 447-452, 1997

74. The Assessment of the Safety and Efficacy of a New Thrombolytic regimen (ASSENT-3) Investigators: Efficacy and safety of tenecteplase in combination with enoxaparin, abciximab, or unfractionated heparin: the ASSENT-3 randomised trial in acute myocardial infarction. Lancet 358, 605-613, 2001

75. Wallentin L, Lagerqvist B, Husted S, Kontny F, Stahle E, Swahn E, for the FRISC II Investigatores: Outcome at 1 year after an invasive compared with a non-invasive strategy in unstable coronary-artery disease: the FRISC II invasive randomised trial. Lancet 356, 9-16, 2000

76. Norhammar A, Malmberg K, Diderholm E, Lagerqvist B, Lindahl B, Ryden L, Wallentin L: Diabetes mellitus: the major risk factor in unstable coronary artery disease even after consideration of the extent of coronary

artery disease and benefits of revascularization. J Am
Coll Cardiol 43, 585-591, 2004

77. Cannon CP, Weintraub WS, Demopoulos LA, Vivari
R, Frey MJ, Lakkis N, Neumann FJ, Robertson DH, De-
Lucca PT, DiBattiste PM, Gibson M, Braunwald E, for
the TACTICS-Thrombolysis in Myocardial Infarction
18 Investigators: Comparison of early invasive and conservative stategies in patients with unstable coronary
syndromes treated with the glycoprotein IIb/IIIa inhibitor tirofiban. N Engl J Med 344, 1879-1887, 2001

78. Fox KAA, Henderson RA, Chamberlain DA, Shaw
TRD, Wheatley DJ, Pocock SJ, for the Randomized Intervention Trial of unstable Angina (RITA) Investigators: Interventional versus conservative treatment for
patients with unstable angina or non-ST-elevation myocardial infarction: The British Heart Foundation RITA 3
randomised trial. Lancet 360, 743-751, 2002

79. Bertrand ME, Simoons ML, Fox KAA, Wallentin LC,
Hamm CW, McFadden E, De Feyter PJ, Specchia G, Ru-
zyllo W: Management of acute coronary syndromes in
patients presenting without persistent ST-segment elevation. The Task Force on the management of acute coronary syndromes of the European Society of Cardiology. Eur Heart J 23, 1809-1840, 2002

80. Antman EM, Hand M, Armstrong PW et al.: 2007 focused update of the ACC/AHA 2004 guidelines for the
management of patients with ST-elevation myocardial
infarction. A report of the American College of Cardiolo-
gy/American Heart Association Task Force on practice
guidelines. Circulation 117, 296-329, 2008

81. Smith SC, Allen J, Blair SN et al.: AHA/ACC guidelines for secondary prevention for patients with coronary
and other atherosclerotic vascular disease: 2006 update. J
Am Coll Cardiol 47, 2130-2139, 2006

82. The Task Force for the diagnosis and treatment of
non-ST-segment elevation acute coronary syndromes of
the European Society of Cardiology: Guidelines for the
diagnosis and treatment of non-ST-segment elevation
acute coronary syndromes. Eur Heart J 28, 1598-1660,
2007

83. Ryden L, Standl E, Bartnik et al.: Guidelines on diabetes, pre-diabetes, and cardiovascular disease: executive
summary: The Task Force on Diabetes and Cardiovasciular Diseases of the European Society of Cardiology
(ESC) and of the European Society of Cardiology (ESC)
and the European Association for the study of Diabetes
(EASD). Eur Heart J 28, 88-136, 2007

15. Sekundärprävention der KHK bei Diabetes

15.1. Prognose des Diabetikers nach Herzinfarkt

Typ II-Diabetiker ohne abgelaufenen Infarkt haben in 7 Jahren genauso häufig einen Myokardinfarkt wie nicht-diabetische Postinfarktpatienten Re-Infarkte haben (1). Sie haben somit die Prognose von nicht-diabetischen Postinfarktpatienten. Diabetische Postinfarktpatienten haben darüber hinaus eine besonders schlechte Prognose.

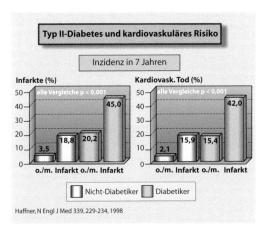

Abb. 15.1: Myokardinfarkt-Inzidenz bei Typ II-Diabetikern und Prognose nach Herzinfarkt.

Gleiche Ergebnisse ergibt aktuell eine dänische Populationsstudie mit 3,3 Millionen Personen ≥ 30 Jahre alt, davon 71.801 (2,4 %) Diabetiker mit antidiabetischer Medikation, 79.575 mit früherem Myokardinfarkt. Diabetiker haben in 5 Jahren die gleiche kardiovaskuläre Mortalität wie nicht-diabetische Postinfarktpatienten. Diabetische Postinfarktpatienten haben dagegen eine doppelt so hohe Mortalität wie nicht-diabetische Postinfarkt-Patienten (2).

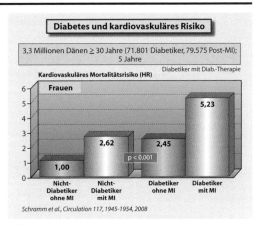

Abb. 15.2: Kardiovaskuläres Mortalitätsrisiko in 5 Jahren bei Diabetikern und Nicht-Diabetikern mit und ohne abgelaufenen Myokardinfarkt.

15.1.1. Prognose bei Diabetikerinnen

Diese schlechte Prognose gilt nicht nur für ein gemischtes Kollektiv (überwiegend Männer) (1), sondern auch für Diabetikerinnen (3).

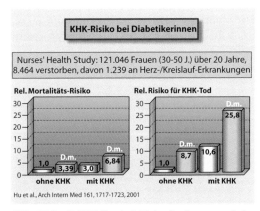

Abb. 15.3: KHK-Risiko bei Diabetikerinnen und das Mortalitäts-Risiko bei KHK.

15.1.2. Prognose bei männlichen Diabetikern

Das Gleiche gilt bei männlichen Diabetikern (4). Auch hier ist die Prognose (n = 51.316 Männer, Health Professionals Follow-up-Studie, 40-75 Jahre alt, Beobachtungsdauer 10 Jahre) des Diabetikers schlechter. Das KHK-Mortalitätsrisiko ist beim Vergleich mit dem Nicht-Diabetiker ohne

Myokardinfarkt um den Faktor 3,84 höher als beim Diabetiker ohne Myokardinfarkt, beim Diabetiker mit Myokardinfarkt um den Faktor 7,88 höher und bei Diabetikern mit abgelaufenem Myokardinfarkt um den Faktor 13,41 höher.

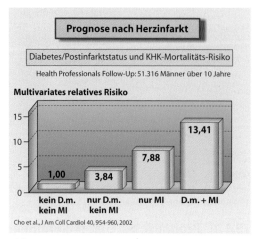

Abb. 15.4: Prognose nach Myokardinfarkt bei männlichen Diabetikern.

Zudem zeigt diese Untersuchung, dass die Diabetes-Dauer ein unabhängiger Risikofaktor für die KHK-Mortalität ist. Mit zunehmender Diabetes-Dauer nimmt das KHK-Tod-Risiko signifikant zu, bei > 26 Jahren Diabetes-Dauer um den Faktor 3,87.

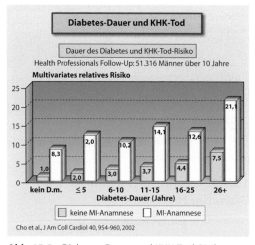

Abb. 15.5: Diabetes-Dauer und KHK-Tod-Risiko.

15.1.3. Weitere Studien zur Prognose

Diabetiker haben zudem beim Herzinfarkt nicht nur eine signifikant höhere Frühsterblichkeit, sondern auch eine höhere Spätmortalität (5, 6, 76). Diese wird vorrangig auf rezidivierende Myokardinfarkte und die häufigere Entwicklung einer Herzinsuffizienz zurückgeführt. Trotz nach Höhe der CK-MB-Spiegel kleinerer Infarktgröße (p < 0,003) und bei stationärer Entlassung gleicher EF von 47 % haben Diabetiker nach 3 Monaten etwa zweimal häufiger eine Herzinsuffizienz (27,6 % vs. 16,1 %; p < 0,02), nach 6 Monaten sogar dreimal häufiger eine Herzinsuffizienz (30,1 % vs. 10,7 %; p < 0,0001) (6) als Nicht-Diabetiker, d.h. einen klinisch fassbaren Funktionszustand des Herzens, der der Prognose eines Malignoms entspricht!

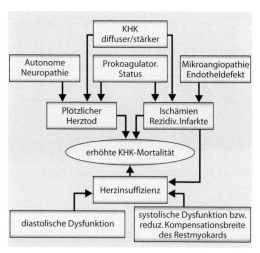

Abb. 15.6: Ursachen für die erhöhte Mortalität.

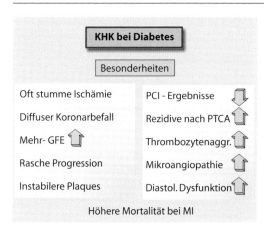

Abb. 15.7: Besonderheiten der KHK bei Diabetes.

15.2. Sekundärprävention beim Diabetiker - die Studienlage

Evidenz-basierte Medizin ist heute die Grundlage der Therapie. Große prospektive Untersuchungen mit Doppelblindcharakter stellen damit die rationale und rationelle Grundlage therapeutischer Entscheidungen dar.

Während für viele Erkrankungen des kardiologischen Fachgebietes diese Forderung durch Studien mit Großkollektiven bereits größtenteils erfüllt ist, ist man speziell für den Diabetiker in der Regel auf Subgruppenanalysen dieser Studien angewiesen. Dies gilt für interventionelle, operative wie auch medikamentöse Therapien.

15.3. Betablocker bei diabetischen Postinfarktpatienten

Auch beim Diabetiker hat der Betablocker einen festen Stellenwert in der Sekundärprävention. In der Norwegischen Timolol-Studie (8), im Mittel 10 Tage nach Infarkt begonnen, ergibt die retrospektive Analyse der 99 diabetischen Patienten in 17 Monaten eine Senkung der Mortalität durch den Betablocker um 63 %. Das Gleiche gilt für den Betablocker beim akuten Infarkt, wie dies in mehreren Subgruppen-Analysen festgestellt werden konnte. Dieser günstige Betablockereffekt beim Diabetiker wird trotz des höheren Risikoprofils (höheres Alter, häufigere Reinfarkte, vorbekannte Angina, radiologische Zeichen der Lungenstauung oder häufigerem Einsatz von Diuretika und Digitalis), sämtlich bereits generell Prädiktoren ungünstigen Verlaufs, erreicht.

15.3.1. Die Metaanalyse von Kendall

Die Metaanalyse von Kendall (9) ergibt beim Diabetiker

- eine Reduktion der Mortalität durch Betablocker um 48 %
- und eine Reduktion der Reinfarkte um 55 %
- dagegen beim Nicht-Diabetiker nur eine um 33 % geringere Mortalität und
- eine nur 21 %ige Minderung der Reinfarktrate unter Betablockade

Somit profitiert der Diabetiker bei dieser Indikation noch stärker vom Betablocker als der Nicht-Diabetiker.

> Eine Analyse (10) bei 59.445 diabetischen Postinfarktpatienten zeigt unter Betablockern eine um 36 % geringere 2-Jahres-Mortalität als ohne Betablocker (17 % vs. 26,6 %; CI 0,60-0,69).

Eine Subgruppenanalyse der CAPRICORN-Studie, der neuesten Postinfarktstudie mit Carvedilol, liegt bislang nicht vor.

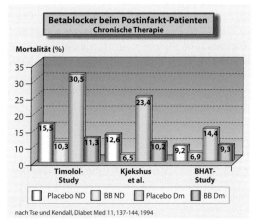

Abb. 15.8: Betablocker in der Sekundärprävention beim Diabetiker.

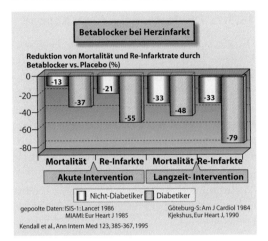

Abb. 15.9: Gegenüberstellung der Mortalitätssenkung durch Betablocker beim akuten Infarkt und beim Postinfarktpatienten, Diabetiker vs. Nicht-Diabetiker.

15.3.2. Betablocker bei chronischer KHK

Auch bei den Patienten der BIP-Studie (Screening von 14.417 Patienten mit chronischer KHK, 19 % davon Typ II-Diabetiker, n = 2.723) beträgt die 3-Jahres-Mortalität bei den Diabetikern unter Betablockern 7,8 %, dagegen bei denjenigen ohne Betablockern 14 %. Damit ist die Mortalität unter Betablockern bei den Diabetikern um 44 % niedriger (p < 0,0001). Die Multivarianzanalyse ergibt zudem, dass vor allem die Hochrisiko-Patienten vom Betablocker profitieren, zu denen die älteren Diabetiker wie auch die diabetischen Postinfarktpatienten gehören (11).

15.3.3. Betablocker-Auswahlkriterien

Die Zurückhaltung bezüglich Betablockertherapie beim Diabetiker wegen möglicher ungünstiger Auswirkungen auf die Stoffwechsellage oder der Maskierung hypoglykämischer Zustände ist bei diesem kardialen Hochrisikokollektiv nicht gerechtfertigt. Zudem sind diese Situationen selten klinisch bedeutsam, besonders nicht, wenn beta-1-selektive Betablocker im Einsatz sind, was auch für den diabetischen Hypertoniker gilt (12). Die Beta-1-Selektivität oder Stoffwechselneutralität (dilatative Betablocker) sind hier durchaus nachvollziehbare Auswahlkriterien. Antiarrhythmische Effekte mit positiver Beeinflussung der Flimmerschwelle, antiischämische wie antiatherosklerotische Wir-

kungen sind als zugrunde liegende protektive Mechanismen der Betablockertherapie anzunehmen.

15.4. ACE-Hemmer bei diabetischen Postinfarktpatienten

ACE-Hemmer haben heute einen festen Stellenwert in der Sekundärprävention bei KHK- und Postinfarkt-Patienten (zur Übersicht der umfangreichen Studienlage ☞ Literatur zu Nr. 13). Auch bei diabetischen Postinfarktpatienten ist der ACE-Hemmer durch Wirkung auf die Plaques günstig. Die ACE-Aktivität nimmt in den Schaumzellen zu. Angiotensin II fördert das Plaquewachstum und die Plaqueruptur über verschiedene Mechanismen:

- Aktivierung und Adhäsion von Monozyten an Endothelzellen

- Vermehrte Expression von Adhäsionsmolekülen

- Stimulation der Infiltration und Akkumulation von Makrophagen

- Superoxid-Produktion und Lipidperoxidation

- Vermehrte Bildung von Schaumzellen

- Freisetzung von Zytokinen

- Aktivierung von Metalloproteinasen

- Proliferation und Migration glatter Muskelzellen

15.4.1. Ergebnisse der Subgruppenanalyse der SAVE-Studie

Eine Subgruppenanalyse der SAVE-Studie (Mortalitätssenkung von 19 % durch den ACE-Hemmer über 42 Monate im Gesamtkollektiv, signifikant) zeigt, dass auch Diabetiker vom ACE-Hemmer in der Postinfarktphase profitieren (14). Die Mortalität geht beim Diabetiker um 12 % (n.s.) zurück, beim Nicht-Diabetiker um 20 % (signifikant). Der kombinierte Endpunkt kardiovaskuläre Mortalität und Morbidität ist in beiden Gruppen dagegen signifikant rückläufig, 17 % vs. 26 % beim Nicht-Diabetiker.

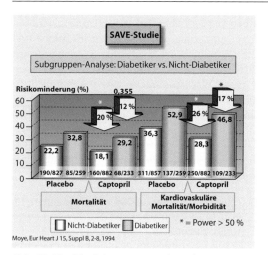

Abb. 15.10: Die Subgruppenanalyse der SAVE-Studie.

15.4.2. Ergebnisse der Subgruppenanalyse der TRACE-Studie

Die retrospektive Analyse der TRACE-Studie (1.749 Postinfarktpatienten mit EF ≤ 35 %) zeigt, dass Diabetiker (n = 237 = 14 %) vom ACE-Hemmer Trandolapril (im Vergleich zu Placebo) stärker als Nicht-Diabetiker profitieren, 36 % Senkung der Gesamtmortalität vs. 18 % in der Nicht-Diabetiker-Gruppe (15), aber beide Gruppen profitieren bezüglich Gesamtmortalität signifikant von Trandolapril. Dagegen mindert der ACE-Hemmer das Risiko der Progression in die schwere Herzinsuffizienz bei Diabetikern signifikant um 62 % (p < 0,001), bei Nicht-Diabetikern nicht-signifikant um 19 % (p = 0,10).

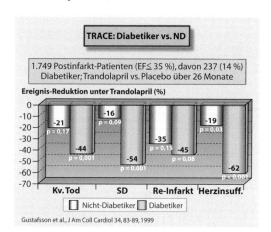

Abb. 15.11: ACE-Hemmer beim diabetischen Postinfarktpatienten, Ergebnisse der TRACE-Studie.

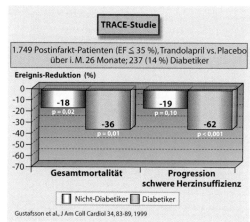

Abb. 15.12: ACE-Hemmer beim diabetischen Postinfarktpatienten vs. Nicht-Diabetiker. Ergebnisse zu Mortalität und Herzinsuffizienz in der TRACE-Studie.

15.4.3. ACE-Hemmer bei Diabetikern

15.4.3.1. Die HOPE-Studie

☞ (16, 17)

3.577 Diabetiker, zu 98 % Typ II-Diabetiker, müssen für die Studienaufnahme einen weiteren Risikofaktor haben. 58 % bzw. 62 % (Placebo-Gruppe) haben eine KHK, 15 % sind Raucher, 58 % bzw. 54 % (Placebo) sind Hypertoniker. Jeweils 5 % sind in beiden Gruppen mit Insulin behandelt. Der Blutdruck der Ramiprilgruppe beträgt zu Beginn der Studie im Mittel 141,7/80 mmHg. Am Ende der Studie liegt der Blutdruck in der Ramipril-Gruppe um 2,4/1,0 mmHg niedriger als in der Placebogruppe.

Unter dem ACE-Hemmer ist

- der kombinierte primäre Endpunkt (Myokardinfarkt, Apoplex und kardiovaskulärer Tod um 25 % seltener (15,3 % vs. 19,8 %, p = 0,0004)

- der Myokardinfarkt um 22 % (10,2 % vs. 12,9 %, p = 0,01)

- der kardiovaskuläre Tod um 37 % (6,2 % vs. 9,7 %, p = 0,0001)

- der Apoplex um 33 % seltener (4,2 % vs. 6,1 %, p = 0,074)

- Nach Korrektur wegen der unterschiedlichen Blutdrucksenkung bleibt die Reduktion des primären Endpunktes 25 % (p = 0,0004)

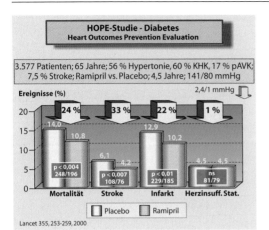

Abb. 15.13: Ergebnisse des Diabetikerarms der HOPE-Studie.

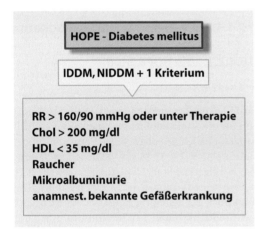

Abb. 15.14: Risikofaktoren bei Diabetikern in der HOPE-Studie.

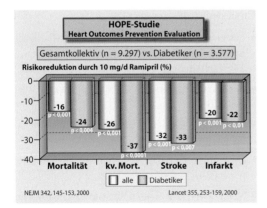

Abb. 15.15: Ergebnisse bei Diabetikern vs. Gesamt-kollektiv der HOPE-Studie.

Der günstige Effekt des ACE-Hemmers wird auf eine Minderung der Angiotensin II-Spiegel und eine Erhöhung der Bradykinin-Konzentrationen zurückgeführt. AG II ist ein starker Vasokonstriktor und Wachstumsfaktor. AG II kann auch die Plaqueruptur und Entwicklung der Atherothrombose durch vermehrte Endothelin-Freisetzung bei Inhibition der Fibrinolyse begünstigen. Bradykinin ist ein Vasodilatator, der zudem weitere dilatatorische Substanzen wie NO und Prostacyclin freisetzt (17).

▶ Muss der rauchende Diabetiker mit einem RR von 142/80 mmHg (HOPE-Studie) ohne weiteren Hinweis auf eine kardiovaskuläre Erkrankung mit einem ACE-Hemmer präventiv behandelt werden?

Allein vom Ausgangsblutdruck her wäre eine antihypertensive Therapie nach den aktuellen ESH/ESC-Leitlinien 2007 bereits angebracht mit dem Ziel RR < 130/80 mmHg. Unabhängig davon wäre dies auch nach den Daten der HOPE-Studie zu überlegen. Dies gilt auch für hypertensive Diabetiker oder Diabetiker mit Hypercholesterinämie oder niedrigem HDL. KHK-Patienten, die dem HOPE-Kollektiv gleichen, sollten heute auch bei guter LV-Funktion bereits mit einem ACE-Hemmer behandelt werden.

15.4.3.2. Die EUROPA-Studie

☞ (18)

In der EUROPA-Studie (Patienten mit nachgewiesener KHK) ist der Diabetikeranteil mit 12 % gegenüber HOPE (34 %) deutlich kleiner. Auch haben diese Patienten ein deutlich geringeres kardiovaskuläres Risiko.

• Die Gabe von 8 mg/d Perindopril über im Mittel 4,2 Jahre führt sowohl bei Diabetikern als auch bei Nicht-Diabetikern zu einer deutlichen Reduktion des primären Endpunktes (kardiovaskulärer Tod, Myokardinfarkt oder Herzstillstand) um 18,7 % bzw. 17,8 %

Auch hier wie in HOPE sind die Effekte unabhängig von der Blutdrucksenkung.

Neben dem gegenüber HOPE geringeren kardiovaskulären Risiko hatten diese Patienten zudem noch eine das Risiko weiter mindernde gute sekundärpräventive Begleitmedikation.

15.5. AT$_1$-Antagonisten

15.5.1. Die OPTIMAAL-Studie

☞ (19)

In diese Studie werden 5.477 Patienten (> 50 Jahre, im Mittel 67,4 Jahre) eingeschlossen, die im Rahmen eines akuten Myokardinfarktes Zeichen einer Herzinsuffizienz bieten. Diese werden entweder doppelblind mit Losartan oder Captopril über 2,7 Jahre behandelt. Titrationsziel ist 1 x 50 mg/d Losartan vs. 3 x 50 mg/d Captopril. Primärer Endpunkt ist die Gesamtmortalität.

- Die Mortalität ist in der Losartan-Gruppe nichtsignifikant um 13 % höher (18 % vs. 16 %; p = 0,07), der plötzliche Herztod oder die Reanimation wegen Herzstillstand ist unter Losartan um 19 % häufiger (9 % vs. 7 %; p = 0,07), der tödliche und nicht-tödliche Myokardinfarkt ist in beiden Gruppen mit 14 % gleich häufig

17,8 % des Kollektivs (Losartangruppe) sind Diabetiker. Diabetiker (n = 940), wie Nicht-Diabetiker, unterscheiden sich hierbei nicht signifikant, Diabetiker profitieren tendenziell aber mehr von Losartan.

Wenngleich der ACE-Hemmer die Mortalität nur tendenziell stärker senkt als der AT$_1$-Antagonist, sollte dieser nach Ansicht der Autoren bei diesen Patienten Mittel der 1. Wahl bleiben. Andererseits kann der AT$_1$-Antagonist bei ACE-Hemmer-Unverträglichkeit alternativ eingesetzt werden.

Das Resultat ist eine Dosis-Frage. Dies haben die CHARM-Alternative- und die VALIANT-Studie bestätigt.

Umgekehrt formuliert: Der niedrig dosierte AT$_1$-Antagonist führt zu ähnlich guten Ergebnissen wie der hoch dosierte ACE-Hemmer, beim Re-Infarkt zu gleichen Ergebnissen!

15.5.2. Die VALIANT-Studie

☞ (20)

In dieser Studie (n = 14.703) werden der AT$_1$-Antagonist Valsartan (2 x 160 mg/d), der ACE-Hemmer Captopril (3 x 50 mg/d, im Mittel 117 mg/d) und die Kombination beider Substanzen (hierbei 2 x 80 mg/d Valsartan plus 3 x 50 mg/d Captopril) in ihrer Wirkung auf die Mortalität bei/nach Myokardinfarkt verglichen. Die Patienten werden innerhalb von 0,5 bis 10 Tagen nach akutem Myo-

kardinfarkt, also sehr früh, eingeschlossen. Als weiteres Einschlusskriterium müssen eine LV-Dysfunktion (EF im Mittel ≤ 35 %, im Mittel EF = 35,3 %), Zeichen einer Herzinsuffizienz oder beides vorliegen. Die Beobachtungsdauer beträgt im Median 24,7 Monate. Es geht um die Frage der Überlegenheit bzw. Nicht-Unterlegenheit von Valsartan vs. Captopril vs. Kombination beider.

- Valsartan führt hinsichtlich Reduktion der Gesamtmortalität zu einem gleichen Effekt wie der ACE-Hemmer Captopril (19,9 % vs. 19,5 %; p = 0,98)
- Die Kombination beider Substanzen ergibt dagegen keinen zusätzlichen Therapieeffekt auf die Mortalität (19,3 %; p = 0,73 vs. Captoprilgruppe)
- Mit dieser Untersuchung kann erstmals gezeigt werden, dass der AT$_1$-Antagonist (Valsartan) zu gleichen Ergebnissen wie der ACE-Hemmer führen kann, dem hochdosierten ACE-Hemmer also in der Risikoreduktion äquivalent ist. Damit bestätigt sich auch, dass die Losartan-Dosis in ELITE II (Herzinsuffizienz) und OPTIMAAL (Postinfarkt) zu gering war (38)

23 % des Kollektivs sind Diabetiker. Diabetiker wie Nicht-Diabetiker profitieren von allen 3 Therapieregimen gleichermaßen. Auch hier findet sich für die Kombinationstherapie kein zusätzlicher Nutzen.

In einer Post-hoc-Analyse ist jedoch die Häufigkeit stationärer Aufnahmen wegen Herzinsuffizienz oder Myokardinfarkt unter der Kombination seltener.

15.5.3. Die ONTARGET-Studie

☞ (21)

In der Ontarget-Studie (n = 25.620), der bisher größten Morbiditäts- und Mortalitätsstudie mit einem AT$_1$-Antagonisten, erhalten Hochrisiko-Patienten (HOPE-Patienten vergleichbar) entweder 10 mg/d Ramipril, 80 mg/d Telmisartan oder die Kombination 10 mg Ramipril plus 80 mg/d Telmisartan über 56 Monate. 85 % der Patienten haben eine kardiovaskuläre Erkrankung, 69 % einen Hypertonus, 38 % einen Diabetes mellitus, 49 % sind Postinfarktpatienten. 62 % haben Statine, 57 % Betablocker, 81 % Thrombozytenaggregationshemmer. Der Ausgangsblutdruck liegt im Mittel in allen 3 Gruppen bei 142/72 mmHg. Nach

6 Wochen ist der Blutdruck unter Ramipril um 6,4/4,3 mmHg niedriger, unter Telmisartan um 7,4/5 mmHg, unter der Kombination um 9,8/6,3 mmHg niedriger.

- Der primäre Endpunkt (Tod aus kardiovaskulärer Ursache, Myokardinfarkt, Schlaganfall und Hospitalisation wegen Herzinsuffizienz) ist in allen 3 Gruppen nicht unterschiedlich häufig, 16,5 % unter Ramipril, 16,7 % unter Telmisartan, 16,3 % unter der Kombination
- das Gleiche gilt für Myokardinfarkte, Schlaganfälle, Hospitalisation wegen Herzinsuffizienz, kardiovaskulärem Tod und Gesamtmortalität
- aber auch für das Neuauftreten von Diabetes mellitus oder Vorhofflimmern
- Allein die Nebenwirkungen sind im Vergleich zu Ramipril in der Kombinationsgruppe häufiger: symptomatische Hypotonien 1,7 % vs. 4,8 %; (p < 0,001), Synkopen (0,2 vs. 0,3 %; p = 0,03) und renale Verschlechterung (10,2 % vs. 13,5 %; p < 0,001, Entscheidung des Arztes, keine klare Definitionsvorgabe)
- Auch bei den Subgruppen der Diabetiker und Nicht-Diabetiker ist keine der beiden Medikamente in der Reduktion des primären Endpunktes der anderen überlegen. Auch in dieser Studie haben Diabetiker häufiger primäre Endpunkte (20,7 % vs. 14 %)

Das Fazit der Studie: In der Sekundärprävention bei kardialen Risikopatienten ist der AT_1-Rezeptorantagonist eine dem ACE-Hemmer gleichwertige, aber eine besser verträgliche Therapieoption.

15.6. Ca-Antagonisten bei diabetischen KHK-Patienten

Für Ca-Antagonisten liegen Daten für Diabetiker mit KHK oder Postinfarktstatus nicht vor. Man muss somit die Daten des Gesamtkollektivs auf die Diabetiker extrapolieren (☞ Ca-Antagonisten).

In der Primärprävention beim hypertensiven Diabetiker sind die Ca-Antagonisten dem ACE-Hemmer in der Verhinderung kardialer Ereignisse unterlegen. Dies haben die ABCD- und die FACET-Studie gezeigt. Andererseits ist die Größe dieser 2 Studien für die definitive Beantwortung dieser Frage nicht ganz ausreichend. Dass Felodipin bei hypertensiven Diabetikern, meist in Kombination mit dem ACE-Hemmer oder Betablocker bei starker Blutdrucksenkung unter diastolisch 80 mmHg

zu einer signifikanten Minderung kardiovaskulärer Ereignisse wie tödlicher und nicht-tödlicher Myokardinfarkt sowie Apoplex führt, hat die HOT-Studie gezeigt, hier allerdings meist in der Kombination mit dem ACE-Hemmer (22).

In der CAMELOT-Studie (n = 1.991, davon ca. 18 % Diabetiker) hat Amlodipin, Ca-Antagonist der 3. Generation, sekundärpräventive Effekte bei KHK-Patienten (RR im Mittel 129/78 mmHg). Die kardiovaskuläre Ereignisrate ist gegenüber Placebo in 2 Jahren um 31 % geringer (16,6 % vs. 23,1 %; p = 0,003), unter Enalapril vs. Placebo dagegen nur um 15 % geringer (20,2 % vs. 23,1 %; p = 0,16). Unter Amlodipin ist die Ereignisrate um 19 % (p = 0,10) seltener. Die begleitende IVUS-Untersuchung ergibt unter dem Ca-Antagonisten eine Verlangsamung der Atherosklerose-Progression (23).

15.7. Nitrate bei diabetischen KHK-Patienten

Subgruppenanalysen für Diabetiker fehlen bezüglich Nitraten bei Postinfarkt-Patienten. Aber weder in der GISSI-3- (6 Monate) noch in der ISIS-4-Studie (1 Jahr) ist ein lebensverlängernder Effekt für 50-60 mg/d Mononitrat für das untersuchte Gesamtkollektiv belegt.

15.8. CSE-Hemmer bei diabetischen KHK- und Postinfarktpatienten

Die Zahl der Diabetiker in den 3 großen CSE-Hemmer-Studien bei KHK- und Postinfarktpatienten ist nicht sehr groß:

- 4S-Studie 4,5 %
- CARE 14,5 %
- LIPID 9 % Diabetiker

15.8.1. Die 4S-Studie

Im Rahmen der 4S-Studie (24) bei 4.444 KHK-Patienten waren auch 202 Diabetiker eingeschlossen. Simvastatin führt hier zu gleich günstiger Beeinflussung der Serumlipide wie bei Nicht-Diabetikern. Durch den CSE-Hemmer wird die Prognose der diabetischen wie auch der nicht-diabetischen KHK-Patienten während der Beobachtungszeit von 5,4 Jahren gebessert. Die Subgruppenanalyse (25) zeigt, dass Simvastatin wesentliche kardiovaskuläre Ereignisse (KHK-Tod und nicht-tödlicher Myokardinfarkt) bei Diabetikern in einem größeren Ausmaß reduziert als bei Nicht-Diabetikern, 55 % bei Diabetikern (p = 0,002 trotz kleiner Zahl) vs. 32 % bei Nicht-Diabetikern.

- Die Reduktion der Gesamtmortalität ist bei diabetischen Patienten auch größer, obwohl nicht signifikant unterschiedlich, bei Diabetikern um 43 % niedriger (24,7 % vs. 14,3 %) vs. 29 % bei Nicht-Diabetikern (10,9 % vs. 7,9 %) (25)
- Der absolute klinische Nutzen ist somit beim Diabetiker größer als beim Nicht-Diabetiker, da Diabetiker ein höheres Risiko bezüglich rezidivierender KHK-Ereignisse und anderer kardiovaskulärer Ereignisse haben
- Im Übrigen ist der Effekt des CSE-Hemmers unabhängig von der begleitenden Therapie mit ASS oder Betablockern vorhanden
- Dies weist darauf hin, dass der Effekt des CSE-Hemmers über andere Mechanismen induziert wird

15.8.2. Die CARE-Studie

In der CARE-Studie (26), in der nur Postinfarktpatienten (mindestens 3 Monate nach Infarkt, mittleres LDL 139 mg/dl, Therapieziel LDL < 100 mg/dl) eingeschlossen waren, wurden auch 586 diabetische Postinfarktpatienten eingeschlossen.

- Während 5-jähriger Studiendauer beträgt die Risikoreduktion hinsichtlich größerer kardiovaskulärer Ereignisse (KHK-Tod, nicht-tödlicher Myokardinfarkt, PTCA, ACB-OP) unter Pravastatin 23 % für Nicht-Diabetiker (p < 0,001), 25 % (p = 0,05) dagegen für Diabetiker
- Somit findet sich hier bei dieser leichteren Form der Fettstoffwechselstörung kein so großer Unterschied zwischen Diabetikern und Nicht-Diabetikern wie in der 4S-Studie

15.8.3. Die LIPID-Studie

Die Subgruppenanalyse der LIPID-Studie (27) ergibt
- eine relative Risikoreduktion (KHK-Tod und nicht-tödlicher Myokardinfarkt) von 19 % beim Diabetiker durch Pravastatin (23 % unter Placebo vs. 19 % unter Pravastatin)
- beim Nicht-Diabetiker von 25 % (15 % unter Placebo vs. 12 % unter Pravastatin)

- Der Diabetiker hat damit auch hier tendenziell eine schlechtere Prognose, unter Placebo wie unter Pravastatin

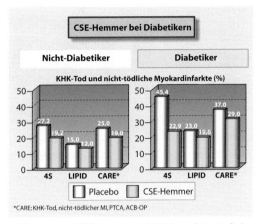

Abb. 15.16: CSE-Hemmer bei KHK- und Postinfarkt-Patienten.

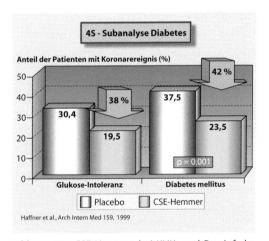

Abb. 15.17: CSE-Hemmer bei KHK- und Postinfarkt-Patienten in der 4S-Studie. Effekte bei Glukose-Intoleranz und Diabetes mellitus.

15.8.4. CSE-Hemmer bei Diabetikern nach ACB-OP

In der Post-CABG-Studie profitieren die Diabetiker bei aggressiver LDL-Senkung vom CSE-Hemmer stärker als die Nicht-Diabetiker. Eine aggressive LDL-Senkung führt somit auch bei diesen Patienten zu besseren Ergebnissen.

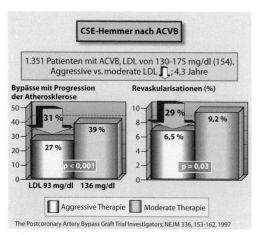

Abb. 15.18: Diabetiker vs. Nicht-Diabetiker nach ACB-OP, Vergleich aggressive vs. moderate LDL-Senkung.

Heute stehen 5 CSE-Hemmer zur Verfügung, die sämtlich in großen Studien mit günstigen Resultaten getestet wurden.

15.8.5. Die HPS-Studie (Heart Protection Study)

☞ (28)

Diese Studie schließt 20.536 Patienten (15.454 Männer, 5.082 Frauen) mit hohem Risiko für tödliche Koronarereignisse ein: 13.386 KHK-Patienten, 7.150 (35 %) Patienten ohne KHK, 3.280 Patienten nach cerebrovaskulärem Ereignis, 6.748 pAVK-Patienten und 5.963 Diabetiker (3.982 ohne KHK). Über 9.500 Teilnehmer sind zu Studienbeginn über 65 Jahre alt, 5.806 Patienten 70 Jahre alt oder älter. Gemeinsam ist allen Patienten, dass bei ihnen keine klare Indikation, aber auch keine Kontraindikation für eine Statin-Therapie besteht. Der durchschnittliche LDL-Wert liegt bei 131 mg/dl (3,4 mmol/l), HDL 41 mg/dl (1,06 mmol/l).

Die Patienten werden über 5 Jahre entweder mit Placebo oder mit 40 mg/d Simvastatin behandelt. Das Statin führt zu einer LDL-Senkung um im Mittel 39 mg/dl (1,0 mmol/l) bei Einschluss der Patienten mit Non-Compliance. 40 mg Simvastatin senkt ansonsten bei dieser Population das LDL um 1,5 mmol/l (58 mg/dl) bzw. um 44 %.

85 % der Patienten der Statingruppe sind compliant, dagegen nehmen im Mittel 17 % (im 5. Jahr 32 %) der Placebogruppe auch Statine, d.h. jeder 6.

Patient der Verumgruppe nimmt kein Statin, während jeder 6. Patient der Placebogruppe auch ein Statin nimmt.

Der Schwerpunkt dieser Studie liegt auf den Subgruppen, für die der Nutzen einer Lipidsenkung noch nicht mit letzter Beweiskraft prospektiv gesichert worden war. So stellen Frauen, Diabetiker und Ältere einen besonders hohen Anteil am Studienkollektiv. Primäre Endpunkte sind die Mortalität für das Gesamtkollektiv sowie tödliche und nicht-tödliche vaskuläre Ereignisse für die Subgruppenanalysen.

- Durch Simvastatin wird die Gesamtmortalität um 13 % (12,9 % vs. 14,7 %; p = 0,0003) gesenkt
- vor allem durch eine Senkung der koronaren Mortalität um 18 % (5,7 % vs. 6,9 %; p = 0,0005) bedingt
- Die kardiovaskuläre Mortalität wird durch Simvastatin um 17 % gesenkt (7,6 % vs. 9,1 %; p < 0,0001)

HPS dokumentiert erstmals in prospektiver Form eine signifikante Reduktion der Schlaganfall-Inzidenz durch ein Statin, Verringerung der Schlaganfälle hierdurch um 25 % (4,3 % vs. 5,7 %; p < 0,0001).

Das Risiko für tödlichen und nicht-tödlichen Herzinfarkt und Schlaganfall sowie für revaskularisierende Interventionen nimmt unter Simvastatin um 24 % (19,8 % vs. 25,2 %; p < 0,0001) ab.

Auch ein Nutzen für Diabetiker, Frauen und Ältere ist nachweisbar. Hierfür fanden sich bislang nur in retrospektiven Subgruppenanalysen positive Anhaltspunkte. In den bisherigen CSE-Hemmer-Studien ist der Anteil dieser Gruppen nur gering vertreten gewesen.

Bei Diabetikern mit KHK ist die relative Risikominderung genauso groß (33,4 % vs. 37,8 %) wie bei Diabetikern ohne KHK (13,8 % vs. 18,6 %) bzw. Diabetikern mit und ohne KHK (20,2 % vs. 25,1 %). Aber auch hier ist bei diabetischen KHK-Patienten (mit durchschnittlichen LDL-Werten!) das Risiko mindestens doppelt so hoch.

Der Nutzen ist auch unabhängig von einer protektiven, das Risiko bereits mindernden Begleittherapie mit ASS, Betablocker oder einem ACE-Hemmer vorhanden.

Der Nutzen der CSE-Hemmer-Therapie ist somit in dieser Studie unabhängig vom Ausgangscholesterin. Dies bedeutet, dass nach den Resultaten dieser Studie das Risikoprofil bzw. der Gefährdungsgrad, weniger der absolute Cholesterin-LDL-Wert, das entscheidende Kriterium für die Therapieindikation ist. In Anbetracht der Compliance und der partiellen Statin-Therapie in der Placebogruppe ist der Therapieeffekt noch größer, als die Zahlen (intention-to-treat) dies nahelegen! D.h. nicht nur ein Viertel, nein ein Drittel dieser Patienten dürfte von dieser Therapie profitieren. Die Therapie reduziert zudem nicht nur die Häufigkeit des 1. vaskulären Ereignisses, sondern auch Folgeereignisse, die in einer späteren Publikation aufgelistet werden.

Diabetiker (n = 5.963, LDL-Ausgangswert im Mittel 124 mg/dl) wie Nicht-Diabetiker (n = 14.573, LDL-Ausgangswert im Mittel 131 mg/dl) haben den gleichen Nutzen hinsichtlich größerer koronarer Ereignisse (Diabetiker 9,4 % vs. 12,6 % unter Placebo, Nicht-Diabetiker 8,5 % vs. 11,5 %) (29).

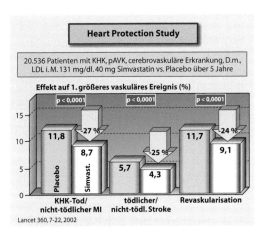

Abb. 15.19: Ergebnisse der HPS-Studie.

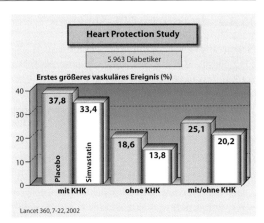

Abb. 15.20: Ergebnisse der HPS-Studie - die Diabetiker.

15.8.6. Diabetiker mit LDL < 125 mg/dl

☞ (30)

Bis zu LDL-Ausgangswerten von 125 mg/dl war in CARE durch das Statin ein sekundärpräventiver Effekt nachweisbar.

In der CARE- und LIPID-Studie sind 2.607 Patienten mit LDL < 125 mg/dl (im Mittel 113 mg/dl) eingeschlossen. 15 % dieser Patienten sind Diabetiker.

Bei diesen 2.607 Patienten fällt das LDL um 36 mg/dl (32 %; p < 0,001) bei Anstieg des HDL um 6 mg/dl (2 %; p < 0,001) und Abfall der Triglyzeride um 26 mg/dl (14 %; p < 0,001). Die Analyse dieser Patienten zeigt, dass nur die Diabetiker mit LDL-Werten < 125 mg/dl vom Statin profitieren, die Nicht-Diabetiker dagegen nicht.

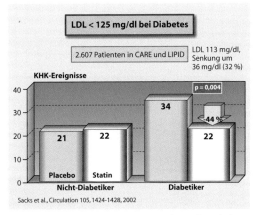

Abb. 15.21: Ergebnis der LDL-Senkung bei diabetischen KHK-Patienten mit Ausgangs-LDL < 125 mg/dl.

15.8.7. Drastische LDL-Senkung

Neben anderen Studien unterstreicht auch die TNT-Studie (31) den Sinn einer drastischen LDL-Senkung an 10.001 KHK-Patienten und LDL-Ausgangsspiegeln < 130 mg/dl (im Mittel 98 mg/dl). Verglichen werden 10 vs. 80 mg Atorvastatin über 4,9 Jahre im Median. Während der Therapie mit 80 mg Atorvastatin beträgt das LDL im Mittel 77 mg/dl, unter 10 mg/d Atorvastatin 101 mg/dl.

- Die Subgruppe der Diabetiker (n = 1.501) profitiert bei höherem Risiko hinsichtlich des primären Endpunktes (= erstes kardiovaskuläres Ereignis, d.h. KHK-Tod, nicht-tödlicher prozeduraler Myokardinfarkt, Reanimation nach Herzstillstand oder tödlicher und nicht-tödlicher Schlaganfall) noch stärker von der höheren Dosierung (13,8 % vs. 17,9 %, RRR 25 %; p = 0,026) als die Patienten im Gesamtkollektiv. Hier ist der primäre Endpunkt unter 80 mg um 22 % seltener (8,7 % vs. 10,9 %; p < 0,001), im Nicht-Diabetikerkollektiv signifikant um 20 % seltener (7,8 % vs. 9,7 %)

- Damit kommen auch hier die diabetischen KHK-Patienten durch 80 mg Atorvastatin nicht auf die Prognosestufe der nicht-diabetischen KHK-Patienten unter 10 mg /d Atorvastatin

- Die Diabetiker profitieren von der stärkeren LDL-Senkung auch bezüglich cerebrovaskulärer Ereignisse (RRR 31 %; p = 0,037) und aller kardiovaskulären Ereignisse (RRR 15 %; p = 0,044) (32)

D.h. auch diese Studie bestätigt, dass Statine bei diabetischen KHK-Patienten selbst bei LDL-Ausgangswerten um 100 mg/dl durch weitere LDL-Senkung zu einer weiteren Risikoreduktion führen.

Gleiche Ergebnisse finden sich bei einer Nachanalyse dieser Studie hinsichtlich des Vorliegens eines begleitenden metabolischen Syndroms mit und ohne Diabetes (33).

KHK-Patienten mit metabolischem Syndrom (n = 5.586 von 10.001, immerhin 56 % des Gesamtkollektivs), haben in der gleichen Studie häufiger o.g. ernste kardiovaskuläre Ereignisse.

- Unberücksichtigt der therapeutischen Zuweisung zu 10 oder 80 mg Atorvastatin ist die kardiovaskuläre Ereignisrate bei Patienten mit metabolischem Syndrom in 4,9 Jahren um 44 % höher (11,3 % vs. 8,0 %; p < 0,0001)

- Die Patienten mit metabolischem Syndrom haben unter 80 mg Atorvastatin seltener ernste kardiovaskuläre Ereignisse als unter 10 mg (9,5 % vs. 13,0 %; p < 0,0001). Die Ereignisrate bei Patienten ohne metabolisches Syndrom ist dagegen unter beiden Dosierungen deutlich niedriger (7,7 % vs. 8,3 %). Auch diejenigen Patienten mit metabolischem Syndrom ohne Diabetes zu Studienbeginn profitieren von der höheren Statindosis gleichermaßen (Ereignisrate 8,2 % vs. 11,6 %; p = 0,0002). 80 mg Atorvastatin bringen den KHK-Patienten mit metabolischem Syndrom somit noch nicht einmal ganz auf die Morbiditäts- und Mortalitätsstufe des Patienten ohne metabolisches Syndrom (9,5 % vs. 8,3 %)

15.9. Fibrate bei diabetischen KHK-Patienten

In der VA-HIT-Studie (Postinfarkt-Patienten mit normalem LDL und niedrigem HDL) führt Gemfibrozil /1.200 mg/d) nicht nur im Gesamtkollektiv, sondern sowohl bei Nicht-Diabetikern als auch bei Diabetikern zu günstigen Ergebnissen (34).

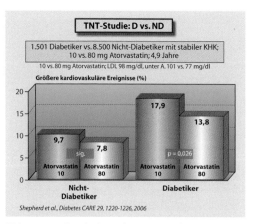

Abb. 15.22: Ergebnisse der TNT-Studie: Diabetiker vs. Nicht-Diabetiker.

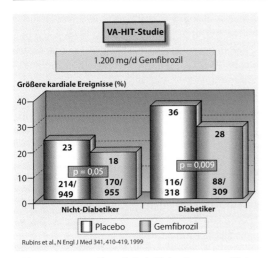

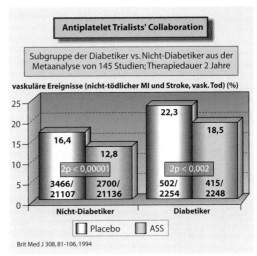

Abb. 15.23: Gemfibrozil bei Diabetikern vs. Nicht-Diabetiker mit KHK und niedrigem LDL bei niedrigem HDL.

15.10. ASS in der Sekundärprävention

ASS ist heute bei Diabetikern wie Nicht-Diabetikern obligater Bestandteil der Sekundärprävention der KHK. Ihr Erfolg bzw. der Erfolg der Thrombozyten-Aggregationshemmer ist in der Metaanalyse der Antiplatelet Trialists' Collaboration (35) nicht nur für den akuten Infarkt, sondern auch für den Postinfarktpatienten eindeutig belegt.

Pro 1.000 Behandelter können

- beim Nicht-Diabetiker 36 vaskuläre Ereignisse (nicht-tödlicher Myokardinfarkt, nicht-tödlicher Apoplex, vaskulärer Tod) verhindert werden (p < 0,00001) bzw. 12,8 % vs. 16,4 %
- beim Diabetiker die gleiche Größenordnung, nämlich 38 Fälle pro 1.000 Behandelter (p < 0,002) bzw. 18,5 % vs. 22,3 %
- D.h. die ARR beträgt beim Nicht-Diabetiker 3,6 %, beim Diabetiker 3,8 %, ist somit zwischen beiden Gruppen nicht wesentlich unterschiedlich, obwohl das Risiko beim Diabetiker deutlich größer ist
- ASS bringt den Diabetiker noch nicht einmal auf die Stufe des Nicht-Diabetikers ohne ASS! Dies ist bei Clopidogrel ganz anders

Eine Zunahme von Blutungskomplikationen (diabetische Thrombozytopathie) wird beim Diabetiker unter ASS nicht gesehen!

Abb. 15.24: ASS beim Diabetiker in der Sekundärprävention.

Allgemein werden heute in der Sekundärprävention 75-100 mg/d (ESC 2007) (36), 75-150 mg/d (ESC/EASD 2007) (37) bzw. 75-162 mg/d (ACC/AHA 2008) (38) ASS empfohlen. In der Regel werden in Deutschland sekundärpräventiv in der Langzeit-Therapie auch beim Diabetiker 100 mg/d ASS eingesetzt.

15.11. Clopidogrel in der CAPRIE-Studie

Für Clopidogrel, den ADP-Rezeptorantagonisten, der sich in der CAPRIE-Studie (39) bei 19.185 Patienten mit KHK, pAVK und zerebralem Insult dem ASS (325 mg) als überlegen gezeigt hat, liegt eine Subgruppenanalyse inzwischen vor. Diabetiker (n = 3.866) profitieren von Clopidogrel stärker als Nicht-Diabetiker (40).

- Die Ereignisrate/Jahr (vaskulär bedingte Todesfälle, Myokardinfarkte, Schlaganfälle und erneute Klinikaufenthalte wegen Angina pectoris, TIA etc.) liegt bei den nicht-diabetischen Patienten bei 12,7 % unter ASS, unter Clopidogrel bei 11,8 % (p = 0,096)
- Bei den Diabetikern dagegen bei 17,7 % unter ASS und 15,6 % unter Clopidogrel, p = 0,042
- Bei Insulintherapie ist die absolute Risikoreduktion noch deutlicher (21,5 % unter ASS vs. 17,7 %) unter Clopidogrel (NNT = 26). D.h. Diabetiker profitieren von Clopidogrel deutlich stärker als von ASS

Auf diese Vorteile weisen die ESC/EASD-Leitlinien 2007 mit Nachdruck hin (37).

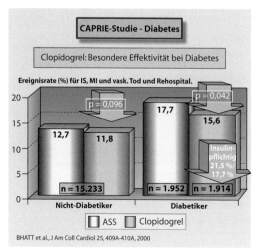

Abb. 15.25: Ergebnisse bei Diabetikern in der CAPRIE-Studie.

15.12. Clopidogrel plus ASS

Das Ziel dieses speziellen Therapieansatzes ist die Verbesserung der bisherigen Ergebnisse bei KHK. Die Thrombozytenaggregations-hemmende Wirkung beider Substanzen addiert sich.

In der CURE-Studie (☞ Kap. 14.) (41) wurde die Kombination mit guten Resultaten über im Mittel 9 Monate nach instabiler Angina pectoris/Non-Q-wave-Infarkt appliziert. Hierdurch kommt es zu einer deutlichen Reduktion des primären Endpunktes (kardiovaskulärer Tod, nicht-tödlicher Myokardinfarkt und Apoplex) sowohl bei Diabetikern als auch Nicht-Diabetikern.

15.12.1. Clopidogrel nach Stent

Clopidogrel plus ASS nach BMS-Stent über 4 Wochen ist seit CLASSICS Standard.

Inwieweit eine über 4 Wochen hinaus, ja über 1 Jahr nach PCI mit Stentimplantation durchgeführte Kombinationstherapie mit Clopidogrel plus ASS von Nutzen ist, war u.a. Aufgabe der CREDO-Studie (42). 2.116 Patienten (davon 560 Diabetiker) erhalten eine Loading-dose von 300 mg oder Placebo 3-24 h (im Mittel 9,8 h) vor PCI. Nach PCI bekommen alle Patienten bis zum 28. Tag 75 mg/d Clopidogrel. Ab 29. Tag bis zum Ablauf von 12 Monaten erhält die Loading-dose-

Gruppe 75 mg/d Clopidogrel, die ursprüngliche Placebo-Gruppe wieder Placebo. Beide Gruppen erhalten bis zum Tag 28 zusätzlich 325 mg/d ASS, ab 29. Tag bis Studienende nach 1 Jahr 81-325 mg/d ASS.

- Der primäre Endpunkt (Kombination aus Tod, Myokardinfarkt und Apoplex nach 1 Jahr; intention-to-treat) ist unter der Kombination um 26,9 % seltener (11,5 % vs. 8,5 %; p = 0,02). NNT = 33
- Die Subgruppenanalyse zeigt, dass Diabetiker wie Nicht-Diabetiker bezüglich Reduktion des primären Endpunktes profitieren, Diabetiker jedoch mit 11,2 % Reduktion geringer als Nicht-Diabetiker mit 32,8 %

Daneben ging es um die Bedeutung der Loading-dose von 300 mg/d Clopidogrel. Bei Gabe > 6 h vor PCI ist der primäre Endpunkt (Tod, Myokardinfarkt, dringende Zielgefäßrevaskularisation innerhalb 28 Tagen) um 38,6 % (p = 0,051) seltener. Hierbei profitieren die Diabetiker mit einer Risikoreduktion von 59,1 % stärker als die Nicht-Diabetiker mit einer Reduktion von 31,7 %.

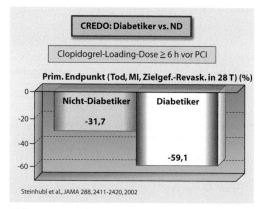

Abb. 15.26: Diabetiker in der CREDO-Studie. Applikation der Loading-dose = 6 h vor PCI.

15.13. Sekundärprävention nach Apoplex - die PROGRESS-Studie

☞ (43)

In dieser Sekundärpräventionsstudie nach Apoplex (71 %) oder TIA sind 6.105 Patienten eingeschlossen (Alter im Mittel 64 Jahre), davon 48 % Hypertoniker. Der Ausgangsblutdruck aller Patienten liegt im Mittel bei 147/86 mmHg. Die Therapie erfolgt mit 4 mg/d Perindopril, ggf. plus Indapamid vs. Placebo über 4 Jahre. Der Blutdruck wird im Mittel im Gesamtkollektiv um 9/4 mmHg gesenkt.

- Unter aktiver Therapie mit Verum erleiden in der Beobachtungszeit 28 % Patienten seltener einen Apoplex als unter Placebo (10 % vs. 14 %; p < 0,0001)
- Die Reduktion ist bei hypertensiven wie normotensiven Patienten vergleichbar groß (32 % vs. 27 %; jeweils p < 0,01)
- Die antihypertensive Kombination (RR-Senkung 12/5 mmHg) ist in der Reduktion der Apoplex-Häufigkeit deutlich effektiver als die Monotherapie (RR-Senkung 5/3 mmHg) (43 % vs. 5 %)
- Größere kardiovaskuläre Ereignisse sind unter Verum um 26 % seltener
- Ein nicht-tödlicher Myokardinfarkt ist um 38 % seltener (60 vs. 96 Infarkte)

Somit sind auch hier ähnlich wie in der HOPE-Studie antiarteriosklerotische Folgekomplikationen in Gefäßprovinzen außerhalb des primären Indikationsgebietes nachweisbar. Dies wird auch in den Statin-Studien beobachtet.

Im Gegensatz zur HOPE-Studie (hier niedrigerer RR, ca. 80 % KHK-Patienten, 11 % mit Apoplex) sind die günstigen Effekte in der PROGRESS-Studie (nur 16 % KHK-Patienten) von der Blutdrucksenkung nicht unabhängig, sondern abhängig.

Für die Diabetiker (13 % in der Verum-Gruppe bzw. 12 % in der Placebo-Gruppe) ist die Apoplex-Rate in ähnlicher Größenordnung reduziert (33 %, 48 vs. 65 Fälle) wie bei den Nicht-Diabetikern (28 %, 259 vs. 355 Fälle).

15.14. Omega-3-Fettsäuren

Günstige Effekte bei Postinfarktpatienten sind für Omega-3-Fettsäuren in der GISSI-Präventionsstudie belegt. Der akute Herztod geht in dieser Studie unter 1 g/d Omega-3-Fettsäuren (reich an EPA und DHA) um 45 % zurück. Der Nutzen ist bereits in den ersten 3 Monaten nachweisbar.

Subgruppenanalysen für Diabetiker (14,9 % des Kollektivs von n = 11.323) liegen z.Zt. nicht vor.

Umgekehrt zeigt die prospektive Untersuchung der Typ II-Diabetikerinnen (n = 5.103) der Nurses' Health Study (30-55 Jahre) über 9 Jahre eine inverse Assoziation zwischen Fischkonsum und KHK-Morbidität und Mortalität (44).

Omega-3-Fettsäuren sollten somit auch in das sekundärpräventive Therapiekonzept des diabetischen Postinfarktpatienten aufgenommen werden. Eine Erweiterung der Datenlage durch prospektive Studien ist jedoch gerade bei diabetischen Postinfarktpatienten zu fordern.

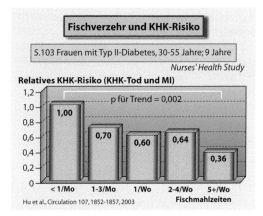

Abb. 15.27: Fischkonsum und KHK-Morbidität und -Mortalität bei Typ II-Diabetikerinnen.

15.15. Zusammenfassung

☞ (36-38, 45, 46)

- Beim Postinfarktpatienten bzw. KHK-Patienten unterscheidet sich die Therapie nicht von der des Nicht-Diabetikers, wenn man von der Optimierung der Blutzuckereinstellung absieht. Welcher antidiabetischen Substanz hier bei oraler Therapiemöglichkeit die 1. Präferenz zukommt, ist bis heute unklar
- Betablocker sind auch beim Diabetiker in der Sekundärprävention unverzichtbar. Der Nutzen ist hier noch größer als beim Nicht-Diabetiker
- Der beta-1-selektive oder der dilatative (= stoffwechselneutrale) Betablocker sollte bei Diabetes bevorzugt werden
- Diabetiker profitieren auch von ACE-Hemmern, besonders bei Vorliegen einer Post-infarkt-Herzinsuffizienz bzw. einer systolischen LV-Dysfunktion (EF < 35-45 %)

- Aber auch Diabetiker mit einem weiteren Risikofaktor profitieren von einem ACE-Hemmer, wie die HOPE-Studie gezeigt hat. Daher sollte jeder KHK-Patient (signifikante KHK bei Angiografie oder Postinfarkt) mit Diabetes und/oder LV-Dysfunktion einen ACE-Hemmer erhalten (Evidenz A). Alternativ können AT_1-Antagonisten eingesetzt werden (ONTARGET)

- Für Ca-Antagonisten und Nitrate liegen keine Subgruppenanalysen vor. Es ist hier z.Zt. diesbezüglich von einer gleichen Situation wie bei der Gesamtheit der Postinfarktpatienten auszugehen. Von den Dihydropyridinen ist nur für den Ca-Antagonisten der 3. Generation, Amlodipin, ein sekundärpräventiver Effekt aus der CAMELOT-Studie bekannt

- ASS hat bei Postinfarktpatienten, Diabetikern wie Nicht-Diabetikern, gleich günstige Effekte

- Beim Diabetiker mit arteriosklerotischer Grunderkrankung ist Clopidogrel der Therapie mit ASS deutlich überlegen

- Clopidogrel sollte u.a. daher bei diesem Kollektiv bevorzugt werden

- Inwieweit die Kombination beider Substanzen darüber hinaus für die chronische Therapie der KHK sinnvoll wird, also jenseits der ersten 12 Monate (im Mittel) bei Einsatz nach akutem Koronarsyndrom (CURE), bleibt abzuwarten. Nach BMS ist eine Kombinationstherapie ≥ 1 Monat sinnvoll, nach DES ≥ 1 Jahr

- CSE-Hemmer führen bei Diabetikern zu einer noch stärkeren Risikoreduktion als beim Nicht-Diabetiker. LDL-Zielwert ist daher beim Diabetiker grundsätzlich < 100 mg/dl, beim diabetischen KHK-Patienten sogar < 70 mg/dl (TNT-Studie, PROVE-IT, IDEAL)

- Auch nach aortokoronarem Bypass profitieren die Diabetiker von einer aggressiven LDL-Senkung stärker als Nicht-Diabetiker

- Bei Patienten mit Triglyzeriden > 200 mg/dl ist ein Non-HDL-Cholesterin (= Gesamtcholesterin minus HDL) < 130 ein sekundäres Therapieziel. Zum Erreichen dieses Zieles helfen neben Diät, Nikotinsäure, Fibrate oder der Omega-3-Säurenethylester 90

- Die Triglyceride sollten < 150 mg/dl betragen

15.16. Literatur

1. Haffner SM, Lehto S, Rönnemaa T, Pyörälä K, Laakso M: Mortality from coronary heart disease in subjects with type 2 diabetes and in nondiabetic subjects with and without prior myocardial infarction. N Engl J Med 339, 229-234, 1998

2. Schramm TK, Gislason GH, Kober L, Rasmussen S, Rasmussen JN, Abildstrom SZ, Hansen ML, Folke F, Buch P, Madsen M, Vaag A, Torp-Pedersen C: Diabetes patients requiring glucose-lowering therapy and nondiabetics with a prior myocardial infarction carry the same cardiovascular risk. A population study of 3,3 million people. Circulation 117, 1945-1954, 2008

3. Hu FB, Stampfer MJ, Solomon CG, Liu S, Willett WC, Speizer FE, Nathan DM, Manson JAE: The impact of diabetes mellitus on mortality from all causes and coronary heart disease in women. Arch Intern Med 161, 1717-1723, 2001

4. Cho E, Rimm EB, Stampfer MJ, Willett WC, Hu FB: The impact of diabetes mellitus and prior myocardial infarction on mortality from all causes and from coronary heart disease in men. J Am Coll Cardiol 40, 954-960, 2002

5. Jacoby RM, Nesto RW: Acute myocardial infarction in the diabetic patient: Pathophysiology, clinical course and prognosis. J Am Coll Cardiol 20, 736-744, 1992

6. Karlson BW, Herlitz J, Hjalmarson A: Prognosis of acute myocardial infarction in diabetic and non-diabetic patients. Diabet Med 10, 449-454, 1993

7. Stone PH, Muller JE, Hartwell T, York BJ, Rutherford JD, Parker CB, Turi ZG, Strauss HW, Willerson JT, Robertson T, Braunwald E, Jaffe AS, and the MILIS Study Group: The effect of diabetes mellitus on prognosis and serial left ventricular function after acute myocardial infarction: Contribution of both coronary disease and diastolic left ventricular dysfunction to the adverse prognosis. J Am Coll Cardiol 14, 49-57, 1989

8. Gundersen T, Kjekshus J: Timolol treatment after myocardial infarction in diabetic patients. Diabetes Care 6, 285-290, 1983

9. Kendall MJ, Lynch KP, Hjalmarson A, Kjekshus J: Beta-blockers and sudden cardiac death. Ann Intern Med 123, 358-367, 1995

10. Gottlieb SS, McCarter RJ, Vogel RA: Effect of beta-blockade on mortality among high risk and low risk patients after myocardial infarction. N Engl J Med 339, 489-497, 1998

11. Jonas M, Reicher-Reiss H, Boyko V, Shotan A, Mandelzweig L, Goldbourt U. Behar S: Usefulness of beta blocker therapy in patients with non-insulin-dependent diabetes mellitus and coronary artery disease. Bezafibrate Infarction Prevention (BIP) Study Group.Am J Cardiol 77, 1273-1277, 1996

12. Tse WY, Kendall M: Is there a role for beta-blockers in hypertensive diabetic patients? Diab Med 11, 137-144, 1994

13. Strödter D: Sekundärprävention bei KHK und Postinfarktpatienten - Strategien und Resultate, Gesichertes und Ungesichertes. UNI Med Science, Bremen - London - Boston, 2. Aufl.2 004

14. Moye LA, Pfeffer MA, Wun CC, Davis BR, Geltman E, Hayes D, Farnham DJ, Randall OS, Dinh H, Arnold JMO, Kupersmith J, Hager D, Glasser SP, Biddle T, Hawkins CM, Braunwald E, for the SAVE Investigators: Uniformity of captopril benefit in the SAVE study: subgroup analysis. Eur Heart J 15, 2-8, 1994

15. Gustafsson I, Torp-Pedersen C, Kober L, Gustafsson F, Hildebrandt P, on behalf of the TRACE Study Group: Effect of the angiotensin-converting enzyme inhibitor trandolapril on mortality and morbidity in diabetic patients with left ventricular dysfunction after acute myocardial infarction. J Am Coll Cardiol 34, 83-89, 1999

16. The Heart Outcomes Prevention Evaluation Study Investigators: Effects of an angiotensin converting-enzyme inhibitor, ramipril, on cardiovascular events in high risk patients. N Engl J Med 342, 145-153, 2000

17. The Heart Outcomes Prevention Evaluation Study (HOPE) Investigators: Effects of ramipril on cardiovascular and microvascular outcomes in people with diabetes mellitus: results of the HOPE study and MICROHOPE substudy. Lancet 355, 253-259, 2000

18. The EURopean trial On reduction of cardiac events with Perindopril in stable coronary Artery disease investigators: Efficacy of perindopril in reduction of cardiovascular events among patients with stable coronary artery disease: randomised, double-blind, placebo-controlled, multi-centre trial (the EUROPA study). Lancet 362, 782-788, 2003

19. Dickstein K, Kjekshus J, for the OPTIMAAL Steering Committee, for the OPTIMAAL Study Group: Effects of losartan and captopril on mortality and morbidity in high-risk patients after acute myocardial infarction: the OPTIMAAL randomised trial. Lancet 360, 752-760, 2002

20. Pfeffer MA, MCMurray JJV, Velazquez EJ, Rouleau JL, Kober L, Maggioni AP, Solomon SD, Swedberg K, Van de Werf F, White H, Leimberger JD, Henis M, Edwards S, Zelenkofske S, Sellers MA, Califf RM, for the Valsartan in Acute Myocardial Infarction Trial Investigators: Valsartan, captopril, or both in myocardial infarction complicated by heart failure, left ventricular dysfunction, or both. N Engl J Med 349, 893-1906, 2003

21. The ONTARGET Investigators: Telmisartan, ramipril, or both in patients at high risk for vascular events. N Engl J Med 358, 1547-1559, 2008

22. Hansson L, Zanchetti A, Carruthers SG, Dahlöf B, Elmfeldt D, Julius S, Menard J, Rahn KH, Wedel H, Westerling S: Effects of intensive blood-pressure lowering and low-dose aspirin in patients with hypertension: Principal results of the Hypertension Optimal Treatment (HOT) randomised trial. HOT Study Group. Lancet 351, 1755-1762, 1998

23. Nissen SE, Tuzcu EM, Libby P, Thompson PD, Ghali M, Garza D, Berman L, Shi H, Buebendorf E, Topol EJ, for the CAMELOT Investigators: Effect of antihypertensive agents on cardiovascular events in patients with coronary disease and normal blood pressure. The CAMELOT Study: A randomized controlled trial. JAMA 292, 2217-2226, 2004

24. Scandinavian Simvastatin Survival Group: Randomised trial of cholesterol lowering in 4444 patients with coronary heart disease: the Scandinavian simvastatin Survival Study (4S). Lancet 344, 1383-1389, 1994

25. Pyörälä K, Pedersen TR, Kjekshus J, Faergeman O, Olsson AG, Thorgeirsson G: Cholesterol lowering with simvastatin improves prognosis of diabetic patients with coronary heart disease. Diabetes Care 20, 614-620, 1997

26. Sacks FM, Pfeffer MA, Moye LA, Rouleau JL, Rutherford JD, Cole TG, Brown L, Warnica JW, Arnold JMO, Wunn CC, Davis BR, Braunwald, the Cholesterol And Recurrent Events Trial Investigators: The effects of pravastatin on coronary events after myocardial infarction in patients with average cholesterol levels. N Engl J Med 335, 1001-1009, 1996

27. The Long-Term Intervention with Pravastatin in Ischaemic Disease (LIPID) Study Group: Prevention of cardiovascular events and death with pravastatin in patients with coronary heart disease and a broad range of initial cholesterol levels. N Engl J Med 339, 1349-1357, 1998

28. Heart Protection Study Collaborative Group: MRC/BHF Heart Protection Study of cholesterol lowering with simvastatin in 20536 high-risk individuals: a randomised placebo-controlled trial. Lancet 360, 7-22, 2002

29. Heart Protection Study Collaborative Group: MRC/BHF heart protection study of cholesterol-lowering with simvastatin in 5962 people with diabetes: a randomised placebo-controlled trial. Lancet 361, 2005-2016, 2003

30. Sacks FM, Tonkin AM, Pfeffer MA, Shepherd J, Keech a, Furberg CD, Braunwald E: Coronary heart disease in patients with low LDL-cholesterol. Benefit of pravastatin in diabetics and enhanced role for HDL-cholesterol and triglycerides as risk factors. Circulation 105, 1424-1428, 2002

31. LaRosa JC, Grundy SM, Waters DD, Shear C, Barter P, Fruchart JC, Gotto AM, Greten H, Kastelein JJP, Shepherd J, Wenger NK, for the Treating to New Targets (TNT) Investigators: Intensive lipid lowering with atorvastatin in patients with stable coronary disease. N Engl J Med 352, 1425-1435, 2005

32. Shepherd J, Barter P, Carmena R, Deedwania P, Fruchart JC, Haffner S, Hsia J, Breatna A, LaRosa J, Grundy S, Waters D: Effect of lowering LDL cholesterol substantially below currently recommended levels in patients with coronary heart disease and diabetes: the Treating to

New Targets (TNT) Study. Diabetes Care 29, 1220-1226, 2006

33. Deedwania P, Barter P, Camena R, Fruchart JC, Grundy SM, Haffner S, Kastelein JJP, LaRosa JC, Schachner H, Shepherd J, Waters DD for the Treating to New Targets investigators: Reduction of low-density lipoprotein in patients with coronary heart disease and metabolic syndrome: analysis of the Treating to New Targets study. Lancet 368, 919-928, 2006

34. Rubins HB, Robins SJ, Collins D, Fye CL, Anderson JW, Elöam MB, Faas FH, Linares E, Schaefer EJ, Schectman G, Wilt TJ, Wittes J, for the Veterans Affairs High-Density Lipoprotein Cholesterol Intervention Trial Study Group: Gemfibrocil for the secondary prevention of coronary heart disease in men with low levels of high-density lipoprotein cholesterol. N Engl J Med 341, 410-418, 1999

35. Antiplatelet trialists' collaboration: Collaborative overview of the randomised trials of antiplatelet therapy-I: Prevention of death, myocardial infarction, and stroke by prolonged antiplatelet therapy in various categories of patients. Brit Med J 308, 81-106

36. The Task Force for the diagnosis and treatment of non-ST-segment elevation acute coronary syndromes of the European Society of Cardiology. Guidelines for the diagnosis and treatment of non-ST-segement elevation acute coronary syndromes. Eur Heart J 28, 1598-1660, 2007

37. Ryden L, Standl E, Bartnik et al.: Guidelines on diabetes, pre-diabetes, and cardiovascular disease: executive summary. The Task Force on Diabetes and Cardiovasciular Diseases of the European Society of Cardiology (ESC) and of the European Society of Cardiology (ESC) and the European Association for the study of Diabetes (EASD). Eur Heart J 28, 88-136, 2007

38. Antman EM, Hand M, Armstrong PW et al.: 2007 focused update of the ACC/AHA 2004 guidelines for the management of patients with ST-elevation myocardial infarction. A report og the American College of Cardiology/American Heart Association Task Force on practice guidelines. Circulation 117, 296-329, 2008

39. CAPRIE Steering Committee: A randomised, blinded, trial of clopidogrel versus aspirin in patients at risk of ischaemic events (CAPRIE). Lancet 348, 1329-1338, 1996

40. Bhatt DL, Marso SP, Hirsch AT, Ringleb P, Hacke W, Topol EJ: Superiority of clopidogrel versus aspirin in patients with a history of diabetes mellitus. J Am Coll Cardiol 35, suppl A, 409A-410A, 2000

41. Mehta SR, Yusuf S, Peters RJG, Bertrand ME, Lewis BS, Natzarajan MK, Malmberg K, Rupprecht H-J, Zhao F, Chrolavicius S, Copland I, Fox KAA, for the Clopidogrel in Unstable angina to prevent Recurrent Events trial (CURE) Investigators: Effects of pretreatment with clopidogrel and aspirin followed by long-term therapy in patients undergoing percutaneous coronary intervention: the PCI-CURE study. Lancet 358, 527-533, 2001

42. Steinhubl SR, Berger PB, Mann JT III, Fry ETA, DeLago A, Wilmer C, Topol EJ, for the CREDO investigators: Early and sustained dual oral antiplatelet therapy following percutaneous coronary intervention. A randomized controlled trial. JAMA 288, 2411-2420, 2002

43. PROGRESS Collaborative Group: Randomised trial of a perindopril-based blood-pressure-lowering regimen among 6105 individuals with previous stroke or transient ischaemic attack. Lancet 358, 1033-1041, 2001

44. Hu FB, Cho E, Rexrose KM, Albert CM, Manson JAE: Fish and long-chain omega-3 fatty acid intake and risk of coronary heart disease and total mortality in diabetic women. Circulation 107, 1852-1857, 2003

45. Gibbons RJ, Abrams J, Chatterjee K, Daley J, Deedwania PC, Douhglas JS, Ferguson TB, Fihn SD, Fraker TD, Gardin JM, O'Rourke RA, Pasternak RC, Williams SV: ACC/AHA 2002 guideline update for the management of patients with chronic stable angina –summary article. A report of the American College of Cardiology/American Heart Association Task Force on Practice Guidelines (committee on the management of patients with chronic stable angina). J Am Coll Cardiol 41, 159-168, 2003

46. Smith SC, Allen J, Blair SN, Bonow RO, Brass LM, Fonarow GC, Grundy SM, Hiratzka L, Jones D, Krumholz HM, Mosca L, Pasternak RC, Pearson T, Pfeffer MA, Taubert KA: AHA/ACC Guidelines for secondary prevention for patients with coronary and other atherosclerotic vascular disease: 2006 Update; Endorsed by the NHLBI. J Am Coll Cardiol 47, 2130-2139, 2006

16. Koronarinterventionelle Maßnahmen bei stabiler KHK

16.1. Schlechtere Resultate nach PTCA beim Diabetiker

Diabetiker haben nach PTCA durch eine höhere Restenoserate eine schlechtere Langzeit-Prognose als Nicht-Diabetiker. Dies zeigt sich in mehreren Studien und schlägt sich letztlich in den Empfehlungen der AHA/ACC zur PTCA aus dem Jahr 2001 zur elektiven PTCA nieder.

16.1.1. Akuterfolge der PTCA

Der Akut-Erfolg der PTCA ist bei Diabetikern dagegen mit großem Erfolg und niedrigen Komplikationsraten verbunden und zunächst mit den Resultaten bei Nicht-Diabetikern vergleichbar (1, 2, 3).

Der angiografische Erfolg (1) ist in beiden Gruppen nicht signifikant unterschiedlich:

- bei Diabetikern (n = 1.133) 88,8 %, bei Nicht-Diabetikern (n = 9.300) 90,1 %
- Diabetiker haben jedoch bei im Mittel gleicher EF von 58 % (n.s. vs. ND) etwas häufiger Mehrgefäßerkrankungen: 1-GFE 67,6 % vs. 71,8 %, p < 0,004; 2-GFE 25,8 % vs. 23,3 %; 3-GFE 6,6 % vs. 4,9 %
- Die Diabetiker dieser Studie hatten auch häufiger einen früheren Infarkt (37,2 % vs. 33,6 %; p < 0,018), eine Herzinsuffizienz (7,2 % vs. 1,9 %; p < 0,0001), einen Hochdruck (61,1 % vs. 41,1 % p < 0,0001)

Der Erfolg der PTCA in dieser Studie ist definiert als Dilatation der Stenose unter 50 % und Abfall des Stenose-Diameters über 20 %. Obgleich die Hospitalmortalität in beiden Gruppen gleich groß ist und die Langzeit-Ergebnisse akzeptierbar erscheinen, haben Diabetiker eine höhere Rate an kardiovaskulären Ereignissen und benötigen häufiger eine Revaskularisation.

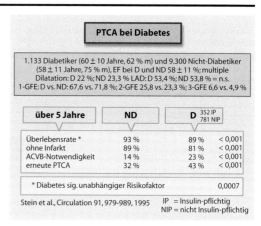

Abb. 16.1: Resultate nach PTCA bei Diabetikern.

16.1.2. Langzeiterfolge nach PTCA

> Die Akuterfolge sind beim Diabetiker genauso gut wie beim Nicht-Diabetiker, die Langzeiterfolge dagegen deutlich schlechter.

Die 5-Jahres-Überlebensrate ist bei Diabetikern geringer (88 % vs. 93 % bei ND; p < 0,0001). Der Unterschied zwischen beiden Gruppen wird bereits nach 1,5 Jahren deutlich (1).

- Auch sind Diabetiker nach Infarkt in den folgenden 5 Jahren seltener frei von Reinfarkten (89 % vs. 81 %; p < 0,0001). Diesbezüglich ist der Unterschied bereits nach 2 Jahren deutlich
- In den der PTCA folgenden 5 Jahren benötigen Diabetiker darüber hinaus auch häufiger eine Bypass-OP (23 % vs. 14 %; p < 0,0001)
- Auch ist die Re-PTCA beim Diabetiker im ersten Jahr häufiger notwendig (25 % vs. 21 %; p < 0,0001), in 5 Jahren desgleichen (43 % vs. 32 %; p < 0,0001)

Dies dürfte Folge der frühen Restenose sein, aber auch Folge einer späteren Progression der KHK in anderen Segmenten. Die angiografische Restenoserate ist bei Diabetikern um 32 % höher (47 % vs. 32 % bei ND) (2, 4). Als Ursache werden verschiedenste Mechanismen diskutiert (4).

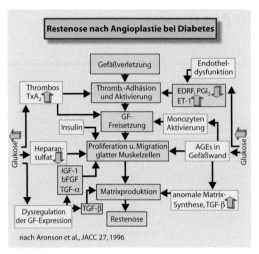

Abb. 16.2: Mechanismen der Re-Stenosierung bei Diabetes (GF = growth factor).

Eine nahezu doppelt so hohe 9-Jahres-Mortalität (36,9 % vs. 17,9 %; p < 0,01) wird für diabetische Patienten nach PTCA in der National Heart, Lung and Blood Institute Registry berichtet (3).

16.1.3. Angiografische Ergebnisse nach PTCA bei Diabetes

Eine PTCA-Studie (5) bei Patienten mit Eingefäßerkrankung (n = 300, 19 % Diabetiker) mit nach 6 Monaten erfolgter Kontrollangiografie ergibt bei den Diabetikern eine doppelt so hohe Restenoserate (63 % vs. 36 %; p = 0,0002) wie bei den Nicht-Diabetikern.

16.2. Stentimplantation beim Diabetiker

Was bringen Stentimplantationen beim Diabetiker? Gerade vor dem Hintergrund des zunehmenden Einsatzes von Stents bei PCI ist diese Frage wichtig. Die hohe Restenoserate bei Diabetikern nach PTCA schien gerade diese Patienten zu geeigneten Kandidaten für einen Stent zu machen.

16.2.1. Stent im nativen Gefäß

Die Restenosierungsrate nach PTCA kann durch Stentimplantation deutlich reduziert werden. Hierdurch werden jedoch nur die elastischen Rückstellkräfte der Gefäßwand ("recoil") vermindert, die überschießende Proliferation der glatten Gefäßmuskelzellen nicht entscheidend beeinflusst. Auch der Diabetiker profitiert vom Stent,

wenngleich die Restenosierungsrate unverändert höher bleibt als beim Nicht-Diabetiker.

- Bei 314 Diabetikern (5) zeigt der Vergleich PTCA vs. PTCA plus Stent-Implantation nach 6 Monaten
- eine höhere Re-Stenoserate nach alleiniger PTCA (62 % vs. 27 %; p < 0,0001) und höhere Okklusionsrate (13 % vs. 4 %; p < 0,005)
- Dies wird begleitet von einer signifikanten Abnahme der EF (p = 0,02) in der PTCA-Gruppe, dagegen keine EF-Abnahme in der Stent-Gruppe
- Nach 4 Jahren ist in der Stent-Gruppe sowohl der kombinierte Endpunkt aus kardialem Tod und nicht-tödlichem Myokardinfarkt seltener (14,8 % vs. 26 %; p = 0,02) als auch die Notwendigkeit einer wiederholten Revaskularisation (35,4 % vs. 52,1 %; p = 0,001)

Andererseits ergibt eine Multivarianzanalyse (6) von 1.084 Patienten (1.399 Läsionen), dass der Diabetes ein signifikanter Prädiktor einer Re-Stenosierung ist, das diesbezügliche Risiko hier um den Faktor 1,86 höher ist (p < 0,001). Gleiche Resultate bei Eingefäßstenting zeigt auch eine weitere Untersuchung über 5 Monate bei 42 Diabetikern im Vergleich zu 42 Nicht-Diabetikern. Hier ist die Restenosierungsrate beim Diabetiker über doppelt so häufig (40,5 % vs. 16,7 %; p < 0,015) (7).

Das deutlich höhere Restenose-Risiko des Diabetikers wird auch von anderen Autoren bestätigt (8, 9).

16.2.2. Stent im Venenbypass

Auch bei Stenteinlage im Venenbypass haben Diabetiker häufiger Re-Okklusionen und klinische Ereignisse. Bei 908 konsekutiven Patienten (1.366 Vena saphena-Bypass-Läsionen), 290 Diabetiker vs. 618 Nicht-Diabetiker, erfolgt eine Stent-Behandlung im Venenbypass (10).

- Die Hospitalmortalität ist bei den Diabetikern sieben mal höher als bei den Nicht-Diabetikern (2,2 % vs. 0,3 %; p = 0,003)
- Innerhalb eines Jahres ist die erneute Zielgefäß-Revaskularisation zudem beim Diabetiker häufiger notwendig (16,6 % vs. 12,3 %; p = 0,03)
- Das kardiale ereignisfreie Überleben (kein Tod, kein Q-wave-Infarkt, keine Koronarrevaskularisation) ist nach 1 Jahr bei den Diabetikern geringer (68 % vs. 79 %; p = 0,0003)

16.2.3. Drug-eluting Stents

Als beschichtete Stents (Drug-eluting Stents, DES) werden vor allem Sirolimus-beschichte (SES, Cypher) und Paclitaxel-beschichtete Stents (PES, Taxus) verwendet. Ihnen sind die unbeschichteten Stents (bare metal stents, BMS) gegenüberzustellen. DES sind bei Zielgefäßen < 3 mm interner Diameter und einer Läsionslänge > 15 mm indiziert (11). Da Diabetiker in der Regel kleine Gefäßdurchmesser (≥ 3 mm) und auch längere Läsionen (≥ 15 mm) haben, sind hier DES von besonderem Vorteil.

16.2.3.1. SES vs. BMS

☞ (12)

In der SIRIUS-Studie (Vergleich SES vs. BMS) sind 26 % der 1.058 Patienten Diabetiker. Im Gesamtkollektiv ist der primäre Endpunkt in 270 Tagen (das Versagen des Zielgefäßes = Tod kardialer Ursache, Myokardinfarkt, Revaskulation des Zielgefäßes) mit SES signifikant seltener (8,6 % vs. 21 %; p < 0,001), vor allem bedingt durch eine seltener notwendige Revaskulation des Zielgefäßes (4,1 % vs. 16,6 %; p < 0,001).

Hierbei profitieren Diabetiker wie Nicht-Diabetiker vom SES.

- Die Häufigkeit der Zielgefäßrevaskulation ist beim Diabetiker mit SES seltener (6,9 % vs. 22,3 % unter BMS ; p < 0,001), ist aber auch unter beiden Stentarten häufiger notwendig als beim Nicht-Diabetiker (hier 3,2 % vs. 14,3 %; p < 0,001)

Mit diesem Stent liegt allerdings beim Diabetiker die Häufigkeit der Zielgefäßrevaskulationen immerhin deutlich unter der des Nicht-Diabetikers mit BMS (6,9 % vs. 14,3 %).

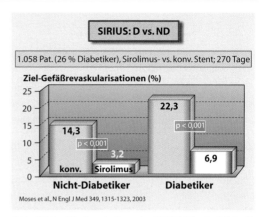

Abb. 16.3: Die Ergebnisse der SIRIUS-Studie: Diabetiker vs. Nicht-Diabetiker.

16.2.3.2. PES vs. BMS

In der TAXUS-IV-Studie erfolgt der Vergleich Paclitaxel-beschichteter Stents vs. unbeschichteter Metallstents (n = 1.314 Patienten, davon 24 % Diabetiker).

- Der beschichtete Stent reduziert beim Diabetiker die Re-Stenosierungsrate nach 9 Monaten um 81 % (6,4 % vs. 34,5 % bei BMS; p < 0,0001), bei Nicht-Diabetikern um 65 % (8,5 % vs. 24,4 %; p < 0,0001), d.h. die Re-Stenosierungsrate wird durch PES auf das Niveau des Nicht-Diabetikers gebracht

- PES führt innerhalb von 12 Monaten beim Diabetiker zu einer um 65 % (7,4 % vs. 20,9 % bei BMS; p < 0,0001) seltener notwendigen Zielläsionsrevaskulation

- und zu einer größeren Reduktion kardialer Ereignisse um 44 % (15,6 % vs. 27,7 %; p = 0,01)

Damit zeigt sich auch in dieser Untersuchung die Überlegenheit des beschichteten Stents beim Diabetiker (13).

Paclitaxel-Stents (PES) erweisen sich auch in einer Metaanalyse (5 Taxus-Studien, n = 3.513) im Vergleich zu BMS bei diabetischen Patienten mit 1-Gefäßerkrankung als sicher und effektiv. Wenngleich zwischen PES und BMS keine Unterschiede in 4 Jahren hinsichtlich Mortalität (8,4 % vs. 10,3 %), Myokardinfarkthäufigkeit (6,9 % vs. 8,9 %) und Stentthrombose (1,4 % vs. 1,2 %, p = 0,92) bestehen, ist die Zielgefäßrevaskulation bei DES um 50 % seltener (12,4 % vs. 24,7 %; p < 0,0001) (14).

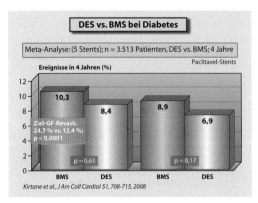

Abb. 16.4: Ergebnis der Metaanalyse der TAXUS-Studien beim Diabetiker: DES (PES) vs. BMS.

16.2.3.3. SES vs. PES

Beim Vergleich von DES (SES plus PES) bei Diabetikern (n = 201) und Nicht-Diabetikern (n = 811) in der SIRTAX-Studie haben Diabetiker eine signifikant höhere 2-Jahresmortalität (9,0 % vs. 4,1 %; p = 0,004). Das Gleiche gilt in diesem Zeitraum für größere kardiale Ereignisse wie kardialer Tod, Myokardinfarkt oder Zielgefäßrevaskularisation (19,9 % vs. 12,7 %; p = 0,007).

Bei den Diabetikern sind diese kardialen Ereignisse unter SES aber seltener als unter PES (14,8 % vs. 25,8 %; p = 0,05). Das Gleiche gilt für die Zielgefäßrevaskularisationen (7,4 % vs. 17,2 %; p = 0,03).

Damit reduzieren SES kardiale Komplikationen beim Diabetiker stärker als PES (15).

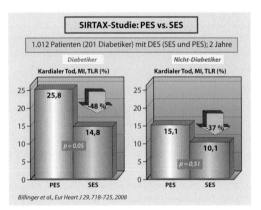

Abb. 16.5: Ergebnis der SIRTAX-Studie. Prognose bei DES (SES + PES) beim Diabetiker vs. Nicht-Diabetiker in 2 Jahren.

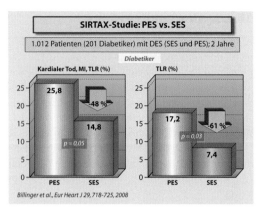

Abb. 16.6: Ergebnis der SIRTAX-Studie: Prognose und kardiale Ereignisse unter DES: PES vs. SES.

Ob wirklich relevante Unterschiede bei den z.Zt. verwendeten Stents bestehen und ob einer zu bevorzugen ist, ist bisher bei begrenzter Datenlage unklar. Ergebnisse von großen randomisierten prospektiven Studien mit klinischen Endpunkten stehen aus:

- SYNTAX: Taxus vs. ACB bei 3.300 Patienten mit Mehrgefäßerkrankung incl. ungeschützter Hauptstamm
- COMBAT: Cypher vs. ACB bei 1.776 Patienten mit Hauptstammstenose
- FREEDOM: Zugelassene DES bei > 2.000 Diabetikern mit Mehrgefäßerkrankung

16.2.4. Typ I- vs. Typ II-Diabetiker nach PTCA und Stent

Während bei o.g. Untersuchungen der Diabetestyp nicht weiter klassifiziert wird, es wohl überwiegend Typ II-Diabetiker gewesen sind, sind auch speziell Patienten mit Typ I-Diabetes nach PTCA und Stentimplantation über ein Jahr untersucht (16). Von 954 untersuchten Patienten (1.304 Läsionen) sind 151 Typ II-, 97 Typ I-Diabetiker. Re-Angiografie und IVUS-Kontrollen erfolgen.

- Die Hospitalmortalität ist bei Typ I-Diabetikern mit 2 % signifikant höher (p < 0,029) als bei Typ II-Diabetikern (0 %) oder Nicht-Diabetikern (0,3 %)

Die ereignisfreie 1-Jahres-Überlebensrate (Tod, Infarkt, Revaskularisation) ist bei Typ I-Diabetikern mit 60 % signifikant (p < 0,0004) niedriger als bei Typ II-Diabetikern (70 %) oder Nicht-Diabetikern (76 %). Die Multivarianzanalyse identifiziert den Typ I-Diabetes als unabhängigen Prädiktor für kardiale Ereignisse.

16.3. PTCA plus Stent plus Glykoprotein IIb/IIIa-Rezeptorantagonist

Bei den perkutanen Koronar-Interventionen haben Glykoprotein IIb/IIIa-Rezeptorantagonisten zu einer signifikanten Reduktion der Inzidenz von Tod oder nicht-tödlichem Myokardinfarkt von 38 % nach 30 Tagen geführt (7 Studien wie EPIC, EPILOG, EPISTENT, CAPTURE, IMPACT II, RESTORE, ESPRIT, zusammen: n = 16.770) (17).

16.3.1. Die EPISTENT-Studie

Die EPISTENT-Studie (18) untersucht die Frage, inwieweit die Gabe von Abciximab, einem Glykoprotein IIb/IIIa-Rezeptorantagonisten, günstige Effekte bei elektiver und dringlicher Koronarstentimplantation hat. Basistherapie ist hier Heparin, ASS 325 mg/d und Ticlopidin 2 x 250 mg/d.

Die 1-Jahresmortalität im Gesamtkollektiv ist nach Stentimplantation durch Abciximab gegenüber Placebo um 57 % geringer (1,0 % vs. 2,4 %; p = 0,037). Dies gilt sowohl für Nicht-Diabetikern als auch für Diabetiker (= 20,4 % der Studienteilnehmer; n = 489).

- Die 1-Jahres-Mortalität bei Diabetikern mit Stent plus Abciximab beträgt 1,2 %, mit Stent und Placebo 4,1 %, p = 0,11, somit ein ermutigender Trend hinsichtlich besserer Überlebensrate
- Der gemeinsame Endpunkt Tod und großer nicht-tödlicher Myokardinfarkt (nach 1 Jahr) ist bei Diabetikern mit Stentimplantation unter Abciximab signifikant seltener (4,9 % vs. 14,0 %; p = 0,005)
- Eine erneute Revaskularisation des Zielgefäßes ist in 6 Monaten bei Diabetikern mit Stent und Abciximab ebenfalls um 51 % seltener notwendig (8,1 % vs. 16,6 %; p = 0,02). Durch Abciximab geht die Notwendigkeit zur erneuten Revaskularisation auf die Größenordnung beim Nicht-Diabetiker zurück, hier 9 % (19). Diese Studie ist die einzige, die bislang eine Minderung der Zielgefäß-Revaskularisationrate beim Diabetiker gezeigt hat (20)

- Der angiografische Gewinn (nach 6 Monaten) ist bei Diabetikern mit Stent plus Abciximab ebenfalls größer als bei Stent plus Placebo (0,55 mm vs. 0,88 mm; p = 0,01), ist aber am geringsten bei PTCA und Abciximab (0,43 mm; p = 0,001 vs. Stent plus Abciximab) (19)
- Somit ist der Diabetiker in dieser Untersuchung in der Endpunkt-Häufigkeit durch Stent plus Abciximab dem Nicht-Diabetiker vergleichbar

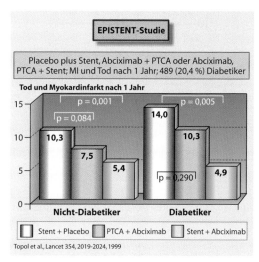

Abb. 16.7: Ergebnisse der EPISTENT-Studie bei Diabetikern und Nicht-Diabetikern.

16.3.2. Die ESPRIT-Studie

Diese Studie (21) (n = 2.064) klärt die Frage, ob der Glykoprotein IIb/IIIa-Rezeptorantagonist Eptifibatid im Vergleich zu Placebo (jeweils plus ASS, Heparin plus Clopidogrel) bei geplanter Stentimplantation das Risiko des gemeinsamen Endpunktes (Tod, Myokardinfarkt, dringliche Gefäßrevaskularisation) nach 48 h und sekundär in 30 Tagen mindern kann. Während im Gesamtkollektiv (deswegen vorzeitiger Abbruch) der primäre Endpunkt innerhalb 48 h um 37 % (6,6 % vs. 10,5 % unter Placebo; p = 0,0015) niedriger ist (ähnlich günstiger Effekt auch nach 30 Tagen), profitieren nach der Subgruppenanalyse Diabetiker (20 % des Verum-Armes, 21 % des Placebo-Armes) ebenso wie Nicht-Diabetiker von dieser Maßnahme. Diabetische Hoch-Risiko-Patienten waren allerdings vorher ausgeschlossen.

Wie die Langzeit-Ergebnisse über 1 Jahr zeigen, ist der Mortalitäts-senkende Effekt der GP IIb/IIIa-

Antagonisten bei Diabetikern stärker ausgeprägt als bei Nicht-Diabetikern, ein Nutzen, der das höhere Mortalitätsrisiko nach PCI zu neutralisieren scheint. Diabetiker erreichen durch diese Therapie die gleiche niedrige Mortalitätsrate wie die gleich behandelten Nicht-Diabetiker (400), eine Beobachtung, die bei anderen Interventionen/Therapien selten zu machen ist (ein Zeiteffekt?) (22).

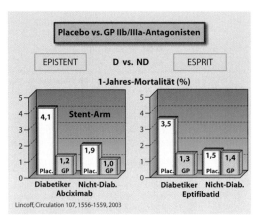

Abb. 16.8: Ein-Jahres-Mortalität bei Diabetikern vs. Nicht-Diabetikern in EPISTENT und ESPRIT. Stent-Arme (Placebo vs. Abciximab) nur in EPISTENT.

16.3.3. Die TARGET-Studie

In der TARGET-Studie (17) geht es um den Vergleich Tirofiban (n = 2.398) vs. Abciximab (n = 2.411) bei PTCA und Stentimplantation. Der primäre Endpunkt (Tod, nicht-tödlicher Infarkt oder dringliche Zielgefäß-Revaskularisation in 30 Tagen) ist unter Tirofiban häufiger als unter Abciximab (7,6 % vs. 6,0 %; p = 0,038), somit scheint der protektive Effekt von Tirofiban geringer zu sein.

Dieser protektivere Effekt von Abciximab findet sich auch bei der Subgruppenanalyse der Diabetiker (23 % jedes Therapiearms).

> Der primäre Endpunkt hat unter Tirofiban bei Diabetikern eine Häufigkeit von 6,3 % vs. 5,4 % unter Abciximab, bei Nicht-Diabetikern von 7,9 % unter Tirofiban vs. 6,2 % unter Abciximab.

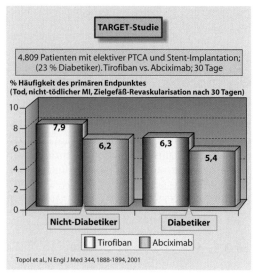

Abb. 16.9: Ergebnisse der TARGET-Studie - Diabetiker vs. Nicht-Diabetiker.

16.3.4. Clopidogrel plus Abciximab

Nach einer Aufsättigung mit 600 mg Clopidogrel mindestens 2 Stunden vor elektiver PCI (Implantation von Metallstents) führt die zusätzliche Gabe von Abciximab bei 701 Diabetikern zu keinem Nutzen hinsichtlich Tod und Myokardinfarkt nach 1 Jahr (ISAR-SWEET-Studie). Dieser kombinierte Endpunkt beträgt unter Placebo 8,6 %, unter Abciximab 8,3 %; p = 0,91. Der sekundäre Endpunkt der Re-Stenose (≥ 50 %) ist allerdings unter Abciximab signifikant seltener (28,9 % vs. 37,8 %; p = 0,01) (23).

16.4. Die Atherektomie bei Diabetikern

Im Rahmen der CAVEAT-I-Studie (Vergleich PTCA vs. Atherektomie) haben Diabetiker 6 Monate nach Atherektomie signifikant häufiger angiografische Restenosen als Nicht-Diabetiker (59,7 % vs. 47,4 %) und signifikant kleinere minimale Lumendiameter (1,20 vs. 1,40 mm). Daneben ist bei Diabetikern nach Atherektomie auch häufiger eine Bypass-OP (12,8 vs. 8,5 %) oder eine PTCA (36,5 % vs. 28,1 %) notwendig (24).

16.5. Diabetiker und Bypass-OP

Diabetiker haben auch nach Bypass-OP eine schlechtere Prognose als Nicht-Diabetiker, wie die Post-CABG-Studie zeigt.

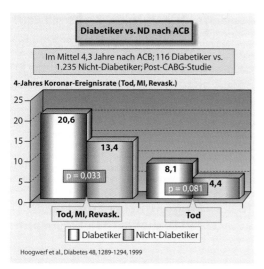

Abb. 16.10: Die 4-Jahres-Koronar-Ereignisrate bei Diabetikern vs. Nicht-Diabetikern.

16.6. PTCA vs. Bypass

16.6.1. Die Ergebnisse der BARI-Studie

Die BARI-Studie (25) geht der Frage nach, ob bei Mehrgefäßerkrankung die Bypass-OP der PTCA (jeweils 25 % Diabetiker in Bypass- und PTCA-Gruppe) überlegen ist (kein Stent, kein Abciximab). Im Gesamtkollektiv (n = 1.829), das im Mittel über 5,4 Jahre beobachtet wird, findet sich kein signifikanter Unterschied zwischen beiden Interventionen bezüglich der Gesamt-Überlebensrate (89,3 % bei ACB vs. 86,3 % bei PTCA; n.s.), dies auch nicht bezüglich infarktfreier Überlebensrate.

- Diabetiker haben jedoch nach Bypass oder PTCA eine signifikant geringere 5-Jahres-Überlebensrate als Nicht-Diabetiker (73,1 % vs. 91,3 %; p < 0,0001) (2, 26)

- Die Bypass-Operation erscheint für Diabetiker jedoch prognostisch günstiger als die PTCA - die kumulative 5-Jahres-Überlebensrate beträgt unter Bypass 80,6 %, unter PTCA 65,5 %; p = 0,003 (2) bzw. 5-Jahresmortalität unter Bypass 19,4 %, unter PTCA 34,5 %

- Während 25 % der Diabetiker dieser Studie während der 5 Beobachtungsjahre nach Bypass sterben oder wiederholt Revaskularisationen brauchen, liegt die Häufigkeit dieses gemeinsamen Endpunktes bei der PTCA-Kohorte dagegen bei 77,9 % (2, 26). Dieser gemeinsame Endpunkt ist somit bei Diabetikern nach PTCA dreimal häufiger

Bei den Nicht-Diabetikern dagegen findet sich mit einer Überlebensrate von 91,4 % (Bypass) bzw. 91,1 % (PTCA) kein Unterschied zwischen beiden Verfahren.

Die früheren PTCA-Leitlinien des ACC/AHA 2001 sahen daher bei behandeltem Diabetes von einer PTCA wegen asymptomatischer oder milder Angina pectoris mit einer oder mehr signifikanten Läsionen in 1 oder 2 Koronargefäßen ab (20).

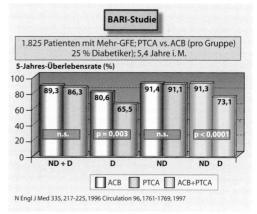

Abb. 16.11: Ergebnisse der BARI-Studie - Bypass vs. PTCA.

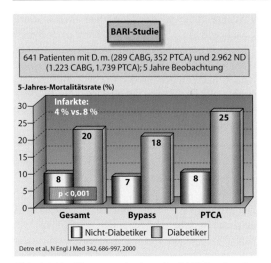

Abb. 16.12: Eine neue Analyse der BARI-Studie - Bypass vs. PTCA.

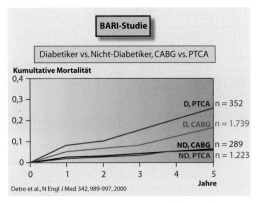

Abb. 16.13: Bypass vs. PTCA - Ergebnisse der BARI-Studie - zeitlicher Verlauf bei Diabetikern vs. Nicht-Diabetikern.

16.6.2. Der IMA-Bypass in der BARI-Studie

Wird jedoch dieses Resultat auf die Häufigkeit des Einsatzes eines Mammaria interna-Bypasses (IMA) bezogen (2), also das Bypass-Vorgehen weiter differenziert, müssen diese Unterschiede relativiert werden. Wenn wenigstens ein IMA angelegt wird,

- beträgt die Mortalität der Diabetiker nur 2,9 %, dagegen 18,2 %, wenn nur Venenbypässe implantiert werden
- Diese Rate deckt sich im wesentlichen mit der Mortalitätsrate von 20,6 % bei den Patienten, die eine PTCA erhalten

- Somit ist nach Ansicht der BARI-Autoren der Unterschied zwischen PTCA und Bypass beim Diabetiker wahrscheinlich nur Folge der IMA-Verwendung
- Folglich sollte bei behandelten Diabetikern mit den Charakteristika der Patienten der BARI-Studie der aortokoronare Bypass mit IMA-Grafts die bevorzugte initiale Therapiestrategie sein (2)
- Eine weitere retrospektive Analyse der BARI-Studie zeigt, dass Gefäße, die beim Diabetiker mit PTCA angegangen werden, doppelt so häufig neue oder Restenosierungen zeigen wie beim Nicht-Diabetiker (27)
- Dies würde auf eine besondere Vulnerabilität der angegangenen Gefäße bei interventionellen Maßnahmen hinweisen

16.6.3. Prognostischer Effekt einer ACB-OP bei Diabetikern mit Myokardinfarkt

Hierzu gibt eine weitere Analyse (28) der BARI-Studie an 641 Diabetikern (Insulintherapie oder orale Antidiabetika) vs. 2.962 Nicht-Diabetiker, die über 5 Jahre beobachtet und entweder mit Bypass oder PTCA behandelt werden Auskunft.

- Die Mortalität ist nach Revaskularisation (Bypass und PTCA) in 5 Jahren beim Diabetiker um den Faktor 2,5 höher, 20 % vs. 8 % (p < 0,001)
  - unter Bypass 18 % vs. 7 %
  - unter PTCA 25 % vs. 8 %
- Auch ist die Infarktrate beim Diabetiker in diesem BARI-Kollektiv höher (8 % vs. 4 %; p < 0,001) (Während bei Nicht-Diabetikern keine Unterschiede in der Mortalität zwischen Bypass und PTCA vorliegen, profitiert der Diabetiker vom Bypass stärker als von der PTCA), 18 % Mortalität in 5 Jahren vs. 25 %, d.h. eine um 28 % geringere 5-Jahres-Mortalitätsrate unter Bypass-OP beim Diabetiker
- Haben die Diabetiker nach Bypass einen transmuralen Myokardinfarkt, so haben sie eine erheblich günstigere Prognose als beim transmuralen Myokardinfarkt nach PTCA
- Die 5-Jahres-Mortalität beträgt in dieser Situation bei Diabetikern mit Bypass 17 %, nach PTCA 80 %, bei Nicht-Diabetikern 27 % vs. 30 %

• Der Verlauf nach Infarkt unterscheidet sich beim Diabetiker mit Bypass nicht signifikant von dem des Nicht-Diabetikers, der Diabetiker erreicht somit in dieser Situation erstmalig die Prognose des Nicht-Diabetikers! Die Zahl der Patienten mit Q-wave-Infarkt ist in dieser Studie allerdings klein

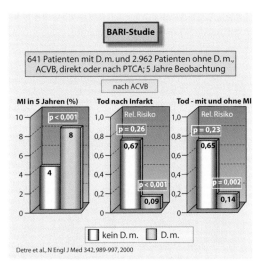

Abb. 16.14: Ergebnisse der BARI-Studie. Häufigkeit des Todes nach Myokardinfarkt bei Diabetikern mit erfolgter Bypass-OP.

16.6.4. Angiografische Langzeit-Bypass-Ergebnisse in der BARI-Studie

☞ (29)

99 von 292 mit Insulin oder oralen Antidiabetika behandelte Diabetiker (im Mittel 3 Grafts bei Studienbeginn, 33 % IMA) und 469 von 1.234 Nicht-Diabetikern (im Mittel 2,9 Grafts, 34 % IMA) werden im Mittel 3,9 Jahre nach Bypass erneut angiografiert. Patienten mit behandeltem Diabetes hatten häufiger kleinere (< 1,5 mm) zu anastomosierende distale Gefäße (29 % vs. 22 %).

• Bei der Nachbeobachtung sind 89 % der IMA-Bypässe bei den Diabetikern frei von ≥ 50 %igen Stenosen vs. 85 % bei den Nicht-Diabetikern (p = 0,23)

• Hinsichtlich der Venengrafts betragen die entsprechenden Prozentsätze 71 % vs. 75 % (p = 0,40)

• D.h. trotz ungünstigerer Anatomie scheint der Diabetes die Offenheit der arteriellen und venösen Bypässe nicht ungünstig zu beeinflussen

16.6.5. Werden die BARI-Erkenntnisse umgesetzt?

Dieser Frage geht eine Untersuchung an 126.838 Patienten (davon 31.896 = 25,1 % medikamentös behandelte Diabetiker, davon wiederum 30,2 % = 9.619 mit Mehrgefäßerkrankung bzw. die den Auswahlkriterien der BARI-Studie entsprechen) nach. Während der ersten 4 Jahre nach Bekanntwerden der BARI-Studiendaten haben deren Ergebnisse keinen Einfluss auf die Revaskularisationsart gehabt: 28,6 % Diabetiker mit PCI vor BARI vs. 26,8 % nach BARI (p = 0,06), dies trotz entsprechender NHLBI-Empfehlung. Zwischen den einzelnen Zentren (n = 13) variiert allerdings die Wahrscheinlichkeit für PCI bei Diabetikern um das > 13fache, von 4,3 % bis 56,6 % (30).

16.6.6. Die Northern New England Cardiovascular Disease-Studie

Der Frage, welche Therapie bei Diabetikern mit Mehrgefäßerkrankung besser ist, PTCA oder ACB, geht auch die Northern New England Cardiovascular Disease-Studie nach (31).

Von 7.159 konsekutiven Patienten mit Diabetes wurden 2.766 in dieser Untersuchung wegen Mehrgefäßerkrankung einer Koronar-Revaskularisation zugeführt, 736 Patienten einer PTCA, 2.030 Patienten einer Bypass-OP.

• In 5 Jahren Nachbeobachtung versterben

  - nach PTCA 94 Patienten (12,8 %)

  - nach ACB-OP 194 (9,6 %)

• Nach Korrektur wegen Unterschieden in den Basiswerten (Alter, Geschlecht, EF, LVEDP und Co-Morbidität wie COPD oder Dialyse) ist die Wahrscheinlich in 5 Jahren zu versterben in der PTCA-Gruppe um 49 % höher als in der ACB-Gruppe, p = 0,037

• Bei Differenzierung nach der Zahl der betroffenen Gefäße

  - verdoppelt sich bei 3-Gefäßerkrankung das Mortalitäts-Risiko in der PCI-Gruppe vs. der ACB-Gruppe (HR = 2,02; p = 0,038)

  - ist aber auch in der PTCA-Gruppe bei 2-Gefäßerkrankung höher (HR 1,33; p = 0,2)

- Diese Daten unterstützen die Ergebnisse der BARI-Studie. Hier beträgt bei Diabetikern mit Mehrgefäßerkrankung die 5-Jahres-Mortalität 34,5 % in der PTCA-Gruppe vs. 19,4 % in der ACB-Gruppe (26)

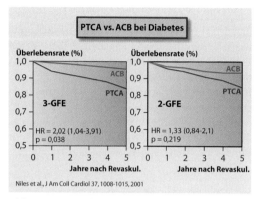

Abb. 16.15: Ergebnisse der Northern New England Cardiovascular Disease-Studie. PTCA vs. ACB-OP bei Diabetikern und Mehrgefäßerkrankung.

16.6.7. PTCA vs. operative Koronar-revaskularisation bei Diabetes (ARTS)

In dieser Studie (32) sind 1.205 Patienten mit Mehrgefäßerkrankung randomisiert, die entweder der Stentimplantation (n = 600, davon 112 Diabetiker) oder der operativen Koronarrevaskularisation (n = 605, davon 96 Diabetiker) zugeführt werden. Nach 1 Jahr ist das ereignisfreie Überleben

- bei Diabetikern mit Stent mit 63,4 % signifikant (p < 0,001) niedriger als
- bei Diabetikern nach ACB-OP (84,4 %) oder
- bei Nicht-Diabetikern mit Stent (76,2 %)

Ursache für die niedrige ereignisfreie Überlebensrate bei den Diabetikern mit Stent ist die erhöhte Zahl notwendiger Revaskularisationen (p = 0,04). Umgekehrt haben Diabetiker wie Nicht-Diabetiker eine ähnliche 1-Jahres-Überlebensrate ohne Ereignisse (84,4 % vs. 88,4 %), wenn sie mit Bypass behandelt werden.

16.7. Weitere Studien bei Diabetikern mit Bypass

Eine andere prospektive Studie (33) an 3.220 Patienten, davon 24 % Diabetiker,

- ergibt eine 5-Jahres-Überlebensrate nach aorto-koronarem Bypass bei Nicht-Diabetikern von 86 %, bei Diabetikern von 74 % (p < 0,0001)
- Ähnliche Resultate finden sich in dieser Studie für Diabetiker nach PTCA: Die 5-Jahres-Überlebensrate beträgt hier 76 % versus 88 % bei Nicht-Diabetikern (p < 0,0001)
- Somit haben Diabetiker in dieser Studie sowohl nach ACB-OP als auch nach PTCA eine um 12 % geringere 5-Jahres- Überlebensrate

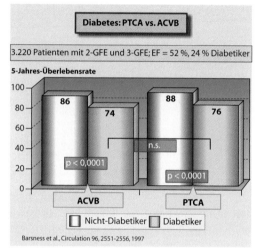

Abb. 16.16: Die 5-Jahres-Überlebensrate bei Diabetikern - PTCA vs. ACB-OP.

Auch bei kürzerer Beobachtungszeit haben Diabetiker nach ACB eine schlechtere Prognose.

- Die 30-Tages-Mortalität liegt bei 1.859 Nicht-Diabetikern bei 3,0 %, bei Diabetikern dagegen bei 6,7 % (p < 0,01)
- Die Sterblichkeit zwischen dem 30. postoperativem Tag und 2 Jahren ist beim Diabetiker doppelt so hoch wie beim Nicht-Diabetiker (7,8 % vs. 3,6 %; p < 0,01)(34)

Diabetiker haben somit nicht nur nach PTCA, sondern auch nach ACB eine schlechtere Prognose. Auch bei Langzeitbeobachtung ist die Mortalität doppelt so hoch wie beim Nicht-Diabetiker.

Dies bestätigt in der Tendenz eine retrospektive Analyse (n = 146.786 Patienten, davon 41.663 Diabetiker, d.h. 28 % des Kollektivs sind Diabetiker!) (35) von ACB-OPs in Nord-Amerika im Jahre 1997.

Primärer Endpunkt ist die 30-Tages-Mortalität.

- Die 30-Tages-Mortalität ist beim Diabetiker um 40 % höher (3,74 % vs. 2,7 %; CI 1,31-1,49), nach Korrektur hinsichtlich weiterer Unterschiede um 23 % höher (1,15-1,32)

- Oral eingestellte Diabetiker haben ein um 13 % höheres 30-Tages-Mortalitäts-Risiko (CI 1,04-1,23), während das Risiko bei Insulin-eingestellten Diabetikern mit 39 % deutlich höher ist (CI 1,27-1,52)

Ähnliche Ergebnisse ergibt eine weitere Analyse anhand von 1.058 Diabetikern und 3.571 Nicht-Diabetikern mit PCI in den Jahren 1997-1999. Nach 1 Jahr ist die Mortalität unter Diabetikern signifikant höher (8,96 % vs. 4,18 %). Die korrigierte In-Hospital-Mortalitätsrate ist dagegen zunächst nicht signifikant unterschiedlich (36). Betablocker bei stationärer Entlassung gehen bei Diabetikern (5,4 % vs. 9,2 %; p < 0,05) wie Nicht-Diabetikern (2,1 % vs. 4,5 %; p < 0,01) mit reduzierter 1-Jahres-Mortalität einher. Durch den Betablocker wird hierbei der Diabetiker in etwa auf die Prognosestufe des Nicht-Diabetikers ohne Betablocker gehoben.

16.8. Re-OP oder PCI bei diabetischen ACB-Patienten

☞ (37)

Dieser bislang auch in BARI nicht untersuchten Frage geht eine Studie mit 1.721 Diabetikern (Alter im Mittel 64 Jahre) nach. Diese Patienten hatten in den Jahren 1985-1999 eine ACB-OP und standen nach im Mittel 7 Jahren (nach 1. ACB-OP) erneut wegen Angina pectoris III und IV zur Revaskularisation an. Die Diabetesdauer beträgt im Mittel 10 Jahre (40 % Insulin-abhängig, 72 % Hypertoniker, 60 % Postinfarktpatienten, EF im Mittel 48 %).

1.123 Patienten werden der PCI zugeführt, 598 einer erneuten Bypass-OP. Bei PCI erfolgt in 25 % eine Stentimplantation (Folge der langen Beobachtung), beim Bypass wird in 48,5 % ein IMA-Graft verwendet.

- Die Hospitalmortalität ist in der Bypass-Gruppe signifikant höher (11,2 % vs. 1,61 %; p < 0,0001), Myokardinfarkte (3,18 % vs. 1,25 %; p = 0,01) und Apoplexe (4,68 % vs. 0,09 %; p < 0,0001) ebenso

- Die Langzeitprognose zwischen beiden Gruppen ist jedoch nicht unterschiedlich, nach 5 Jahren 38 % nach PCI vs. 39 % nach ACB bzw. nach 10 Jahren 68 % (PCI) vs. 74 % (ACB); p = 0,14

Wegen des initial höheren Risikos bei ACB-OP bei gleich hoher Langzeit-Mortalität bei beiden Revaskularisationsverfahren bietet sich die PCI bei diesen Patienten an, sofern diese hier möglich ist. Patienten mit Herzinsuffizienz NYHA III und IV haben dagegen in dieser Studie bei ACB-OP eine geringere Langzeitmortalität als nach PCI (HR 1,19 vs. 1,54).

16.9. PCI bei Venengraftstenose und GP IIb/IIIa-Antagonisten

Die PCI bei Venengrafts führt zu schlechteren Ergebnissen als bei nativen Koronargefäßen. Komplikationen sind: Distale Embolisation, No-Reflow, periprozedurale Infarkte. GP IIa/IIIb-Antagonisten haben die Resultate bei PCI verbessert.

Eine Metaanalyse von 5 GP IIb/IIIa-Antagonisten-Studien (EPIC, EPILOG, EPISTENT, IMPACT II, PURSUIT) ergibt, dass Graftinterventionen (n = 627) u.a. mit einer doppelt so hohen 30-Tages-Mortalität einhergehen wie die PCI an nativen Gefäßen (13.158) (2,1 % vs. 1,0 %; p = 0,006). Die Gabe von GP IIb/IIIa-Antagonisten ist bei dieser Analyse mit keinem Nutzen verbunden. 31 % der Patienten mit Graft-Intervention sind in dieser Analyse Diabetiker (38).

16.10. Re-Stenose nach PCI und HbA$_{1c}$-Wert

Nach PCI haben Typ II-Diabetiker häufiger eine Re-Stenose als Nicht-Diabetiker. Daneben ist die Gefahr der Re-Stenosierung auch abhängig von der Güte der Diabetes-Einstellung. Diabetiker mit einem HBA$_{1c}$ ≤ 7 % haben nach 1 Jahr eine doppelt so hohe Re-Stenosierungsrate wie Diabetiker mit einem HbA$_{1c}$ > 7 % (15 % vs. 37 %; p = 0,02). Durch die straffe Einstellung erreichen Diabetiker die Re-Stenosierungsrate von Nicht-Diabetikern (18 %). Insulin-behandelte Patienten haben eine tendenziell höhere Rate an Zielgefäßrevaskularisationen als Diabetiker unter oraler Therapie.

Bei Analyse der Stent-Patienten haben Diabetiker mit HbA$_{1c}$ ≤ 7 % eine gleich hohe Re-Stenosierungsrate wie Nicht-Diabetiker (16 % vs. 13 %; p =

0,68) (39). Für das hohe Risiko sind verschiedene Mechanismen beim Diabetiker verantwortlich zu machen (40).

16.11. Ausblick zur Revaskularisation beim Diabetiker

Die bisherige Datenlage begünstigte beim Diabetiker die Bypass-OP vor der PCI. Dies hatte sich entsprechend in den früheren AHA-Leitlinien (20) für PTCA bei chronisch stabiler Angina pectoris (asymptomatisch oder CCS I A.p.) niedergeschlagen, die mit der Class I und Class IIa den Nicht-Diabetiker ansprachen, den behandelten Diabetiker expressis verbis für PTCA jedoch ausschlossen.

Inzwischen hat die interventionelle Kardiologie die dargestellten Fortschritte gemacht mit ADP-Antagonisten, Glykoprotein IIb/IIIa-Antagonisten, niedermolekularem Heparin, DES und auch insgesamt der PCI-Technik. Dadurch bleiben beide Strategien, PCI wie auch ACB-OP, Therapieoptionen beim Diabetiker. Es bleibt der Zukunft überlassen, welche Strategie im Einzelfall sinnvoll ist. Die meisten bisherigen aktuellen Studien schließen nur Subgruppen von Diabetikern ein. Erst randomisierte Studien bei Diabetikern mit moderner Revaskularisationstechnologie unter Einschluss der DES wird eine Antwort zur offenen Frage des zu präferierenden Vorgehens beim Diabetiker geben können (ESC/EASD 2008) (39).

ESC/EASD schlagen aktuell folgendes vor:

- Die Revaskularisation bei Diabetikern sollte die ACB-OP vor PCI begünstigen (IIa, A). Beide Methoden unterscheiden sich im Überleben nicht. Das Problem bei PCI ist jedoch die wiederholte notwendige PCI bzw. die höhere Stenoserate
- Glykoprotein IIb/IIIa-Rezeptorantagonisten sind bei elektiver PCI indiziert (I, B)
- Bei PCI mit Stent sollte ein DES benutzt werden (IIa, B)
- Beim akuten Myokardinfarkt ist die PCI zur Revaskularisation Mittel der 1. Wahl (I, A)

Welche Wirkung eine optimierte sekundärpräventive Pharmakotherapie auch beim diabetischen KHK-Patienten zu leisten vermag, zeigt die COURAGE-Studie (n = 2.287; Beobachtung 4,6 Jahre, davon 32 % bzw., 35 % Diabetiker). Eingeschlossen sind Patienten mit ≥ 70 %iger Stenose plus Ischämienachweis oder ≥ 80 %ige Stenosen

mit A.p. Nicht nur im Gesamtkollektiv, sondern auch im diabetischen und nicht-diabetischen Kollektiv bringt eine zusätzliche PCI hinsichtlich des primären Endpunkts Tod und nicht-tödlicher Myokardinfarkt keinen weiteren Vorteil (40).

Dies ist kein Votum für alleinige medikamentöse Sekundärprävention, sondern unterstreicht, dass im Bedarfsfall beide Strategien, invasive wie konservative Therapie konsequent durchzuführen ist.

16.12. Zusammenfassung

- Diabetiker haben nach PTCA eine signifikant höhere Restenosierungsrate
- Nach PTCA haben Diabetiker eine schlechtere Prognose als nach ACB (allerdings ältere Datenlage)
- Diese sollten deswegen vorrangig einer operativen Myokardrevaskularisation unterzogen werden, bevorzugt mittels IMA
- Diabetiker haben auch nach Stent-Implantation eine höhere Restenoserate als Nicht-Diabetiker. Dies gilt auch nach Atherektomie
- Drug eluting Stents (DES) reduzieren nicht nur beim Nicht-Diabetiker, sondern auch beim Diabetiker die Restenosierungsrate. DES sollten daher beim Diabetiker bevorzugt werden. Auch nach ACB-OP haben Diabetiker eine schlechtere Prognose als Nicht-Diabetiker. Bei Langzeitbeobachtung ist die Mortalität bei ihnen doppelt so hoch wie bei Nicht-Diabetikern
- Nach ACB-OP und später erneut notwendig werdender Revaskularisation ist die PCI mit einem geringeren initialen Risiko verbunden
- Die beim Diabetiker ungünstigeren Daten für die koronaren Interventionsverfahren unterstreichen noch einmal die Bedeutung einer suffizienten Primärprävention mit intensivierter Diabetes-Therapie, optimaler Hypertonie- und Lipid-Einstellung, aber auch optimaler Einstellung anderer Risikofaktoren bei Ausschöpfung aller nicht-pharmakologischen Möglichkeiten wie Diät, Bewegung etc.

16.13. Literatur

1. Stein B, Weintraub WS, Gebhart SSP, Cohen-Bernstein CI, Grosswald R, Liberman HA, Douglas JS Jr, Morris DC, King SB: Influence of diabetes mellitus on early and late outcome after percutaneous transluminal coronary angioplasty. Circulation 91, 979-989, 1995

2. The BARI Investigators: The bypass angioplasty revascularization investigation (BARI). Influence of diabetes on 5-year mortality and morbidity in a randomized trial comparing CABG and PTCA in patients with multivessel disease. Circulation 96, 1761-1769, 1997

3. Kip KE, Favon DP, Detre KM, Yeh W, Kelsey SF, Currier JW; for the Investigators of the NHLBI PTCA Registry: Coronary angioplasty in diabetic patients: the National Heart, Lung, and Blood Institute Percutaneous Transluminal Coronary Angioplasty Registry. Circulation 94, 1818-1825, 1996

4. Aronson D, Bloomgarden Z, Rayfield EJ: Potential mechanisms promoting restenosis in diabetic patients. J Am Coll Cardiol 27, 528-535, 1996

5. Van Belle E, Perie M, Braune D, Chmait A, Meurice T, Abolmaali K, McFadden EP, Bauters C, Lablanche JM, Bertrand ME: Effects of coronary stenting on vessel patency and long-term clinical outcome after percutaneous coronary revascularization in diabetic patients. J Am Coll Cardiol 40, 410-417, 2002

6. Kastrati A, Schömig A, Elezi S, Schühlen H, Dirschinger J, Hadamitzky M, Wehinger A, Hausleiter J, Walter H, Neumann FJ: Predictive factors of restenosis after coronary stent placement. J Am Coll Cardiol 30, 1428-1436, 1997

7. Lau KW, Ding ZP, Johan A, Lim YL: Midterm angiographic outcome of single-vessel intracoronary stent placement in diabetic versus non-diabetic patients: a matched comparative study. Am. Heart J 136, 150-155, 1998

8. Carozza JP, Kuntz KE, Fishman RF, Baim DS: Restenosis after arterial injury caused by coronary stenting in patients with diabetes mellitus. Ann Intern Med 118, 344-349, 1993

9. Elezi S, Kastrati A, Pache J, Wehinger A, Hadamitzky M, Dirschinger, Neimann F-J, Schömig A: Diabetes mellitus and the clinical and angiographic outcome after coronary stent placement. J Am Coll Cardiol 32, 1866-1873, 1998

10. Ahmed JM, Hong MK, Mehran R, Dangas G, Mintz GS, Pichard AD, Satler LF, Kent KM, Wu H, Stone GW, Leon MB: Influence of diabetes mellitus on early and late clinical outcomes in saphenous vein grafting stenting. J Am Coll Cardiol 36, 1186-1193, 2000

11. Silber S, Albertsson P, Aviles FF et al.: Guidelines for percutaneous coronary interventions. The Task Force for percutaneous coronary interventions of the European Society of Cardiology. Eur Heart J 26, 804-847, 2005

12. Moses JW, Leon MB, Popma JJ, Fitzgerald PJ, Holmes DR, O'Shaughnessy C, Caputo RP, Kereiakes DJ, Williams DO, Teirstein PS, Jarger JL, Kuntz RE, for the SIRIUS Investigators: Sirolimus-eluting stents versus standard stents in patients with stenosis in native artery. N Engl J Med 349, 1315-1323, 2003

13. Hermiller JB, Raizner A, Cannon L, Gurbel PA, Kutcher MA, Wong SC, Russell ME, Ellis SG, Mehran R, Stone GW, for the TAXUS-IV Investigators: Outcomes with the polymer-based paclitaxel-eluting TAXUS stent in patients with diabetes mellitus. J Am Coll Cardiol 45, 1172-1179, 2005

14. Kirtane AJ, Ellis SG, Dawkins KD, Colombo A, Grube E, Popma JJ, Leon MB, Moses JW, Mehran R, Stone GW: Paclitaxel-eluting coronary stents in patients with diabetes mellitus. J Am Coll Cardiol 51, 708-715, 2008

15. Billinger M, Beutler J, Taghetchian KR, Remondino A, Wenaweser P, Cook S, Togni M, Seiler C, Stettler C, Eberli FR, Lüscher TF, Wandel S, Jüni P, Meier B, Windecker S: Two-year clinical outcome after implantation of sirolimus-eluting and paclitaxel-eluting stents in diabetic patients. Eur Heart J 29, 718-725, 2008

16. Abizaid A, Kornowski R, Mintz GS, Hong MK, Abizaid AS, Mehran R, Pichard AD, Kent KM, Satler LF, Wu H, Popma JJ, Leon MB: The influence of diabetes mellitus on acute and late clinical outcomes following coronary stent implantation. J Am Coll Cardiol 32, 584-589, 1998

17. Topol EJ, Moltiterno DJ, Herrmann HC, Powers ER, Grines CL, Cohen DJ, Cohen EA, Bertrand M, Neumann F-J, Stone GW, BiBattiste PM, Demopoulos L, for the TARGET Investigators: Comparison of two platelet glycoprotein IIb/IIIa inhibitors, tirofiban and abciximab, for the prevention of ischemic events with percutaneous coronary revascularization. N Engl J Med 344, 1888-1894, 2001

18. Topol EJ, Lincoff AM, Cohen E, Burton J, Kleiman N, Talley D, Sapp S, Booth J, Cabot CF, Anderson KM, Califf RM, for the EPISTENT Investigators: Outcomes at 1 year and economic implications of platelet glycoprotein IIb/IIIa blockade in patients undergoing coronary stenting: Results from a multicentre randomised trial. Lancet 354, 2019-2024, 1999

19. Lincoff AM, Califf RM, Moliterno DJ, Ellis SG, Ducas J, Kramer JH, Kleiman NS, Cohen EA, Booth JE, Sapp SK, Cabot CF, Topol EJ, for the Evaluation of Platelet IIb/IIIa Inhibition in Stenting Investigators: Complementary clinical benefits of coronary-artery stenting and blockade of platelet glycoprotein IIb/IIIa receptors. N Engl J Med 341, 319-327, 1999

20. ACC/AHA Guidelines for percutaneous coronary intervention (revision of the 1993 PTCA guidelines) - Executive Summary. J Am Coll Cardiol 37, 2215-2238, 2001

21. The ESPRIT Investigators: Novel dosing regimen of eptifibatide in planned coronary stent implantation

(ESPRIT): a randomised, placebo-controlled trial. Lancet 356, 2037-2044, 2000

22. Lincoff AM: Important triad in cardiovascular medicine. Diabetes, coronary intervention, and platelet glycoprotein IIb/IIIa receptor blockade. Circulation 107, 1556-1559, 2003

23. Mehilli J, Kastrati A, Schühlen H, Dibra A, Dotzer F, von Beckerath N, Bollwein H, Pache J, Dirschinger J, Berger PP, Schömig; for the Intracoronary Stenting and Antithrombotic Regimen: is abciximab a superior way to eliminate elevated thrombotic risk in diabetics (ISAR-SWEET) Study Investigators: Randomized clinical trial of abciximab in diabetic patients undergoing elective percutaneous coronary interventions after treatment with a high loading dose of clopidogrel. Circulation 110, 3627-3635, 2004

24. Levine GN, Jacobs AK, Keeler GP, Whitlow PL, Berdan LG, Leya F, Topol EJ, Califf RM: Impact of diabetes mellitus on percutaneous revascularization (CAVEAT-I). CAVEAT-I Investigators. Coronary angioplasty versus excisional atherectomy. Am J Cardiol 79, 748.755, 1997

25. The BARI-Investigators: Comparison of coronary bypass surgery with angioplasty in patients with multivessel disease. N Engl J Med 335, 217-225, 1996

26. The BARI Investigators: The influence of diabetes on five year mortality and morbidity after angioplasty (PTCA) and bypass surgery (CABG) in the BARI randomized trial. Circulation 94, Suppl I, I-318, 1996

27. Rozenman Y, Sapoznikov D, Mosseri M. Gilon D, Lotan C, Nassar H, Weiss AT, Hasin Y, Gotsman MS: Long-term angiographic follow-up of coronary balloon angioplasty in patients with diabetes mellitus. J Am Coll Cardiol 30, 1420-1425, 1997

28. Detre KM, Lombardero MS, Brooks MM, Hardison RM, Holubkov R, Sopko G, Frye RL, Chaitman BR, for the Bypass Angioplasty Revascularization Investigation Investigators: The effect of coronary-artery bypass surgery on the prognosis of patients with diabetes who have acute myocardial infarction. N Engl J Med 342, 989-997, 2000

29. Schwartz L, Kip KE, Frye RL, Alderman EL, Schaff HV, Detre KM: Coronary bypass graft patency with diabetes in the Bypass Angioplasty Revascularization Investigation (BARI). Circulation 106, 2652-2658, 2002

30. Niles NW, McGrath PD, Malenka D, Quinton H, Wennberg D, Shubrooks SJ, Tryzelaar JF, Clough R, Hearne MJ, Hernandez Jr F, Watkins MW, O'Connor GT, for the Northern New England Cardiocvascular Disease Study Group: Survival of patients with diabetes and multivessel coronary artery disease after surgical or percutaneous coronary revascularization: Results of a large regional prospective study. J Am Coll Cardiol 37, 1008-1015, 2001

31. McGuire DK, Anstrom KJ, Peterson ED: Influence of the bypass angioplasty revascularization investigation

National Heart, Lung, and Blood Institute Diabetic Clinical Alert on practice patterns. Results from the National Cardiovascular Network Database. Circulation 107, 1864-1870, 2003

32. Abizaid A, Costa MA, Centemero M, Abizaid AS, Legrand VMG, Limet RV, Schuler G, Mohr FW, Lindeboom W, Sousa AGMR, Sousa JE, Van Hout B, Hugenholtz PG, Unger F, Serruys PW; on behalf of the ARTS Investigators: Clinical and economic impact of diabetes mellitus on percutaneous and surgical treatment of multivessel coronary disease patients. Circulation 104, 533-538, 2001

33. Barsness GW, Peterson ED, Ohman EM, Nelson CL, DeLong ER, Reves JG, Smith PK, Anderson RD, Jones RH, Mark DB, Califf RM: Relationship between diabetes mellitus and long-term survival after coronary bypass and angioplasty. Circulation 96, 2551-2556, 1997

34. Herlitz J, Wognsen GB, Emanuelsson H, Haglid M, Karlson BW, Albertsson P, Westberg S: Mortality and morbidity in diabetic and non-diabetic patients during a 2-year period after coronary artery bypass grafting. Diabetes Care 19, 698-703, 1996

35. Carson JL, Scholz PM, Chen AY, Peterson ED, Gold J, Schneider SH: Diabetes mellitus increases short-term mortality and morbidity in patients undergoing coronary artery bypass graft surgery. J Am Coll Cardiol 40, 418-423, 2002

36. Laskey WK, Selzer F, Vlachos HA, Johnston J, Jacobs A, Ling SB III, Holmes DR, Douglas J, Block P, Wilensky R, Williams DO, Detre K, for the Dynamic Registry Investigators: Comparison of in-hospital and one-year outcomes in patients with and without diabetes mellitus undergoing percutaneous catheter intervention (from the National Heart, Lung, and Blood Institute Dynamic Registry). Am J Cardiol 90, 1062-1067, 2002

37. Cole JH, Jones EL, Craver JM, Guyton RA, Morris DC, Douglas JS Jr, Ghazzal Z, Weintraub WS: Outcomes of repeat revascularization in diabetic patients with prior coronary surgery. J Am Coll Cardiol 40, 1968-1975, 2002

38. Roffi M, Mukherjee D, Chew DP, Bhatt DL, Cho L, Robbins MA, Ziada KM, Brennan DM, Ellis SG, Topol EJ: Lack of benefit from intravenous platelet glycoprotein IIb/IIIa receptor inhibition as adjunctive treatment for percutaneous interventions of aortocoronary bypass grafts. A pooled analysis of five randomized trials. Circulation 106, 3063-3067, 2002

39. Corpus RA, George PB, House JA, Dixon SR, Ajluni SC, Devlin WH, Timmis GC, Balasubramaniam M, O'Neill WW: Optimal glycemic control is associated with a lower rate of target vessel revascularization in treated type II diabetic patients undergoing elective percutaneous coronary intervention. J Am Coll Cardiol 43, 8-14, 2004

40. Kornowski R, Fuchs S: Optimization of glycemic control and restenosis prevention in diabetic patients

undergoing percutaneous cironary interventions. J Am Coll Cardiol 43, 15-17, 2004

41. Ryden L, Standl E, Bartnik et al.: Guidelines on diabetes, pre-diabetes, and cardiovascular disease: executive summary: The Task Force on Diabetes and Cardiovasciular Diseases of the European Society of Cardiology (ESC) and of the European Society of Cardiology (ESC) and the European Association for the study of Diabetes (EASD). Eur Heart J 28, 88-136, 2007

42. Boden WE, O'Rourke RA, Teo KK et al. Optimal medical therapy with or without PCI for stable coronary artery. N Engl J Med 356, 1503-1516, 2007

17. Diabetes und Herzinsuffizienz

17.1. Inzidenz der Herzinsuffizienz bei Diabetikern

Diabetiker haben häufiger eine Herzinsuffizienz als Nicht-Diabetiker. Dies hat bereits die Framingham-Studie 1974 ergeben (1). In der Altersgruppe jenseits des 65. Lebensjahres nimmt bei Diabetikern die jährliche Inzidenz der manifesten Herzinsuffizienz um das 4-5fache zu, was indirekt auf die Bedeutung der KHK und des Herzinfarktes als Ursache der Herzinsuffizienz bei diesen Patienten hinweist. Der Herzinfarkt ist bei dieser Altersgruppe die Hauptursache der Herzinsuffizienz.

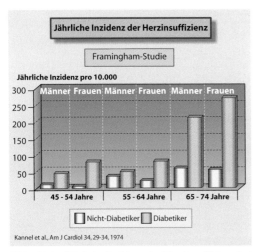

Abb. 17.1: Jährliche Inzidenz der Herzinsuffizienz bei Diabetikern und Nicht-Diabetikern.

Da jedoch inzwischen nicht nur die antidiabetische Therapie, sondern auch die Therapie begleitender Risikofaktoren wie Hypertonie und Fettstoffwechselstörung, aber auch der entsprechenden Folgeerkrankungen wie der KHK verbessert wurden, können diese älteren Daten nur orientierenden Charakter haben.

Ca. 10 % der Typ II-Diabetiker haben eine Herzinsuffizienz. Diese kommt hier 2-4 mal häufiger als beim Nicht-Diabetiker vor (2-4).

In einer retrospektiven Kohortenstudie an 8.231 Typ II-Diabetikern und 8.845 Nicht-Diabetikern ohne Herzinsuffizienz (ähnliche Alters- und Geschlechtsverteilung) über 72 Monate ist die Inzidenz der Herzinsuffizienz beim Diabetiker um das

2,5fache höher (Inzidenzrate 30,9 vs. 12,4 Fälle pro 1.000 Personenjahre; CI 2,3-2,7) (3).

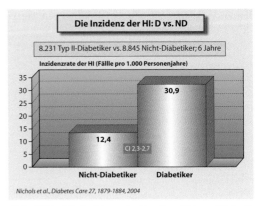

Abb. 17.2: Die Inzidenz der Herzinsuffizienz: Diabetiker vs. Nicht-Diabetiker.

In der NHANES I Epidemiologic Follow-up-Studie (5), die 13.643 Personen ab den Jahren 1971-1975 einschließt und diese über 19 Jahre beobachtet, ist der Diabetes mellitus mit einem fast doppelt so hohen Risiko für die Entwicklung der Herzinsuffizienz (1,85; p < 0,001) behaftet. Nur die KHK hat in dieser prospektiven Studie ein mit 8,11 (p < 0,001) hierfür deutlich höheres Risiko, nicht dagegen die Hypertonie (RR 1,40; p < 0,001).

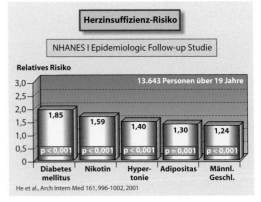

Abb. 17.3: Diabetes mellitus als Risikoindikator für Herzinsuffizienz - Vergleich verschiedener kardiovaskulärer Risikofaktoren.

In einer Literaturübersicht wird nicht nur das höhere Herzinsuffizienzrisiko des Diabetikers festgehalten, sondern auch die hierbei stärkere Symptomatik bei vergleichbarer EF und die höhere Mortalität. Das Herzinsuffizienz-Risiko wird hier mit 1,7-2,9fach höher angenommen als beim Nicht-Diabetiker (6).

In UKPDS beträgt bei Typ II-Diabetikern in 10 Jahren das Hospitalisations-Risiko wegen Herzinsuffizienz in Abhängigkeit von der Therapiegruppe 3,0-8,1 pro 1.000 Patientenjahre. Damit ist bei den gleichen Patienten dieses Risiko vergleichbar mit dem Risiko für nicht-tödlichen Myokardinfarkt (7,5-9,5), für nicht-tödlichen Apoplex (4,0-8,9) und für Nierenversagen (0,6-2,3) pro 1.000 Patientenjahre (6).

In einer weiteren Untersuchung an 9.591 Typ II-Diabetikern beträgt die Prävalenz der Herzinsuffizienz 11,8 %, in einem gleich großen Kollektiv von Nicht-Diabetikern dagegen nur 4,5 %. Bei Beobachtung über 3 Jahre ist bei diesen Diabetikern die Herzinsuffizienz-Inzidenz mit 7,7 % mehr als doppelt so hoch wie bei den Nicht-Diabetikern mit 3,4 % (7).

Auch die neuen großen Herzinsuffizienz-Studien mit klar definierter Bestimmung der Ejektionsfraktion zeigen, dass Diabetiker häufiger eine Herzinsuffizienz haben. Im SOLVD-Therapiearm (Patienten mit NYHA II-III und einer EF < 35 %, im Mittel 25 %) sind Diabetiker mit 25-27 % deutlich häufiger vertreten, als es ihrer Häufigkeit bei einem mittleren Alter des untersuchten Kollektivs von 61 Jahren entspricht (8).

In dieser Untersuchung haben 70 % der Diabetiker und 64 % der Nicht-Diabetiker einen früheren Myokardinfarkt gehabt (9), d.h. die KHK als Ursache der Herzinsuffizienz ist auch hier bei Diabetikern wie Nicht-Diabetikern am häufigsten.

Ähnliche Verhältnisse finden sich im SOLVD-Präventionsarm (10) bei Patienten mit asymptomatischer systolischer LV-Dysfunktion (EF = 35 %):

- 79 % der Diabetiker sind hier Postinfarktpatienten, aber auch
- 80 % der Nicht-Diabetiker

Dass diabetische Postinfarktpatienten in beiden Studienarmen nicht noch stärker vertreten sind, dürfte Folge der Ausschlusskriterien sein, von denen Diabetiker häufiger betroffen sind.

Auch in der BEST-Studie bei Patienten mit Herzinsuffizienz NYHA III und IV (Betablocker Bucindolol vs. Placebo, n = 2.708 Patienten) sind Diabetiker besonders stark vertreten, im Placeboarm 34 %, im Bucindololarm 37 % (11).

Je später im Leben der Diabetes auftritt, desto weniger wirkt sich diese Erkrankung lebensverkürzend aus (12). Aber selbst in höherem Alter von im Mittel 81 Jahren haben Diabetiker im Rahmen einer prospektiven Untersuchung an 2.737 Personen über 43 Monate eine höhere Wahrscheinlichkeit für das Auftreten einer neuen Herzinsuffizienz (13).

- Während 39 % der Diabetiker eine Herzinsuffizienz entwickeln, sind dies bei den Nicht-Diabetikern nur 23 % (p < 0,0001)
- Nach Korrektur weiterer beeinflussender Faktoren haben Diabetiker dieses Alters eine 1,3fach höhere Wahrscheinlichkeit eine Herzinsuffizienz zu entwickeln (p = 0,0003)

Auch in der DIG-Studie (14) bei 6.800 Patienten mit Herzinsuffizienz, überwiegend des NYHA-Schweregrads II-III und einer EF im Mittel von 28 %, sind Diabetiker mit 28 % ebenfalls überproportional häufig vertreten.

17.2. Zur Ursache der höheren Inzidenz der Herzinsuffizienz bei Diabetes

17.2.1. Ursache der Herzinsuffizienz

Die höhere Inzidenz der Herzinsuffizienz beim Diabetiker, schon früher bei weniger kontrollierten Studien vielfach beobachtet, hat zur Annahme der Existenz einer diabetes-spezifischen Kardiomyopathie geführt (15, 16). Nun ist aber beim Diabetiker wie beim Nicht-Diabetiker die Hauptursache der Herzinsuffizienz die KHK.

Die höhere Inzidenz der Herzinsuffizienz bei Patienten nach akutem Myokardinfarkt wird auf die vorbestehende subklinische diastolische Dysfunktion, verbunden mit diabetischer Kardiomyopathie oder anderen Prozessen, die im Kapitel "Akuter Myokardinfarkt" näher dargelegt sind, zurückgeführt (16-19). Die Diskrepanz zwischen signifikant häufigerer Herzinsuffizienz des Diabetikers trotz relativ gut erhaltener Pumpfunktion wird nach Stone und Mitarbeitern (17) vorrangig durch die diastolische LV-Dysfunktion verursacht. Oder umgekehrt formuliert: Klinische Zeichen einer Herzinsuffizienz treten bei diastolischer Dysfunktion bereits bei weniger stark herabgesetzter Ejektionsfraktion auf, was zeigt, dass die diastolische Komponente den Verlauf aggraviert. Eine Vielzahl weiterer Mechanismen begünstigt diesen Verlauf (17-19).

17.2.2. Antidiabetika und Herzinsuffizienz

Zur Frage Glitazone und Herzinsuffizienz nimmt die AHA/ADA (20) eindeutig Stellung. Ödeme sind eine anerkannte Nebenwirkung der Glitazone, besonders in der Kombination mit Insulin. Die Ödemhäufigkeit wird mit 3-5 % angegeben. Ursache ist eine Zunahme des Plasmavolumens. Tritt eine Herzinsuffizienz unter Glitazonen auf, sollte die Therapie hiermit beendet und auf andere Substanzen umgestiegen werden. Dies gilt nicht bei nicht-kardial bedingten Ödemen. Glitazone sollten bei NYHA III und IV nicht eingesetzt werden, worauf auch die FDA hinweist.

- Dagegen können sie bei NYHA I und II bei vorsichtigem Beginn mit niedriger Dosierung zum Einsatz kommen
- Metformin ist bei therapiebedürftiger Herzinsuffizienz ebenfalls kontraindiziert, dies wegen erhöhter Gefahr der Lactazidose (21)

In einer aktuellen Beobachtungsstudie bei älteren Diabetikern mit Herzinsuffizienz (n = 16.417, mittleres Alter 76 Jahre) ist jedoch die 1-Jahresmortalität unter diesen beiden Medikamenten geringer als im verbliebenen Kollektiv ohne diese 2 Medikamente. Unter Glitazonen beträgt die 1-Jahresmortalität 31,1 %, unter Metformin 24,7 %, im Kollektiv dagegen ohne diese Medikamente 36 % (p < 0,0001 für beide Vergleiche). Damit finden sich bei diesen älteren Diabetikern für beide Substanzen eher günstige Effekte (22).

> Ödeme können wohl Symptom einer Herzinsuffizienz sein, sie sind jedoch kein synonymer Begriff für Herzinsuffizienz. Andere Ursachen für Ödeme sind daher gerade in Anbetracht der prognostischen Bedeutung der Herzinsuffizienz zu eruieren.

17.2.3. Glitazone und Herzinsuffizienz

In einer retrospektiven Untersuchung ist der Gebrauch von Glitazonen (n = 5.441) ein Prädiktor für eine Herzinsuffizienz-Entwicklung bei Typ II-Diabetikern (Hazard Ratio 1,7; p < 0,001). Die korrigierte Inzidenz von Herzinsuffizienz in 40 Monaten beträgt für Glitazon-Patienten 8,2 %, für Kontrollen (n = 28.103) 5,3 % (23).

▶ Was bedeutet dies prognostisch?

In der PROactive-Studie (n = 5.238 Typ II-Diabetiker, im Mittel 34,5 Monate Beobachtung) werden 5,7 % der Pioglitazon-Patienten und 4,1 % der Kontrollgruppen wegen Herzinsuffizienz hospitalisiert (p = 0,007). Die tödliche verlaufende Herzinsuffizienz ist in beiden Gruppen mit 1 % aber gleich häufig (p = 0,634) (24).

Ähnliche Ergebnisse ergibt eine Metaanalyse aus 7 Studien (n = 20.191 Prädiabetiker und Diabetiker, Rosiglitazon oder Pioglitazon, im Mittel 29,7 Monate). Eine Herzinsuffizienz tritt bei 1,8 % des Gesamtkollektivs auftritt, unter Glitazonen in 2,3 %, in den Kontrollgruppen in 1,35 %. Die häufigere Inzidenz ist ein Klasseneffekt (p = 0,26). Das kardiovaskuläre Mortalitätsrisiko der Patienten ist jedoch durch keines der beiden Glitazone erhöht (0,93; p = 0,68), noch nicht einmal tendenziell (25).

Damit hat hier die Herzinsuffizienz offensichtlich nicht die prognostische Bedeutung, die ihr sonst zugemessen werden muss (25).

17.2.4. Pioglitazon vs. Rosiglitazon

Die gegenwärtige Datenlage ergibt für die Ödem-Häufigkeit keinen Unterschied zwischen beiden Glitazonen (20). Trotz der häufigeren Ödeme haben die Diabetiker der PROactive-Studie einen Nutzen hinsichtlich makrovaskulärer Endpunkte von Pioglitazon (16 % seltener Gesamtmortalität, nicht-tödlicher Myokardinfarkt und Schlaganfall; p = 0,027) (24).

Auch in einer Metaanalyse aus 19 Studien (n = 16.390 Typ II-Diabetiker) findet sich unter Pioglitazon ein günstiger Effekt gegenüber Placebo: Tod, Myokardinfarkt oder Schlaganfall sind unter Pioglitazon um 18 % seltener (4,4 % vs. 4,7 %; p = 0,005). Eine ernste Herzinsuffizienz tritt jedoch unter Pioglitazon um 41 % häufiger auf (2,34 % vs. 1,77 %; p = 0,002) (26).

Unter Rosiglitazon ist dagegen kein vergleichbarer günstiger Effekt für klinische Endpunkte nachgewiesen (27).

In einer Metaanalyse aus 4 Studien (n = 14.291 Typ II-Diabetiker oder IGT, 1-4 Jahre Beobachtung) ist das Risiko für Myokardinfarkt unter Rosiglitzon vs. Placebo um 42 % (p = 0,02) höher, das Risiko für Herzinsuffizienz sogar doppelt so hoch (p < 0,001), allerdings ohne dass es zu einem Unterschied in der kardiovaskulären Mortalität (0,9 % vs. 0,91 %; p = 0,53) kommt (28).

Ähnliche Ergebnisse zeigt eine Metaanalyse aus 42 Rosiglitazon-Studien (inkl. ADOPT, DREAM), in der das Myokardinfarktrisiko unter Rosiglitazon vs. Placebo um 43 % höher ist (p = 0,03; in ADOPT z.B. 1,85 % vs. 1,42 %), die kardiovaskuläre Mortalität ist nicht signifikant um 64 % höher (p = 0,06) (29).

17.3. Prognose bei Diabetes und Herzinsuffizienz

17.3.1. Schlechtere Prognose bei Diabetikern mit Herzinsuffizienz

Die Prognose des Diabetikers mit Herzinsuffizienz ist bei vergleichbarer Ejektionsfraktion signifikant schlechter als die des Nicht-Diabetikers. Dies ergibt eine entsprechende Gegenüberstellung der Daten aus den SOLVD-Studien (9).

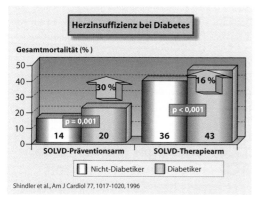

Abb. 17.4: Prognose des Diabetikers bei Herzinsuffizienz (SOLVD-Therapie- und -Präventionsarm).

In einem weiteren von der Pumpfunktion (EF < 35 %, NYHA II) her klar definierten Kollektiv der MOCHA-Studie (30), einer Untergruppe der US-Carvedilol-Studie,

- liegt unter Placebo die Mortalität bei Diabetikern bei 30 %
- bei Nicht-Diabetikern bei 8,8 % (p < 0,05)

17.3.2. Diabetes und Prognose bei ischämischer vs. nicht-ischämischer Kardiomyopathie

Unabhängig von Diabetes haben Patienten mit ischämischer Kardiomyopathie in der V-HeFT II-Studie eine schlechtere Prognose als Patienten mit nicht-ischämischer Kardiomyopathie (31).

Eine neue Analyse der SOLVD-Studien (32) dagegen ergibt, dass bei Ausschluss der Diabetiker die ischämische und die nicht-ischämische Kardiomyopathie mit der gleichen Prognose verbunden ist. Diese Analyse zeigt aber auch, dass die Kombination aus Diabetes und chronischer Ischämie bei LV-Dysfunktion eine Hochrisikogruppe identifiziert:

- Zum einen verstärkt Diabetes das Fortschreiten der Herzinsuffizienz bei Patienten mit ischämischer, nicht aber mit nicht-ischämischer LV-Dysfunktion
- zum anderen ist Diabetes bei ischämischer Kardiomyopathie mit einem erhöhten relativen Mortalitätsrisiko von 1,37 (p < 0,001) verbunden (Pumpversagen RR = 1,44; p = 0,0003),
- dagegen aber nicht bei nicht-ischämischer Kardiomyopathie (relatives Mortalitätsrisiko von 0,98; ns; Pumpversagen RR = 0,91; p = 0,91)
- Bei Nichtberücksichtigung der Patienten mit Diabetes und ischämischer Kardiomyopathie haben Patienten mit ischämischer wie nicht-ischämischer Kardiomyopathie die gleiche Prognose
- Beim Vergleich von 3 Patientengruppen (mit ischämischer Kardiomyopathie ohne Diabetes, nicht-ischämischer Kardiomyopathie mit und ohne Diabetes sowie ischämischer Kardiomyopathie mit Diabetes) haben in jeder der 2 SOLVD-Studien die Nicht-Diabetiker mit nicht-ischämischer Kardiomyopathie die geringste jährliche Mortalität, 4,6 % im Präventionsarm bzw. 12,9 % im Therapiearm (33)
- Dagegen haben Diabetiker mit ischämischer Kardiomyopathie die höchste Mortalität
- Dies gilt auch für den Tod durch Pumpversagen und akuten Herztod

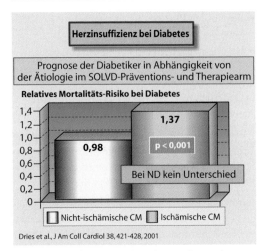

Abb. 17.5: Gesamtmortalität bei ischämischer vs. nicht-ischämischer Herzinsuffizienz (SOLVD) des Diabetikers.

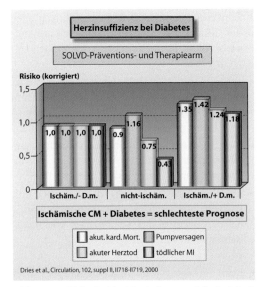

Abb. 17.6: Risiko bei ischämischer vs. nicht-ischämischer Herzinsuffizienz mit und ohne Diabetes.

17.3.3. Das OPTIMIZE-HF-Register

Das OPTIMIZE-HF-Register (34) umfasst 48.612 wegen Herzinsuffizienz hospitalisierter Patienten. 42 % dieser Patienten sind Diabetiker. Diese sind jünger (71,5 vs. 74,4 Jahre; p < 0,0001), haben häufiger eine ischämische Ätiologie (51,8 % vs. 41,4 %; p < 0,0001), häufiger höhere Kreatininwerte (1,93 mg/dl vs. 1,65 mg/dl; p < 0,0001) und auch

häufiger eine Hypertonie und Hyperlipoproteinämie.

Die mittlere EF ist bei Diabetikern besser (39,7 % vs. 38,5 %; p < 0,0001). Diese haben auch seltener eine linksventrikuläre systolische LV-EF < 40 % (47 % vs. 50 %; p < 0,0001).

- Die Hospitalmortalität unterscheidet sich nicht (3,6 % vs. 3,9 %; p = 0,08), auch nicht die 60-90-Tagesmortalität
- Diabetiker haben aber häufiger Rehospitalisationen wegen aller Gründe (31,5 % vs. 28,2 %; p = 0,006) und einen längeren stationären Aufenthalt (5,9 vs. 5,5 Tage; p < 0,0001)
- Bei Subgruppenanalyse der Patienten mit LVEF < 40 % haben Diabetiker häufiger Rehospitalisationen (33,7 % vs. 27,2 %; p = 0,0003), eine höhere 60-bis 90-Tagesmortalitäts plus Rehospitalisationsrisiko (40,3 % vs. 33,1 %; p = 0,0002) als vergleichbare Nicht-Diabetiker

17.3.4. Diastolische Herzinsuffizienz und Diabetes

Diabetiker haben nicht nur eine systolische, sondern auch häufiger eine diastolische Herzinsuffizienz als Nicht-Diabetiker. Dass zwischen Diabetes und Entwicklung einer Herzinsuffizienz eine signifikant unabhängige Verbindung besteht, hat die Cardiovascular Health Study gezeigt (35). Die meisten Herzinsuffizienzfälle dieser Kohorte haben eine normale oder fast normale LV-Funktion, d.h. sind Fälle mit diastolischer Herzinsuffizienz.

In der STRONG HEART-Studie wird bei normotensiven Diabetikern eine extrem hohe Prävalenz (80 %) der diastolischen LV-Dysfunktion berichtet (36). Dies wird auch von anderen bestätigt (37).

17.4. Günstiger Einfluss einer ACB-OP bei Diabetikern mit ischämischer Kardiomyopathie

Zum Einfluss einer ACB-OP liegt eine Subgruppenanalyse der SOLVD-Studien vor (32, 38). In dieser retrospektiven Analyse werden 4 Gruppen untersucht: ND/kein ACB (n = 2.955), ND/ACB (n = 1.523), D/kein ACB (n = 761), D/ACB (n = 348).

- Die jährliche Mortalität wird bei den untersuchten Diabetikern durch ACB wesentlich reduziert; im Präventionsarm bei asymptomatischen Patienten mit LV-Dysfunktion beträgt die jährliche Mortalität 5,4 % vs. 9,3 % ohne ACB; im Therapiearm 12,5 % nach ACB vs. 19,5 % ohne ACB

- Nach Korrektur der Basis-Charakteristika, die die Entwicklung einer Herzinsuffizienz mit beeinflussen, ist ACB bei Diabetikern mit einer größeren Mortalitäts-Risikoreduktion verbunden als bei Nicht-Diabetikern, 31 % ($p < 0{,}001$) vs. 18 % ($p = 0{,}007$)

- Dadurch unterscheidet sich in diesen Studien die Überlebensrate von Diabetikern mit ACB nicht von der der Nicht-Diabetiker ($p = 0{,}60$)

- Dagegen haben Diabetiker ohne ACB ein um 49 % höheres Mortalitätsrisiko als Nicht-Diabetiker ($p < 0{,}001$)

- ACB mindert bei Diabetikern auch das Risiko des akuten Herztodes um 43 %, in gleicher Größenordnung (45 %) auch bei Nicht-Diabetikern

- Somit ist ACB bei Diabetikern, nicht bei Nicht-Diabetikern mit einer Mortalitäts-Reduktion verbunden, deren Ausmaß derjenigen bei Nicht-Diabetikern mit ischämischer Kardiomyopathie vergleichbar ist

- Auch finden sich Hinweise, dass Diabetiker mit ACB weniger zur Progression der Herzinsuffizienz neigen

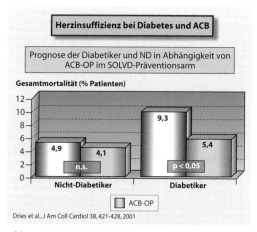

Abb. 17.7: Prognose der Herzinsuffizienz bei Diabetes mit und ohne ACB-OP - der SOLVD-Präventionsarm.

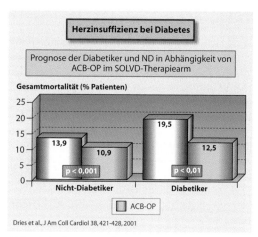

Abb. 17.8: Prognose der Herzinsuffizienz bei Diabetes mit und ohne ACB-OP - der SOLVD-Therapiearm.

Ähnliche Ergebnisse zeigt eine Analyse der CABG-Patch Studie (n = 900 Patienten, davon 38 % Diabetiker, eine ICD-Studie) mit einer EF < 36 % und ACB-OP zwischen 1990 und 1996 (39). Die Häufigkeit der Verwendung eines IMA-Bypasses beträgt in der Diabetiker-Gruppe 58,4 %, in der Nicht-Diabetiker-Gruppe 63,9 %, ein überraschend seltener IMA-Einsatz. Bei Beobachtung über im Mittel 32 Monate ist die Mortalität in beiden Gruppen nicht unterschiedlich, 26 % bei den Diabetikern, 24 % bei den Nicht-Diabetikern (p = 0,66). Somit ist der Diabetes hier bei diesen Patienten mit LV-Dysfunktion und ACB-OP kein Prädiktor für erhöhte Mortalität. Diabetes ist jedoch nicht nur mit einem erhöhten Risiko für postoperative Komplikationen, sondern auch mit einem erhöhten (44 %, p = 0,0001) Risiko für erneute stationäre Aufnahmen verbunden.

17.5. Therapie der Herzinsuffizienz bei Diabetikern

Die Therapie der Herzinsuffizienz beim Diabetiker unterscheidet sich in keiner Weise von den allgemein anerkannten Regeln der Therapie der Herzinsuffizienz. Alle bei dieser Indikation bewährten Pharmaka haben sich auch, allerdings in Subgruppenanalysen, beim Diabetiker bewährt.

Basistherapeutika in Abhängigkeit vom NYHA-Schweregrad sind bei dieser Indikation heute ACE-Hemmer (alternativ AT_1-Rezeptorantagonisten), Diuretika, Betablocker, Digitalis und Spironolacton.

17.5.1. ACE-Hemmer

ACE-Hemmer sind in den Postinfarktstudien mit eingeschränkter LV-Funktion auch für Diabetiker günstig. In reinen Herzinsuffizienz-Studien, den SOLVD-Studien (8, 10), wenngleich auch hier ebenfalls überwiegend Postinfarkt- bzw. KHK-Patienten (SOLVD-Therapiearm 70 % der Diabetiker, SOLVD-Präventionsarm 79 % der Diabetiker), konnte ebenfalls in einer Subgruppenanalyse ein günstiger Effekt für ACE-Hemmer bei Patienten mit EF < 35 % nachgewiesen werden (8), d.h. Diabetiker wie Nicht-Diabetiker profitieren bei Herzinsuffizienz gleichermaßen vom ACE-Hemmer.

Auch in der ATLAS-Studie (40), an der 611 Diabetiker teilgenommen haben (Hochdosis vs. Niedrigdosis ACE-Hemmer), kann der Nutzen der ACE-Hemmer-Therapie bei diesem Kollektiv belegt werden. Während die Sterberate bei Nicht-Diabetikern durch die gesteigerte Lisinopril-Dosis um 6 % gesenkt wird, fällt sie bei den Diabetikern infolge der Dosissteigerung sogar um 14 %, somit doppelt so stark.

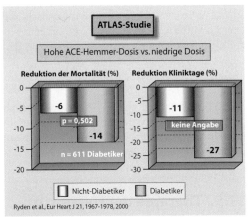

Abb. 17.9: Diabetiker und ACE-Hemmer bei Herzinsuffizienz - Ergebnisse der ATLAS-Studie.

- Die retrospektive Analyse der TRACE-Studie (1.749 Postinfarktpatienten mit EF ≤ 35 %) zeigt, dass Diabetiker (n = 237 = 14 %) vom ACE-Hemmer Trandolapril (im Vergleich zu Placebo) stärker als Nicht-Diabetiker profitieren, 36 % (CI 0,45-0,91) Senkung der Gesamtmortalität vs. 18 % (CI 0,69-0,97) in der Nicht-Diabetiker-Gruppe (41), aber beide Gruppen profitieren bezüglich Gesamtmortalität signifikant von Trandolapril

- Bei Diabetikern mindert der ACE-Hemmer das Risiko der Progression zur schweren Herzinsuffizienz um 62 % (p < 0,001), bei Nicht-Diabetikern dagegen nur tendenziell um 19 % (p = 0,10)

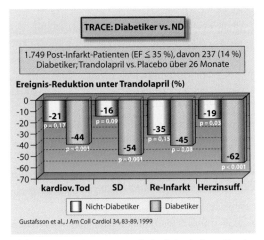

Abb. 17.10: ACE-Hemmer bei diabetischen Postinfarktpatienten, Ergebnisse der TRACE-Studie.

17.5.2. Betablocker

In der MOCHA-Studie (30) bei NYHA II kann durch Carvedilol die Mortalität deutlich gesenkt werden.

> Die Mortalität der Diabetiker unter Placebo beträgt hier 30 %, unter Carvedilol dagegen nur 6,1 % (p < 0,05).

Aber auch Nicht-Diabetiker profitieren vom Betablocker bei dieser Indikation: So liegt die Mortalität hier unter Carvedilol bei 3,4 % vs. 8,8 % unter Placebo. Subgruppenanalysen aus anderen Betablocker-Studien (MERIT, CIBIS II, COPERNICUS, BEST, CAPRICORN) liegen z.Zt. nicht vor.

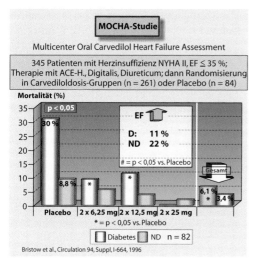

Abb. 17.11: Carvedilol beim Diabetiker mit Herzinsuffizienz - Ergebnisse der MOCHA-Studie.

In einer Metaanalyse (42) der großen Betablocker-Herzinsuffizienzstudien (5 Studien, BEST, US Carvedilol, CIBIS II, COPERNICUS, MERIT-HF) haben Diabetiker (n = 3.156) einen Nutzen vom Betablocker, wenngleich der Nutzen signifikant geringer ist als beim Nicht-Diabetiker (n = 9.558). Die jährliche Mortalität ist beim Diabetiker um 22 % größer (17 % vs. 13,9 %; p < 0,05) bzw. das relative 1-Jahres-Mortalitätsrisiko beträgt beim Diabetiker 0,85, beim Nicht-Diabetiker 0,72.

Dagegen haben Diabetiker mit NYHA IV in der COPERNICUS-Studie den gleichen relativen Nutzen hinsichtlich der 1-Jahres-Mortalitätssenkung wie Nicht-Diabetiker (−32 % vs. −33 %).

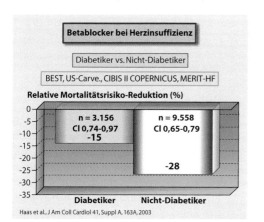

Abb. 17.12: Ergebnisse einer Metaanalyse der Betablocker-Studien bei Herzinsuffizienz. Diabetiker vs. Nicht-Diabetiker.

In der COMET-Studie (43) werden 3.029 Patienten (im Mittel 62 Jahre alt) mit Herzinsuffizienz NYHA II (48 %), NYHA III (48 %) und NYHA IV (4 %) und EF < 35 % (im Mittel 26 %) über im Mittel 58 Monate untersucht. Voraussetzung ist daneben eine optimale Therapie mit Diuretika und ACE-Hemmern. Die Therapie erfolgt mit Carvedilol 2 x 25 mg/d (im Mittel 41,8 mg/d) vs. Metoprolol-Tartrat 2 x 50 mg/d (im Mittel 85 mg/d).

- Der primäre Endpunkt, die Gesamtmortalität, ist unter Carvedilol um 17 % geringer (34 % vs. 40 %; p = 0,0017)
- Die Extrapolation der Überlebenskurven ergibt, dass Carvedilol das Leben um 1,4 Jahre verlängert. Unter Carvedilol beträgt die Überlebenszeit im Median 8 Jahre, unter Metoprolol 6,6 Jahre
- Der weitere primäre Endpunkt (Kombination aus Gesamtmortalität und stationären Aufnahmen aus allen Gründen) ist unter Carvedilol nicht-signifikant um 6 % geringer (74 % vs. 76 %; p = 0,122)
- Die kardiovaskuläre Mortalität ist um 20 % geringer (29 % vs. 35 %; p = 0,0004)

Damit bietet Carvedilol bei diesen Patienten gegenüber Metoprolol einen Überlebensvorteil. Die Diabetes-Entwicklung ist unter Carvedilol zudem um 22 % seltener als unter Metoprolol.

Auch die Subgruppe der Diabetiker (24 % des Kollektivs) profitiert von Carvedilol stärker als von Metoprolol.

- Beim Nicht-Diabetiker ist die Mortalität unter Carvedilol um 18 % niedriger als unter Metoprolol (31,2 % vs. 36,8 %; CI 0,71-0,94)
- Beim Diabetiker ist die Mortalität unter Carvedilol um 15 % niedriger (42,5 % vs. 48 %; CI 0,69-1,06))
- Die NNT beträgt beim Nicht-Diabetiker 17,9, beim Diabetiker 15,4, d.h. der Diabetiker profitiert bei höherem Ausgangsrisiko etwas mehr als der Nicht-Diabetiker
- Carvedilol bringt jedoch den Diabetiker nicht auf die Prognosestufe des Nicht-Diabetikers mit Metoprolol

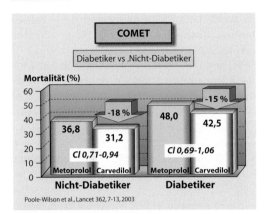

Abb. 17.13: Ergebnisse der COMET-Studie. Diabetiker vs. Nicht-Diabetiker.

17.5.3. Herzglykoside

Zur DIG-Studie (14), in der Digitalis wohl zu keiner Mortalitätsabnahme führt, jedoch die Lebensqualität bei Herzinsuffizienz mit Minderung der stationären Aufnahmen um 28 % bessert, liegen Subgruppenanalysen für Diabetiker noch nicht vor. Diese sind in der Studie immerhin mit 28 % vertreten.

17.5.4. AT₁-Rezeptorantagonisten

In der ELITE II-Studie (44) ist der ACE-Hemmer dem AT_1-Rezeptorantagonisten bei Herzinsuffizienz überlegen - 13 % geringere Mortalität, allerdings nicht signifikant. Eine Subgruppenanalyse für Diabetiker liegt z.Zt. nicht vor.

17.5.4.1. Die Val-HeFT-Studie

Aufgabe dieser Studie ist die Frage, ob die additive Gabe eines AT_1-Antagonisten zur anerkannten Basistherapie mit ACE-Hemmer und Betablocker einen zusätzlich günstigen Effekt bei Herzinsuffizienz hat.

In die Val-HeFT-Studie (45) sind 5.010 Patienten mit Herzinsuffizienz (EF im Mittel 26,6 %, mittleres Alter 62,4 Jahre, jeweils Valsartan-Gruppe), überwiegend NYHA II (62,1 %) und NYHA III (36,1 %) eingeschlossen. Neben herkömmlicher Therapie mit ACE-Hemmern (92,6 % jeweils Valsartan-Gruppe), Diuretikum (85,8 %), Digitalis (67,1 %), Betablockern (34,5 %) erfolgt die zusätzliche Gabe von 2 x 160 mg/d Valsartan oder Placebo.

- Die Mortalitätssenkung ist in beiden Gruppen gleich (19,7 % unter Valsartan, 19,4 % unter Placebo; p = 0,80), damit kein Effekt auf die Mortalität durch die Kombination
- Der weitere primäre kombinierte Endpunkt aus Mortalität, Herzstillstand mit Reanimation, Hospitalisation wegen Herzinsuffizienz oder intravenöse Therapie für mindestens 4 h ist jedoch in der Valsartangruppe um 13,2 % seltener (32,1 % vs. 28,8 %; p = 0,009)
- Dies ist vor allem auf eine Reduktion der stationären Aufnahmen (18,2 % vs. 13,8 %; p < 0,001) um 24 % zurückzuführen

Unter der Kombination ACE-Hemmer plus Betablocker plus Valsartan nimmt allerdings die Mortalität zu (p = 0,009), der kombinierte Endpunkt aus Mortalität und Morbidität nimmt tendenziell zu (p = 0,10). Dies hat sich aber in anderen Studien (VALIANT, CHARM) nicht bestätigt.

Eingeschlossen in diese Studie sind auch 25,9 % Diabetiker. Die Subgruppenanalyse zeigt, dass sowohl Nicht-Diabetiker als auch Diabetiker von der Zugabe von Valsartan profitieren, Nicht-Diabetiker signifikant, Diabetiker nur tendenziell.

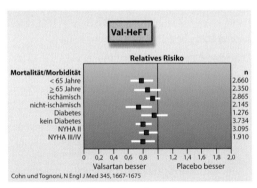

Abb. 17.14: Die Ergebnisse der Subgruppenanalyse der Val-HeFT-Studie.

Auch nach den Ergebnissen dieser Studie ist die Klasse der Sartane daher nur eine Alternative für ACE-Hemmer, einsetzbar bei deren Unverträglichkeit. Ein Teil der Patienten, die in dieser Studie nur den AT_1-Rezeptor-Antagonisten Valsartan einnehmen, keinen ACE-Hemmer, haben ebenfalls einen klinisch fassbaren Nutzen. Bei der kleinen Gruppe von 226 Patienten ohne Betablocker und ohne ACE-Hemmer, aber mit Valsartan, ist die Mortalität signifikant gesenkt (p = 0,012).

Die Kombination dieser beiden das RAAS-System beeinflussenden Substanzen hat keinen Effekt auf die Mortalität, reduziert jedoch im Gesamtkollektiv die stationären Aufnahmen und verbessert die Lebensqualität.

17.5.4.2. Die CHARM-Studie

☞ (46)

In die CHARM-Studie sind 7.601 Patienten mit Herzinsuffizienz (NYHA II-IV) eingeschlossen. Die Studie besteht neben der zusammenfassenden Gesamtstudie, dem **CHARM-Overall-Programm,** aus 3 unabhängigen Einzelstudien:

- **CHARM-Alternative** (n = 2.028): Patienten die ACE-Hemmer nicht vertragen
- **CHARM-Added** (n = 2.548): Patienten, die wegen LV-Dysfunktion bereits ACE-Hemmer einnehmen
- **CHARM-Preserved** (n = 3.025): Patienten mit erhaltener LV-Funktion

Die Candesartan-Ziel-Dosis ist 32 mg/d (im Mittel 24 mg/d). Während in den beiden ersten Studien Patienten mit einer EF $\leq$ 40 % untersucht werden, schließt die CHARM-Preserved-Studie Herzinsuffizienz-Patienten mit normaler bis guter Auswurffraktion (> 40 %, im Mittel 54 %) ein. 28,6 % des CHARM-Kollektivs (Candesartan-Arm) sind Diabetiker.

■ Die CHARM-Alternative-Studie

☞ (47)

In diese Studie sind 2.028 Patienten mit ACE-Hemmer-Unverträglichkeit eingeschlossen. Die Beobachtungsdauer beträgt im Median 34 Monate.

- Unter Candesartan findet sich eine signifikante Reduktion des primären Endpunktes kardiovaskulärer Tod und Hospitalisation wegen Herzinsuffizienz um 30 % (33 % vs. 40 %; p < 0,0001)
- Der kardiovaskuläre Tod ist unter Candesartan um 20 % seltener (21,6 % vs. 24,8 %; p = 0,02)
- Stationäre Aufnahmen wegen Herzinsuffizienz sind unter Candesartan um 39 % seltener (20,4 % vs. 28,2 %; p < 0,0001)

27,4 % des Kollektivs sind Diabetiker, die genauso wie Nicht-Diabetiker von Candesartan profitieren.

■ Die CHARM-Added-Studie

☞ (48)

In diese Studie sind 2.548 Patienten eingeschlossen (Beobachtungsdauer im Median 41 Monate). Die Basistherapie ist der ACE-Hemmer (z.B. u.a. im Mittel bei 16,8 mg/d Enalapril), Zugabe von Candesartan vs. Placebo.

- Unter Candesartan findet sich eine signifikante Reduktion des primären Endpunkts kardiovaskulärer Tod oder Hospitalisation wegen Herzinsuffizienz um 15 % (37,9 % vs. 42,3 %; p < 0,010). Damit führt die Kombinationstherapie ACE-Hemmer und Sartan zu einer weiteren Reduktion von Mortalität und Morbidität
- Der kardiovaskuläre Tod ist unter Candesartan um 17 % seltener (23,7 % vs. 27,3 %; p = 0,021)
- Stationäre Aufnahmen wegen Herzinsuffizienz sind unter dem AT_1-Antagonisten ebenfalls um 17 % seltener (24,2 % vs. 28,0 %; p < 0,018)

Damit ist die Kombination ACE-Hemmer und AT_1-Antagonist bei dieser Indikation sinnvoll. Die Gesamtmortalität wird jedoch ähnlich wie in Val-HeFT nicht signifikant um 10 % gesenkt (30 % vs. 32 %; p = 0,105).

Der Nutzen der Kombinationstherapie ist bei Patienten mit und ohne Betablocker ähnlich. Dadurch wird die seit der Val-HeFT-Studie bestehende Unsicherheit hinsichtlich einer Triple-Therapie mit Betablocker, Sartan und ACE-Hemmer beseitigt. Die Patienten profitieren sogar von dieser Triple-Therapie stärker als ohne Betablocker.

29,5 % (Candesartan-Gruppe) sind Diabetiker. Auch diese profitieren wie auch andere präspezifizierte Gruppen von der Kombination.

> Nachdem in den bisherigen Leitlinien der AT_1-Antagonist nur als Ersatz für den ACE-Hemmer bei dessen Unverträglichkeit zu finden ist, die Kombination beider sogar eher zurückhaltend beurteilt wurde und die Dreifach-Kombination mit Betablocker als nicht ratsam galt, ist seit CHARM und VALIANT die Kombination genauso möglich wie auch die Triple-Therapie.

■ Die CHARM-Preserved-Studie

☞ (49)

In diese Studie sind 3.023 Patienten mit Herzinsuffizienz bei erhaltener LV-Funktion eingeschlossen (Beobachtungsdauer im Median 36 Monate). Diese Studie umfasst mehr Frauen (40 %) und etwas ältere Patienten als die beiden anderen Studien (im Mittel 67,2 Jahre vs. 66,3 Jahre in CHARM-Added), aber nicht mehr Diabetiker. Dies ist insofern überraschend, als Diabetiker bei diastolischer Herzinsuffizienz neben den beiden anderen Gruppen häufig vertreten sind. In dieser Studie haben nur 19,6 % einen ACE-Hemmer, 55,9 % dagegen einen Betablocker und 75,2 % ein Diuretikum.

- Unter Candesartan ist der primäre Endpunkt kardiovaskulärer Tod und Hospitalisation wegen Herzinsuffizienz um 14 % seltener (22 % vs. 24,3 %; p = 0,051)
- Der kardiovaskuläre Tod ist unter Candesartan um 5 % seltener (11,2 % vs. 11,3 %; p = 0,635)
- Stationäre Aufnahmen wegen Herzinsuffizienz sind dagegen signifikant um 16 % seltener (15,9 % vs. 18,3 %; p < 0,047)

Unter dem Sartan ist die Neu-Entwicklung eines Diabetes um 40 % seltener.

28,7 % sind Diabetiker (Candesartan-Gruppe), die ebenfalls von der Therapie mit dem Sartan profitieren. Wenngleich diese Studie häufig als erste diastolische Herzinsuffizienz-Studie diskutiert wird, ist diese Studie seitens der Definition keine diastolische Herzinsuffizienz-Studie, auch die Autoren sprechen nicht hiervon (u.a. keine Messung diastolischer Parameter, EF > 40 %, nicht > 45 % oder heute ≥ 50 %.). Dennoch dürfte der Großteil dieser Patienten diese Herzinsuffizienz-Form gehabt haben, die auch beim Diabetiker besonders häufig vorkommt.

Da über dieses Patientengut und seine Therapie wenig bekannt ist, war die Ausrichtung der Power für diese Studie schwierig. Die Mortalität in dieser Studie war geringer als erwartet, nur halb so groß wie bei systolischer Herzinsuffizienz.

Eine Nachanalyse zeigt, dass der primäre Endpunkt bei Diabetikern fast doppelt so häufig wie beim Nicht-Diabetiker ist (35,9 % vs. 18,1 %; HR 2,0; CI 1,7-2,36). Das relative Risiko hierfür ist sogar hier größer als bei Diabetikern mit niedriger EF (50,5 % vs. 33,8 %; HR 1,6: CI 1,44-1,77) (2,0 vs. 1,6; p = 0,0009) (MacDonald et al., JAMA 14.4.08, online).

Die Mortalität ist beim Diabetiker sowohl bei erhaltener (21,6 % vs. 13,7 %) als auch bei erniedrigter EF (38 % vs. 26,1 %) höher als beim Nicht-Diabetiker.

17.5.5. Die Aldosteron-Antagonisten

17.5.5.1. Die RALES-Studie

In dieser Studie (50) ist bei Patienten (n = 1.663) mit Herzinsuffizienz NYHA III (70 %) und IV (EF im Mittel 25 %; Basis: ACE-Hemmer, Schleifendiuretikum, Digitalis, aber nur 11 % Betablocker) unter Spironolacton (im Mittel 26 mg/d) die Gesamtmortalität um 30 % signifikant niedriger (35 % vs. 46 %; p < 0,001). In die Studie sind auch 389 Diabetiker (in der Originalpublikation zunächst nicht angegeben) eingeschlossen, die bezüglich der Endpunkte auch von der Spironolacton-Therapie profitieren.

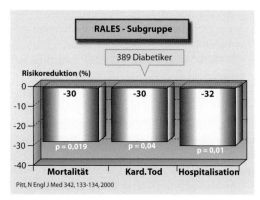

Abb. 17.15: Ergebnisse der RALES-Studie bei Diabetikern.

17.5.5.2. Die EPHESUS-Studie

In dieser Studie (51) mit 6.632 Myokardinfarkt-Patienten (mittleres Alter 64 Jahre, EF im Mittel 33 %, im Mittel 7,3 Tage nach Infarkt) sind auch 32 % Diabetiker vertreten. Im Gesamtkollektiv führt Eplerenon vs. Placebo zu einer Senkung des primären Endpunktes Gesamtmortalität um 15 % (p = 0,008). Diabetiker wie Nicht-Diabetiker haben hiervon einen Nutzen, der beim Diabetiker allerdings tendenziell geringer ist (p = 0,35). Die gleiche Situation findet sich auch hinsichtlich des weiteren primären Endpunktes kardiovaskulärer Tod und Wiederaufnahme wegen Herzinsuffizienz.

17.6. Prävention der Herzinsuffizienz durch Glukose-Kontrolle

Einen Zusammenhang zwischen HbA_{1c}, dem Maß für die Güte der Diabetes-Einstellung und dem

Risiko einer Hospitalisierung wegen Herzinsuffizienz und/oder Tod, hat eine Kohortenstudie (n = 25.958 Männer, 22.900 Frauen, beide Kollektive vorrangig Typ II-Diabetes, mittleres Alter 58 Jahre, Beobachtungszeit im Median 2,2 Jahre) ergeben (52). Angaben zur EF oder zum NYHA-Grad fehlen allerdings. Die alterskorrigierte Herzinsuffizienz-Inzidenz nimmt mit steigenden HbA_{1c} in linearer Beziehung für Männer wie Frauen zu (p für linearen Trend = 0,0001 bei Männern bzw. = 0,009 bei Frauen).

Jeder Anstieg des HbA_{1c} um 1 % ist in dieser Analyse (nach Korrektur) mit einem Herzinsuffizienz-Risiko-Anstieg von 8 % verbunden. Ein $HbA_{1c} \geq$ 10 % geht im Vergleich zu einem $HbA_{1c} < 7$ % mit einem 1,56fach höheren Herzinsuffizienz-Risiko einher. Somit mindert offensichtlich eine konsequente Blutzucker-Einstellung die Inzidenz der Herzinsuffizienz.

HbA_{1c}-Werte < 7 %, besser < 6,5 %, sind daher unter diesem Gesichtspunkt beim Diabetiker anzustreben. Als Ursache ist zum einen zu diskutieren, dass der HbA_{1c}-Wert auch ein Parameter für die Compliance bezüglich Blutdruck-und Lipidmedikation sowie Qualität der ärztlichen Versorgung sein kann, zum anderen kann eine schlechte Glukosekontrolle durchaus ein Risikofaktor für die Entwicklung einer Herzinsuffizienz sein, in dem Sinne, dass eine Hyperglykämie der KHK oder auch der Entwicklung einer spezifischen diabetischen Kardiomyopathie Vorschub leistet.

In der UKPDS-Studie (53) ist die Herzinsuffizienz unter intensivierter Therapie nur um 9 % seltener als unter konventioneller Therapie (n.s.). Auf Grund dieser Daten wird aber ein entsprechender Zusammenhang kalkuliert. 1 % Abfall des HbA_{1c} geht hier mit einer Abnahme der Herzinsuffizienz-Häufigkeit von 16 % einher, p = 0,021 (54). Die günstigsten Ergebnisse finden sich hier bei einem $HbA_{1c} < 6$ %.

17.7. Der prophylaktische ICD beim Diabetiker

In der MADIT II-Studie (n = 1.232; ICD bei EF < 30 % vs. konservative Therapie) sind 489 Diabetiker eingeschlossen. Diese haben ein um 24 % höheres Mortalitätsrisiko als die Nicht-Diabetiker. Vom ICD profitieren beide Gruppen. Das Mortali-

tätsrisiko wird bei Diabetikern durch den ICD um 39 % gesenkt, bei den Nicht-Diabetikern um 29 %.

Konventionell behandelte Diabetiker haben eine um 20 % höhere Mortalität als Nicht-Diabetiker. Oder anders ausgedrückt: Die Mortalität von Diabetikern mit einer EF < 30 % nach Myokardinfarkt ist so hoch, dass ein ICD, obgleich er die Mortalität hier senkt, diese nur auf das Niveau der Nicht-Diabetiker ohne ICD bringt (55).

17.8. Therapiestrategien bei Herzinsuffizienz in Kürze

Zusammenfassend ist somit die Therapie bei Herzinsuffizienz und Diabetes die gleiche wie bei Herzinsuffizienz allgemein. Die folgenden Abbildungen fassen das therapeutische Vorgehen bei Herzinsuffizienz zusammen (56).

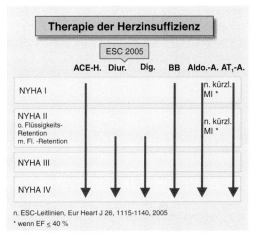

Abb. 17.16: Pharmakotherapie in der Übersicht, NYHA-abhängig.

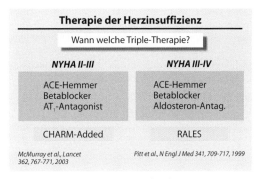

Abb. 17.17: Wann welche Triple-Therapie.

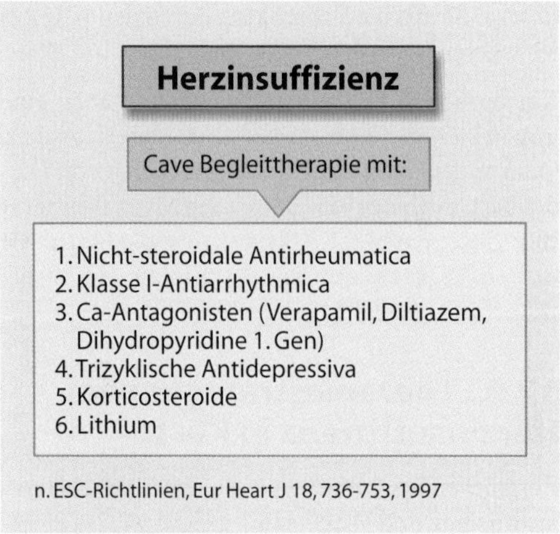

Herzinsuffizienz

Cave Begleittherapie mit:

1. Nicht-steroidale Antirheumatica
2. Klasse I-Antiarrhythmica
3. Ca-Antagonisten (Verapamil, Diltiazem, Dihydropyridine 1. Gen)
4. Trizyklische Antidepressiva
5. Korticosteroide
6. Lithium

n. ESC-Richtlinien, Eur Heart J 18, 736-753, 1997

Abb. 17.18: Weniger günstige Begleittherapie bei Herzinsuffizienz.

Glitazone sind bei NYHA III und IV kontraindiziert. Für ASS (auch ein NSAR) ist in der bei Sekundärprävention üblichen niedrigen Dosierung keine ungünstige Interaktion mit dem ACE-Hemmer bekannt (57). Bei älteren Überlebenden eines akuten Myokardinfarktes (> 65 Jahre, n = 14.129) geht diese Kombination sogar mit einer leicht geringeren Mortalität einher als die Monotherapien (58).

Auf eine aktuelle Übersicht zur Therapie und Diagnostik der systolischen und diastolischen Herzinsuffizienz sei verwiesen (59).

17.9. Zusammenfassung

- Typ II-Diabetiker haben 2-4 mal so häufig eine Herzinsuffizienz wie Nicht-Diabetiker. 25 % der Herzinsuffizienz-Patienten sind Diabetiker. Die AHA hat daher die Diabetiker als Hochrisikopatienten für Herzinsuffizienz erklärt

- Diabetiker mit Herzinsuffizienz haben eine deutlich schlechtere Prognose als Nicht-Diabetiker mit gleichem NYHA-Grad der Herzinsuffizienz oder gleicher EF

- Die ischämische Herzinsuffizienz verschlechtert beim Diabetiker die Prognose, nicht die nicht-ischämisch bedingte Herzinsuffizienz

- Die Therapie der Herzinsuffizienz bei Diabetikern unterscheidet sich nach heutigem Wissensstand nicht von der Therapie der Herzinsuffizienz des Nicht-Diabetikers

- Beim Diabetiker ist jedoch besonderer Wert auf die Therapie begleitender Risikofaktoren inklusive intensivierter Diabetes-Therapie zu legen

- Von den Risikofaktoren sind Diabetiker, ob Postinfarkt-, KHK-Patienten oder Patienten mit dilatativer Kardiomyopathie grundsätzlich wie Postinfarktpatienten zu führen

- Sartane können alternativ bei ACE-Hemmer-Unverträglichkeit eingesetzt werden. Bei NYHA II-III ist auch eine Kombination beider möglich. Bei NYHA III-IV ist dagegen aufgrund der RALES-Studie die Kombination ACE-Hemmer plus Aldosteron-Antagonist 1. Präferenz

- Auch eine Triple-Therapie (= ACE-Hemmer, Sartan, Betablocker) ist seit CHARM und VALIANT möglich

- Diabetische Patienten mit symptomatischer und asymptomatischer Herzinsuffizienz (SOLVD) profitieren von einer ACB-OP quoad vitam stärker als Nicht-Diabetiker

- Die Therapiestrategien bei diastolischer Herzinsuffizienz bestehen in Frequenzsenkung, Erhaltung des Sinusrhythmus, vorsichtiger Vorlastsenkung und Regression der LVH mit diastolischer Verbesserung der LV-Dysfunktion. Hier spielen ebenfalls ACE-Hemmer und AT_1-Antagonisten eine Rolle, was z.Zt. in laufenden Studien noch untersucht wird

17.10. Literatur

1. Kannel WB, Hjortland M, Castelli WP: Role of diabetes in congestive heart failure: the Framingham study. Am J Cardiol 34, 29-34, 1974

2. Bett DS: Heart failure: the frequent, forgotten, and often fatal complication of diabetes. Diabetes Care 26, 2433-2441, 2003

3. Nichols GA, Guillon CM, Koro CE, Ephross SA, Brown JB: The incidence of congestive heart failure in type 2 diabetes: an update. Diabetes Care 27, 1879-1884, 2004

4. Thrainsdottir IS, Aspelund T, Thorgeirsson G, Gudnason V, Hardarson T, Malmberg K, Sigurdsson G, Ryden L: The association between glucose abnormalities and

heart failure in the populationbased Reykjavik study. Diabetes Care 28, 5612-616, 2005

5. He J, Ogden LG, Bazzano LA, Vupputuri S, Loria C, Whelton PK: Risk factors for congestive heart failure in US men and women. Arch Intern Med 161, 996-1002, 2001

6. Krum H, Gilbert RE: Demographics and concomitant disorders in heart failure. Lancet 362, 147-158, 2003

7. Nichols GA, Erbey JR, Hillier TA, Brown JB: Congestive heart failure in type 2 diabetes. Diabetes Care 24, 1614-1619, 2001

8. The SOLVD Investigators: Effect of enalapril on survival in patients with reduced left ventricular ejection fractions and congestive heart failure. N Engl J Med 325, 293-302, 1991

9. Shindler DM, Kostis JB, Yusuf S, Quinones MA, Pitt B, Stewart D, Pinkett T, Ghali JK, Wilson AC: Diabetes mellitus, a predictor of morbidity and mortality in the studies of left ventricular dysfunction (SOLVD) trials and registry. Am J Cardiol 77, 1017-1020, 1997

10. The SOLVD Investigators: Effect of enalapril on mortality and the development of heart failure in asymptomatic patients with reduced left ventricular ejection fractions. N Engl J Med 327, 685-691, 1992

11. The Beta-Blocker Evaluation of Survival Trial Investigators: A trial of the beta-blocker bucindolol in patients with advanced chronic heart failure. N Engl J Med 344, 1659-1667, 2001

12. Morgan CL, Currie CJ, Peters JR: Relationship between diabetes and mortality: a population study using record linkage. Diabetes Care 23, 1103-1107, 2000

13. Aronow WS, Ahn C: Incidence of heart failure in 2737 older persons with and without diabetes mellitus. Chest 115, 867-868, 1999

14. The Digitalis Investigation Group: The effect of digoxin on mortality and morbidity in patients with heart failure. N Engl J Med 336, 525-533, 1997

15. Rubler S, Dlugash J, Yuceoglu YZ, Kumural T, Branword AW, Grishman A: New type of cardiomyopathy associated with diabetic glomerulosclerosis. Am J Cardiol 30, 595-602, 1972

16. Zarich SW, Nesto RW: Diabetic cardiomyopathy. Am Heart J 118, 1000-1012, 1989

17. Stone PH, Muller JE, Hartwell T, York BJ, Rutherford JD, Parker CB, Turi ZG, Strauss HW, Willerson JT, Robertson T, Braunwald E, Jaffe AS, and the MILIS Study Group: The effect of diabetes mellitus on prognosis and serial left ventricular function after acute myocardial infarction: Contribution of both coronary disease and diastolic left ventricular dysfunction to the adverse prognosis. J Am Coll Cardiol 14, 49-57, 1989

18. Nesto RW, Zarich S: Acute myocardial infarction in diabetes mellitus. Lessons learned from ACE-inhibition. Circulation 97, 12-15, 1998

19. Aronson D, Rayfield EJ, Chesebrow JH: Mechanisms determining course and outcome of diabetic patients who have had acute myocardial infarction. Ann Intern Med 126, 296-306, 1997

20. Nesto RW, Bell D, Bonow RO, Fonseca V, Grundy SM, Horton ES, Le Winter M, Porte D, Semenkovich CF, Smith S, Young LH, Kahn R: Thiazolidnedione use, fluid retention, and congestive heart failure. A consensus Statement from the American Heart Association and American Diabetes Association. Circulation 108, 2941-2948, 2003

21. Masoudi FA, Wang Y, Inzucchi SE, Setaro Jf, Havranek EP, Foody JM, Krumholz HM: Metformin and thiazolidinedione use in Medicare patients with heart failure. JAMA 290, 81-85, 2003

22. Masoudi FA, Inzucchi SE, Wang Y, Havranek EP, Foody JAM, Krumholz HM: Thiazolidinediones, metformin, and outcomes in older patients with diabetes and heart failure. Circulation 111, 583-590, 2005

23. Delea TE, Edelsberg JS, Hagiwara M, Oster G, Phillips LS: Use of thiazolidinediones and risk of heart failure in people with type 2 diabetes. A retrospective cohort study. Diabetes Care 26, 2983-2989, 2003

24. Dormandy JA, Charbonnel B, Eckland DJA, Erdmann E et al.: Secondary prevention of macrovascular events in patients with type 2 diabetes mellitus in the PROactive Study (Prospective pioglitAzone Clinical Trial In macroVasular Events). A randomised controlled trial. Lancet 366, 1279-1289, 2005

25. Lago RM, Singh PP, Nesto RW: Congestive heart failure and cardiovascular death in patients with prediabetes and type 2 diabetes mellitus given thiazolidinediones: a meta-analysis of randomised trials. Lancet 370, 1129-1136, 2007

26. Lincoff AM, Wolski K, Nicholls SJ, Nissen SE: Pioglitazone and risk of cardiovascular events in patients with type 2 diabetes mellitus. A meta-analysis of randomised rials. JAMA 298, 1180-1188, 2007

27. Erdmann E, Wilcox RG: Weighing up the cardiovascular benefits of thiazolidinedione therapy: the impact of increased risk in heart failure. Eur Heart J 29, 12-20, 2008

28. Singh S, Loke YK, Furberg CD: Long-term risk of cardiovascular events with rosiglitazone. A meta-analysis. JAMA 298, 1189-1195, 2007

29. Nissen SE, Wolsky K: Effect of rosiglitazone on the risk of myocardial infarction and death from cardiovascular causes. N Engl J Med 356, 2457-2471, 2007

30. Bristow MR, Gilbert EM, Abraham WT, Adams KF, Fowler MB, Hersberger R, Kubo SH, Narahara KA, Robertson AD, Krueger S: Effect of carvedilol on LV-function and mortality in diabetic versus non-diabetic patients with ischemic or non-ischemic dilated cardiomyopathy. Circulation 94, Suppl 1, I-664, 1996

31. Cohn JN, Johnson G, Ziesche S, Cobb F, Francis G, Tristani F, Smith R, Dunkman WB, Loeb H, Wong M,

Bhat G, Goldman S, Fletcher RD, Doherty J, Hughes CV, Carson P, Cintron G, Shabetai R, Haakenson C: A comparison of enalapril with hydralazine-isosorbide dinitrate in the treatment of chronic congestive heart failure. N Engl J Med 325, 303-310, 1991

32. Dries DL, Sweitzer NK, Drazner MH, Exner DV, Stevenson LW, Gersh BJ: Prognostic impact of diabetes mellitus in patients with heart failure according to the etiology of left ventricular systolic dysfunction. J Am Coll Cardiol 38, 421-428, 2001

33. Dries DL, Sweitzer NK, Drazner MH, Exner DV, Stevenson LW: Diabetes aggravates heart failure progression in ischemic but not non-ischemic heart failure. Circulation 102, suppl II, II-718, 2000

34. Greenerg BH, Abraham WT, Albert NM, Chiswell K, Clare R, Stough WG, Gheorghiade M, O'Conno CM, Sun JL, Yancy CW, Young JB, Fonarow GC: Influence of diabetes on characteristics and outcomes in patients hospitalized with heart failure: A report from the Organized Program to Initiate Livesaving Treatment in Hospitalized Patients with Heart Failure (OPTIMIZE-HF). Am Heart J 154, 647-654, 2007

35. Gottdiener JS, Arnold AM, Aurigemma, Polak JF, Tracy RP, Kitzman DW, Gardin JM, Rutledge JE, Boineau RC: Predictors of congestive heart failure in the elderly: The Cardiovascular Health Study. J Am Coll Cardiol 35, 1628-1637, 2000

36. Liu JE, Palmieri V, Roman EJ, Bella JN, Fabsitz R, Howard BV, Welty TK, Lee ET, Devereux RB : The impact of diabetes on left ventricular filling pattern in normotensive and hypertensive adults: the Strong Heart Study. J Am Coll Cardiol 37, 1943-1949, 2001

37. Boyer JK, Thanigaraj S, Schechtman KB, Perez JE: Prevalence of ventricular diastolic dysfunction in asymptomatic, normotensive patients with diabetes. Am J Cardiol 93, 870-875, 2004

38. Sweitzer NK, Stevenson LW, Gersh BJ, Dries DL: CABG reduces excess risk of death due to progressive heart failure in patients with diabetes and systolic dysfunction. Circulation 102, suppl II, II-502, 2000

39. Whang W, Bigger JT, for The CABG Patch Trial Investigators and Coordinators: Diabetes and outcomes of coronary artery bypass graft surgery in patients with severe left ventricular dysfunction: results from the CABG Patch Trial Database. J Am Coll Cardiol 36, 1166-1172, 2000

40. Ryden L, Armstong PW, Cleland JG, Horowitz JD, Massie BM, Packer M, Poole-Wilson PA: Efficacy and safety of high-dose lisinopril in chronic heart failure patients at high cardiovascular risk, including those with diabetes mellitus. Results from the ATLAS trial. Eur Heart J 21, 967-978, 2000

41. Gustafsson I, Torp-Pedersen C, Kober L, Gustafsson F, Hildebrandt P, on behalf of the TRACE Study Group: Effect of the angiotensin-converting enzyme inhibitor trandolapril on mortality and morbidity in diabetic patients with left ventricular dysfunction after acute myocardial infarction. J Am Coll Cardiol 34, 83-89, 1999

42. Haas S, Vos T, Gilbert R, Krum H: Does the magnitude of the beneficial effect of beta-blockers in chronic heart failure differ between diabetic and nondiabetic patients? A meta-analysis of all-cause mortality outcomes from major chronic heart failure beta-blocker trials. J Am Coll Cardiol 41, suppl A, 163A, 2003

43. Poole-Wilson PA, Swedberg K, Cleland JGF, Di Lenarda A, Hanrath P, Komajda m, Lubsen J, Lutiger B, Metra M, Remme WJ, Torp-Pedersen C, Scherhag A, Skene A, for the COMET investigators: Comparison of carvedilol and metoprolol on clinical outcomes in patients with chronic heart failure in the Carvedilol Or Metoprolol European Trial (COMET): randomised controlled trial. Lancet 362, 7-13, 2003

44. Pitt B, Poole-Wilson PA, Segal R, Martinez FA, Dickstein K, Camen AJ, Koustam MA, Riegger G, Klinger GH, Neaton J, Sharma D, Thiyagaran B, on behalf of the ELITE II Investigators: Effect of losartan compared with captopril on mortality in patients with symptomatic heart failure: randomised trial - the Losartan Heart Failure Survival Study ELITE II. Lancet 355, 1582-1587, 2000

45. Cohn JN, Tognoni G, for the Valsartan Heart Failure trial investigators: A randomized trial of the angiotensin-receptor-blocker valsartan in chronic heart failure. N Engl J Med 345, 1667-1675, 2001

46. Pfeffer MA, Swedberg K, Granger CB, Held P, McMurray JJV, Michelson EL, Olofsson B, Östergren J, Yusuf S, for the CHARM Investigators and Committees: Effects of candesartan on mortality and morbidity in patients with chronic heart failure: the CHARM-Overall programme. Lancet 362, 759-766, 2003

47. Granger CB, McMurray JJV, Yusuf S, Held P, Michelson EL, Olofsson B, Östergren J, Pfeffer MA, Swedberg K, for the CHARM Investigators and Committees: Effects of candesartan in patients with chronic heart failure and reduced left-ventricular function intolerant to angiotensin-converting-enzyme inhibitors: the CHARM-Alternative trial. Lancet 363, 772-776, 2003

48. McMurray JJV, Östergren J, Swedberg K, Granger CB, Held P, Michelson EL, Olofsson B, Yusuf S, Pfeffer MA, for the CHARM Investigators and Committees: Effects of candesartan in patients with chronic heart failure and reduced left-ventricular systolic function taking angiotensin-converting-enzyme inhibitors: the CHARM-Added trial. Lancet 362, 767-771, 2003

49. Yusuf S, Pfeffer MA, Swedberg K, Granger CB, Held P, McMurray JJV, Michelson EL, Olofsson B, Östergren J, for the CHARM Investigators and Committees: Effects of candesartan in patients with chronic heart failure and preserved left-ventricular ejection fraction: the CHARM-Preserved trial. Lancet 362, 777-781, 2003

50. Pitt B, Zannad F, Remme WJ, Cody R, Castaigne A, Perez A, Palensky J, Wittes J: The effect of spironolactone

on morbidity ansd mortality in patients with severe heart failure. N Engl J Med 341, 709-717, 1999

51. Pitt B, Remme W, Zannad F, Neaton J, Martinez F, Roniker B, Bittman R, Hurley S, Kleiman J, Gatlin M, for the Eplerenone Post-Acute Myocardial Infarction Heart Failure Efficacy and Survival Study Investigators: eplere-none, a selective aldosterone blocker, in patients with left ventricular dysfunction after myocardial infarction. N Engl J Med 348, 1309-1321, 2003

52. Iribarren C, Karter AJ, Go AS, Ferrara A, Liu JY, Sidney S, Selby JV: Glycemic control and heart failure among adult patients with diabetes. Circulation 103, 2668-2673, 2001

53. UK Prospective Diabetes Study (UKPDS) Group: Intensive blood-glucose control with sulphonylureas or insulin compared with conventional treatment and risk of complications in patients with type 2 diabetes (UKPDS 33). Lancet 352, 837-853, 1998

54. Stratton IM, Adler AJ, Neil AW, Matthews DR, Manley SE, Cull CA, Hadden D, Turner RC, Holman RR, on behalf of the UK Prospective Diabetes Study Group: Association of glycaemia with macrovascular and microvascular complications of type 2 diabetes (UKPDS 35): prospective observational study. Brit Med J 321, 405-412, 2000

55. Wittenberg SM, Cook JR, Hall WJ, McNitt S, Zareba W, Moss AJ, for the Multicenter Automatic Defibrillator Implantation Trial: Comparison of efficacy of implanted cardioverter-defibrillator in patients with versus without diabetes mellitus. Am J Cardiol 96, 417-419, 2005

56. Remme WJ, Swedberg K: Task Force for the diagnosis and treatment of chronic heart failure, European Society of Cardiology. Guidelines for the diagnosis and treatment of chronic heart failure. Eur Heart J 22, 1527-1560, 2001

57. Stys T, Lawson WE, Smaldone GC, Stys A: Does aspirin attenuate the beneficial effects of angiotensin-converting enzyme inhibition in heart failure. Arch Intern Med 160, 1409-1413, 2000

58. Krumholz HM, Chen Y-T, Wang Y, Radford MJ: Aspirin and angiotensin-converting enzyme inhibitors among elderly survivors of hospitalization for an acute myocardial infarction. Arch Intern Med 161, 538-544, 2001

59. Strödter D: Therapie der Herzinsuffizienz. UNI-MED Verlag AG Bremen, International Medical Publishers (London, Boston), 2. Aufl. 2007

18. Therapieziele beim Diabetiker aus kardiologischer Sicht

18.1. Das Risiko bei Diabetes

Diabetiker haben ein hohes Risiko für kardiovaskuläre Erkrankungen (> 20-30 % kardiovaskuläre Erkrankungen in 10 Jahren) (1). Dies gilt auch für das Risiko der KHK (20-30 % KHK-Risiko in 10 Jahren) (2). Diabetes mellitus ist daher ein KHK-Risikoäquivalent (2). Haben Diabetiker eine KHK, so haben sie ein sehr hohes Risiko (> 30 %) (3). Das Gleiche gilt für KHK-Patienten mit metabolischem Syndrom (3). Vor diesem Hintergrund erfolgt die Risikostratifizierung, die die Therapieziele (z.B. beim LDL) festlegt.

Beim Diabetiker ist Primärprävention = Sekundärprävention. Dennoch seien die Strategien im Folgenden getrennt dargestellt.

18.2. Primärpräventive Maßnahmen

18.2.1. Die intensive Blutzuckereinstellung

Die DCCT-Studie (4), eine Primärpräventionsstudie, die der Frage nachging, inwieweit eine intensivierte Insulintherapie bei Typ I-Diabetes einer konventionellen Therapie überlegen ist, ergab auch für die kardialen Probleme ermutigende Resultate:

* 76 % seltener kardiale Komplikationen unter intensivierter Insulintherapie bei IDDM!
* Wenngleich die kardialen Endpunkte zwischen beiden Therapieformen um den Faktor 5 differieren, wird das Signifikanzniveau jedoch nicht erreicht, wahrscheinlich infolge der mit 6,5 Jahren noch zu kurzen Beobachtungszeit bei diesen jungen Patienten, die bei Abschluss der Untersuchung erst 34 Jahre alt sind, der KHK-Gipfel bei IDDM jedoch erst mit 55 Jahren erreicht wird

Auch bei Typ II-Diabetikern ist eine intensivierte Diabetes-Therapie grundsätzlich mit weniger kardiovaskulären Problemen in der Folgezeit behaftet, wie die UKPDS-Studie zeigt (Diese Studie zeigt, dass eine HbA$_{1c}$-Senkung von 1 % wohl zu einer Abnahme von mikrovaskulären Endpunkten um 37 % führt; p < 0,0001), der tödliche und nicht-

tödliche Myokardinfarkt dagegen aber nur um 14 % (p < 0,0001) pro 1 % HbA$_{1c}$-Abfall zurückgeht (6).

18.2.2. Die Blutdruckeinstellung

Die gleichen günstigen Resultate finden sich in der UKPDS-Studie auch bei intensivierter Hochdrucktherapie von Typ II-Diabetikern (7). Diese profitieren von der Hochdrucktherapie sogar noch deutlich stärker als von der intensivierten Stoffwechseltherapie. Blutdruckziel ist < 130/80 mmHg, am besten < 115/875 mmHg.

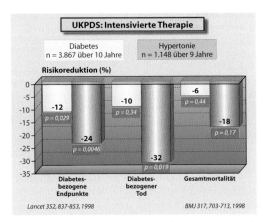

Abb. 18.1: Intensivierte Diabetestherapie vs. intensivierte Hochdrucktherapie in UKPDS.

18.2.3. ASS in der Primärprävention

Behandelte Hypertoniker haben in der HOT-Studie (8) unter 75 mg/d ASS als Primärpräventivum 36 % seltener einen Myokardinfarkt (2,3 % vs. 3,6 %; p = 0,002). Die Befürchtung, dass es unter ASS vermehrt zu Hirnblutungen und retinalen Problemen beim behandelten Hypertoniker kommen könne, hat sich nicht bestätigt. ASS ist bezüglich größerer kardiovaskulärer Ereignisse und Myokardinfarkte bei Diabetikern in dieser Studie genauso wirksam wie bei der Gesamtgruppe der Untersuchten.

Nach AHA/ADA 2007 sollte beim Diabetiker mit erhöhtem Risiko ASS (75 bis 162 mg/d) eingesetzt werden, aber auch beim Diabetiker > 40 Jahre mit weiteren Risikofaktoren wie Hypertonie, Rauchen, Dyslipidämie, Albuminurie oder familiärer kardiovaskulärer Belastung (9).

ESC/EASD empfehlen in ihren Leitlinien 2007 bei jedem Diabetiker mit Hinweis auf eine vaskuläre Schädigung, sei sie mikro- oder makrovaskulär, ASS (ohne Dosis-Angabe) (10). In Deutschland ist die übliche Dosis 100 mg.

18.2.4.　ESC/EASD-Leitlinien

☞ (10)

Zur Reduktion des kardiovaskulären Risikos werden beim Diabetiker empfohlen:

- Strukturierte Patientenschulung verbessert die metabolische Kontrolle und Blutdruckkontrolle (I, A)
- Lifestyle-Therapie verbessert die metabolische Kontrolle (I, A)
- BZ-Selbstmessung verbessert die Blutzuckerkontrolle (I, A)
- HbA$_{1c}$-Einstellung < 6,5 % mindert die Häufigkeit mikro- und makrovaskulärer Komplikationen (I, A)
- Intensivierte Insulintherapie bei Typ I-Diabetes reduziert Morbidität und Mortalität (I, A)
- Früher Therapiebeginn zu den definierten Zielen verbessert Morbidität und Mortalität des Typ II-Diabetikers (IIa; B)
- Rechtzeitiger Einsatz von Insulin bei Nichterreichen des BZ-Ziels (IIb, C)
- Metformin ist 1. Wahl beim übergewichtigen Typ II-Diabetiker (IIa, B)

18.3.　Welche Therapieziele bei Diabetes - einer kardiovaskulären Erkrankung?

Diabetes mellitus ist neben einer endokrinen Erkrankung vorrangig eine **kardiovaskuläre Erkrankung.** Den US-Gremien ist bei dieser Einschätzung hierbei ebenso Recht zu geben wie bei der neuen Formulierung **"Diabetes mellitus - ein KHK-Risiko-Äquivalent"**. Beide Formulierungen sind als Dringlichkeits-Programm, Aufforderung, aber auch als Erwartungshaltung an die Kardiologen zu verstehen!

Die Resultate von DCCT und UKPDS gehen aus kardiologischer Sicht zudem in die gleiche Richtung. Die intensivierte Diabetes-Therapie bringt

hier wohl bezüglich mikrovaskulärer Folgeerkrankungen Vorteile, die makrovaskulären Erkrankungen, an denen der Diabetiker vorrangig verstirbt, sind dagegen nur tendenziell rückläufig. Eine interdisziplinäre Zusammenarbeit zum Erreichen der Ziele der St. Vincent-Deklaration sind daher absolut notwendig und sollte auch durch intensivere Zusammenarbeit endlich erreicht werden. Es geht um den Diabetiker, nicht um die Frage, ob die Diabetologie Teilgebiet der Kardiologie ist oder sein sollte!

Es reicht nicht mehr aus, einen Risikofaktor in der Einstellung zu optimierten (z.B. den Blutzucker), sondern in Anbetracht des Clusters an Risikofaktoren ist eine konzertierte Aktion mit stringenter Therapie aller Risikofaktoren angesagt. Was damit bislang nur anhand eines Surrogatparameters erreicht werden kann, zeigt aktuell die SANDS-Studie (11) bei nur 2 Risikofaktoren, ist jedoch auch das Ergebnis der STENO II-Studie.

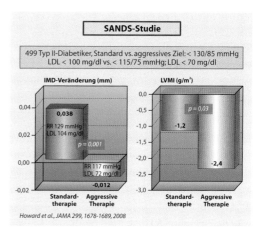

Abb. 18.2: Ergebnis der SANDS-Studie. Eine Therapie bei Typ II-Diabetikern mit Ziel RR < 115/75 mmHg und LDL < 70 mg/dl bringt in 3 Jahren bessere Resultate als eine Therapie mit dem Ziel RR < 130/85 mmHg und LDL < 100 mg/dl.

Im Folgenden seien wesentliche Ziele beim Diabetiker aus kardiologischer Sicht zusammengefasst (2, 3, 9, 10, 12). Die Diabetes-Therapie selbst mit den verschiedensten Insulinen und den vielen weiteren Antidiabetika (Sulfonylharnstoff, Biguanide, Alpha-Glucosidase-Hemmer, Glitazone, Glinide, DPP4-Inhibitoren etc.) wird hierbei naturgemäß dem Hausarzt oder Fachdiabetologen überlassen bleiben. Auch hinsichtlich der Austauschbarkeit der Antidiabetika hier sind prospektive, randomisierte Studien mit klinischen Endpunkten, die naturgemäß kardiovaskulärer Art sind, zu fordern.

Ein bescheidener Anfang hierzu ist die PERISCOPE-Studie (☞ Kap. 2.).

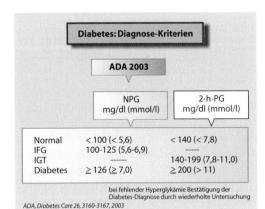

Abb. 18.3: Neue Kriterien zur Diabetes-Diagnose.

Neben intensivierter Diabetes-Therapie (DCCT, UKPDS), die naturgemäß primär Aufgabe des Diabetologen ist, ist somit seitens des Kardiologen eine intensivierte Hochdruck-Therapie (UKPDS) ebenso anzustreben wie eine optimale kardiale Therapie unter primär- oder sekundärpräventivem Gesichtspunkt. Auch weitere Subdisziplinen sind hierbei gefragt. Besonderer Wert ist grundsätzlich auf organprotektive und organreparative Therapieziele (kardioprotektive, nephroprotektive, retinoprotektive, neuroprotektive etc.) zu legen.

■ Lipide

- LDL-Ziel: ohne KHK < 100 mg/dl, mit KHK < 70 mg/dl
- HDL > 40 mg/dl (Männer), > 46 mg/dl (Frauen)
- Triglyzeride < 150 mg/dl

Sekundäres Therapieziel bei hohen Triglyzeridspiegeln von 200-499 mg/dl ist:
Non-HDL-Cholesterin = LDL + VLDL.
Dies darf maximal 30 mg/dl höher liegen als das jeweilige LDL-Ziel, also beim Diabetiker ohne KHK < 130 mg/dl, beim Diabetiker mit KHK < 100 mg/dl.

■ Blutzucker-Einstellung

- Nüchtern-Blutzucker zwischen 80-100 mg/dl
- Postprandialer BZ < 135 mg/dl

- HbA$_{1c}$-Ziel: < 6,5-7 %, cave Hypoglykämie

■ Körpergewicht

- Normgewicht, BMI < 25 kg/m^2
- Taillenumfang beim Mann < 102 cm, falls erreicht besser noch < 94 cm
- Taillenumfang bei der Frau < 88 cm, falls erreicht besser noch < 80 cm

■ Blutdruck

- RR < 130/80 mmHg bei Gelegenheits-RR-Messung
- Im ABDM < 130/80 über 24 h
  - am Tag < 135/85 mmHg
  - nachts < 120/70 mmHg
  - max. 25 % der Werte am Tag > 140/90 mmHg
  - nächtlicher RR-Abfall > 10-15 %
- Bei behandeltem Hypertonus und bei Nephropathie ABDM-Kontrolle über 24 h
- RR bei Nephropathie < 125/75 mmHg (Gelegenheitsblutdruck)

■ Renale Eiweißausscheidung

- Albuminurie < 30 mg/24 h oder < 20 µg/min

18.4. Was soll bestimmt werden?

- Blutzucker nüchtern
- Blutzucker postprandial, Blutzuckertagesprofil
- HbA$_{1c}$
- Blutdruckwerte, Gelegenheits-RR und ABDM-Werte
- Gesamtcholesterin
- LDL
- HDL
- Triglyzeride
- Gewicht (BMI)
- Taillenumfang
  - Männer
  - Frauen
- Albuminurie/Proteinurie/24 h
- EKG
- Belastungs-EKG, wiederholen 1-2 mal/Jahr und bei Bedarf
- Echokardiografie zur Beurteilung der LV-Funktion
- In Abhängigkeit von diesen Untersuchungen und Beschwerdebild ggf. weitere invasive Untersuchungen

Ggf. sind die LDL-Subfraktionen (Größenpartikel), Lp(a), Fibrinogen etc. zu bestimmen. Nicht für jeden Parameter stehen z.Zt. allerdings suffiziente Therapiestrategien zur Verfügung.

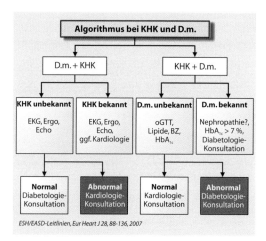

ESH/EASD-Leitlinien, Eur Heart J 28, 88-136, 2007

Abb. 18.4: Diagnostische Vorgehen nach ESC/EASD 2007 beim Diabetiker.

Mit diesem Vorgehensvorschlag beim Diabetiker ist man dem neuen Konzept des Diabetes mellitus als kardiovaskulärer Erkrankung endlich gerechter geworden.

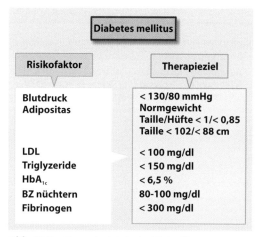

Abb. 18.5: Therapieziele beim Diabetiker.

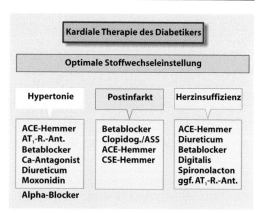

Abb. 18.6: Kardiale Therapie des Diabetikers. Bei Hochdruck-Therapie sind grundsätzlich alle Substanzen möglich, Diuretikum und nicht-selektiver Betablocker sind allerdings nicht 1. Wahl. Den stoffwechselneutralen sowie den organprotektiven wie -reparativen Substanzen ist die Präferenz zu geben. Ein RAASblockierendes Medikament sollte die Basis der Therapie sein, am besten kombiniert mit einem Ca-Antagonisten der 3. Generation.

18.5. Literatur

1. Guidelines Subcommittee: 1999 World Health Organization – International Society of Hypertension Guidelines for the management of hypertension. J Hypertens 17, 151-183, 1999

2. Expert Panel on Detection, Evaluation and Treatment of High Blood Cholesterols in Adults: Executive summary of the third report of the National Cholesterol Education Program (NCEP) Expert Panel on Detection, Evaluation, and Treatment of High Blood Cholesterol in Adults (Adult Treatment Panel III). JAMA 285, 2486-2497, 2001

3. Grundy SM, Cleeman JI, Merz CNB, Brewer HB, Clark LT, Hunninghake DB, Pasternak RC, Smith SC, Stone NJ, for the Coordinating Committee of the National Cholesterol Education Program: Implications of recent clinical trials for the National Cholesterol Education Program. Adult Treatment Panel III Guidelines. Circulation 110, 227-239, 2004

4. The Diabetes Control and Complications Trial (DCCT) Research Group: Effect of intensive diabetes management on macrovascular events and risk factors in the diabetes control and complications trial. Am. J. Cardiol. 75, 894-903, 1995

5. UK Prospective Diabetes Study (UKPDS) Group: Intensive blood-glucose control with sulphonylureas or insulin compared with conventional treatment and risk of complications in patients with type 2 diabetes (UKPDS 33). Lancet 352, 837-853, 1998

6. Stratton IM, Adler AJ, Neil AW, Matthews DR, Manley SE, Cull CA, Hadden D, Turner RC, Holman RR, on behalf of the UK Prospective Diabetes Study Group: Association of glycaemia with macrovascular and microvascular complications of type 2 diabetes (UKPDS 35): prospective observational study. Brit Med J 321, 405-412, 2000

7. UK Prospective Diabetes Study Group: tight blood pressure control and risk of macrovascular and microvascular complications in type 2 diabetes. UKPDS 38. Brit. Med. J. 317, 703-713, 1998

8. Hansson L, Zanchetti A, Carruthers SG, Dahlof B, Elmfeldt D, Julius S, Menard J, Rahn KH, Wedel H, Westerling S, for the HOT Study Group: Effects of intensive blood-pressure lowering and low-dose aspirin in patients with hypertension: principal results of the Hypertension Optimal Treatment (HOT) randomised trial. Lancet 351, 1755-1762, 1998

9. Buse JB, Ginsberg HN, Bakris GL et al.: Primary prevention of cardiovascular diseases in people with diabetes mellitus: A scientific statement from the American Heart Association and the American Diabetes Association. Circulation 115, 114-126, 2007

10. Ryden L, Standl E, Bartnik et al.: Guidelines on diabetes, pre-diabetes, and cardiovascular disease: executive summary: The Task Force on Diabetes and Cardiovasciular Diseases of the European Society of Cardiology (ESC) and of the European Society of Cardiology (ESC) and the European Association for the study of Diabetes (EASD). Eur Heart J 28, 88-136, 2007

11. Howard BV, Roman MJ, Devereux RB et al.: Effect of lower targets for blood pressure and LDL cholesterol on atherosclerosis in diabetes. The SANDS Randomized Trial. JAMA 200, 1678-1689, 2008

12. The Task Force for the Management of Arterial Hypertension of the European Society of Hypertension (ESH) and of the European Society of Cardiology (ESC): 2007 Guidelines for the management of arterial hypertension. J Hypertens 25, 1105-1187, 2007

7. Colwell JA: Aspirin Therapy in diabetes (Technical Review). Diabetes Care 20, 1767-1771, 1997

8. Ansell BJ, Watson KE, Fogelman AM: An ecidence-based assessment of the NCEP adult treatment panel II guidelines. JAMA 282, 2051-2057, 1999

9. Gibbons RJ, Chatterjee K, Daley J, Douglas JS, Fihn SD, Gardin JM, Grunwald MA, Levy D, Lytle BW, O'Rourke RA, Schafer AP, Williams SV: ACC/AHA/ACP-ASIM Guidelines for the management of patients with chronic stable angina. J Am Coll Cardiol 33, 2092-2190, 1999

10. Grundy SM, Benjamin IJ, Burke GL, Chait A, Eckel RH, Howard BV, Mitch W, Smith SC, Sowers JR: Diabetes and cardiovascular disease. A statement for healthcare professionals from the American Heart Association. Circulation 100, 1134-1146, 1999

11. Balady GJ, Ades PA, Comoss P, Limacher M, Pina IL, Southard D, Williams MA, Bazzarre T: Core components of cardiac rehabilitation/secondary prevention programs. A statement for healthcare professionals from the American Heart Association and the American Association of Cardiovascular and Pulmonary Rehabilitation. Circulation 102, 1069-1073, 2000

12. Mosca L, Grundy SM, Judelson D, King K, Limacher M, Oparil S, Pasternak R, Pearson TA, Redberg RF, Smith SC, Winston M, Zinberg S: Guide to preventive cardiology for women. Circulation 99, 2480-2484, 1999

13. Krauss RM, Eckel RH, Howard B, Appel LJ, Daniels SR, Deckelbaum RJ, Erdman JW, Kris-Etherton P, Goldberg IJ, Kotchen TA, Lichtenstein AH, Mitch WE, Mullis R, Robinson K, Wylie-Rosett J, St. Jeor S, Suttie J, Tribble DL, Bazarre TL: AHA dietary guidelines. Revision 2000: A statement for healthcare professionals from the nutrition committee of the American Heart Association. Circulation 102, 2284-2299, 2000

14. Gotto AM: Low high-density lipoprotein cholesterol as a risk factor in coronary heart disease. A working group report. Circulation 103, 2213-2218, 2001

15. Expert Panel on Detection, Evaluation, and Treatment of High Blood Cholesterol in Adults: Executive summary of the third report of the National Cholesterol Education Program (NCEP) expert panel on detection, evaluation, and treatment of high blood cholesterol in adults (Adult Treatment Panel III). JAMA 285, 2486-2497, 2001

16. Strödter D: Sekundärprävention bei KHK und Postinfarktpatienten - Strategien und Resultate, Gesichertes und Ungesichertes. Uni Med Science, Bremen-London-Boston, 2001

17. Strödter D: Evidenz-basierte Therapie in der Kardiologie. Uni Med Science, Bremen-London-Boston, 2003

18. Grundy SM, Garber A, Goldberg R, Havas S, Holman R, Lamendola C, Howard WJ, Savage P, Sowers J, Vega GL: AHA Conference Proceedings VI. Diabetes and cardiovascular Disease. Writing Group IV: lifestyle and medical management of risk factors. Circulation 105, e153-e158, 2002

19. Kasuistiken

In den Kasuistiken wird der Schwerpunkt auf die kardiale Therapie gelegt, da die Diabetes-Therapie Aufgabe des Diabetologen ist.

19.1. Typ I-Diabetes und Mikroalbuminurie

- 24jähriger Student
- Typ I-Diabetes seit 12 Jahren
- Mikroalbuminurie (250 mg/24 h) 2 x nachgewiesen
- RR 140/90 mmHg
- HbA_{1c} 8,1 %

▶ Therapiestrategie

- neben **Optimierung der Diabetes-Einstellung** (HbA_{1c}-Ziel ≤ 6,5 mg/dl) sind wegen des Diabetes eine **Senkung des Blutdruckes** in die gewünschten Bereiche von < 130/< 80 mmHg zu beachten
- wegen der bestehenden **Nephropathie** sollte das RR-Ziel strenger sein, nämlich < 120/< 75 mmHg (WHO und ISH, 1999)
- neben der RR-Senkung sind somit nephroprotektive Gesichtspunkte dringlich. D.h. Einsatz eines **ACE-Hemmers**, wodurch nicht nur der Blutdruck gesenkt wird, sondern auch ein Rückgang der Mikroalbuminurie zu erwarten ist
- RR-Kontrolle zudem mit Hilfe des **ABDM**, um auch eine suffiziente nächtliche RR-Senkung zu belegen (< 120/70 mmHg)

19.2. Typ II-Diabetiker mit Hypertonie und Nephropathie

- 56jähriger Mann, seit 10 Jahren bekannter Hypertonus mit Gelegenheits-RR von 160/100 mmHg, seit 2 Jahren Diabetes
- BMI 35 kg/m^2
- NBZ 120 mg/dl
- HbA_{1c} = 7,3 %
- Taillenumfang 112 cm
- Proteinurie von 600 mg/24 h
- LDL 145 mg/dl, HDL 30 mg/dl, Triglyzeride 245 mg/dl

Gesamt-Cholesterin nach der Friedewald-Formel berechenbar:

$$LDL = Cholesterin - HDL - \frac{Triglyceride}{5}$$

▶ Diagnose

Metabolisches Syndrom mit diabetischer Nephropathie

▶ Therapiestrategie

Neben Gewichtsreduktion, vermehrter körperlicher Aktivität und Diät sind bei der Hochdrucktherapie nephroprotektive Gesichtspunkte besonders zu beachten. Daneben ist eine Lipidsenkung zur Minderung des kardiovaskulären Risikos - Diabetes - ein KHK-Äquivalent - unabdingbar.

Vorrangig somit ist der Einsatz eines **AT$_1$-Rezeptorantagonisten** (PRIME-Programm, IDNT), z.B. 300 mg Irbesartan, ggf. Einsatz einer Fixkombination mit Diuretikum in Abhängigkeit von der RR-Senkung. Blutdruck-Therapieziel < 125/75 mmHg. Daneben **Gewichtsreduktion**, pro kg Gewichtsabnahme ist mit einem RR-Abfall von ca. 2/1 mmHg zu rechnen. Einsatz eines Statins, LDL-Ziel < 100 mg/dl. Durch Gewichtsreduktion und Diät werden die Triglyzeride in den Zielbereich abfallen, Ziel < 150 mg/dl.

- Das Taillenweitenziel ist < 102 cm. Da pro kg Gewichtsabnahme die Taillenweite um 1 cm zurückgeht, ist eine Gewichtsabnahme von 10 kg anzustreben

19.3. 56jähriger Typ II-Diabetiker (insulin-pflichtig) mit KHK

- Z.n. Vorderwandinfarkt
- EF = 35 %
- Hypertonie, RR 170/98 mmHg
- LDL 145 mg/dl, HDL 34 mg/dl,
- TG 280 mg/dl, Gesamt-Cholesterin 235 mg/dl
- HbA_{1c} 8,1 %, BZ pp 175 mg/dl
- Gewicht 88 kg, Größe 168 cm
- Taille 108 cm

▶ Therapievorschlag

- ACE-Hemmer, evtl. plus Ca-Antagonist der 3. Generation, Ziel-RR < 130/80 mmHg

- Betablocker als Sekundärpräventivum
- Thrombozyten-Aggregationshemmer, Clopidogrel noch günstiger als ASS (auch laut ESC/EASD 2007; CAPRIE)
- CSE-Hemmer mit dem Ziel LDL < 70 mg/dl
- Sekundäres Therapieziel:
  - Non-HDL = Gesamt-Cholesterin – HDL < 100 mg/dl, d.h. zusätzlich Fibrat (Gefahrenzunahme der Rhabdomyolyse), Niacin, Omega-3-Säurenethylester 90
  - Hierdurch und durch Diät dürften TG < 150 mg/dl und HDL > 40 mg/dl erreichbar sein
- Bessere Diabetes-Einstellung, HbA_{1c} < 7,0 % bzw. besser < 6,5 % mit Gewichtsreduktion bzw. Gewichtsnormalisierung und körperlicher Aktivität, Diätberatung, Taillenweitenziel < 102 cm

19.4. 62jähriger Typ II-Diabetiker mit metabolischem Syndrom, KHK, Nephropathie und pAVK

- KHK (3-GFE) mit Z.n. ACB-OP vor 1 Jahr, EF = 48 %
- Nephropathie mit Proteinurie (820 mg/24 h) und Niereninsuffizienz mit Kreatinin 2,3 mg/dl
- pAVK Stadium IIa
- LDL 122 mg/dl, Triglyzeride 325 mg/dl, HDL 28 mg/dl
- Größe 172 cm, Gewicht 95 kg, Taille 120 cm, BMI 32,1 kg/m^2
- Raucher

▶ Therapievorschlag

- ACE-Hemmer trotz nur leicht reduzierter LV-Funktion seit HOPE, alternativ AT_1-Antagonist (ONTARGET)
- in Anbetracht der deutlichen Nephropathie hier eventuell eher Einsatz eines AT_1-Rezeptorantagonisten (PRIME-Programm, IDNT)
- Betablocker obligat, hier speziell wegen pAVK dilatativer Betablocker
- Clopidogrel günstiger als ASS, siehe Subgruppenanalyse von CAPRIE
- Statin mit dem Ziel LDL < 70 mg/dl
- TG < 150 mg/dl
- Non-HDL < 100 mg/dl, d.h. ggf. Fibrat (Zunahme der Rhabdomyolysegefahr), Niacin (neue Galenik mit Prostacyclin D_2-Antagonist, dadurch weniger Flush-NW), Omega-3-Säurenethylester 90

- Gewichtsreduktion, körperliche Aktivität, Diät
- Nikotinaufgabe sofort!
- Eiweißrestriktion

19.5. 59jährige Typ II-Diabetikerin mit KHK und Herzinsuffizienz

- 3-GFE, Z.n. Vorderwandinfarkt und Hinterwandinfarkt
- EF = 20 %
- Herzinsuffizienz NYHA IV
- RR 152/78 mmHg, damit isolierte systolische Hypertonie
- Ex-Raucher
- LDL 256 mg/dl, HDL 34 mg/dl
- HbA_{1c} 8,5 %, BZ pp 187 mg/dl
- Mikroalbuminurie (280 mg/24 h)
- Größe 161 cm, Gewicht 89 kg
- Taillenumfang 114 cm

▶ Therapievorschlag

- ACE-Hemmer in optimaler Dosierung wegen der reduzierten LV-Funktion
- Betablocker, z.B. Carvedilol langsam hochtitrieren, Nutzen in COPERNICUS bei NYHA IV belegt
- Diuretikum, hier Schleifendiuretikum, wegen besserer Bioverfügbarkeit Torasemid statt Furosemid
- Aldosteron-Antagonist (RALES)
- Statin mit dem Ziel LDL < 70 mg/dl. Hierbei dürfte zum Erreichen des Zieles eventuell zusätzlich Ezetimib, ggf. in Fixkombination notwendig werden alternativ ein Ionenaustauscher
- Thrombozytenaggregationshemmer bzw. Überlegung einer Marcumar-Therapie (INR 2-3)
- Gewichtsreduktion, Diät
- Der erhöhte RR wird sich durch ACE-Hemmer, Betablocker und Diuretika normalisieren

19.6. 48jähriger Typ II-Diabetiker mit KHK und Z.n. Bypass-OP

- Z.n. Bypass-OP (2 Venengrafts, plus IMA zur LAD)
- EF = 65 %

- RR 178/98 mmHg
- LDL 162 mg/dl, HDL 43 mg/dl, Triglyzeride 188 mg/dl

▶ Therapievorschlag

- Zur Hypertonietherapie ACE-Hemmer oder AT_1-Rezeptorantagonist,
  Ziel RR < 130/80 mmHg, ggf. plus Ca-Antagonist der 3. Generation (Amlodipin, Lercanidipin)
- ASS oder Clopidogrel
- Betablocker
- CSE-Hemmer mit dem Ziel LDL < 70 mg/dl
- Diät Ziel TG < 150 mg/dl
- Sekundäres Therapieziel: Non-HDL < 100 mg/dl

19.7. 25jähriger Typ I-Diabetiker mit Nephropathie

- LDL 180 mg/dl, Triglyzeride 250 mg/dl
- HbA_{1c} = 9,5 %
- Insulintherapie
- RR 150/92 mmHg
- Eiweißausscheidung 550 mg/24 h, somit liegt auch eine Nephropathie vor

▶ Therapievorschlag

- Neben besserer Diabetes-Einstellung (Diät, körperliche Aktivität) Insulin-Therapie überprüfen
- Zusätzlich RR-Senkung mit ACE-Hemmer, der auch die hier zu fordernden nephroprotektiven Effekte hat
- RR-Ziel in Anbetracht der Nephropathie < 120/75 mmHg, ABDM-Kontrollen!
- Nach weiteren Risikofaktoren fahnden!
- LDL < 100 mg/dl!
- TG < 150 mg/dl durch bessere Diabetes-Einstellung und Diät

19.8. Der Typ I-Diabetiker mit KHK und EF = 28 %

- 45jähriger Finanzbeamter, Typ I-Diabetes, Vorderwandinfarkt vor 1 Jahr
- 3-GFE, EF = 28 %
- RR 158/92 mmHg
- Cholesterin 242 mg/dl
- LDL 157 mg/dl
- HDL 34 mg/dl
- TG 225 mg/dl

Er ist diätetisch beraten und nimmt am Koronarsport teil.

▶ Optimal behandelt? In keiner Weise!

Obligate Ergänzung der Therapie durch:

- ACE-Hemmer, alternativ AT_1-Antagonist, RR-Ziel < 130/80 mmHg
- Aldosteron-Antagonist (RALES)
- Betablocker
- ASS, alternativ Clopidogrel
- CSE-Hemmer, Ziel LDL < 700 mg/dl
- TG < 150 mg/dl
- Langfristig nach optimierter Therapie (3-6 Monate) und niedrig bleibender EF ist ein prophylaktischer ICD zu überlegen

19.9. 66jähriger Typ II-Diabetiker mit Apoplex

- RR 168/95 mmHg, ischämischer Hirninsult vor 3 Monaten
- LDL 157 mg/dl, HDL 44 mg/Dl, Triglyzeride 212 mg/dl

▶ Therapieziele

- seitens des Hochdrucks Ziel-RR < 130/80 mmHg, z.B. AT_1-Antagonist (MOSES, LIFE) oder Perindopril plus Indapamid (PROGRESS) aber auch andere ACE-Hemmer und Ca-Antagonisten mindern in der STOP II-Studie die Apoplex-Rate stärker als herkömmliche Antihypertensiva
- zusätzlich CSE-Hemmer mit dem Ziel LDL < 70 mg/dl (☞ NCEP-Leitlinien 2004)
- TG < 150 mg/dl, dürfte diätetisch erreichbar sein
- ASS 100 mg oder besser Clopidogrel, da Diabetiker
- Optimale Glukosestoffwechseleinstellung

19.10. Der Diabetiker mit KHK und stabiler Angina

- R.A., 56jährige Patientin
- Größe 159 cm, Gewicht 84 kg, Taille 102 cm
- Typ II-Diabetes, auf Insulin und orale Antidiabetika eingestellt
- NBZ 162 mg/dl, HbA_{1c} 8,4 %
- LDL 163 mg/dl, HDL 41 mg/dl, Triglyzeride 256 mg/dl, Gesamtcholesterin 255 mg/dl
- RR 165/94 mmHg
- EF = 54 %

- Belastungs-EKG bis 125 Watt ohne pathologischen Befund

- Kreatinin 1,7 mg/dl. Proteinurie 800 mg/d

- z.Zt. nur Diabetes-Therapie

▶ Therapiestrategie

Hier besteht eine erhebliche Diskrepanz zwischen den Diagnosen und der Therapie! Neben der Sekundärprävention der KHK ist das weitere Ziel der Therapie das metabolische Syndrom mit Diabetes, Fettstoffwechselstörung, Hochdruck, Adipositas. In Anbetracht der Niereninsuffizienz mit Proteinurie bei diabetischer Nephropathie sind daneben auch nephroprotektive Aspekte zu berücksichtigen.

▶ Therapievorschlag

- Thrombozyten-Aggregationhemmer - ASS oder Clopidogrel (Betablocker)

- ACE-Hemmer oder AT_1-Antagonist zur Sekundärprävention der KHK bei Diabetes, aber auch wegen des Hochdrucks und der nephroprotektiven Eigenschaften, alternativ. Auch eine Fixkombination aus ACE-Hemmer oder AT_1-Antagonist plus Ca-Antagonist der 3. Generation wäre bei dem Ausgangs-Blutdruck initial möglich, ebenso die Kombination Perindopril + Indapamid (ADVANCE)

- CSE-Hemmer

- Optimierung der Diabetes-Diät und Gewichtsreduktion

- Sollte der Blutdruck unter ACE-Hemmer und Betablocker-Gabe nicht normalisiert werden, d.h. nicht < 130/85 mmHg liegen (die Kombination ist in der RR-Senkung nicht sehr additiv), besser diastolisch < 80 mmHg (HOT-Studie!) bzw. < 125/75 mmHg angesichts der Nephropathie liegen, wäre die Zugabe eines langwirkenden Ca-Antagonisten (3. Generation) sinnvoll, eventuell zusätzlich ein niedrig dosiertes Diuretikum (in Fixkombination mit ACE-Hemmer oder AT_1-Rezeptorantagonist)

▶ Ziele

- LDL < 100 mg/dl

- HbA_{1c} = 6,5 %

- RR < 130/80 mmHg

19.11. 75jähriger Typ II-Diabetiker nach ACB-OP

- H.P., 75jähriger Patient, vor 2 Jahren 4fach ACB (mit IMA) bei 3-Gefäßerkrankung. Diabetes seit 15 Jahren

- im EKG SR, 88/min, LT, Zeichen eines alten abgelaufenen Hinterwandinfarktes

- im Echo Akinesie der Hinterwand, EF = 45 %

- RR 155/92 mmHg

- LDL 158 mg/dl, HDL 32 mg/dl, TG 242 mg/dl

- NBZ 108 mg/dl

▶ Bisherige Therapie

- ASS 100 plus orale Antidiabetika

- Obligate Ergänzung der Therapie

- Betablocker

- ACE-Hemmer, alternativ AT_1-Antagonist

- Statin mit dem LDL-Ziel < 70 mg/dl

- TG < 150 mg/dl

- Sekundäres Therapieziel: Non-HDL < 100 mg/dl

- Thrombozytenaggregationshemmer wie bisher

▶ RR-Ziel

- primär < 140/90 mmHg (hochnormaler Bereich), da älterer Patient, ggf. bei Verträglichkeit < 130/80 mmHg

19.12. Typ I-Diabetiker nach PTCA

- K.L., 43 Jahre, Bruder und Vater haben ebenfalls KHK

- der älteste Bruder ist am plötzlichen Herztod verstorben

- Zustand nach PTCA einer LAD-Stenose vor 6 Monaten mit Stentimplantation (BMS), in den übrigen Gefäßen Koronarsklerose

- er ist beschwerdefrei

- Ergometrie bis 175 Watt ohne pathologischen Befund

- EKG: SR, 90/min, LT, ohne pathologischen Befund

- Im Echo EF = 60 %

- LDL 145 mg/dl, HDL 27 mg/dl

- RR 145/86 mmHg

- HbA_{1c} 6 %

▶ Bisherige Therapie

- Mono-Nitrat 60 mg/d plus Insulin

▶ Obligate Ergänzung der Therapie

- Thrombozytenaggregationshemmer (ASS oder Clopidogrel)
- CSE-Hemmer mit LDL-Ziel < 70 mg/dl
- Betablocker, Herzfrequenz-Ziel ca. 60/min
- ACE-Hemmer, RR-Ziel < 130/80 mmHg

Das Nitrat ist nicht obligat.

19.13. Der Postinfarktpatient mit Herzinsuffizienz NYHA III-IV

- M.A., 58 Jahre, abgelaufener Vorderwand- und Hinterwandinfarkt
- ischämische Kardiomyopathie mit EF = 20 %
- Dyspnoe bei Belastung, keine Angina pectoris
- Bei Ergometrie bis 75 Watt keine ST-Senkung, keine Angina
- Lunge frei, insbesondere keine feuchten RG, insgesamt keine kardialen Dekompensationszeichen
- RR 155/ 92 mmHg
- Im EKG absolute Arrhythmie bei Vorhofflimmern, Kammerfrequenz 105/min, dies seit 2 Jahren
- Im Echo Diameter des linken Vorhofs 60 mm
- LDL 151 mg/dl, HDL 38 mg/dl

▶ Therapie zur Zeit

- Digitalis
- Schleifendiuretikum

▶ Obligate Ergänzung der Therapie

- ACE-Hemmer, alternativ AT_1-Antagonist, zur Optimierung der Herzinsuffizienz-Therapie und zum Erreichen des Ziel-RR < 130/80 mmHg
- Betablocker, hier Einsatz von Carvedilol, da für diesen Betablocker bei NYHA IV in der COPERNICUS-Studie ein lebensverlängernder Effekt nachgewiesen wurde
- Aldosteron-Antagonist, z.B. 25 mg Spironolacton (Kalium- und Kreatinin-Kontrollen)
- CSE-Hemmer, LDL-Ziel < 70 mg/dl
- Marcumar low dose, INR 2-3 zur Thromboembolieprophylaxe
- Fortsetzung der Therapie mit dem Schleifendiuretikum
- Aldosteron-Antagonist, z.B. 25 mg Spironolacton
- Fortsetzung der Digitalis-Therapie

- Suffiziente Frequenzkontrolle durch Betablocker/Digitalis
- Statt Spironolacton käme auch additiv zum ACE-Hemmer der AT_1-Rezeptorantagonist (VaL-HeFT-Studie; CHARM-Added) in Betracht
- Langfristig (3-6 Monate) in Abhängigkeit der LVEF-Entwicklung unter der optimierten Therapie ICD überlegen

19.14. Der KHK-Patient mit LDL = 92 mg/dl und HDL = 21 mg/dl, Typ II-Diabetes

▶ CSE-Hemmer notwendig?

Dieser Patient braucht auch ein Statin mit Ziel LDL < 70 mg/dl, zusätzlich z.B. Niacin zur HDL-Anhebung, alternativ Fibrat.

19.15. Der Postinfarktpatient mit schwerem Hochdruck und Diabetes mellitus Typ II

- K.R., 58 Jahre, seit Jahren Hochdruck, vor 1 Jahr Vorderwandinfarkt
- 1-Gefäßerkrankung, EF = 35 %
- ACE-Hemmer-Unverträglichkeit
- RR bei wiederholter Messung 175/101 mmHg
- Eine sekundäre Hypertonie ist ausgeschlossen
- LDL 153 mg/dl, HDL 41 mg/dl

▶ Seine bisherige Therapie

- ASS
- AT_1-Rezeptorantagonist in bisher anerkannter Höchst-Dosis
- Betablocker
- CSE-Hemmer, niedrig dosiert

▶ Therapiestrategie

Eine weitere Drucksenkung ist das primäre Ziel, auch in Anbetracht der ASS-Medikation (Apoplex-Gefahr mit Blutung), Ziel-RR < 130/80 mmHg.

Die bisherige antihypertensive Zweierkombination (AT_1-Antagonist plus Betablocker) ist nicht sehr additiv, deswegen zusätzlich niedrig dosiertes Diuretikum, z.B. in Fixkombination mit AT_1-Rezeptorantagonist.

Wenn die Dreierkombination dann nicht ausreichend drucksenkend ist, Zugabe eines Ca-Antagonisten. Bei der schlechten Pumpfunktion ist dann aber ein Ca-Antagonist der 3. Generation zu bevorzugen, z.B. Amlodipin (keine ungünstigen Effekte bei Herzinsuffizienz, ☞ PRAISE I- und II-Studie) oder Lercanidipin.

19.16. Der diabetische Postinfarktpatient mit Niereninsuffizienz II und COPD

- S.D., 51 Jahre, vor 2 Jahren Vorderwandinfarkt mit Akut-PTCA
- RR 150/95 mmHg
- LDL 145 mg/dl, HDL 39 mg/dl, Triglyzeride 232 mg/dl
- Im EKG Sinusrhythmus, Zeichen eines abgelaufenen Vorderwandinfarktes
- EF im Echo 35 %
- Herzfrequenz 88/min
- Kreatinin 1,8 mg/dl, $HbA_{1c} = 7$ %

▶ Bisherige Therapie

- Insulin plus orale Antidiabetika
- Gute Einstellung der COPD mit Bronchodilatatoren, inhalative Steroide

Neben der Sekundärprävention sind somit die

- eingeschränkte LV-Funktion
- der Diabetes
- die Hypercholesterinämie
- der Hochdruck
- die Niereninsuffizienz bei diabetischer Nephropathie
- ebenso die COPD

zu bedenken.

▶ Ergänzung der Therapie

- ACE-Hemmer, alternativ AT_1-Rezeptorantagonist, dies wegen reduzierter LV-Funktion bei Postinfarktstatus, Hochdruck und diabetischer Nephropathie
- ASS, alternativ Clopidogrel
- Betablocker? Hier könnte in Anbetracht der COPD ein sehr selektiver Betablocker versucht werden , z.B. Nebivolol, alternativ der I_f-Kanal-Blocker Ivabradin
- angesichts der reduzierten systolischen LV-Funktion (EF = 35 %) sind die frequenzsenkenden Ca-Antagonisten hier zu vermeiden
- CSE-Hemmer mit LDL-Ziel < 70 mg/dl

- TG < 150 mg/dl
- Non-HDL < 100 mg/dl

20. Abkürzungen

A.	Arteria
ABDM	ambulante Blutdruck-Dauermessung
ACB	Aorto-koronarer Bypass
ACE	Angiotensin converting enzyme
ACH	Acetylcholin
ACS	akutes Coronarsyndrom
ACB	Aorto-koronarer Bypass
ACVB	Aorto-koronarer Venen-Bypass
ADA	American Diabetes Association
ADH	Antidiuretisches Hormon
ADP	Adenosin-Diphosphat
AG II	Angiotensin II
AGE	advanced glycosolated endproducts
A.p.	Angina pectoris
ARR	Absolute Risikoreduktion
ASS	Acetylsalicylsäure
BB	Betablocker
BMI	Body-Mass-Index (kg/Quadrat der Körpergröße in m)
BMS	Bare metal stent
BZ	Blutzucker
Ca-A.	Calcium-Antagonist
CABG	Coronary artery bypass grafting
CHF	Congestive heart failure
CM	Cardiomyopathie
COPD	Chronic obstructive pulmonary disease
CRP	c-reaktives Protein
CSE-Hemmer	Cholesterin-Synthese-Enzym-Hemmer
DES	Drug-eluting stent
D.m.	Diabetes mellitus
EASD	European Association for the Study of Diabetes
ESC	European Society of Cardiology
ESH	European Society of Hypertension
EF	Ejektionsfraktion
ESRD	end-stage renal disease

GP-IIb/ IIIa-Rezeptor-antagonist	Glykoprotein IIb/IIIa-Rezeptor-Antagonist
GFE	Gefäßerkrankung
GFR	glomeruläre Filtrationsrate
HI	Herzinsuffizienz
HZV	Herzzeitvolumen
IAP	Instabile Angina pectoris
ICD	Implantierbarer Cardioverter-Defibrillator
IDDM	Insulin-dependent diabetes mellitus
IFG	impaired fasting glucose
IGT	impaired glucose tolerance
i. M.	Im Mittel
IMA	Internal mammary artery
INR	International normalized ratio
IS	Ischämischer Stroke
ISH	International Society of Hypertension
ISH	Isolierte systolische Hypertonie
IVUS	Intravaskulärer Ultraschall
J.	Jahr
KG	Körpergewicht
KHK	Koronare Herzkrankheit
LAD	Left artery descending = RIVA
LV	Linker Ventrikel
LVH	linksventrikuläre Hypertrophie
LVMI	linksventrikulärer Massenindex
MAU	Mikroalbuminurie
MI	Myokardinfarkt
Mo	Monat
NA	Noradrenalin
NBZ	Nüchternblutzucker
NEJM	New England Journal of Medicine
NCEP	National Cholesterol Education Program
NIDDM	Non insulin dependent diabetes mellitus
NNT	Number-needed-to-treat
NO	Stickoxid

NPG	Nüchtern-Plamaglukose
NPZ	Nüchtern-Plasma-Zucker
NSAR	Nicht-steroidale Anti-rheumatica
NSTEMI	Nicht-ST-Elevations-mykardinfarkt
NYHA	New York Heart Association
oGTT	oraler Glukosetoleranztest
PAI-1	Plasminogen activator inhibitor
pAVK	periphere arterielle Verschluss-krankheit
PCI	perkutane Koronar-Intervention
PDGF	Platelet derived growth factor
PES	Paclitaxel-eluting stent
PG	Plasmaglukose
pp	postprandial
PTCA	Perkutane transluminale Coronarangioplastie
RAAS	Renin-Angiotensin-Aldosteron-System
RPF	Renaler Plasmafluss
RR	Riva-Rocci, kurz für Blutdruck
RRR	Relative Risikoreduktion
SD	sudden death
SES	Sirolimus-eluting stent
SR	Sinusrhythmus
STEMI	ST-Elevationsmyokardinfarkt
SV	Schlagvolumen
TG	Triglyzeride
TIA	Transitorische ischämische Attacke
TPR	Totaler peripherer Widerstand
V.	Vena
vs.	versus

Index

A

Abciximab 204, 242
Abdomensonographie 108
Acarbose 32, 39
ACE-Hemmer
    Apoplex 112
    Endothelfunktion 112
    Fixkombination 119, 142
    Herzinsuffizienz 115, 257, 259
    Hypertonie 88, 91, 105
    Insulinresistenz 112
    KHK 222
    LVH 112
    Metabolisches Syndrom 173
    Myokardinfarkt...................................89, 94, 201
    Nephropathie 135
    Neuropathie 147
    Retinopathie...147
    Sekundärprävention 112, 222
    Wirkmechanismus..112
Adipositas..36, 166, 172
    Definition 166
    Diabetes-Risiko 167
    viszerale 167
Albuminurie 129
Aldosteron-Antagonisten...262
Aliskiren 114
Allopurinol..55
Alpha-1-Blocker 91, 113
Amlodipin 89, 91, 93, 97, 111, 118
Anamnese...107
Angina pectoris, instabile 203, 204, 211
Angiotensin II 131
Antidiabetika
    Übersicht 42
    und Herzinsuffizienz 254
Antihypertensiva..88, 108
    Herzinsuffizienz 115
    KHK..115
    LVH-Regression..108
    Nephropathie 115, 128
    Nierenfunktionseinschränkung 145
    Präferenzen 108
    Stoffwechseleffekte...108
    Typ I-Diabetes..114
    Typ II-Diabetes 115
    zentralwirksame 114
Apoplex 32, 35, 83, 115
ASS
    Angina pectoris 205
    bei Albuminurie 145
    Hypertonie 120
    Myokardinfarkt..199
    Primärprevention 67, 268
    Sekundärprävention 231

AT1-Rezeptorantagonisten 106, 113, 138, 225, 260
Atemwegserkrankung, obstruktive.........................115
Atenolol...63, 89, 94, 102, 104
Atherektomie..242
Atherosklerose 154
Atorvastatin..55, 121, 166, 209

B

Belastungs-EKG..107
Betablocker 111
    Herzinsuffizienz 259
    Hypertonie 90, 105
    Metabolisches Syndrom 173
    Myokardinfarkt..94, 201
    Sekundärprävention 111, 221
Betazelldysfunktion 155
Blutdruck, zentraler aortaler 116
Blutdruckeinstellung 268
Blutzuckerbestimmung 21
Blutzuckereinstellung.......................................144, 268
BMI...166
BNP-Spiegel 173
Bypass-OP 242, 243, 245

C

Ca-Antagonisten...111
    Apoplex 94
    Basistherapie 111
    Diabetiker...104
    Hypertonie 88, 91, 105
    KHK..226
    Myokardinfarkt...89, 94
    Nephroprotektion 137, 138, 142
Candesartan 261
Captopril...89, 94, 106
Carvedilol...111, 143, 258, 259
CB1-Blocker 170
Chirurgie, bariatrische 172
Chlorthalidon 91, 93, 102, 106
Cholesterin...162
    Friedewald-Formel 273
Clopidogrel 205, 231, 242
Compliance, arterielle 183
Compliancestörung 63
CRP...38
CSE-Hemmer
    Akutes Koronarsyndrom......................................208
    bei Dialyse 146
    Diabetes-Entwicklung 160
    Hypertension 121
    KHK..226
    Metabolisches Syndrom 158
    nach ACB-OP...227
    Postinfarkt-Patienten 227
    Primärprävention 160
    Zusatzeffekte 210

D

Deferoxamin 55
Diabetes mellitus 19
   Adipositas 168
   Einstellung 25
   Folgeerkrankungen 24
   Herzinsuffizienz 252
   Hypertonie 81
   Inzidenz 24
   Kardiale Therapie 271
   Kardiovaskuläre Erkrankung 30
   KHK-Risiko-Äquivalent 47
   Myokardinfarkt 219
   Prävalenz 24
   Therapie 269
   Todesursachen 34
   Typ II 30
Diabetesdauer 36
Diagnostik 271
Dialyse 146
Digitalis 260
Dihydopyridine 111
Diltiazem 111
Diuretikum 259
   Kaliumsparendes 109
   Monotherapie 110
   Myokardinfarkt 94
   Potenzstörung 110
   Schleifendiuretika 109
   Thiazide 109
Doxazosin 91
Drug-eluting Stents 239
Duplex-Sonografie 108
Dysfunktion, diastolische 63
Dysfunktion, erektile 148

E

Eiweißrestriktion 144
EKG 107
Enalapril 89, 103, 118, 121, 143
Endocannabinoid-System 171
Endotheldysfunktion 47, 52
Endothelin 53
Enoxaparin 212

F

Faktor VII 68
Faktor VIII 68
Fenofibrat 166
Fettstoffwechselstörung 36
Fibrate 165, 230
Fibrinogen 67, 68, 169
Fluvastatin 157
Fosinopril 89
Frequenzstarre 77
Friedewald-Formel 273
Fundoskopie 108

G

Gemfibrozil 230
Glimepirid 41
Glipizid 68

Glitazon 41
Glukosespiegel, Grenzwerte 19
Glukosetoleranztest, oraler 20
GLUT 4 ....72, 194
Glyburid 41
Glykoprotein IIb/IIIa-Rezeptorantagonisten 204, 241
Gravidität 115

H

HbA1c 23
   Herzinsuffizienz 262
   Koronarreserve 51
   Mortalität 33
   Progenitorzellen 186
   Vaskuläre Komplikationen 30
   Zielwert 270
HDL 164
   Anhebung 165
   Metabolisches Syndrom 157
   Mortalität 33
Heparin 210
Herzfrequenz 77
Herzinsuffizienz 32, 115, 252
   ACB-OP 257
   ACE-Hemmer 258
   Betablocker 258
   Digitalis 260
   Glitazone 254
   Prognose 255
   Therapie 263
Hydrochlorothiazid 103
Hyperglykämie 22
Hyperinsulinämie 154
Hyperkoagulabilität 47, 67
Hypertonie 36, 61, 81, 87
   Apoplex 83
   Definition 86
   Diabetes-Entwicklung 107
   Drucksenkung 98
   Isolierte systolische 100
   kardiovaskuläre Mortalität 83
   Nephropathie 81
   Retinopathie 83
   Risikofaktor 83, 86
   Therapie 82, 115
   Therapie-Indikation 88
   Therapiestrategien 99
Hypertriglyzeridämie 157, 162
Hypertrophie, linksventrikuläre 84, 85, 115

I

IMA-Bypass 244, 257
impaired fasting glucose (IFG) 19
impaired glucose tolerance (IGT) 19
Indapamid 99, 143
Insulinresistenz 155
Intensivierte Insulintherapie 195
Intima-Media-Dicke 21
Irbesartan 113, 139, 140
Isolierte systolische Hypertonie (ISH) 100

K

Kardiomyopathie..32, 47
   Diabetische...75
   Prognose..255
Kardiopathie, diabetische.......................................47, 48
KHK...24, 47, 115
   Mortalität..33, 36
   Prävalenz...34
KHK-Risiko-Äquivalent.............................34, 35, 47
Koagulopathie...67
Kollateralen...56
   Rentrop-Klassifikation 56
Kombinationstherapie 110
Koronarreserve...50
   Typ I-Diabetes..51
   Typ II-Diabetes 50
Koronarsyndrom, akutes...189
   CSE-Hemmer...208
   Definition 189
Körpergewicht 270
Kreatinin..138
Kreatinin-Clearance 130

L

LDL..229
   Drastische Senkung 159
   KHK..209
   Metabolisches Syndrom 157
   Mortalität 33
   Zielwert...270
Lebensstilveränderung 41, 168
Leitlinien
   Diabetes/ASS...269
   Diabetes/Hypertonie.......................................117, 175
   Diabetes/KHK..42
   Diabetes/pAVK..185
   Diabetes/Revaskularisation 248
Lercanidipin...111, 118
Lipasehemmer...170
Lipidtherapie...144
Liposuktion..172
Lisinopril..91, 93
Losartan..63, 104, 140
LV-Dysfunktion...51
LVH (linksventrikuläre Hypertrophie)......62, 64, 65
Lyse..190

M

Makroangiopathie 185
Massenindex, linksventrikulärer (LVMI) 61
Metabolisches Syndrom 36
Metformin...41, 269
Metoprolol...94, 259
Mikroalbuminurie..33, 131, 152
Mikroangiopathie 32, 47, 50
Mortalität 33, 36
Moxonidin..114
Münchener Herzinfarktregister.................................196
Myokard...61
   Fibrose 61
   Massenzunahme 61

Myokardinfarkt.............................34, 182, 191, 197
   ACE-Hemmer...194, 201
   Akut-Therapie..194
   Betablocker...200
   Lyse...190
   Prognose..189, 219
   PTCA...202
   Spätmortalität..193
   Sulfonylharnstoffe...190
Myokardperfusion, postprandiale...............................22
Myokardstoffwechsel...72

N

Nebivolol..110
Nephropathie...32, 84, 128
   Albuminurie...131
   Hypertonie..84
   Mortalität..36
   Niereninsuffizienz...115
   Zielblutdruck...146
Nephroprotektion...133
   ACE-Hemmer...135
   AT1-Rezeptorantagonisten 138
   Blutdrucksenkung...133
   Blutzuckereinstellung 144
   Ca-Antagonisten 137, 142
   Eiweißrestriktion 144
   Lipidtherapie..144
   Mechanismus..133
   Rauchen...144
   Renin-Angiotensin-Aldosteron-Systems..................134
Neuropathie...32, 33
   Kardiale 77
Niacin..165
Niereninsuffizienz..115
   Nicht-steroidale Antirheumatica.............................146
Nifedipin...90
Nisoldipin..88, 121
NO...53
Non-Q-wave-Infarkt.............................203, 204, 211
Noradrenalin-/Serotonin-Re-uptake-Hemmer..................170

O

oGTT...20
Omega-3-Fettsäuren 233
OPTIMIZE-HF-Register..256
Orlistat...170

P

Paclitaxel-Stents...239
PAI-1...68, 169
pAVK..24, 32, 33, 115, 184
PDGF..68
Perindopril...99, 233
Pioglitazon...254
Pravastatin..209, 227
Progenitorzellen 185
Proinsulin...155
Proteinurie...129, 131
Pseudohypoxie...73
PTCA.....................................202, 203, 237, 243, 245
Pulsdruck...101

Q

QT-Zeit-Veränderungen 78
Quintett, tödliches 153

R

Ramipril 106, 143, 223
Rauchen 36, 144
Reaven-Syndrom 152
Relaxationsstörung 63
Remodeling 201
Renin-Inhibitoren 114
Reserpin 102
Retinopathie 24, 32, 33, 50
   ACE-Hemmer 147
   Hypertonie 84
   Intensivierte Therapie 31
Rimonabant 40, 170
Rosiglitazon 40, 41, 254

S

Sibutramin 170, 171
Simvastatin 226, 228
Spätpotentiale 78
Spironolacton 262
St. Vincent-Deklaration 38, 269
Statine 159, 165, 209
Status, sozialer 36
Stent, Sirolimus-beschichteter 239
Stentimplantation 232, 238, 241
   Abciximab 242
Studie
   4D 146
   4S 226
   ABCD 88, 105, 121, 226
   ACCOMPLISH 119, 174
   ACCORD 25
   ADAGIO-LIPIDS 172
   ADMIRAL 202
   ADOPT 41, 255
   ADVANCE 26, 99, 116
   AFCAPS/TexCAPS 160
   ALLHAT 91, 106, 113
   Antiplatelet Trialists' Collaboration 200
   ARBITER 2 165
   ARIC 79, 84
   ARTS 246
   ASCOT 121
   ASCOT-BPLA 94
   ASSENT-3 210
   ATLAS 258
   ATRAMI 78
   AusDiab 23
   AVOID 148
   BARI 243, 245
   BENEDICT 142
   BEST 253, 258, 259
   CAFE 116
   CALM 141
   CAMELOT 226
   CAPPP 94, 105, 106
   CAPRICORN 258
   CAPRIE 185, 231

CARDS 161
CARE 227, 229
CAVEAT-I 242
CHARM 107, 261
CHARM-Added 261
CHARM-Alternative 261
CHARM-Preserved 261
CHICAGO 41, 165
CIBIS II 258, 259
COMBAT 240
COMET 107, 259
COPERNICUS 258, 259
Corpus Christi Heart Project 181, 192
COURAGE 248
CREATE-ECLA 196
CURE 205
DAIS 163
DALI 166
DCCT 30, 31, 268
DECODE 20
DETAIL 143
Diabetes Interventional 182
Diabetes Prevention Program 39, 169
DIAL 138
DIGAMI 73, 195
DIGAMI-2 196
DIS 21
DREAM 40, 106
DUBBO 35
ELITE II 260
EPHESUS 262
EPILOG 204
EPISTENT 241
ESPRIT 241
ESSENCE 210
EUCLID 136, 147
EUROPA 224
FACET 89, 105, 226
FEVER 116
Fibrinolytic Therapy Trialists' Collaborative Group ... 198
Field 163
Finnische 84
Finnish Diabetes Prevention Study 168
Framingham 62, 84, 180, 252
FREEDOM 240
FRISC II 211
Funagata Diabetes 23
GIPS-II 197
GISSI-2 .... 190, 191, 198
GISSI-3 .... 191, 201
Göteburg 200
GUSTO IIb 210
GUSTO V 204
GUSTO-1 .... 190, 198
GUSTO-Angiografie 193
HATS 165
Health Professionals Follow-up 167, 194
HEART 69
Heart Protection 2 165
Heart Protection Study 160, 228
Helsinki Policemen Study 156
Helsinki-Heart 165

HOMA-IR 171
Honolulu Heart Program 78
HOORN 78, 184
HOPE 95, 106, 223
HOT 67, 83, 86, 97, 105, 268
HPS 229
HyperGen 82
Hypertension in Diabetes Study Group 84
IDNT 113, 138, 139
INSIGHT 90, 107
INTERHEART 167
IRMA II 113, 138
ISAR-SWEET 242
ISIS-2 199
ISIS-4 201
IVUS 226
Lewis 135
LIFE 63, 65, 96, 104, 107
LIPID 227, 229
MARVAL 141
MeRIA-Analyse 32
MERIT 258
MERIT-HF 259
MIAMI 200
MICRO-HOPE 136
MIRACL 208
MOCHA 255, 258
MONICA-Augsburg 34, 180, 192
MOSES 115
MRFIT 32, 100
NESTOR 143
NHANES I 252
NHANES II 62
Northern New England Cardiovascular Disease 245
Nurses' Health Study 167, 233
OASIS-6 197
OASIS-Registry 203
ONTARGET 113, 142, 143, 225
OPTIMAAL 113, 225
Osteoporotic Fractures Research Group 84
PAMI 203
PARAGON A 204
PARAGON B...204
Paris Prospective 23
PCI-CURE 206
PERISCOPE 41, 270
Physicians Health 144
Post-CABG 227, 243
Pravastatin Pooling Project 144
PREMIER 143
Primary Prevention Project (PPP) 121
PRIME 106, 138
PRISM 204
PRISM-PLUS 204
PROactive 40, 254
PROGRESS.......................................112, 232, 233
PROVE-IT 209
PURSUIT 204, 210
RALES...109, 262
RENAAL 106, 113, 140
RIAD...20
RIKS-HIA..209

RIO-Diabetes 172
RIO-Lipids 40
RITA 3 212
San Antonio Heart Study 156
SANDS...269
SAVE..222
SCOUT 171
SERENADE 171
SHEP...102, 103, 104, 105
SIRIUS 239
SIRTAX 240
SOLVD 253, 255, 256
SPACE-Studie 145
STELLAR 166
STENO Typ II 78, 137
STOP II 94, 106
STOP-NIDDM...39
STRADIVARIUS...172
STRATUS-US 171
STRONG HEART 62, 64, 85, 256
SYST-China 105
SYST-EUR 103, 105, 110
TACTICS 211
TAMI 181, 198
TARGET...242
TAXUS-IV..239
THRIVE...165
TIMI-II 181, 190, 198, 202
TNT 160
TOMHS 113
TRACE...223, 258
TREND...55
TRITON-TIMI 28..207
UKPDS.....................30, 84, 85, 86, 89, 99, 105, 268
US Carvedilol 259
VA-HIT 164, 230
Val-HeFT 260
VALIANT 191, 225
VALUE..88, 97, 116
Veterans Affairs Diabetes Trial 27
von Natali et al. 181
Whitehall 83, 84
WHO MONICA Project.......................................192
WHO Multinational Study 83
WOSCOP 38, 160
XENDOS 170

T

Taillenumfang..166
Taillenweite...168
Telmisartan 143
TGF-β..68
Thazidanaloga...143
Therapie 31
   Endotheldysfunktion 55
   Intensivierte 31
   Konventionelle 31
   Leitlinien 42, 117, 175, 248, 269
   Stufenschema bei Typ II-Diabetes 42
Therapieempfehlungen, aktuelle 25
Therapiestrategien
   bei Herzinsuffizienz 263

Therapieziele 270, 271
   Albuminurie 270
   Blutdruck 270
   Blutzucker 270
   Körpergewicht 270
   Lipide 270
   Renale Eiweißausscheidung 270
Thrombolyse 198
Thromboxan 68
Thrombozytenaggregation 68
Tissue Factor 69
Triglyzeride 33
Typ I-Diabetes 31
   Antihypertensiva 114
   Hypertonie 81
Typ II-Diabetes 30
   Hypertonie 82

V

Valsartan 97, 118, 141, 260
Verapamil 111
Vitamin C 55
Vitamin E 145

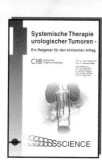
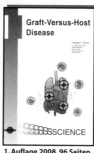
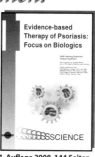
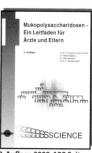
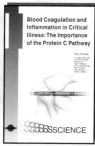
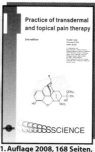
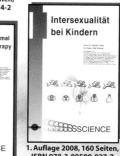
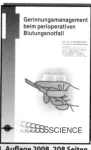
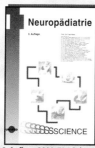
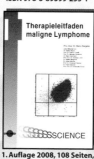
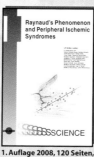
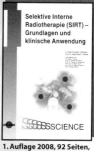
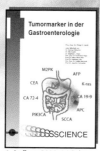
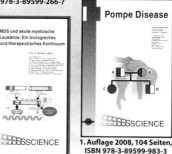
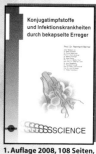

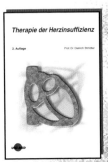
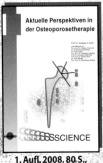
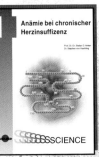
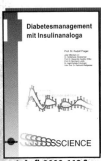
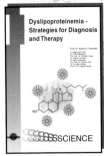
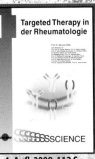
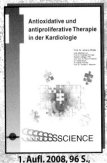
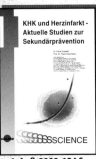
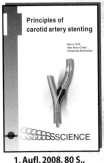
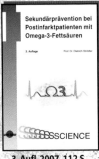
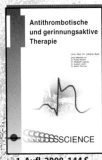
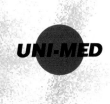